LA MÉDECINE DOSIMÉTRIQUE

Bruxelles. — Typ. Ve Ch. Vanderauwera, rue de la Sablonnière, 8.

LA

MÉDECINE DOSIMÉTRIQUE

SES FINS ET SES MOYENS

OU

DISCOURS ET ARTICLES DE FONDS QUI ONT PARU

AU *Répertoire universel de Médecine dosimétrique* DEPUIS SA FONDATION

PAR

le docteur Ad. BURGGRAEVE

Officier de l'Ordre de Léopold (de Belgique), Commandeur de nombre de l'Ordre de
Charles III d'Espagne, de l'Ordre du Christ de Portugal, Professeur émérite
d'anatomie et de chirurgie de l'Université de Gand (Belgique), chirurgien principal honoraire de l'hôpital
civil de la même ville, membre honoraire de l'Académie royale de médecine
de Belgique, membre correspondant des Académies et Sociétés médico-chirurgicales de Madrid, Lisbonne,
Moscou, Saint-Pétersbourg, Paris, etc. Auteur de la *Nouvelle Méthode dosimétrique.*

1871-1882

Paris

A L'INSTITUT DOSIMÉTRIQUE, RUE DES FRANCS-BOURGEOIS, 54

ET DANS LES PRINCIPALES LIBRAIRIES

1883

PRÉFACE

Les articles que nous réunissons ici en un volume ont été écrits au jour le jour, nous pourrions presque dire en courant, vu les nombreux voyages que nous avons dû faire pour répandre dans les divers pays la semence de la dosimétrie.

En parcourant ces articles, le lecteur verra que, quoique se rapportant tous au même sujet, ils forment cependant un ensemble parfaitement coordonné et sans trop de redites, comme on aurait pu le craindre.

Nous offrons donc ce livre, en toute sécurité, à nos adeptes et à nos adversaires : aux premiers comme une marque de bon souvenir, aux seconds pour les engager à se rallier à une méthode dont dépend l'avenir de la médecine.

A quoi servirait une résistance plus longue de leur part?

Est-ce que toutes les idées justes, tous les progrès réellement pratiques ne se sont pas établis en dépit des efforts qu'on a faits pour s'y opposer?

La dosimétrie n'est pas une médecine nouvelle, mais une méthode de traitement appropriée au tempérament des malades et à la nature des maladies. Elle est d'une application journalière puisqu'elle réunit le *tuto, cito* et *jucunde* de Celse et fait de la médecine un art de « précision ».

C'est ce que le docteur Amédée Latour voulait, quand il a dit :

« La médecine actuelle a dévié de ses voies naturelles; elle a perdu de vue son noble but : celui de soulager ou de guérir; la thérapeutique est rejetée sur le dernier plan. Sans thérapeutique cependant le médecin n'est plus qu'un inutile naturaliste, passant sa vie à reconnaître, à classer, à dessiner les maladies de l'homme. C'est la thérapeutique qui élève et ennoblit notre art ; par elle seule il a un but ; et j'ajoute que par elle seule cet art peut devenir une science. » (*Union médicale.*)

C'est peut-être la dernière fois que l'auteur de ce livre s'adresse à ses confrères, car l'âge avance pour lui et par conséquent il ne peut plus compter sur un lendemain. Son espoir est que ses intentions ne seront pas méconnues et qu'on ne lui imputera point à crime d'avoir tenté une réforme qui était dans le besoin de tous.

Nous sommes déjà un vieillard qui devrait songer à l'avertissement du grand poëte :

> « Mais tu brûles ! Prends garde . . . . .
>
> . . . .
>
> . . . . . ′ : . et l'on peut mesurer
> Combien de temps tu vas sur la terre durer.
>
> (VICTOR HUGO, *La Vie.*)

Qu'importe ! nous aurons fait notre devoir, sinon de flambeau, du moins de lumignon.

Ce ne sont pas toujours les plus vives flammes qui éclairent le mieux ; elles éblouissent l'œil, tandis qu'une simple lampe le repose.

Dr BURGGRAEVE.

Janvier 1883.

INTRODUCTION

I

Nous devons d'abord un mot d'explication quant au titre de *Médecine dosimétrique*.

En 1854, feu le docteur Éverard, médecin de la famille royale des Pays-Bas, communiqua à l'Académie royale de médecine de Belgique la relation d'un traitement du choléra asiatique, institué à Saint-Pétersbourg par le docteur Mandt, dans l'épidémie de 1835.

Ce traitement, dont nous avons rendu compte dans notre ouvrage : *Le choléra indien,* etc., publié en 1855, consistait dans l'emploi, à doses fractionnées (au vingtième), des extraits alcooliques de noix vomique et de bryone, du musc, du camphre, le tout réduit en poudre impalpable par une trituration prolongée (deux heures au moins). Le docteur Éverard ne disait pas que Mandt était un homœopathe doublé d'un allopathe, comme le sont tous ceux qui ne veulent pas donner l'ombre pour la réalité, mais il était facile de le reconnaître à cette prétention de dynamiser la matière. Quoi qu'il en soit, l'Académie qui, dans une précédente discussion, avait malmené l'homœopathie, tout en déclarant qu'elle ne prétendait pas s'immiscer dans une question de doctrine, laissa passer cette communication inaperçue. Elle dormait donc paisiblement — la communication, non l'Académie, — dans les cartons, quand il en fut question de nouveau (en 1866) dans le rapport général sur les travaux de la savante compagnie, durant les vingt-cinq premières années de son existence.

Comme nous l'avons dit, nous n'avions pas attendu jusque-là pour nous occuper du travail du docteur Éverard. Nous y avions vu une œuvre très-intéressante, très-lucide, surtout dans les considérations que son auteur y avait ajoutées; mais nous n'avions pas songé à généraliser la méthode de Mandt.

Ce fut le rapport qui nous en suggéra l'idée.

Nous nous mîmes à l'œuvre, et par une série d'expérimentations faites dans notre service à l'hôpital civil de Gand, nous nous convainquîmes de l'utilité des médicaments *atomistiques*. Le docteur Éverard s'était servi de ce mot, sans que l'Académie y trouvât à redire. Comment se fait-il que les communications que nous lui fîmes de nos propres essais soulevèrent l'opposition la plus violente? Nous serions bien embarrassé de le dire. Un membre de l'Académie proposa l'ordre du jour sans examen ni discussion. Nous ne méritions

Ni cet excès d'honneur, ni cette indignité.

Que nous restait-il à faire?

En appeler aux praticiens de tous les pays; les engager à expérimenter de leur côté et à nous communiquer leurs résultats. Cet appel a été entendu : ainsi est né le *Répertoire de médecine dosimétrique*. Ce nom remplaça celui d'*atomistique*, parce que ce dernier titre donnait à notre méthode un faux air d'homœopathie.

Le mot « *dosimétrique* » rendait d'ailleurs mieux notre pensée, soit par rapport aux doses exactement définies des médicaments, soit à cause de leur adaptation à la nature et à la marche de la maladie.

Ici se présente une question. Y avait-il nécessité de faire sortir la médecine de la voie suivie depuis des siècles; ne risquait-on pas, par une innovation inopportune, d'affaiblir la confiance que notre art doit inspirer au public?

Nous répondrons que si la médecine est une science d'observation — et sous ce rapport elle n'a pas plus changé que la nature, — elle (la médecine) est également un art.

Les sciences physiologiques, physiques et chimiques ont fait d'immenses progrès; il doit en être de même de la thérapeutique.

Déjà un pas en avant avait été fait par la quinine administrée en lieu et place du quinquina, et cette substitution a évité aux malades beaucoup de dégoûts et de souffrances. On n'observe plus guère les gastro-entérohépato-encéphalites, dont Broussais s'était fait un cheval de bataille contre Brown et ses disciples.

Il y avait là toute une révolution en pharmacie ; il ne s'agissait que de la généraliser. La chimie nous livrait les principes actifs de la plupart des plantes médicinales ou les alcaloïdes, il fallait en faire un emploi aussi judicieux que de la quinine. D'autre part, la physiologie expérimentale nous éclairait sur la manière d'agir de ces principes, sur la sédation qu'ils amènent dans les systèmes nerveux et vasculaire ; les phénomènes de la calorification étaient mieux définis ; rien ne s'opposait donc plus à l'introduction dans la pratique de ces puissants modificateurs thérapeutiques.

Mais—comme pour toute arme nouvelle—on commença par en avoir peur. Dans les expériences sur les animaux on avait tant insisté sur les phénomènes toxiques des alcaloïdes, que, les appliquant à l'homme malade, on craignit également de l'empoisonner. On n'avait pas fait attention à une circonstance : c'est que dans ces expériences *in anima vili,* on introduit directement le poison dans le système circulatoire, ou bien, si c'est par les voies digestives, que les animaux étant en état physiologique, sont très-impressionnables à la moindre intoxication. Il n'en est pas de même dans l'état de tension où se trouve l'économie par suite de l'excitation des systèmes nerveux et vasculaire. Ainsi, dans le tétanos, on peut administrer des doses énormes d'opium sans que le narcotisme s'en suive. De même, dans la fièvre chaude, il faut des doses considérables d'aconitine, de vératrine, pour ramener le pouls et la chaleur à une moyenne normale. Mais, ce résultat obtenu, c'est immense, puisqu'ainsi la nature peut effectuer la résolution de la maladie.

Il en est de même des inflammations. Sans exclure la saignée — qu'il faut pratiquer dans les cas où elle est indiquée, c'est-à-dire quand il y a gêne ou obstacle mécanique à la circulation —, les alcaloïdes font tomber le pouls et la chaleur, et cela sans aucune perte matérielle pour l'économie, de sorte que les convalescences sont bien moins longues.

Ainsi la digitaline calme le cœur ; mais il faut des doses bien plus fortes dans les affections aiguës que dans les maladies chroniques. Une péricardite, une cardite, une endocardite aiguë pourra exiger jusqu'à 15 et 20 milligrammes de digitaline amorphe, avant d'entrer dans sa période de résolution.

Ainsi de la morphine, qui est le calmant du cerveau, comme la digitaline celui du centre circulatoire. On sait que le célèbre Cullen nommait la digitale l'opium du cœur. Ici encore il faut pousser jusqu'à effet : 15, 18, 20 milligrammes, jusqu'à ralentissement de la circulation cérébrale. Les expériences de M. Cl. Bernard ont fait voir qu'à l'état de repos la masse nerveuse reste à peu près tranquille (hors les mouvements de soulèvement déterminés par la respiration). La morphine produit le même effet de calme sans occasionner l'abrutissement de l'opium en substance. Ainsi, enfin, de tous les alcaloïdes. *Il faut aller jusqu'à effet utile.* Mais pour cela il fallait des règles.

La loi de l'acuité et de la chronicité du traitement est importante ; elle domine toute la thérapeutique. Vient ensuite le choix des modificateurs, ou la *dominante* et la *variante*. Toute maladie a une cause et des effets ; mais la cause n'existe, comme élément morbide, que pour autant qu'elle ait déteint sur l'organisme et produit ce qu'on est convenu d'appeler *diathèse.*

Il y a la *diathèse rhumatismale,* la *diathèse arthritique,* les *diathèses scrofuleuse, syphilitique, cancéreuse, tuberculeuse,* se manifestant d'abord par des troubles de la crase sanguine, puis par des altérations de la nutrition, dans son double mouvement de composition et de décomposition des tissus, ou par une substitution d'éléments anormaux aux éléments normaux.

Ces altérations entraînent des souffrances ; le plus souvent, parce que les filets nerveux sont tiraillés, comprimés ou mis à nu. Ou bien, si la douleur n'est pas directe, elle a lieu par voie réflexe, c'est-à-dire que ce sont les centres nerveux avec lesquels l'organe ou le tissu affecté est en rapport, qui reçoivent l'impression et la renvoient à l'organe malade ou à d'autres organes ayant avec ces centres des rapports anatomiques et physiologiques et jouissant d'une sensibilité plus grande que l'organe primitivement affecté. De là, une foule de difficultés dans la diagnose.

On comprend qu'il faut agir sur ces causes et ces effets par des modificateurs distincts et appropriés.

Des modificateurs causaux, c'est souvent l'empirisme qui décide. Ainsi le mercure guérit de la syphilis ; comment ? Nous l'ignorons absolument. On dira que c'est en rétablissant la nutrition dans ses conditions normales ; mais tout autre reconstituant que le mercure n'y suffirait point. Est-ce en neutralisant ou détruisant le virus ? Mais quand la maladie est constitutionnelle, ce virus n'existe plus, puisque la maladie n'est plus susceptible d'être transmise par inoculation. Ce qui se transmet aux ascendants c'est la dyscrasie.

D'autres diathèses, dont nous saisissons mieux la nature ou le mécanisme, sont celles qu'on peut attribuer à la transformation d'éléments normaux en éléments anormaux : ainsi de la pyogénèse, de la tuberculose, de la cancérose, de la scrofulose.

D'après une théorie mise en avant dans le *Répertoire*, toutes les diathèses puisent leur source dans le sang, qui en fournit ainsi les germes. Ces germes, ce seraient les globules blancs qui, sous l'influence de la cause morbide, accidentelle ou héréditaire, se seraient transformés en cellules pathologiques. En un mot, ce serait un arrêt ou une perversion du *nisus formativus*, lequel *nisus* ne doit pas être confondu avec l'élaboration des matériaux organiques, pas plus que la préparation des matériaux de construction n'est pas leur mise en œuvre. La première n'exige qu'un aide-maçon, la seconde le maçon lui-même.

La plupart des maladies sont des débilitations; même dans les maladies franchement inflammatoires, il y a épuisement par la douleur ou soustractions matérielles par les émissions sanguines et la diète. Il faut donc être sobre de ces derniers moyens. Dans les phlogoses circonscrites autour d'une épine, — pour nous servir de la comparaison de Van Helmont, —les globules rouges du sang s'altèrent et se désagrégent; mais les globules blancs, qui ont plus de virtualité comme n'ayant pas accompli leur métamorphose ou évolution, passent à travers les pores des vaisseaux, cheminent dans le tissu conjonctif et s'y transforment. (Voir plus loin : *Contribution à la micrographie*.)

Dans les abcès, il se forme autour des globules blancs — devenus corpuscules de pus — une membrane dite pyogénique. Elle l'est, en effet, parce que sa surface libre sécrète du pus, dans ce sens que ses vaisseaux peuvent également laisser échapper des globules blancs. La crème du pus, ce sont ces matières grasses émulsionnées par l'alcali du sang, notamment les chlorures. C'est sur cette considération que repose l'emploi des acides dans la phlogose.

Dans la pyoémie ce serait le même mécanisme, comme aussi dans la pyogénèse ou abcès froids. Dans la phthisiose il en serait encore de même, en ce sens que les globules blancs du sang constitueraient les noyaux des tubercules. Ceux-ci, en subissant la transformation graisseuse ou calcaire, deviennent des corps étrangers, autour desquels a lieu le travail d'isolement ou d'enkystement, puis celui d'élimination ou de consomption qui en est la conséquence fatale. Nous avons parlé de la cancérose; serait-il impossible que le globule blanc du sang se transformât en cellule cancéreuse?

C'est, comme on voit, une espèce de *panspermisme*, avec des germes uniques et des forces d'évolution ou *nisus formativus* aussi différents, aussi multiples qu'il y a de causes morbides.

On comprendrait ainsi pourquoi certaines maladies n'ont pas existé de tout temps : la variole, par exemple ; pourquoi d'autres ont disparu ;

pourquoi ces maladies ne sont extirpables qu'avec leurs causes. Hélas! la plupart inhérentes à la civilisation même.

La vie est une transformation continuelle de la matière, en bien ou en mal; elle est à l'ordre physique ce que l'âme est à l'ordre moral — où le mal aussi est à côté du bien.

D'après cela, on voit que les diathèses doivent être attaquées par des modificateurs généraux et spéciaux. Les premiers, ce sont les reconstituants de la partie cruorique du sang — ou hématocausie — afin d'aider à la reconstitution des globules rouges.

Dans certains cas il faut un véritable assolement organique — comme l'engrais aux plantes.

Mais il faut que toute médication soit dynamique; elle doit soutenir la vitalité et donner, comme on dit, le coup de fouet. De même aussi, elle doit combattre la souffrance.

Nous rentrons ainsi dans la *variante* du traitement. Celle-ci doit être aussi diversifiée que les symptômes eux-mêmes. Ainsi s'agit-il d'une douleur ou d'un spasme, il faut en reconnaître la nature, la source, le mode d'irradiation, etc. On comprend qu'il y a un choix à faire parmi les modificateurs de la sensibilité. Il n'est pas indifférent, en effet, d'employer la morphine, la codéine, la narcéine, la cicutine, l'atropine, l'hyosciamine. Il faut que ce choix soit raisonné et basé sur l'expérience clinique. Un traitement, pour être complet, doit, à la fois, s'attaquer à la cause et aux effets. Souvent on trouve ces deux ordres de moyens dans une même préparation : ainsi l'hydro-ferro-cyanate de quinine coupe les accès douloureux périodiques beaucoup mieux que la quinine seule. Les arséniates de strychnine, de quinine conviennent dans les empoisonnements palustres, etc.

Les médicaments dosimétriques ont l'avantage de contenir les principes actifs sous un petit volume. Un granule d'aconitine (au 1/2 millig.) est plus actif que toute une potion d'aconit. Un kilogramme de racine fraîche de cette plante donne une quantité d'aconitine variant entre 40 et 60 centigrammes. Encore faut-il que la plante soit sauvage. — Quelle dose d'alcaloïde aura donc absorbé le malade dans une pareille potion? On voit que le médecin allopathe se transforme ainsi en homœopathe sans le savoir; ou plutôt, il est allopathe par la grossièreté des préparations qu'il prescrit.

Nous nous arrêtons pour en revenir à la question posée plus haut. Oui! il y a nécessité de faire sortir la thérapeutique de la voie défectueuse où elle est engagée et qu'on suit par routine plutôt que par raison. Oui! il y a nécessité de formuler les lois de ses indications. Il y a nécessité surtout de faire prévaloir l'usage des principes simples, que la nature et la science mettent à notre disposition avec tant de libéralité, sur les formules complexes de la polypharmacie, qui donnent si beau jeu aux adversaires de la médecine. Et, qu'on le remarque bien, ces adversaires sont, en grande partie, dans nos rangs. Ce sont les médecins expectants qui, en ne faisant rien, permettent de croire que notre art est désarmé.

Grâce au ciel! nous avons pour appuyer notre marche deux auxiliaires sûrs : la physiologie expérimentale et la chimie.

Telles sont les idées dominantes du présent ouvrage ; ce n'est pas un ramassis d'articles décousus ; c'est tout un corps de doctrine, résumant les faits les plus importants de la pratique.

II

Lois de fins et moyens de la médecine dosimétrique.

Tout le monde médical comprend la nécessité d'une réforme thérapeutique. Aux préparations complexes doivent succéder les préparations
définies, aux médicaments composés. les médicaments simples, sans
aucun de ces mélanges qui en contrarient ou annulent l'action. Il faut
donc mettre à la disposition des praticiens des substances actives, dosées
avec une rigueur, une précision presque mathématique. La forme de ces
médicaments n'est pas indifférente non plus ; celle en granules doit être
préférée, non-seulement à cause de leur ingestion facile, même pour les
sujets rebelles à toute médicamentation, comme les enfants, mais parce
que le médicament étant porté ainsi tout d'un coup dans la profondeur
du tube digestif, n'exerce aucune action toxique sur le système nerveux
cérébro-spinal. Une expérience fera comprendre notre pensée. Voulant
nous assurer, sur nous-même, des effets de l'*aconitine*, nous avons
mâché un granule contenant 1 milligramme de cet alcaloïde ; c'est-à-dire
que nous l'avons dissous dans la salive et le mucus buccal. Aussitôt une
chaleur brûlante, comme celle produite par le *Daphne mezereum* et une
amertume âcre se sont répandues dans la bouche et le gosier, avec une
constriction telle, de ne pouvoir ni parler ni avaler. Il y eut en même
temps une vive excitation de la pituitaire et un resserrement des narines
rendant tout reniflement ou aspiration impossible. Nous avions des

nausées, sans pouvoir faire des renvois, ni vomir. Le pouls tomba au-dessous de 60 pulsations et la chaleur au-dessous de 30 degrés centigrades. Cet état pénible se prolongea pendant plusieurs heures. Quand il fut dissipé, nous prîmes un granule du même alcaloïde de demi-heure en demi-heure, jusqu'à concurrence de six, mais en ayant soin, cette fois, de les avaler sans les mâcher. Aucun des symptômes relatés plus haut ne se manifesta, à part l'état nauséeux et la chute du pouls et de la chaleur.

Il résulte de cette expérience qu'il est dangereux de donner certains médicaments héroïques en potion, soit aqueuse, soit alcoolique, et que la forme en granules est indispensable, puisqu'ainsi on n'a que les effets secondaires ou d'absorption.

Un second point est relatif à la *dosimétrie*. Dans la matière médicale actuelle, on admet des doses *maxima* et *minima*; mais qui dira qu'un minima pour un malade ne sera pas un maxima pour un autre et même davantage? *Remède* et *poison* sont synonymes, dit-on : en thérapie, cela veut dire que les substances héroïques doivent être appropriées à l'impressionnabilité et aux idiosyncrasies du patient. En prenant pour étalon de ces médicaments une quantité *mesurable*, et en la multipliant autant que de besoin, on arrive à ce juste rapport entre le remède et le mal, en deçà et au delà duquel il n'y a pas de guérison possible. C'est là ce que nous avons voulu exprimer par le mot *dosimétrie*.

En médecine dosimétrique un point important c'est la marche de la médication, c'est-à-dire l'intervalle qu'il faut laisser entre les prises d'un médicament actif. C'est la marche de la maladie elle-même qui doit nous guider ici. Ainsi il est évident que si une affection met à parcourir sa période dynamique quelques heures seulement, c'est endéans ce terme que l'action curative du médicament doit s'exercer; l'administration à intervalles rapprochés ou coup sur coup, est donc une nécessité si l'on veut que la maladie n'entre dans sa période organique où, le plus souvent, elle défie les ressources de l'art. Supposons une inflammation grave, une pleuro-pneumonie, par exemple : eh bien! on saignera coup sur coup si l'âge, la constitution ou les forces du malade le permettent ; on révulsera avec énergie, soit sur la peau, soit sur le canal intestinal (1). Mais ces moyens sont loin de suffire toujours : il faut attaquer la dynamicité du mal par des modificateurs vitaux et, parmi ces derniers, principalement les alcaloïdes qui font tomber le pouls et la chaleur : la

(I) On voit ainsi que la dosimétrie ne veut nullement exclure les moyens ordinaires sur lesquels repose la thérapeutique depuis Hippocrate; elle y ajoute les ressources de la chimie pharmaceutique.

vératrine, l'*aconitine* ; ceux qui calment les douleurs pongitives : la *cicutine*, la *morphine*; ceux qui suppléent à l'impuissance nerveuse : la *strychnine*, etc. Nous traitions, ces jours derniers, dans notre service à l'hôpital civil de Gand, un vieillard atteint de fracture de côte. La respiration était anxieuse et l'asphyxie imminente : nous administrâmes l'*arséniate de strychnine* (1 milligramme tous les quarts d'heure) ; au vingtième granule l'oppression avait presque entièrement cessé. On voit par là que la *médecine dosimétrique*, quoique procédant par de faibles quantités, a une grande puissance virtuelle.

Il ne suffit pas d'attaquer la dynamicité d'un mal, il faut encore en combattre la spécificité. C'est ainsi qu'en *médecine dosimétrique* il y a une *dominante* et une *variante*; la première s'adressant à la cause, la seconde aux effets. Procédons encore par un exemple : une ophthalmie aiguë peut exister dans des conditions telles, que si celles-ci ne sont pas bien appréciées la maladie devient incurable. C'est au praticien sagace à faire la part des causes : ainsi le mal est-il rhumatismal, il ne le guérit pas de la même manière que s'il était syphilitique. Il faut l'emploi du modificateur causal. La *médecine dosimétrique* permet, en quelque sorte, de tâter la maladie. Ce n'est pas de l'empirisme, mais une prudente expérimentation. « Choisis si tu peux, et devine si tu l'oses » : entre cette double expectative la *médecine dosimétrique* vient placer sa pierre de touche; et, le plus souvent, le succès répond à ses essais répétés.

Il y a, dans le traitement des maladies chroniques, ce que l'on peut nommer l'élément moral et qui, cependant, ne se réduit pas à de banales consolations et à des appels à la patience du malade. En même temps que le repos de la nuit, il faut donner à ce pauvre patient le calme de la journée, lui pour qui les heures sont si longues! diminuer la fièvre, soutenir les forces digestives, etc. C'est au prix de ces adoucissements que l'espoir et la résignation rentreront dans son âme. Grâce aux médicaments dosimétriques le médecin est armé contre chaque symptôme : avec l'*iodoforme*, la *codéine*, la *narcéine*, la *morphine*, il calme la souffrance et rappelle le sommeil sans narcotiser le malade; contre la fièvre d'accès, il a : l'*hydro-ferro-cyanate* et l'*arséniate de quinine*; pour enlever les congestions ou l'hypérémie : la *digitaline*, l'*aconitine*, la *vératrine*; pour dissiper les dyspepsies : la *quassine*; pour soutenir l'innervation : la *strychnine*, la *brucine*; pour faire cesser le spasme douloureux, la *caféine*, la *cicutine*, l'*hyosciamine*, etc. On voit que si le mal est multiple, le remède l'est également et, ce qui est heureux, ces médicaments ne fatiguent ni n'inspirent de dégoût. Le malade voit arriver le médecin avec plaisir, parce qu'il sait qu'il lui apporte un adoucissement à ses souffrances.

La *médecine dosimétrique* est particulièrement utile dans le traitement des pyrexies. Nous voulons parler des pyrexies dues à des agents spécifiques, miasmatiques ou autres, par conséquent, les fièvres contagieuses ou infectieuses, qui, toutes, exigent un traitement spécifique. Dans chacune de ces pyrexies il y a un phénomène initial qui en indique la gravité : le frisson, se reproduisant à des intervalles plus ou moins régulier ou n'ayant lieu qu'une fois, pour être suivi d'une réaction qui se prolonge autant que la maladie elle-même, c'est-à-dire, pour le malade, le temps de guérir ou de succomber. Le rôle du *médecin dosimétriste* est ici tout tracé ; et nous ne croyons pas trop nous aventurer en disant que ce rôle est tout nouveau. Ainsi, au fort de la réaction d'une fièvre ataxique ou pernicieuse, on donne, de quart d'heure en quart d'heure, un ou deux milligrammes d'*arséniate de strychnine* et d'*arséniate de quinine,* sans attendre l'apyrexie, qui n'a souvent rien de précis. Tout praticien comprendra l'importance de cette médication dans une maladie où l'expectation peut être mortelle.

Dans les fièvres éruptives le danger est surtout dans la période d'éruption ; la chaleur mordicante de la peau empêche l'éruption de se faire et la précipitation du pouls produit des congestions cérébrales souvent mortelles. La *médecine dosimétrique* peut parer à ce double danger : avec des doses, répétées à courts intervalles, d'*aconitine,* de *vératrine,* de *digitaline,* elle fait tomber la chaleur et le pouls et rend ainsi la fièvre bénigne. Maintes fois il nous est arrivé, dans des épidémies, voyant le malade pris tout d'un coup d'un grand accablement, d'administrer un granule de ces alcaloïdes tous les quarts d'heure et de voir l'éruption apparaître après l'ingestion de quinze ou vingt granules.

Dans les *fièvres typhoïdes* l'intoxication ne permet pas de les couper comme la fièvre palustre, mais on peut cependant en régulariser les cours et abréger la durée au moyen des *alcaloïdes* et des *arséniates.*

Il en est de même dans l'absorption purulente ou plutôt la septicémie ou le *typhus des blessés.*

La *médication dosimétrique* ne produisant jamais d'irritation intestinale, peut être employée dans les cas les plus aigus.

Loin de nous de contester l'utilité des spécialistes ; nous sommes les premiers à reconnaître que dans le traitement de certaines maladies il faut une habileté que la pratique seule donne ; mais, dans ces cas, tout ne se réduit pas à des opérations manuelles ; derrière les rouages ou organes, il y a la force qui les met en mouvement, c'est-à-dire la vie.

Le point où nous voulons en venir c'est que le spécialiste, plus peut-être que le chirurgien en général, a besoin de recourir aux modificateurs vitaux. Ces agents, bien employés, rendent quelquefois les opérations inutiles. Nous fûmes consulté par un malade, qui, depuis quelques mois, souffrait d'une dysurie pour laquelle il fallait le sonder. Nous crûmes y reconnaître un état spasmodique de la portion membraneuse du canal de l'urèthre et une sensibilité morbide du col de la vessie. Notre diagnostic fut confirmé au moyen de quelques granules de *cicutine* et d'*hyosciamine*.

Il ne suffit pas de dire : *Ce sont les nerfs!* Tout vrai qu'il soit, ce mot ne répond pas à l'idée que le malade se fait du médecin, c'est-à-dire un homme qui soulage alors même qu'il ne peut guérir. La nature n'est pas avare de remèdes ; et la *médecine dosimétrique* permet de les employer sous la forme la mieux appropriée et la moins sujette aux inconvénients ou aux dangers.

Parmi ces modificateurs nous citerons, en première ligne, l'*iodoforme*, qui agit à la manière des anesthésiques et qui convient surtout aux malades d'un tempérament nervoso-lymphatique. En le combinant avec la *codéine*, la *narcéine* et la *morphine*, on calme les irritations du tégument muqueux. Il en est de même de certaines affections irritatives de la peau, qui laissent après elles de la faiblesse des extrémités, preuve que la moelle épinière n'y est pas étrangère. On ne saurait trop avoir cet organe en vue ; en dehors de la myélite il y a une foule d'irritations donnant lieu à des mouvements ou des phénomènes morbides réflexes que l'on comprend sous le titre générique de *névropathie*, sans en déterminer souvent le point de départ ou le siége.

Il n'y a pas de maladie qui donne plus d'ennui au praticien que la dyspepsie ; à cela il n'y a d'autre remède que d'en avoir un grand nombre à sa disposition. Parmi ces moyens nous citerons particulièrement la *quassine*, la *brucine*, la *jalapine*, l'*hyosciamine*, la *caféine*, qui, administrées dosimétriquement, calment ces mille souffrances, cortége obligé des dyspepsies. La *caféine* est surtout un excellent digestif, puisqu'elle fait couler de la bile.

La *quassine* agit à la manière des strychnées, sans en avoir la violence ; on peut donc y avoir recours dans toutes les atonies de l'estomac et des intestins, surtout chez les individus énervés ou blasés par les excès.

La *jalapine* est un glycoside qui n'a pas les qualités drastiques du jalap en substance, mais qui cependant active la fin de la digestion.

Ici encore on voit combien les ressources de la *médecine dosimétrique* sont variées et nombreuses.

La chloro-anémie est due, à la fois, à l'insuffisance de la sanguification et de la calorification. C'est donc un état complexe où les systèmes sanguins et nerveux sont également engagés. Si l'hygiène a ici un grand rôle à remplir, la thérapeutique doit également intervenir pour donner, comme on dit, le coup de fouet. En tête des moyens à employer à cet effet se présentent ceux indiqués par la dyspepsie, c'est-à-dire les nervins, tels que la *quassine*, la *brucine*, la *strychnine*, la *caféine*, auxquels nous ajouterons l'*ergotine*, puisque ce sont les organes de la vie végétative et, subsidiairement, ceux de la génération qu'il faut relever de leur torpeur.

Les *ferrugineux* appartiennent plutôt à la diététique; aussi parmi ces préparations faut-il surtout choisir celles qui s'accommodent le mieux avec la digestion. Or, dans la *chloro-anémie* il y a toujours dyspepsie. Vouloir forcer l'alimentation serait faire comme le machiniste qui bourrerait sa locomotive de charbon sans avoir soin de la tisonner. Généralement il faut donc débuter par la *quassine*, parce que l'estomac est le ressort principal de l'économie; une fois ce centre d'activité rétabli, les autres foyers se raniment.

La *caféine* peut être employée dans les irrégularités de circulation qui portent le sang à la tête et occasionnent des migraines.

L'*ergotine* agit sur le système vasculaire en général et particulièrement sur les capillaires sanguins des centres nerveux. Or, on sait que l'*anémie cérébrale* entraîne la céphalalgie comme étant due à une espèce de vide dans lequel le sang se précipite. L'emploi de ce médicament est donc autorisé en dehors des conditions spéciales où l'on l'emploie ordinairement. Il ne faut pas craindre l'ergotisme, celui-ci n'étant déterminé que par des produits qui existent dans l'*ergot* de seigle et qui ne se retrouvent plus dans l'*ergotine*.

La forme *dosimétrique* est d'autant plus favorable ici que l'estomac supporte difficilement les potions. Les granules, au contraire, sont facilement tolérés; et avec des médicaments aussi actifs que ceux que nous venons de désigner, il est bon de savoir au juste ce qu'on donne et combien l'on donne.

Parmi les remèdes contre la phthisie tuberculeuse deux remontent à la plus haute antiquité : l'*arsenic* et l'*iode*, ce dernier sous forme d'éponge brûlée. Il y a là une idée fondamentale quant à la cause présumée du mal : un vice ou faiblesse du sang. Aujourd'hui nous ne sommes guère plus avancés, mais ce n'est pas un motif de désespérer; il n'y a pas de mal, au contraire, qui exige une thérapeutique plus variée, plus sérieuse. On ne saurait considérer comme telle d'innocentes potions. La *médecine dosimétrique* nous offre des moyens réels. Ainsi l'*arsenic* sous toutes les formes comme dominante : *arséniate de soude, d'antimoine, de fer, de quinine, de strychnine*, etc., comme antidyscrasique; l'*iodoforme* et les différents alcaloïdes de l'opium : *codéine, narcéine, morphine*, comme sédatifs; la *digitaline*, la *vératrine*, l'*aconitine*, contre l'hypérémie; l'*atropine*, l'*hyosciamine*, contre le spasme; la *quassine*, contre l'apepsie, etc. La mission de l'art, alors qu'il ne peut guérir, est de soulager; or, la *médecine dosimétrique* est agissante sans être perturbatrice. Quelle lueur d'espoir, après une nuit calme, que la toux n'aura pas troublée par ses douloureux déchirements! La fièvre peut être mitigée; les frissons ou redoublements, sinon coupés, du moins diminués.

Hufeland, dans son *Manuel de médecine pratique,* basé sur cinquante années d'expérience, a consacré un article spécial aux maladies des enfants où, entre autres avis sages, il recommande la plus grande prudence dans les doses des médicaments. « Peu, très-peu, dit-il, produit de grands effets. » On ne saurait mieux définir la *médecine dosimétrique.* Dans les maladies des enfants, deux accidents sont particulièrement à redouter : la douleur et le spasme. C'est donc à détourner ce double danger que le praticien doit s'attacher. L'opium, auquel on a recours ordinairement, produit souvent des effets diamétralement opposés à ceux qu'on en attend; mais en donnant cette substance dans chacun de ses principes extractifs ou *alcaloïdes*, on peut en obtenir les meilleurs effets. Ainsi, la *morphine*, en granules d'un milligramme, ne congestionne ni ne narcotise. Il en est de même de la *codéine*, de la *narcéine*; et le médecin y trouvera d'excellentes ressources dans l'agitation, l'insomnie, la douleur; de même qu'il peut recourir à la *pupavérine*, à la *thébaïne* dans les cas où l'emploi des strychnées pourrait présenter du danger. C'est ainsi que ces agents sont indiqués dans les convulsions cloniques ou par débilité, comme les mydriatiques dans les convulsions toniques ou trismes, qu'on voit survenir dans la première quinzaine de la vie.

Dans les fièvres exanthématiques la *digitaline*, la *vératrine*, l'*aconitine*, modèrent, dans une juste mesure, l'intensité de la réaction et favorisent ainsi l'éruption.

Chez les enfants la mobilité nerveuse ne permet pas à l'effort critique de se soutenir longtemps, aussi les fièvres et les inflammations tendent-elles à prendre la forme d'accès, d'autant plus dangereux qu'ils se terminent par exsudation ou épanchement. C'est le cas surtout pour la méningite et le croup (1). La *quinine* sous ses formes les plus énergiques,

---

(1) On a dit que ces maladies sont déterminées par des microbes : c'est possible, mais la réaction vitale qui en est la conséquence, ne doit pas moins être calmée.

telles que l'*hydro-ferro-cyanate* et l'*arséniate*, doit être employée, et la méthode *dosimétrique* en fournit toute facilité.

Il résulte de ce que nous venons de dire que la *médecine dosimétrique* a un caractère essentiellement vital et dynamique; on peut se demander ce qu'avec elle deviendra la vieille médecine humorale. Celle-ci ne court aucun risque de disparaître; d'autant moins que l'humorisme est devenu scientifique. Les *ferments* ont remplacé les *humeurs peccantes*. La médecine évacuante aura donc toujours sa raison d'être ; mais là n'est pas toute la médecine, comme disait Molière : *purgare et repurgare*.

Une révolution s'est faite dans l'art de guérir : de routinier et empirique il est devenu expérimental. Avant d'employer un médicament on veut connaître son action; on le soumet au creuset de l'analyse chimique; on le décompose dans chacun de ses principes; on étudie la manière d'agir de ces derniers, afin de ne pas commettre d'illogismes thérapeutiques. Avant les expériences de Magendie, de Claude Bernard et de tant d'autres, on ne connaissait que vaguement l'action des médicaments composés; l'opium était un sédatif pour les uns, un excitant pour les autres, c'est-à-dire une arme à deux tranchants, ainsi que l'a dit Hufeland. S'il y a eu erreur, ce n'est pas du côté de la nature; chez elle « tout est dans tout » ; c'est à la science à en retirer ce qui convient spécialement. En dehors de cette voie il n'y a que tâtonnement; on est cet aveugle dont parle Barthez, « qui (l'aveugle) frappe avec un bâton autour de lui ; bienheureux si c'est la maladie et non le malade qu'il attrape ».

III

Faits relatifs à la médecine dosimétrique.

TOUX ABOYANTE.

Ce titre fait voir que nous avons eu affaire à une toux nerveuse ou hystérique. La malade, — une jeune personne, âgée de 15 ans et demi, — n'était pas encore réglée. Les menstrues n'apparaissaient quelquefois que tous les deux mois ; mais à l'époque normale, elle était prise d'une toux aboyante très-tenace. Ce fut pour un de ces accès, qui durait depuis huit mois, que nous fûmes consulté. La toux, comme son nom l'indique, était bruyante, faisant brusquement explosion, sans effort des voies respiratoires, sans expectoration. Ce n'était donc pas la toux irritative qui précède ou accompagne les affections idiopathiques du larynx, des bronches ou des poumons, mais une excitation purement réflexe de l'utérus sur la moelle épinière et, de là, sur les nerfs diaphrag-matiques et laryngés. La toux venait manifestement du ventre.

Partant de cette donnée nous avons institué le traitement par la *dominante* et la *variante* ; la première a consisté dans l'emploi de l'*arséniate de soude*, parce que l'utérus, par suite de la rigidité de son tissu, n'était pas suffisamment congestionné ou imbibé de sang. C'est ce qu'on observe si fréquemment chez les jeunes filles non réglées.

L'*arséniate de soude* est le tonique ou l'hypérémique indiqué dans ce cas, et nous nous en sommes toujours bien trouvé chez les personnes chloro-anémiques.

Le médicament a été administré *dosimétriquement*, c'est-à-dire par granules de 1 milligramme, en commençant par 4 et allant progressivement jusqu'à 12 par jour. Ce traitement a été continué pendant tout l'intervalle des règles ; celles-ci ont paru, d'abord en retard d'un mois, mais successivement elles se sont régularisées.

La *variante* a consisté, d'abord dans l'emploi de l'*hydro-ferro-cyanate de quinine*, parce que les accès de toux avaient pris une marche périodique, surtout à l'entrée de la nuit. Nous l'avons combiné et parfois varié avec l'*atropine*, l'*hyosciamine*, le *chlorhydrate de morphine* et la *cicutine*. La jeune personne se plaignait, par moment, de douleurs nerveuses, tantôt dans les lombes, tantôt au dos, entre les épaules ou au cou. L'exploration de la colonne vertébrale permit, en effet, de constater dans ces différentes régions des points de sensibilité anormale. Nul doute que la moelle épinière ne fût le point de départ d'un mouvement réflexe. Le praticien ne saurait trop fixer son attention sur cet organe important, centre d'irradiation d'une foule d'affections, non-seulement nerveuses, mais même hypérémiques.

Et, à cet égard, nous citerons un cas qui se rapproche de celui qui nous occupe en ce moment.

Un homme fort, jouissant, pour le surplus, d'une bonne santé, souffrait de toux convulsive se transformant parfois en spasme tétanique. La toux, qui se déclarait spontanément, pouvait aussi être provoquée à volonté, soit par une pression exercée sur la colonne, entre la deuxième et la quatrième vertèbre cervicale, soit par un léger attouchement de l'épaule gauche ou de l'épigastre, soit enfin constamment par le rire (1).

On connaît l'influence des vers sur les mouvements réflexes de la moelle épinière ; on peut en accuser l'irritation des pneumo-gastriques, quoiqu'il soit rare que les vers remontent au delà de l'estomac, et quand ils le font, il peut en résulter des symptômes formidables, tels que l'hydrophobie, comme nous en avons constaté un cas. Un individu, d'une constitution grêle, tourmenté habituellement de faim canine, fut pris tout d'un coup de symptômes d'hydrophobie caractérisés par un spasme tétanique du pharynx. Bref ; le malheureux succomba. A l'autopsie on trouva dans l'estomac et jusque dans l'œsophage des lombrics. Une congestion cérébrale brusque s'était terminée par un épanchement séreux.

Ceci nous montre, qu'en cas de toux ou irritation nerveuse du larynx, il est nécessaire de prévoir l'existence de vers et d'agir, du moins à titre exploratif, contre cette éventualité. C'est ce que nous avons fait avec la

---

(1) MALINCKRODT, Observ. *Casus rarioris morbi medullæ spinalis*. Des. Berol., 1838.

santonine et le *calomel.* La jeune personne a pris ces deux préparations, à raison de 10 granules par jour, mais aucun helminthe n'a apparu.

L'irrégularité des règles était donc la vraie cause de la toux.

M. Lasègue considère comme circonstance caractéristique de cette toux, d'abord de rester identique avec elle-même pendant tout son cours, de sorte que, par exemple, elle a toujours le même timbre chez le même malade, et le même nombre d'expirations toussantes ; puis, de n'avoir pas de tendance à prendre d'autres formes de l'hystérie (1).

Malgré que cette assertion ait été contredite par Trousseau, nous sommes obligé de la confirmer par notre observation ; en effet, chez la jeune personne dont il s'agit ici, la toux était *unichrone,* c'est-à-dire qu'elle se réduisait à une expiration toussante. C'était une espèce d'aboiement ou plutôt une sorte de cri analogue à celui du casoar. Il faut admettre que le degré de tension des cordes vocales devait y être pour beaucoup. Avec l'ancienne médecine, cette toux était rebelle et se prolongeait pendant des semaines, des mois et même quelquefois pendant des années. Quelquefois aussi elle se termine par une maladie fébrile intercurrente. Elle cède avec sa cause, c'est-à-dire l'irrégularité des règles ; voilà pourquoi le changement d'air ou de climat, l'exercice actif et, en général, tous les modificateurs hygiéniques sont si utiles. Les médicaments employés *dosimétriquement* peuvent la calmer d'une manière notable, presque instantanée. Ainsi, dans le cas présent, la première semaine de son apparition, la toux était continue ; en une nuit, il y eut plus de deux cents expirations toussantes. Priou a raconté l'histoire d'une malade qui toussait continuellement pendant 16 heures par jour avec une rapidité telle que l'on comptait 62,000 et 64,000 coups (2). Il aurait pu en être de même pour notre malade si nous n'avions pas eu recours aux modificateurs appropriés. Ainsi nous avons cherché d'abord à rompre la périodicité par l'*hydro-ferro-cyanate de quinine.* De tous les sels de quinine c'est le plus efficace dans les névroses, puisqu'il participe, à la fois, des qualités du fer, de l'acide cyanhydrique et de la quinine. C'est, pour nous, une espèce de cheval de bataille. D'ordinaire, 10 à 12 granules à 1 milligramme, suffisent pour rompre une périodicité simplement névrosique. Quand il y a intoxication palustre, l'*arséniate de quinine,* à la dose de 20 à 30 granules parvient à rompre les accès là où souvent la quinine à haute dose a été employée inutilement.

La périodicité ayant cessé, restait le spasme des cordes vocales ou

(1) *Archives de médecine,* 1844.
(2) *Gazette médicale de Paris,* 1840.

plutôt cette espèce de rigidité qui leur donne un son métallique. Ce résultat a été obtenu avec la *morphine, l'atropine, l'hyosciamine* et la *cicutine,* qui ont agi en même temps comme calmants de la moelle épi nière. La *morphine,* dans çe cas, corrige l'effet mydriatique de *l'atropine* et de *l'hyosciamine,* sans rien ôter à leur effet calmant. C'est une précaution qu'il ne faut jamais omettre avec des moyens aussi énergiques Ainsi un milligramme de chlorhydrate de morphine empêche l'atropine d'agir sur les yeux et le cerveau au point d'inquiéter le malade. Dans le cas qui nous occupe, nous avons donné, chaque soir, un granule *d'atropine* ou *d'hyosciamine,* au demi-milligramme, avec deux granules de *morphine* au milligramme. La toux se calmait presque aussitôt et la nuit était bonne.

Nous avons administré également la *cicutine* en vue de la nervosité morbide de la moelle épinière. On sait que c'est le calmant indiqué dans l'espèce, au point que, dans l'antiquité, les prêtres devaient prendre de la ciguë et s'abstenir de sel. Plutarque, dans ses *Symposiaques,* entre dans de curieux détails à ce sujet.

La *cicutine* a été poussée chez notre malade à 4 et 6 milligrammes. On a fait à la *cicutine* une réputation formidable : ainsi on l'a comparée, pour sa violence, à l'acide prussique. Le fait est qu'elle ne mérite

Ni cet excès d'honneur ni cette indignité.

Donnée en quantité proportionnelle ou *dosimétrique,* c'est un excellent calmant du système moteur.

Ainsi que Gubler, le savant thérapeute (1), le fait remarquer, la *cicutine* n'est pas seulement un *hypocénétique,* c'est également un *anesthésique,* par exemple dans les toux quinteuses et la coqueluche, où nous en avons retiré constamment de bons effets. La dose peut aller jusqu'à 5 et 6 milligrammes par jour ; ou plutôt, on ne risque rien de la pousser jusqu'à effet, car elle ne produit aucun symptôme inquiétant, comme d'autres alcaloïdes, *l'hyosciamine* par exemple, laquelle dessèche le gosier et peut occasionner un état de spasme voisin de l'hydrophobie, motif pour lequel on l'a donnée, dans les maux de gorge, en vertu du principe — fort contestable — *similia similibus.*

Nous ouvrons ici une parenthèse pour faire remarquer que Hahnemann et ses disciples se sont trompés en prenant les effets toxiques d'un médicament pour son effet curatif ; ainsi dans les notes placées en tête du

______

(1) Il eût appartenu à Gubler de se mettre à la tête de la réforme de la thérapeutique : mais l'école! Maintenant qu'il est mort son œuvre de bénédictin restera lettre morte.

Répertoire, nous avons démontré expérimentalement — le seul mode admissible en médecine — que la constriction de la gorge produite par l'*aconitine* n'a rien de commun avec sa vertu apyrétique, puisque, quand on a soin de soustraire le tégument laryngo-pharyngien à l'action topique du médicament, on n'a que les effets secondaires ou d'absorption. Il en est de même de la quinine qui guérit les fièvres intermittentes non *parce que* mais *quoique* produisant des bourdonnements d'oreilles et le resserrement des pupilles. On ne saurait voir ici aucune relation de cause à effet; la quinine est un apyrétique au même titre que les autres alcaloïdes.

Pour en revenir à la *cicutine,* nous dirons qu'elle corrige les mouvements réflexes morbides de la moelle épinière et, par conséquent, que son indication était formelle dans le cas présent.

Ainsi nous avons prescrit, alternativement, les alcaloïdes portés en tête de cette observation et les résultats obtenus ont été favorables, puisque les accès de toux ont été combattus au point de ne laisser subsister que quelques rares coups expiratoires, bruyants, il est vrai, mais ne donnant lieu à aucun dérangement de la santé. La guérison complète peut être une question de temps, c'est-à-dire qu'il faudra, avant, que la menstruation soit complète et régulière.

Nous devons encore dire un mot de l'iodoforme. On sait que cet hydriodure de carbone agit à la manière des anesthésiques, en même temps qu'il jouit de toutes les propriétés utiles de l'iode métallique sans en avoir les inconvénients. Son action sur la circulation capillaire est très-marquée. Dans le cas présent il y avait défaut d'afflux du sang vers l'utérus, l'*iodoforme* a donc pu agir comme emménagogue, tandis que ceux qu'on emploie ordinairement et qui consistent dans des drastiques, sont le plus souvent nuisibles.

Le caractère éminemment nerveux de la toux nous fit encore donner les granules de cyanure de zinc. Ce médicament, peu usité, a cependant une importance assez grande dans le traitement de l'hystérie. Nous l'administrâmes par granules de 1 milligramme. Au quatrième granule, il détermina une céphalalgie qui nous força d'en suspendre l'emploi.

Nous eûmes encore recours au sulfate de quinine à doses fractionnées, en granules de 1 milligramme. Cet alcaloïde produisant la fraîcheur de la bouche sans aucune constriction de la gorge, nous a paru produire plus d'effet que l'atropine et l'hyosciamine.

Comme l'appétit était ici en défaut, nous eûmes recours à la *quassine,* à la dose de 6 granules par jour, chacun de 1 milligramme, deux avant les repas. Ce médicament eut son effet habituel, c'est-à-dire qu'il donna à l'estomac le coup de fouet. En effet, la *quassine* agit à la manière des strychnées, sans produire de secousses galvaniques; c'est donc un excellent modificateur de l'appétit. Dans tout état dyspeptique l'indication de la *quassine* est formelle. Dans bien des cas il dispense de l'emploi de la strychnine ou de la *brucine*.

Tels sont les différents moyens que nous avons employés dans une affection qu'on dit rebelle à toute médication. L'incrédulité en thérapeutique est un malheur, plus grand peut-être qu'en religion, non que la foi sauve, mais parce que, sans médicaments, le médecin est comme le soldat sans armes. Son adversaire, c'est-à-dire la maladie, est armé d'une manière redoutable et quelquefois mystérieuse, comme les engins de nos jours qui tuent à des distances où ils ne laissent pas soupçonner leur présence. Que peuvent contre eux des armes à tir limité? En médecine il faut également des remèdes de précision, portant à coup sûr : tels sont les alcaloïdes.

ROUGEOLE CONFLUENTE.

La variole a régné pendant l'hiver de 1872 d'une manière épidémique. Dans une même maison j'ai eu à traiter quatre enfants, dont deux de 10 et 7 ans et deux de 6 et 5. Le premier qui fut atteint, une petite fille de 10 ans, présenta des prodromes graves, dans ce sens que les symptômes catarrhaux furent compliqués d'une fièvre qui n'est pas propre à ce genre de dérangement. La prostration générale était très-grande et le pouls monta rapidement à 138 pulsations par minute et la chaleur à 41 degrés centigrades. La peau était sèche, mordicante. L'irritation laryngo-bronchique prit un caractère striduleux qui me fit craindre un œdème aigu. Dans ces conditions et surtout eu égard à l'âge et à la faible constitution de la petite malade le danger était imminent. Je m'en expliquai avec la famille qui me donna toute latitude d'agir. Il fallait, avant tout, faire tomber la fièvre, qui, évidemment, masquait un trouble intérieur, probablement une éruption ; mais il n'y avait encore que des symptômes généraux. Je prescrivis l'*aconitine* et la *vératrine,* en granules de 1/2 milligramme de chacune de ces substances, un granule de demi-heure en demi-heure. Au cinquième granule rien n'avait changé, mais au huitième la fièvre tomba tout à coup. La face qui était bouffie et injectée, pâlit, puis une rougeole confluente apparut, qui couvrit bientôt tout le corps. L'*aconitine* et la *vératrine* furent continuées en rétrogradant, et j'y ajoutai la *codéine* dans un excipient de sirop capillaire et l'émétine, afin de favoriser l'expectoration (1). J'ajouterai que pendant toute la durée de la maladie la petite malade prit chaque matin une cuillerée à café de sel de sedlitz granulé. La convalescence fut normale. Chez la deuxième petite fille, un même traitement fut institué. Ici l'*aconitine* et la *vératrine* amenèrent des vomissements et un dévoiement séreux au cinquième granule, et firent ainsi tomber la fièvre. La maladie suivit également son cours normal. Chez le troisième enfant, un garçon de 7 ans, il fallut recourir à l'émétine à la dose de 5 granules, l'*aconitine* et la *vératrine* n'ayant pas suffi à dissiper la fièvre. Il en fut de même chez le quatrième enfant, le garçon de 5 ans, auquel, eu égard à la menace d'une broncho-pneumonie, il fallut administrer trois granules d'émétique au centigramme.

Nous donnons ces faits comme une preuve de la facilité que donne la méthode dosimétrique chez les enfants. L'*aconitine* et la *vératrine* sont des contro-stimulants extrêmement énergiques, mais qui, à cause de cette énergie même, nécessitent de grandes précautions.

(1) L'émétine, l'alcaloïde de l'ipécacuanha, est d'un merveilleux secours dans toutes les affections striduleuses des enfants, puisqu'elle dispense du tartre émétique ou du sulfate de cuivre qui déterminent une grande prostration.

IV

Traitement de la fièvre.

Nous allons reproduire ici un article du professeur Liebermeister, de Tubingue, parce qu'il nous permettra de faire quelques rapprochements entre sa méthode et la nôtre.

« Les expériences des pathologistes modernes ont démontré que l'élévation de la température constitue le symptôme le plus important, pathognomique, en quelque sorte, de la fièvre ; elles ont prouvé aussi que cette élévation de température est due à une exagération des décompositions chimiques qui se produisent continuellement dans la trame de nos tissus, à une usure augmentée des matières organiques qui compose notre organisme. Or, cette oxydation exagérée finit par entraîner des conséquences fatales pour la continuation de l'existence. D'abord elle amène rapidement la consomption, l'affaiblissement de l'organisme, parce que la digestion se trouvant ordinairement abolie ou très-profondément troublée dans la majorité des mouvements fébriles, il y a manque de matériaux pour réparer les pertes que le corps subit continuellement et à un si haut degré. Cette conséquence est surtout à redouter dans les maladies fébriles chroniques : dans la phthisie, etc. ; mais dans les maladies fébriles aiguës, cette circonstance offre peu d'intérêt vis-à-vis du danger qui ressort de l'élévation considérable de la température qu'on observe dans ces maladies. Cette élévation de température exerce une action délétère sur les tissus, lesquels, altérés dans leur composition chimique et dans leur organisation intime, ne peuvent plus remplir leurs fonctions. On observe, en effet, sur les cadavres d'individus qui sont morts par suite de la violence de la fièvre, des dégénérescences parenchymateuses dont l'étendue et le progrès se montrent constamment en rapport avec l'élévation plus ou moins considérable de la température qu'on a observée pendant la vie (1). Elles sont particulièrement prononcées dans les maladies infectieuses, évidemment parce que dans ces maladies on remarque, avant tout, cette forte augmentation de la température. Cependant, dans les maladies non infectieuses, mais dans lesquelles la température s'était élevée à un haut degré, on constate des dégénérescences tout aussi prononcées et, par contre, elles manquent absolument dans le typhus, la scarlatine, quand la mort est survenue à la suite d'une complication autre que la chaleur excessive (2). D'ailleurs le phosphore et bien d'autres poisons produisent les mêmes altérations que la haute température (3).

Parmi les troubles fonctionnels résultant des changements matériels que l'élévation de température détermine dans les tissus, deux groupes de symptômes se dessinent particulièrement et contribuent à l'issue funeste : 1° les troubles de la circulation qui se révèlent par des contractions cardiaques plus nombreuses, mais plus faibles. Toutes les statistiques nous montrent, en effet, la fréquence et la faiblesse du pouls en rapport direct avec l'élévation de la température (sauf quelques cas exceptionnels où le système nerveux intervient d'une façon particulière); 2° les troubles du cerveau se caractérisant par un abattement profond, le délire, le coma. Ces symptômes, en effet, se manifestent chaque fois que la fièvre atteint une intensité particulière ou quand, avec une intensité moyenne, elle a une durée très-longue. Ainsi on les observe tout aussi bien dans l'érysipèle, la pneumonie, que dans la variole; ils ne sont si intenses dans le typhus, que parce que, dans cette maladie, la fièvre a sa plus grande intensité et longue durée. Quand la température atteint un degré extrême : 42 degrés, ou quand une température de 40 degrés dure pendant un temps plus ou moins long, toutes les fonctions cérébrales sont abolies et la paralysie de la circulation et de la respiration amènent la fin (4).

L'élément qu'il faut donc essentiellement combattre, quand il s'agit

---

(1) De là la nécessité d'agir dès le début de ces fièvres, et non de faire de l'expectation.

D^r B.

(2) On peut dire que dans ces cas la nature manque de forces nécessaires pour les pseudomorphoses.

(3) Toujours en détruisant la vitalité.   D^r B.

(4) C'est pourquoi au début de ces fièvres nous prescrivons la strychnine.   D^r B.

d'une fièvre plus ou moins grave, c'est l'élévation considérable de la température, ou mieux encore la cause qui produit cette chaleur excessive, pour attaquer le mal à sa racine.

Deux méthodes ont été reconnues aptes à servir à ce but : l'une, qu'on pourrait nommer *anti-thermique*, consiste à retirer, au moyen de bains froids d'une durée et d'une température appropriées, l'excès de chaleur qui est si pernicieux pour l'existence (1). Il y a des cas où cette indication est si pressante, si formelle, qu'on ne pourrait s'en passer. Mais à côté de cet effet la soustraction de chaleur produit encore un autre plus éloigné et qui consiste à réduire la production de la chaleur en limitant la combustion organique pour un temps plus ou moins prolongé (2). Ce refroidissement du corps, suffisamment répété (jusqu'à 12 fois en vingt-quatre heures), produit des résultats sûrs et immédiats dans la majorité des cas.

Cependant il y a des cas rebelles où les bains froids restent sans succès ; et puis, il y a une foule de malades chez lesquels on ne saurait employer longtemps les bains froids. On recourt donc ordinairement à la méthode dite *anti-pyrétique*, qui consiste dans l'action de certains médicaments opérant la défervescence, c'est-à-dire qui combattent l'élément essentiel de la fièvre : la décomposition exagérée des tissus.

La quinine, en faisant abstraction de son action dans les fièvres paludéennes, n'exerce aucune action anti-pyrétique évidente que dans le cas où elle est administrée à très-haute dose. Quand il s'agit d'un adulte, je donne ordinairement 1 1/2 à 2 1/2 grammes de sulfate ou de chlorhydrate de quinine (je ne remarque aucune différence dans les effets de ces deux sels), *mais il est essentiel que cette dose soit prise en entier dans l'espace d'une demi-heure, tout au plus d'une heure.* L'effet serait considérablement amoindri si on la prenait en plus de temps. Cela est vrai à tel point, qu'une dose beaucoup plus grande, mais partagée, pour être prise en une demi-journée ou pendant vingt-quatre heures, a à peine une influence appréciable sur la température. D'autre part, je ne fais jamais répéter cette dose prodigieuse avant que quarante-huit heures se soient écoulées. Je voudrais ensuite faire remarquer que, dans les cas où la fièvre offre spontanément de fortes rémissions ou des intermissions, la quinine est beaucoup moins indiquée que dans les cas de fièvre con-

---

(1) Ce moyen de réfrigération peut présenter de grands dangers en augmentant l'épuisement vital.   Dr B.

(2) Les avantages de l'hydrothérapie ne sauraient être contestés ; seulement ce n'est là qu'un moyen de traitement. Elle a péri par où elle a péché. On peut en dire autant de toutes les méthodes exclusives.   Dr B.

tinue ou sub-continue, malgré que beaucoup de médecins professent une opinion diamétralement opposée. L'effet favorable qu'elle produit dans les fièvres continues s'explique précisément parce qu'elle détermine une intermission, quelque passagère qu'elle soit. Là donc où ces intermissions se montrent spontanément, la quinine ne me semble plus à sa place. Il est un fait connu : qu'une fièvre très-violente, mais qui, de temps à autre, offre des intermissions complètes, est beaucoup moins dangereuse qu'une fièvre continue ou sub-continue d'une intensité modérée; et j'ai remarqué que le même pronostic peut s'appliquer aux fièvres modifiées par la médication, suivant que cette dernière détermine des intermissions franches ou seulement un amoindrissement continu des symptômes. Voilà ce qui m'a poussé à tenter d'obtenir par les moyens anti-pyrétiques des intermissions aussi complètes, aussi franches que possible. Je ne considère la dose de quinine comme suffisante que quand elle est parvenue à réduire la température à la normale : ainsi au-dessous de 38 degrés. Quand une première dose de 1 1/2 à 2 1/2 grammes n'a pas produit cet effet, je donne, quarante-huit heures après, une dose plus forte. Si cependant (et cela arrive encore assez souvent) une première dose avait réduit la température au-dessous de 37 degrés, je donnerais, la prochaine fois, une dose un peu plus petite. C'est là, à mon avis, la meilleure façon d'approprier les doses aux individualités et aux idiosyncrasies. J'ai ainsi employé la quinine suivant cette méthode dans le typhus, la pneumonie (franche et asthénique), la variole, la scarlatine, l'érysipèle, le rhumatisme articulaire aigu, la pleurésie, la fièvre qui accompagne les suppurations, la phthisie floride, avec fièvre intense et continue, la méningite cérébro-spinale épidémique. L'action anti-pyrétique, quand toutefois on observe bien, ne fait jamais défaut après l'emploi de hautes doses de quinine pendant un temps plus ou moins court; cependant, dans quelques maladies, comme le rhumatisme articulaire aigu et la fièvre de suppuration, dans la variole, cet effet profond de la quinine paraît plus difficile à obtenir. Il existe même d'autres cas particulièrement graves et rebelles de maladies fébriles, dans lesquels même une dose de 2 1/2 grammes ne suffit pas pour rétablir la température normale. Dans ces cas, il faut s'adresser à d'autres médicaments anti-pyrétiques ou à une combinaison appropriée de ces derniers, pour atteindre le but.

II. — La *digitale*. Pour l'action anti-pyrétique je m'emploie cette substance que sous forme de poudres ou de pilules, parce que ces formes me paraissent être plus fidèles dans ces cas, tandis que l'infusion qu'on administre ordinairement, mérite peut-être la préférence lorsqu'il s'agit d'exercer une action sur les contractions cardiaques. Quand on donne la digitale en substance il faut, naturellement, prescrire une dose plus petite que si on voulait se servir de l'infusion, qui est naturellement plus faible. Je donne ordinairement 3/4 à 1 1/2 gramme pour trente-six heures. Dans les maladies fébriles graves, la digitale est d'autant moins indiquée que la fréquence du pouls est plus grande ; elle paraît, dans les cas de menace de paralysie cardiaque, pouvoir accélérer l'arrivée de cet accident (1). D'autre part, elle peut être employée avec succès dans le cas de typhus aussi longtemps que les contractions du cœur ne sont pas trop fréquentes ou du moins conservent encore quelque peu de force. Dans des cas particulièrement rebelles et désespérés, quand la quinine seule n'est pas parvenue à déterminer un abaissement suffisant de la température, on obtient, ordinairement, l'effet voulu par la combinaison de la digitale avec la quinine. On commencera par administrer, peu à peu, pendant vingt-quatre ou vingt-six heures, 3/4 à 1 1/2 gramme de digitale en substance, puis on donnera immédiatement, comme dose complète de quinine, 2 à 2 1/2 grammes. Quand, de cette manière, on a réussi à obtenir une fois une intermission franche, alors on y arrive aussi avec la quinine seule.

III. — La *vératrine* est un anti-pyrétique qui mérite beaucoup de confiance, quand elle est employée à dose suffisante. On obtient souvent, par elle, des intermissions, alors que la quinine n'avait pas eu d'effet.

Je fais ordinairement prendre des pilules dont chacune renferme 5 milligrammes : toutes les heures une, jusqu'à ce qu'il survienne un état nauséeux prononcé ou des vomissements. Généralement, 4 à 6 pilules suffisent. Le collapsus qui, à cause de l'abaissement rapide de la température succède facilement aux vomissements, n'est pas dangereux, même pour des individus atteints de typhus ; il se dissipe rapidement par l'emploi du vin et d'autres analeptiques (2).

Quant aux autres anti-pyrétiques, je n'en possède pas des expériences suffisantes pour pouvoir me prononcer à leur égard. Je puis encore ajouter que le traitement anti-pyrétique, tant en ce qui regarde les bains froids que les médicaments, est un traitement excessivement actif, excessivement énergique, et qu'il faut l'appliquer avec beaucoup de conséquence et de décision quand on veut en obtenir des résultats. De sorte que, avant

(1) Le mot « elle paraît » est étrange dans la bouche d'un praticien qui doit prévoir toutes les éventualités. Dr B.

(2) Il pourrait y avoir du danger à donner en une fois des doses aussi fortes de vératrine ; nos granules ne sont que d'un demi-milligramme pour la sûreté de la prescription. Le professeur de Tubingue tient compte du temps endéans lequel on donne le médicament, nous de la quantité, quitte à augmenter cette dernière, comme avec les balances de précision. Dr B.

tout, il faut un médecin intelligent pour l'instituer et le surveiller; autrement, il fait le même effet que le bistouri dans la main d'un chirurgien maladroit (1). Pour le reste, les succès éminemment pratiques que le traitement anti-pyrétique, convenablement institué, peut déjà maintenant produire, prouvent, plus que toutes les déductions théoriques, que nous nous trouvons dans la bonne voie.

A l'hôpital de Bâle, où le typhus est excessivement fréquent et malin, on avait suivi, jusqu'en 1865, le traitement ordinaire, expectatif, symptomatique. Quand, en août 1865, je pris la direction de la clinique, les bains furent régulièrement employés, mais rarement plus qu'une fois par jour. A côté de cela on fit usage de la vératrine et de la quinine, mais pas encore d'une manière si énergique et d'après des indications si précises que plus tard. Enfin, depuis septembre 1866, quand je pus constater les résultats surprenants obtenus par les professeurs de Kiel (MM. Bartels et Jürgensen), je commençai à ordonner des bains plus froids et plus fréquents, jusqu'à ce qu'enfin, depuis le commencement de 1868, la méthode était ainsi établie : *bains froids, quinine, digitale et vératrine.*

I. — *Traitement indifférent.*

ANNÉES.	MALADES.	MORTS.	MORTALITÉ.
1843-1853	444	135	38.4 p. c.
1854-1859	643	175	26.7 "
1860-1864	631	162	25.7 "

II. — *Traitement anti-pyrétique incomplet.*

ANNÉES.	MALADES.	MORTS.	MORTALITÉ.
Commencement de 1865 jusqu'en septembre 1866.	982	159	16.2 p. c.

III. — *Traitement anti-pyrétique conséquent.*

ANNÉES.	MALADES.	MORTS.	MORTALITÉ.
1867.	339	33	9.7 p. %.
1868.	181	11	6.1 »
1869.	186	10	5.4 »
1870.	139	10	7.2 »
	845	64	7.6 »

On voit qu'entre notre méthode et celle du professeur de Tubingue il y a cette différence qu'il procède par doses élevées, tandis que nous les

---

(1) Cela est vrai, mais par rapport de l'excès du médicament donné en une fois. Avec la dosimétrie, rien de pareil n'est à craindre. Dr B.

fractionnons, tout en arrivant au même but. Ainsi nous poussons la *vératrine*, l'*aconitine* jusqu'à 18 et 20 milligrammes en moins de cinq et six heures et, le résultat obtenu, nous rétrogradons. M. Liebermeister, au contraire, donne la vératrine par pilules de 5 milligrammes, toutes les heures une, jusqu'à ce qu'il survienne un état nauséeux et des vomissements. Nous ferons remarquer qu'à ce titre il serait plus rationnel de se servir du tartre stibié, dont l'action est beaucoup plus rapide. Quoi qu'il en soit, pour produire la détente générale et la chute de la fièvre, il n'est pas nécessaire de l'état nauséeux et des vomissements. Dans le cas de prostration cet état peut même présenter du danger. Mieux donc vaut procéder par gradation et laisser agir l'aconitine et la vératrine par leur action sédative sur les systèmes circulatoire et nerveux.

Après avoir administré ainsi de fortes doses de *vératrine*, M. Liebermeister est obligé de mettre un long intervalle avant de recommencer; mais si la fièvre continue à monter le malade est exposé aux mêmes dangers qu'avant; raison de plus d'agir coup sur coup et d'une manière continue. Il faut donc admettre — sauf la différence dans l'application que nous venons d'indiquer — la doctrine du professeur de Tubingue. Toute fièvre excédant les limites d'un effort critique doit être ramenée à ce terme au delà duquel il y a danger de mort, et, pour le faire, il faut employer les moyens que la nature nous donne dans les alcaloïdes. Il ne s'agit pas de se croiser les bras et d'assister impassible à la lutte entre la maladie et les forces du malade; il ne faut pas laisser ces dernières s'épuiser. Voilà pourquoi la doctrine de la jugulation des pyrexies aiguës est si importante.

Même dans les inflammations, cette doctrine trouve son application, ainsi que le démontre le fait suivant :

PLEURO-PNEUMONIE TRAUMATIQUE.

Le sujet qui fait l'objet de cette observation fut amené dans notre service pour une contusion du thorax. Il existait un état de stupeur et un pouls à peine perceptible. La respiration était petite, saccadée, avec oppression et douleurs lancinantes.

La première indication fut de relever les forces. Ordinairement on y parvient en pratiquant de petites saignées, mais l'état de prostration était tel, que toute perte de sang eût pu être mortelle. Quoi qu'il en soit, nous commençâmes par administrer l'acide phosphorique et le sulfate de strychnine, à la dose de 1 milligramme toutes les demi-heures. Le thorax fut immobilisé au moyen d'un appareil ouaté, afin de limiter les mouvements des côtes, extrêmement douloureux.

Le malade fut placé dans une position demi-assise, pour favoriser la respiration abdominale.

Au huitième granule, le pouls se releva et la chaleur revint, pour monter bientôt au-dessus de la moyenne physiologique, ce qui nécessita l'emploi de l'aconitine et de la vératrine. Il fallut 18 granules : 1 de quart d'heure en quart d'heure, pour faire descendre le pouls à 95 pulsations, et la chaleur à 37 1/2 degrés centigrades. Il n'en résulta aucun trouble ou contro-stimulisme. La liberté des garde-robes fut entretenue au moyen du sedlitz Chanteaud : une cuillerée à café dans un verre d'eau. Le troisième jour, le pouls restant à 95 et la chaleur à 38 3/4 degrés, dans la crainte d'un épanchement, nous administrâmes la digitaline, qui fut continuée le quatrième et le cinquième jour à raison de 12 granules par jour, au milligramme : toutes les heures un granule. Ce médicament eut pour effet d'amener une prompte diurèse et de ramener le pouls et la chaleur presque à l'état normal.

La douleur intercostale persistant, nous eûmes recours à la cicutine, qui fut alternée avec la digitaline.

Enfin, le huitième jour, comme il y avait redoublement de la fièvre le soir, nous recourûmes à l'hydro-ferro-cyanate de quinine, à la dose de 8 granules, de 1 milligramme chaque, deux granules d'heure en heure ; comme excipient, nous prescrîmes une infusion nitrée de quinquina.

Grâce à cette médication variée, les désordres du côté de la poitrine furent évités et le malade entra promptement en convalescence.

On le voit, les alcaloïdes ont joué ici le rôle principal ; au début, l'acide phosphorique et la strychnine ont empêché les forces respiratoires de s'épuiser et prévenu ainsi l'asphyxie par engouement pulmonaire.

La noix vomique a été considérée comme un anti-phlogistique, dans ce sens qu'elle maintient la réaction dans de justes limites, car ce qu'on est convenu d'appeler inflammation est dû souvent à un défaut de résistance des vaisseaux, ainsi que le démontrent les expériences de Claude Bernard.

L'accident dont nous nous occupons ici étant traumatique, la réaction de même nature devait nécessairement suivre ; il importait de tenir cette dernière dans ses limites physiologiques. Nous disons physiologiques, en tant qu'elle n'implique point de lésion matérielle, soit primitive, soit consécutive, comme cela pouvait être le cas ici. Les effets obtenus avec la vératrine et l'aconitine ont prouvé que la contusion était au premier degré ; de là, la facilité avec laquelle la pleuro-pneumonie a pu être jugulée.

V

De l'emploi dosimétrique de l'acide arsénieux et de ses sels.

L'emploi de l'arsenic en médecine est presque aussi ancien que le monde. On peut dire que c'est un des agents vitaux les plus actifs. Ainsi, que la vie soit atteinte par des causes naturelles, tels que les miasmes palustres ou autres, ou bien par des causes artificielles, comme la vie, dite — si improprement — *civilisée* en comporte tant, par suite de négligences des règles de l'hygiène, c'est à l'arsenic qu'on a eu recours et qu'on recourt encore aujourd'hui.

Les auteurs modernes, en prônant ce moyen comme une nouveauté, n'ont donc fait qu'enfoncer une porte ouverte. Nous citerons deux faits. Mithridate, roi de Pont — dit l'histoire, — s'était tellement habitué à l'arsénic, que lorsqu'il voulut s'empoisonner par cette substance afin de ne pas tomber vivant aux mains de Pompée, son vainqueur, il ne put y parvenir et fut obligé de se traverser le corps de son glaive. En interprétant ce fait comme il doit l'être, on arrive à cette conséquence que la contrée marécageuse où régnait le vaillant monarque nécessitait l'emploi presque journalier de l'arsenic. C'est ainsi également que pendant la guerre de l'indépendance américaine, les médecins de l'armée anglaise, n'ayant plus de quinquina, le remplacèrent par les préparations arsenicales. Les liqueurs de Fowler et de Pearson, si usitées dans la pratique des médecins de ce pays, prouvent les succès qu'ils en obtiennent. En effet, dans

3

une foule de diathèses palustres ou autres, là où les sels de quinine échouent, l'arsenic réussit parfaitement.

L'autre fait est relatif à l'emploi de l'arsenic dans les maladies de poitrine. En lisant Pline et Dioscoride, on y voit que des cas de phthisie et de catarrhe aigu, avec crachements de sang ,et expectoration purulente, ont été guéris par ce qu'ils nomment la *sandarake,* qui n'est autre chose que du sulfure rouge et jaune d'arsenic projeté sur des charbons ardents et dont les malades aspiraient les vapeurs. — Encore une prétendue découverte moderne qui s'en va en fumée !

L'arsenic vaut mieux que sa réputation ; si le public en a une peur si effroyable, c'est qu'il voit les empoisonneurs se servir généralement de ce moyen. Cette peur est partagée par quelques praticiens, qui se privent ainsi volontairement de ce puissant modificateur du sang et des vaisseaux. Avec les médicaments dosimétriques, cette crainte se dissipera et l'arsenic deviendra le vrai cheval de bataille du médecin.

Acide arsénieux. — Citons, tout d'abord, les granules d'acide arsénieux au milligramme. Leur effet, presque immédiat, est de soutenir la circulation, de donner des couleurs et de l'appétit. C'est donc un excellent auxiliaire de l'hygiène. Trop souvent on dit : Faites de l'exercice ! mais si on néglige de relever en même temps les forces, l'exercice actif ne fait autre chose qu'accroître la débilité générale.

La dose ordinaire des granules d'acide arsénieux est de 4 à 6 par jour. Nous entendons seulement l'effet diététique ; car pour l'effet thérapeutique, on est obligé d'aller jusqu'à 10 et au delà. Ce *maximum* n'a d'ailleurs rien d'absolu : *Il faut aller jusqu'à l'effet physiologique* (1).

Arséniate de strychnine. — Parmi les sels bien définis de l'arsenic, nous citerons l'arséniate de strychnine, que peu de médecins emploient, bien que ce soit une préparation des plus salutaires.

Dans l'état prostratif aigu, tel que celui des fièvres typhoïdes, pyrétiques ou autres, nous y avons constamment recours dès le début, afin de soutenir la vitalité et de donner « le coup de fouet ». La dose peut être poussée jusqu'à 20 granules de 1 milligramme chaque, toutes les demi-heures 2 granules.

Il en est de même dans les insuffisances nerveuses et les détresses respiratoires, car, comme l'illustre Bichat l'a démontré dans ses magni-

---

(1) C'est là ce qui distingue la dosimétrie de l'allopathie où l'on va jusqu'à effet toxique. On espère ainsi avoir raison du mal ; mais comme a dit avec beaucoup d'esprit le professeur Forget : « C'est une décharge à mitraille dont quelques éclats, par hasard, peuvent atteindre l'ennemi, mais le plus souvent le malade.

fiques *Considérations sur la vie et la mort,* c'est surtout par la tête et les poumons qu'on meurt.

Prenons pour exemple un typhus cérébral ou méningo-cérébrite adynamique : après une période d'excitation, qui a été précédée elle-même de prostration, surviennent les phénomènes de paralysie. L'innervation étant éteinte dans sa source, la mort a lieu par une décomposition putride anticipée. C'est donc surtout au début de ces fièvres que l'arséniate de strychnine doit être employé.

Supposons maintenant une pleuro-pneumonie aiguë : les poumons comprimés ne tardent pas à se paralyser, et la mort arrive par asphyxie. Qui ne voit ici l'importance de l'arséniate de strychnine? d'autant plus que ce sel ne produit aucune irritation. Nous en donnons parfois jusqu'à 20 et 30 granules dans les vingt-quatre heures, c'est-à-dire tant que l'oppression dure.

Il est bien entendu que l'arséniate de strychnine, non-seulement n'empêche point l'emploi des moyens déplétifs, mais, au contraire, les favorise, Ainsi, c'est le moyen d'arriver à la saignée générale, qui alors ne produit point le collapsus qu'elle amène ordinairement. L'arséniate de strychnine, en tant qu'agent dynamique, soutient l'effort critique de la nature.

Arséniate de quinine.—Ce médicament peut être considéré également comme inusité dans la thérapeutique actuelle. Les pharmacopées officielles, qui enregistrent tant de formules inutiles, sont muettes sur son existence. Et cependant l'arséniate de quinine est un anti-dyscrasique par excellence, non-seulement dans les fièvres d'accès, mais dans les pyrexies aiguës ou continues. Le point essentiel est de l'employer convenablement.

Généralement, avec la quinine, on ne connaît que les hautes doses : on veut « couper » ou rompre à toute force la fièvre. On comprend que dans une fièvre intermittente paludéenne cela est possible : le miasme agit par accès, soit parce qu'il n'est pas assez intense, soit parce que les forces du malade sont assez grandes pour y résister momentanément. La quinine donnée dans l'intervalle des accès et ayant eu le temps d'être absorbée, produit son action apyrétique, c'est-à-dire apporte la sédation dans le système nerveux vaso-moteur et empêche ainsi la fièvre de se produire dans ses deux manifestations pathognomoniques : l'exagération de la chaleur, précédée de frisson, et l'accélération du pouls.

Mais il n'en est pas de même dans les pyrexies continues : ici il faut donner la quinine d'une manière continue elle-même, *coup sur coup;* ce qui ne peut se faire qu'à doses fractionnées. C'est ainsi que l'arséniate de quinine, donnée dosimétriquement, c'est-à-dire en granules de 0,001, de quart d'heure en quart d'heure ou de demi-heure en demi-heure, *au fort même de la réaction,* atténue la fièvre, parce qu'elle fait tomber la chaleur et le pouls.

Quelquefois il est nécessaire d'associer à l'arséniate de quinine la vératrine, l'aconitine, la digitaline, l'atropine, l'hyosciamine, selon les indications.

Un fait clinique rendra mieux notre manière de voir :

Un individu auquel il m'avait fallu amputer le doigt indicateur de la main droite, fut pris d'une fièvre aiguë qui accusa bientôt un caractère typhoïde ou adynamique : facies hébété, décubitus dorsal,, pouls petit et accéléré (138 par minute), chaleur de la peau sèche, mordicante, langue sèche, effilée, rouge sur les bords, etc. Nous commençâmes par lui administrer l'arséniate de quinine par granules de un milligramme, toutes les demi-heures 2 granules, jusqu'à concurrence de 20. Sous l'influence de ce médicament la fièvre devint moins violente, la chaleur baissa de 2° 1/2 centigrades, et le pouls tomba à 100 pulsations par minute. C'était un état relativement normal. Cependant, comme les urines étaient rares et brunes, nous alternâmes avec la digitaline, par granules de 1 milligramme, jusqu'à concurrence de 12, un granule toutes les heures, et nous eûmes soin d'en soutenir l'action par une boisson nitrée. La détente, cette fois, fut complète, les principes extractifs accumulés dans le sang ayant été éliminés.

Était-ce un typhus? Nous ne le pensons pas, car cette fièvre ne se jugule pas aussi facilement. C'était une de ces réactions à forme adynamique si fréquentes chez les blessés.

En tout cas, l'arséniate de quinine était indiqué comme antipyrétique. Ce que la forme dosimétrique des médicaments présente ici de favorable, c'est que, pour les employer, il ne faut pas attendre l'intervalle des accès.

Nous rapportons ici une expérience sphygmographique relative à l'emploi de l'arséniate de quinine :

Un ouvrier de fabrique, âgé de 19 ans, a eu l'avant-bras droit entièrement arraché, dans l'après-midi du samedi 30 juillet, et a été transporté dans mon service; jugeant toute tentative de conservation du membre impossible, je procédai à l'amputation au tiers inférieur de l'humérus. La plaie fut réunie transversalement par quelques points de suture métallique et le pansement fait au moyen du plomb laminé. Le moignon fut recouvert de glace. Le lendemain, l'état de l'opéré était satisfaisant; il avait dormi un peu; le pouls avait une légère fréquence; le teint était pâle, anémié.

Le mardi 2 août, le pouls était un peu plus accéléré.

Le mercredi 3 août, il était à 96. Le sphygmographe donna le tracé suivant :

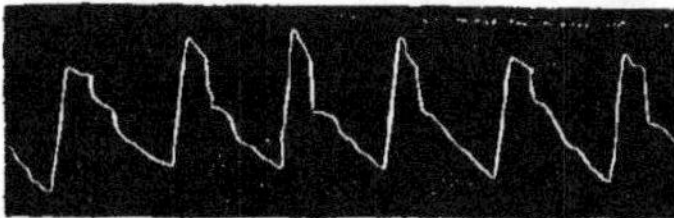

La hauteur de la ligne ascensionnelle et l'angle aigu formé à son sommet indiquent bien le peu de tension de la paroi artérielle. On dirait que les vaisseaux subissent passivement l'influence de la réaction qui se produit chez l'opéré. On administra la digitaline et l'arséniate de quinine, alternativement 1 granule toutes les heures.

Le 4 août, on obtint le tracé suivant du pouls :

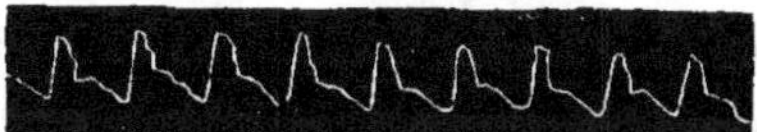

La tension artérielle a manifestement augmenté; la ligne ascensionnelle est moindre et est suivie d'une ligne de retrait de la paroi vasculaire, qui devient oblique, signe de la réplétion uniforme de l'artère par le sang, sur lequel la contractilité de la paroi agit régulièrement et non brusquement, comme dans le tracé d'hier.

Depuis le 4 août jusqu'au 5, l'opéré a pris 15 granules d'arséniate de quinine et autant de digitaline. Voici le tracé du 5, le pouls étant à 106 :

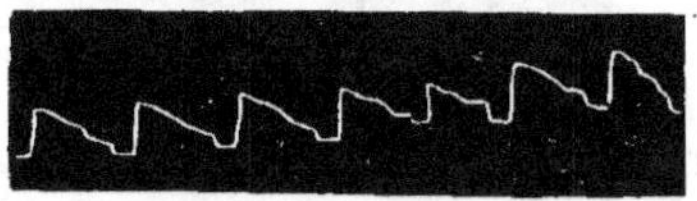

Malgré l'arséniate et la digitaline, le pouls a singulièrement augmenté de fréquence depuis deux jours; cela n'est pas étonnant. Le mouvement réactionnel qui se fait sentir dans tout l'organisme et dans la circulation en particulier, après toute opération grave, est bien autrement forte si le sujet n'est pas sous l'influence de ces agents. On dirait qu'ils servent de serre-frein au mouvement circulatoire. Le plateau oblique, très-développé dans ce tracé, indique l'augmentation de tension, de tonicité vasculaire. La paroi résiste bien au coup de piston du cœur, qui, sous l'influence de la digitaline, lance l'ondée sanguine avec une force régulière et soutenue, et non pas, comme dans l'état de fièvre, avec une force tumultueuse, brusque, agissant avant que le ventricule se soit rempli de sang. L'arséniate de quinine et la digitaline donnent donc au cœur et aux vaisseaux du ton et régularisent leur force de contraction.

Le 6 août le pouls reste à la même fréquence ou à peu près. Depuis la veille (5) il a pris 11 granules de chacun de ces médicaments. Le sphygmographe donne le tracé suivant :

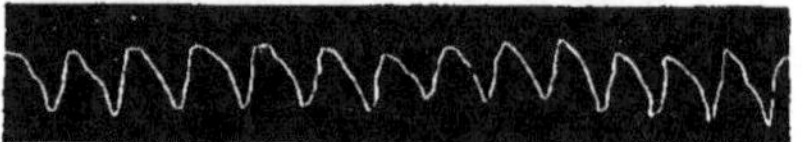

L'accélération du pouls et la diminution de la tension artérielle indiquaient donc un état d'anémie qu'il importait de combattre ; on abandonna la digitaline et l'arséniate de quinine (tout danger d'infection purulente étant passé) et on les remplaça par l'arséniate de fer et une décoction de quinquina. Sous l'influence de ces moyens, les forces reprirent rapidement et le malade put se lever et aller à l'air. Le 14 août, l'état de l'opéré était aussi satisfaisant que possible et, sauf accident ultérieur, tout permit d'espérer une guérison, malgré les effroyables péripéties à travers lesquelles il avait passé (1).

Arséniate de fer. — Cette préparation a un effet très-prompt sur le pouls, comme le démontre l'expérience suivante :

Un individu entra dans notre service pour une contusion sans importance. C'était un matelot norwégien, d'une haute stature et très-robuste en apparence, et cependant, son pouls était rampant, comme le montre le tracé sphygmographique suivant :

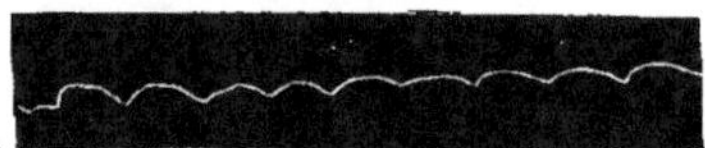

Cette faiblesse du pouls doit être attribuée à un état scorbutique, auquel les marins sont sujets nonobstant leur forte constitution. Je fis administrer l'arséniate de fer à la dose de 10 granules par jour. Trois jours après, un nouveau tracé du pouls fut pris et donna le résultat suivant :

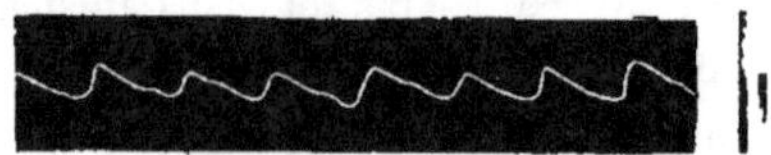

Le pouls s'était donc relevé ; il en fut de même de sa fréquence, puisque de 64 il était passé à 74 par minute.

On s'étonnera peut-être d'un effet aussi prompt ; les ferrugineux ont

(1) En effet, ce blessé a guéri sans encombre. C'est, du reste, l'histoire de la plupart de nos opérés depuis que nous avons introduit la dosimétrie dans notre service. (Voir nos deux ouvrages : *Traité de chirurgie* et le *Génie de la chirurgie contemporaine*.)

une action lente et progressive, mais ici — probablement à cause de l'arsenic, — elle a été très-rapide.

. Gubler, dans son *Traité de thérapeutique,* dit que les bons effets obtenus chez les montagnards arsenicophages de la Styrie, qui en font usage dans le but de résister à l'ascension de leurs montagnes, ne sont pas toujours aussi satisfaisants que les récits des montagnards tendraient à le faire croire. Le savant professeur le pense parce que l'ensemble symptomatique ne coïncide pas avec le tableau séduisant tracé par certains médecins. L'appellation de tonique appliquée à l'arsenic, demande quelques réserves et quelques explications. Néanmoins, on se rendrait assez bien compte de ses effets en admettant, soit une action de présence ou catalytique (1), soit de toute autre manière, une influence modératrice directe ou indirecte sur la combustion respiratoire. La sédation de l'hématocausie (oxydation du sang), peut-être par l'intermédiaire d'une action sthénique sur l'appareil nerveux vaso-moteur, donnerait la raison des effets fébrifuges et antipériodiques, de même que la moindre consommation de substances hydro-carbonées ferait comprendre l'emmagasinement de la graisse et l'augmentation de l'embonpoint, ainsi que l'aspect plus favorable de l'habitude extérieure du corps. L'amaigrissement, la perte des forces, en un mot, l'état d'étisie des animaux privés d'arsenic après en avoir reçu longtemps une ration régulière, dépendraient de la combustion exagérée, véritablement fébrile, qui s'emparerait de ces organismes habitués à l'action modératrice du poison (2).

(1) La catalyse thérapeutique est aussi vraie que la catalyse chimique dans ce sens que les médicaments donnent lieu à des mouvements vitaux sans y participer physiquement, ni chimiquement.

(2) Ceci est très-important pour le régime des opérés. La diète les tue bien plus que les maladies. (Voir nos Études sur Hippocrate : *De la diète dans les maladies aiguës.*)

VI

Morphéisme dosimétrique (1).

Mourir! Dormir! On pourrait retourner ces paroles de Mirabeau expirant, et dire : « Dormir ! Ne plus souffrir! » En effet, il n'y a pas de mal si intense qui ne cède à un sommeil réparateur. Aussi l'opium a été, de tout temps, le cheval de bataille du praticien. Mais écoutons ce que Hufeland dit de cet agent thérapeutique dans son *Manuel de Médecine pratique*. — « L'opium est un agent puissant, mystérieux, extraor-
» dinaire, dont les effets dépassent encore les bornes de notre intelli-
» gence, et que la nature elle-même n'a pas en vain décoré d'une couronne,
» (au dernier terme de sa vie végétative sur le sommet des capsules de
» pavot). C'est à juste titre que nous l'appelons un moyen héroïque, car il
» réunit en lui toutes les qualités distinctives du héros : sa puissance
» pénètre jusque dans les replis les plus profonds, jusqu'à la source
» même de la vie; ses effets peuvent, au moment décisif, sauver les
» jours du malade ou en trancher le fil, suivant qu'on l'applique à propos
» ou à contre-temps; nulle autre substance ne saurait le remplacer;
» enfin, il a plus d'une fois déjà régné même en despote, sur le monde
» médical et *il a fait autant de bien que de mal au genre humain.* »

(1) Nous créons le mot *morphéisme* pour caractériser le calme et le bien-être que produit la morphine, et qui ne ressemble au narcotisme pas plus que le coma au sommeil. Les anciens, dans leur imagination brillante, ont admis les songes lourds et les songes légers, les premiers passant par des portes d'airain, les seconds par des portes d'ivoire.

Ce n'est pas peu dire; aussi Hufeland ajoute : « Les paroles de Wedel
» dans son apologie de l'opium seront éternellement vraies : *Sacra vitæ*
» *anchora, circumspecte agentibus est opium; cymba Charontis in manu*
» *imperiti*. L'opium est une épée à deux tranchants, un don divin dans
» la main du maître, un poison formidable dans celle de l'homme sans
» expérience. Oh ! que n'est-il possible de le confier uniquement au vrai
» médecin, et de l'interdire aux médicastres ! »

Le fait est que Hufeland, en écrivant ces paroles, savait qu'il y a dans
l'opium des principes calmants et des principes convulsivants, et c'est
pourquoi le célèbre biologue a eu raison de dire que c'est une épée à
deux tranchants. Aujourd'hui que, grâce à la chimie, ces principes ont
pu être isolés, tout danger a disparu. La morphine est ce qu'elle doit
être dans les cas où on l'emploie, c'est-à-dire le premier des sédatifs.
Indépendamment de son action sur le système cérébro-spinal, il y a celle
sur le système vaso-moteur. En même temps qu'un sommeil calme, la
morphine produit un ralentissement marqué du pouls et un abaissement
de la température, ainsi qu'une détente générale qui se traduit par une
abondante diaphorèse (1). La morphine est donc indiquée dans toutes
les maladies avec fièvre, agitation, insomnie. Administrée dosimétriquement, elle produit les effets les plus salutaires : ainsi un granule composé
de 1 milligramme de morphine ou d'un de ses sels, répété de quart d'heure
en quart d'heure, finit par amener le calme et le soulagement au bout
de trois ou quatre granules, quelquefois plus, quelquefois moins, selon
l'intensité de la fièvre ou l'impressionnabilité du malade. Il faut aller
jusqu'à effet « utile ».

Il va sans dire que l'emploi de ces calmants n'empêche point celui des
autres sédatifs : ainsi, quand à l'élément douleur s'ajoute l'élément spasme,
il faut donner — en même temps que la *morphine*, la *codéine*, la *narcéine* — l'*atropine* ou l'*hyosciamine ;* de même que si la fièvre est violente,
on ajoutera l'*aconitine* ou la *vératrine,* ou bien la *quinine,* la *digitaline,*
selon les circonstances ; le tout sans préjudice des déplétions sanguines
générales ou locales, si les forces du malade ou la nature de la maladie
le permettent.

Dernièrement, nous avions à traiter, dans notre service à l'hôpital civil
de Gand, un individu ayant des brûlures étendues, principalement à la
tête ; nous avons donné, pour tout médicament, des granules de *chlorhydrate* de *morphine* et prévenu ainsi le délire, les convulsions et même la

---

(1) Le sommeil physiologique est dû au repos de l'économie tout entière ; aussi, quand ce repos
est troublé par une cause, soit morale, soit physique, le sommeil est impossible ou, du moins,
troublé. — C'est pourquoi la digitaline est le succédané de la morphine.

cérébro-méningite. Les doses ont été de 10 à 20 granules par jour. Le pouls et la chaleur ont été maintenus ainsi presque à l'état physiologique ; car il faut bien le savoir : ce n'est pas l'étendue de la lésion qui détermine la fièvre, c'est la persistance de l'irritation et son extension aux autres parties de l'économie. Les opérations les plus graves, par exemple l'*ovariotomie*, sont pratiquées. sans produire d'inflammation ; or, les sédatifs dynamiques font précisément ce que fait une opération exécutée avec tout le soin et toutes les prévoyances voulues, c'est-à-dire qu'ils éloignent l'irritation.

Les chirurgiens insistent sur l'opium en teinture (laudanum), mais ce moyen est trop excitant pour que son usage puisse être poussé aussi loin que la sédation l'exigerait. Il n'en est pas de même avec la morphine administrée dosimétriquement. Nous devons relever ici une contradiction qu'on lit dans les commentaires thérapeutiques de Gubler, à l'article *Morphine* : « Les effets de la morphine, dit le savant thérapeutiste, ne diffèrent pas de ceux de ses combinaisons avec les acides, mais ils ne sont pas identiques avec ceux de l'opium. La diversité d'action des différents principes qui entrent dans la composition du suc de pavot ne permettait guère de croire que leur ensemble pût donner une résultante exactement égale à la valeur de l'un quelconque d'entre eux ; effectivement, une observation clinique attentive fait discerner quelques traits distinctifs entre la morphine et la matière complexe dont elle reproduit pourtant les principales propriétés » (page 584). Et plus loin : « ..... La morphine remplit presque exactement les mêmes indications que l'opium, celles de calmer la douleur, les spasmes et convulsions cloniques et toniques et de procurer du sommeil. On l'emploie contre les névralgies externes ou viscérales, les contractures, le tremblement alcoolique, le tétanos, l'insomnie ; mais je répète ici ce que j'ai dit à propos de l'opium : il ne faut pas prescrire la morphine indifféremment dans tous les cas où ces symptômes se présentent ; en effet, les phénomènes douleur, spasme, insomnie, etc., reconnaissent pour conditions prochaines, tantôt la congestion, l'excitation, l'hypersthénie, tantôt, au contraire, l'anémie, la torpeur, l'hyposthénie. Or, la morphine et l'opium conviennent spécialement aux accidents de cette dernière sorte ; aussi échouent-ils souvent contre la céphalalgie congestive, les névralgies symptomatiques de névrite, à moins que la dose ingérée ne soit assez forte pour amener le narcotisme profond. Ils réussissent au contraire le plus habituellement dans la céphalée des sujets épuisés par des pertes sanguines ou dans les névralgies des anémiques et dans les cas analogues. » (Ibid., page 585.)

Nous ferons remarquer que la morphine n'ayant aucune des qualités excitantes de l'opium en substance, et, au contraire, faisant tomber le pouls et la chaleur, on peut l'administrer dans l'hypersthénie tout aussi bien que dans l'hyposthénie, et que même c'est dans le premier cas qu'elle réussit le mieux, bien entendu que les autres indications ne soient pas négligées. Ainsi que l'a dit un auteur, « la douleur est mère et fille de l'inflammation » ; il en est de même du spasme, qu'il soit tonique ou clonique ; là morphine calmant l'un et l'autre, il faut y recourir de prime abord.

Ainsi, pour nous résumer, nous dirons que la morphine doit être donnée dans tous les cas où il y a fièvre, agitation, insomnie, douleur, etc. Les doses n'ont rien d'absolu, puisqu'il faut aller jusqu'à effet. Plus le cas est pressant, plus le médicament doit être poussé loin et activement : ainsi, dans une pyrexie ou une inflammation aiguë, on donnera jusqu'à dix granules et plus, de 0,001, dans l'espace de quelques heures, surtout en vue du calme et du repos de la nuit. On peut donc commencer à trois heures de relevée et donner 1 granule tous les quarts d'heure, de manière à obtenir l'effet voulu avant minuit. Le lendemain, si l'intensité de la fièvre l'exige, on a recours à l'aconitine ou à la vératrine, selon les indications, afin de ne pas laisser à la pyrexie un instant de répit, car c'est au début de ces affections que tout est à faire. Il en est de même pour l'emploi des autres alcaloïdes, notamment la digitaline. Mais la morphine la codéine, la narcéine, doivent constituer la base du traitement. Le plus souvent, seules elles suffisent pour calmer l'agitation ou la douleur et faire ainsi tomber la fièvre. On peut appliquer à la morphine ce que Hufeland dit de l'opium. On nous permettra de reproduire quelques-unes de ces vérités qu'un praticien ne peut perdre de vue.

I. *Inflammations locales* : En voyant mettre les inflammations locales à la tête des maladies contre lesquelles l'opium déploie surtout sa puissance, plus d'un partisan des doctrines régnantes sur l'inflammation haussera les épaules. Mais la chose n'en est pas moins vraie, et je regarde l'emploi bien dirigé de l'opium dans ces phlogoses, comme un des traits qui assurent la prééminence à la pratique moderne, comme la plus grande marque de talent que puisse donner un praticien. Voici le cas. Il arrive quelquefois, le plus souvent même, qu'après avoir convenablement insisté sur les émissions sanguines générales et locales, ainsi que sur les autres moyens antiphlogistiques, on voit cependant les symptômes de l'inflammation locale ne point céder, ou, qu'après avoir diminué, ils ne tardent pas à reparaître avec un redoublement d'intensité ; c'est ce qui a lieu, par exemple, dans la pleurésie, à l'égard du point de côté, de la toux et de la difficulté de respirer ; le pouls offre bien de la fréquence et un caractère fébrile, mais il est si petit qu'on n'ose plus répéter la saignée. Ici la méthode antiphlogistique a rompu la part que le sang et le système sanguin prenaient à l'inflammation ; mais l'irritation du système nerveux de la partie enflammée, l'exaltation de la sensibilité ou le spasme, comme on l'appelle aussi, persiste souvent, même exaspérée par la débilitation qu'entraînent des émissions sanguines trop copieuses ; et plus on continue à tirer du sang, plus aussi la douleur et les autres symptômes locaux augmentent et doivent augmenter. En pareil cas, l'opium est l'unique remède, un remède divin : vingt-quatre heures lui suffisent pour enlever tous les restes de l'inflammation comme par enchantement ; c'est ce que l'on voit surtout dans les pleurésies ou les pneumonies douloureuses. L'opium manié avec sagesse, peut épargner beaucoup de sang au malade, et souvent seul lui sauver la vie ; mais il faut pour cela le coup d'œil du maître, car, malheureusement, l'opium administré hors de propos, peut également entraîner ici les plus graves inconvénients ; ce dont nous n'avons eu que trop d'exemples pendant la longue domination du Brownisme, quand on se contentait de prescrire ce médicament dès le début même, et sans l'avoir fait précéder par les antiphlogistiques : la douleur cessait bien, mais l'oppression persistait ; l'inflammation ne se résolvait point, et elle passait soit à la grangrène suivie de mort, soit à l'induration et à la suppuration ; le malade recouvrait une apparence de santé, et on célébrait les vertus salutaires de l'opium ; mais la malheureuse victime portait en elle le germe de mort, et tôt ou tard, elle succombait à une phthisie pulmonaire, car c'est là précisément le côté dangereux de l'opium : il fait taire pour un temps les douleurs, et berce ainsi le médecin et le malade dans une illusion dangereuse, en ce qu'elle fait négliger le moment favorable pour recourir à des remèdes efficaces. » (*Ouv. cit.*)

Ce que Hufeland dit de l'opium s'applique à la morphine, qui est son principe fondamental ; d'autant mieux que cet alcaloïde peut être administré de prime abord. Quand le pouls est très-déprimé et la respiration petite, saccadée, on associera à la morphine la strychnine, qui relève le pouls et régularise l'action des poumons. Au moment où nous écrivons ces lignes, nous avons dans notre service, à l'hôpital civil de Gand, un individu atteint de pneumonie intercurrente ; le pouls est filiforme et irrégulier, la respiration petite et saccadée, l'anxiété de la face et la transpiration froide dont elle était couverte annonçaient une fin prochaine. Nous avons administré le chlorhydrate de morphine et l'arséniate de strychnine à raison de 18 granules chaque, et à notre grande satisfaction, non-seulement le malade vivait encore, mais il s'était complètement relevé. Ce n'est pas le seul cas de ce genre que nous pourrions citer. Nous continuons la citation de Hufeland :

« On peut quelquefois au début des pleurésies rhumatismales inflammatoires simples, obtenir une guérison parfaite en pratiquant d'abord une forte saignée du bras et en administrant ensuite la poudre de Dower. » (*Ouv. cit.*)

Ce même résultat sera obtenu, dans le cas où la saignée générale n'est pas possible, comme dans l'adynamie, par la morphine et la vératrine. Ainsi un autre individu offrait des symptômes pneumoniques typhoïdes et a été sauvé par cette méthode. Il a pris, trois jours de suite, le chlorhydrate de morphine et la vératrine ; le premier jour 20 granules de ces alcaloïdes et les jours suivants 12. Le premier jour, les granules ont été donnés deux par deux, de quart en quart d'heure ; les deux autres jours d'heure en heure. L'administration des sédatifs n'est possible qu'avec la méthode dosimétrique, sans cela il faut mettre des intervalles trop longs entre les prises des remèdes, et la maladie gagne au large.

« Je sais un cas de cardite, dans lequel les émissions sanguines poussées aussi loin qu'il avait été permis de le faire, ne purent mettre un terme aux affreux battements du cœur et aux inexprimables angoisses qu'éprouvait le malade ; l'eau de laurier-cerise fut employée sans résultat ; l'opium enleva en peu de temps et d'une manière complète ces restes de la maladie. » (*Ouv. cit.*)

Notre expérience nous a appris à nous servir, dans ces cas dangereux, de la morphine et de la digitaline, coup sur coup, c'est-à-dire 2 granules de chacun de ces alcaloïdes, tous les quarts d'heure ou demi-heures.

A la douzième prise, il est rare que la fièvre ou les battements anormaux ne tombent, et on a tout à espérer de la résolution, d'autant plus que les deux alcaloïdes ont une action identique ; ainsi l'un et l'autre provoquent : la morphine, la diaphorèse ; la digitaline, la diurèse ; l'un et l'autre font contracter la pupille, etc.

« Ce que je recommande surtout, lorsqu'on emploie l'opium dans les maladies inflammatoires, c'est d'avoir égard au pouls, le principal signe d'après lequel on puisse juger si cette substance convient oui ou non. Naturellement il ne faut l'administrer que lorsque le pouls a perdu sa force et sa dureté ; mais encore on doit observer avec soin le malade auquel on en fait prendre : si le pouls redevient dur et fréquent, c'est une preuve qu'il restait encore une tendance à l'inflammation ; que l'opium a exaspéré cette tendance, et qu'on l'a donné trop tôt. Il importe alors de le mettre à l'écart et de s'en tenir aux narcotiques non échauffants : l'eau de laurier-cerise, la digitale. » (*Ouv. cit.*)

Avec la morphine, on n'a jamais à apporter au traitement ces retards qui peuvent être mortels, car il ne faut pas perdre de vue qu'il s'agit de maladies parcourant en quelques heures leur période dynamique. Sans doute, la saignée ne doit jamais être négligée quand le pouls est dur ou résistant, mais cette résistance peut dépendre d'un spasme des artères, que la morphine a pour effet de détendre. Voilà pourquoi, sous l'influence de ce remède, l'ondée artérielle devient plus pleine et plus régulière.

« La même chose a lieu dans toutes les autres inflammations locales, où nous devons prendre pour guide les mêmes principes; dans les inflammations des viscères abdominaux, le foie, la rate, l'estomac; celle surtout de ce dernier organe, dont l'exquise sensibilité et les sympathies étendues peuvent faire jouer, comme on sait, un si grand rôle à la partie nerveuse, que le malade périt, rigoureusement parlant, non de l'inflammation, mais du spasme général provoqué par elle. Ici l'opium est, en effet, l'unique moyen de sauver la vie ; dans le choléra très-aigu, même dans le choléra asiatique, dont le véritable traitement ne diffère de celui des gastrites portées au plus haut degré d'intensité où, après les émissions sanguines, le seul moyen de salut est l'opium uni au calomelas et aidé de boissons oléoso-mucilagineuses ; dans l'entérite, dans l'iléus inflammatoire, lorsque la constriction spasmodique des intestins, la constipation persiste par l'état nerveux qui survit à l'inflammation, dont les émissions sanguines ont opéré la destruction. Rien n'est plus propre à déterminer les évacuations alvines que le calomelas avec l'opium et les bains chauds; ceci s'applique également aux purgatifs, auxquels on est souvent obligé de recourir et qui n'agissent qu'autant qu'on les associe à l'opium ; car, j'ai vu naguère, dans un iléus opiniâtre, le plus énergique même de tous les drastiques, l'huile de *croton tiglium,* ne produire d'effet que quand on vint à y joindre l'opium. Dans la cystite, l'ischurie inflammatoire, l'opium fait couler l'urine lorsque les émissions sanguines ont été employées en vain, que le cathéter et les diurétiques ne procurent aucun soulagement. » (*Ouv. cit.*)

Nous devons ici mettre le jeune praticien en garde contre ce qu'on nomme la médecine des symptômes. Parce qu'il y a constipation opiniâtre, ce n'est pas une raison d'employer les drastiques. Sans doute, en associant ces derniers à l'opium, on peut en atténuer les effets irritants; mais combien de fois n'arrive-t-il pas que l'inflammation est augmentée au point de se terminer par gangrène? Il est bien plus rationnel de se servir de l'huile de ricin et d'y associer la morphine, et, au besoin, l'hyosciamine ou l'atropine. Dernièrement, dans un cas de brûlure générale, où la constipation était due à la sécheresse et au spasme de l'intestin, nous avons provoqué des selles naturelles par une cuillerée à bouche d'huile de ricin où on avait mis deux granules de chlorhydrate de morphine et un granule d'atropine. On voit qu'il y a une application des remèdes dosimétriques, non à la lettre, mais au sens des symptômes. Dans l'ischurie inflammatoire, combien de fois n'arrive-t-il pas qu'on s'obstine à sonder les malades quand on pourrait faire couler l'urine en détendant le spasme par la morphine, la cicutine, l'hyosciamine, etc. ? Dans le choléra on a trop abusé des excitants. Parce que le corps est froid à la surface ce n'est pas une raison de le brûler à l'intérieur. Les malades l'indiquent instinctivement, puisqu'ils cherchent à se découvrir. Quelques granules de morphine dans un véhicule mucilagineux calment cette ardeur en faisant cesser le spasme. Au besoin, on a l'atropine, l'hyosciamine. Quant aux strychnées, elles ne sont indiquées que lorsque toute inflammation a cessé; souvent il succède à cette dernière une torpeur ou subparalysie, que la strychnine ou la brucine seules peuvent vaincre. C'est le cas dans l'intoxication saturnine.

« Les inflammations de la gorge, le croup surtout, méritent encore une attention particulière. C'est une des règles les plus importantes de la pratique que dans toutes ces maladies, la dernière spécialement, il peut survenir une époque à laquelle, après que la méthode antiphlogistique convenablement appliquée a fait cesser l'irritation sanguine, le malade reste atteint d'une irritation nerveuse, c'est-à-dire d'un état spasmodique des organes de la déglutition ou de la respiration, en sorte que, dans le premier cas, la difficulté d'avaler, et dans le second, celle de respirer, persistent comme pendant la durée de l'inflammation, et finissent même par amener la mort. Insister sur les antiphlogistiques ne serait alors d'aucun secours, puisqu'il ne reste plus de l'inflammation que le spasme. On n'obtient de bons effets que de l'opium ou d'un autre puissant anti-spasmodique analogue, d'un vésicatoire au col et de cataplasmes émollients et calmants. Je crois devoir appuyer sur ce point, particulièrement en ce qui concerne le croup, car j'ai remarqué fort souvent qu'on s'en tient à la seule idée de l'inflammation et de la méthode antiphlogistique, de sorte qu'on ne guérit pas le malade, tandis qu'à l'époque dont il s'agit, l'opium, le musc, enlèvent fréquemment, d'une manière instantanée, tous les restes du mal, les symptômes de suffocation et souvent la vie, dans l'acceptation la plus rigoureuse du terme; c'est par là seulement qu'on parvient à s'expliquer la dissidence entre les médecins, dont les uns regardent la maladie comme inflammatoire, tandis que les autres la croient spasmodique, tout en se fondant sur l'effet des moyens mis en usage pour la combattre. Ils ont tous raison à un certain égard, car, bien que la maladie soit toujours inflammatoire de sa nature et au moment de sa première apparition, quoique dans bien des cas les antiphlogistiques la guérissent à eux seuls, cependant la période inflammatoire peut faire place, souvent avec une grande promptitude, à l'état spasmodique ou nerveux, et alors, il n'y a que les antispasmodiques puissants qui aient la faculté de sauver le malade. » (*Loc. cit.*)

Les affections angineuses ou croupales sont de deux formes : les unes franches, les autres malignes. Les premières exigent un traitement antiphlogistique franc : les purgatifs salins, les contro-stimulants, tels que l'émétique, l'émétine, l'aconitine, la vératrine, sans préjudice des déplétions sanguines locales à titre dérivatif pour détourner le sang de la gorge et de la tête, et à titre déplétif pour décongestionner les poumons ; aussi les premiers moyens doivent-ils précéder les seconds, qu'ils rendent souvent inutiles ; chez les tout jeunes enfants l'émétine sera donnée de préférence à l'émétique. Il suffit d'un granule, dans une cuillerée à café de sirop ordinaire, répété cinq à six fois, à une demi-heure d'intervalle. Au reste, il faut aller jusqu'à effet. Quant à l'opium, il faut le remplacer par les granules de morphine après que la contro-stimulation sera dissipée. Quatre à cinq granules suffisent d'ordinaire dans le cas de spasme laryngien, auquel cas on l'associera à l'hyosciamine : un granule de cette dernière, toutes les deux ou trois heures. Il est très-important de tenir le corps libre au moyen des sels de Sedlitz deshydratés, environ une demi-cuillerée à dessert, dans une tasse de thé de guimauve ou de camomille. La vératrine et l'aconitine doivent être données lorsque, malgré l'emploi des premiers moyens, la chaleur monte au delà de 38° centigrades : à 40 ou 41, et que le pouls est à 138 ou 139 pulsations. Le danger est alors imminent et il faut arrêter cette combustion exagérée. Le pouls une fois ramené à 100 pulsations et la chaleur à 38° centigrades, il faut l'y maintenir, ce qu'on obtiendra par les antipériodiques, notamment l'hydro-ferrocyanate de quinine et même l'arséniate de fer. Telle est la médication qui nous a toujours le mieux réussi. Dans l'angine et le croup malin ou adynamique, il faut être sobre de déplétions sanguines, sans les proscrire systématiquement. Quoi qu'il en soit, on voit que la médication dosimétrique présente ici de grandes ressources. L'important est de ne pas perdre un instant.

« L'encéphalite doit être traitée d'après les principes analogues ; l'opium trouve même place ici à deux titres : comme moyen d'agir d'une manière spécifique sur la sensibilité lorsque, après les émissions sanguines, l'application du froid et l'usage des purgatifs antiphlogistiques, la stupeur et le délire ne cèdent point et que le pouls ne permet plus de tirer du sang. En pareil cas, l'inflammation a été remplacée par l'état nerveux du cerveau, ou même il s'est déjà opéré un épanchement de sérosité, et l'opium suffit fort souvent seul pour enlever complétement le reste de la maladie, bien qu'on cesse de lui adjoindre le calomel dans la vue de favoriser la résorption. J'ai vu avec plaisir les bons effets de l'opium contre le *delirium tremens* ramener un grand nombre de médecins modernes à l'usage de ce médicament, qu'ils avaient entièrement mis de côté pour se borner aux antiphlogistiques, mais je n'ai pas été médiocrement surpris de voir considérer ces effets comme un phénomène nouveau, tandis que depuis longtemps l'efficacité de l'opium était connue et appréciée des meilleurs praticiens dans toutes les affections cérébrales qui sont nerveuses de leur nature ou qui ont pris le caractère nerveux après la cessation de l'inflammation. Chacun reconnaît aujourd'hui l'action salutaire que l'opium, appliqué d'après ces principes, exerce dans les ophthalmies. » (*Loc. cit.*)

Il va sans dire que la sédation du cerveau est la première condition du traitement de la cérébrite et de la méningite. Les antiphlogistiques seuls ne suffisent pas, parce que la sensibilité exagérée de l'organe a précédé l'inflammation. Il faut donc associer ces deux ordres de moyens et même les faire marcher de pair, ce qui est facile avec la méthode dosimétrique. Ainsi, en même temps qu'on décongestionnera par les antiphlogistiques généraux et locaux, la saignée générale, tout au début, les saignées locales répétées, à titre dérivatif, principalement des sangsues ou des scarifications aux narines, sels de Sedlitz deshydratés, on donnera, soit la morphine, soit un de ses sels, tous les quarts d'heure un granule, jusqu'à sédation. C'est souvent le moyen de faire tomber la fièvre. Mais celle-ci montant, la chaleur étant à 40° centigrades et le pouls à 138 pulsations, il faut recourir aussitôt à l'aconitine et à la vératrine : un granule de chaque, de demi-heure en demi-heure, jusqu'à ce que le pouls soit ramené à 100 pulsations et la chaleur à 38° centigrades, car au-dessous de ces points, il ne faut pas l'espérer, à cause de l'acuité de l'affection ; au contraire, si le pouls et la chaleur descendaient trop brusquement on pourrait craindre la paralysie cérébrale, par épuisement nerveux, l'hypostase sanguine avec épanchement séreux. Dans ce dernier cas, la digitaline, soit seule, soit associée au calomel, est indiquée. Elle a surtout pour effet d'éliminer les principes extractifs azotés qui entretiennent la fièvre et lui donnent un caractère typhoïde ou adynamique. Nous portons, dans ce cas, l'alcaloïde et le sel mercuriel jusqu'à effet, c'est-à-dire jusqu'à production de diurèse, de diaphorèse et de selles séreuses ; ce n'est pas trop de tous ces émonctoires, puisqu'il s'agit d'une véritable intoxication.

Que si la fièvre prend une forme d'accès, on administrera les arséniates, principalement l'arséniate de quinine, qui est ici mieux à sa place que la quinine. Mais dans toutes ces phases du traitement, il est nécessaire, tant qu'il n'y a pas de symptômes de paralysie, mais qu'il existe au contraire de l'agitation et de l'insomnie, il est nécessaire, disons-nous, d'insister sur l'emploi de la morphine ; mais le mal se prolongeant, il faut diminuer la dose ; ainsi 10 à 12 granules suffisent. Leur petit volume permet de les donner conjointement avec les autres remèdes. Le camphre et le musc, surtout le camphre mono-bromé, dont nous aurons l'occasion de faire connaître les propriétés dans un autre article, conviennent également dans ces cas.

« *Affections nerveuses traumatiques.* — L'irritation traumatique mérite une attention spéciale. Lorsque, après avoir reçu une blessure grave ou perdu beaucoup de sang, le malade, étendu sur son lit, est en proie à des spasmes, raide et à demi-mort, ou lorsque, dans de semblables circonstances, que les douleurs deviennent excessivement violentes, au second ou au troisième jour, que le pouls et tout l'intérieur annoncent un état nerveux, que l'inflammation n'a point une couleur vive, et que la suppuration est plutôt ichoreuse que purulente, il n'y a que l'opium qui puisse changer la scène avec rapidité, parce que, d'un même coup, il apaise la douleur, fait cesser le spasme, relève la force vitale et corrige le travail de l'inflammation et de la suppuration par son action toute spéciale sur le système sanguin et la plasticité du sang. Il n'y a pas longtemps encore que j'ai pu m'en convaincre chez une femme qui venait de subir l'opération césarienne. L'opération avait été pratiquée cinq jours auparavant par la main habile de Graëfe. La malade, d'une complexion faible, avait été saignée deux fois avant de la subir, et une fois après ; elle avait pris, jusqu'alors, la potion de Rivière, puis, alternativement, de l'extrait de jusquiame et de l'eau de laurier-cerise, ce qui avait modéré les souffrances. Au cinquième jour, les douleurs acquirent une violence extrême, elles ressemblaient à celles du travail de l'enfantement et arrachaient des cris à la malade. Le pouls était petit, à 135 pulsations, les mains se refroidissaient, une sueur visqueuse couvrait le corps, les lèvres de la plaie avaient une teinte blafarde. On fit prendre, d'heure en heure, une goutte de laudanum liquide, avec deux gouttes de liqueur anodine. Au bout de quelques heures les douleurs cessèrent, le pouls se releva et diminua de 20 pulsations ; les lèvres de la plaie prirent une teinte rosée et la sécrétion fut moins ichoreuse. A dater de ce moment, la guérison suivit une marche régulière, et la maladie se termina heureusement. » (*Loc. cit.*)

Comme on le voit, il s'agit de la fièvre des blessés ou septicémie, sur laquelle on a tant discouru dans ces derniers temps, et que Hufeland, avec son bon sens pratique habituel, ramène à sa véritable signification : une intoxication. Dans l'exemple qu'il cite, il faut voir une péritonite pyoémique, et on comprend que de petites doses de laudanum aient pu relever la malade de la sidération nerveuse où l'intensité de la souffrance l'avait jetée. C'est là ce que fait également la morphine donnée coup sur coup : un granule de 1 milligramme, tous les quarts d'heure ou toutes les demi-heures. Il suffit qu'on s'abstienne de médecines grossières. Avant comme après l'ovariotomie, les chirurgiens anglais sont fort sobres de médicaments; c'est parce qu'ils ne négligent aucune précaution, ni opératoire, ni hygiénique, qu'ils réussissent généralement. ,

« *Crise. — Vivification de la peau.* — J'arrive à la propriété, si caractéristique, dont jouit l'opium, de stimuler le système cutané et d'agir sur les sécrétions pathologiques de ce tissu. Il manifeste cette propriété d'une manière bien tranchée dans deux cas. Le premier est celui de la variole. Lorsque dans une petite vérole maligne, la suppuration ne fait point de progrès vers le cinquième ou sixième jour après l'éruption, qu'elle dégénère en une sécrétion séreuse, ichoreuse, que les boutons ne se remplissent point, qu'ils prennent même un aspect livide et semblent sur le point de tomber en gangrène, avec prostration extrême des forces et violente fièvre typheuse, je ne connais point de moyen qui soit plus apte à rétablir la suppuration que l'opium, à compléter là crise et par conséquent à sauver la vie du malade. Je m'en suis souvent convaincu, dans le cours de ma carrière; particulièrement pendant le cours de la variole maligne qui régna épidémiquement à Weimar, en 1786. Dans cette circonstance l'opium agit à la fois par ses deux propriétés, l'une calmante, en faisant cesser le redoutable et douloureux spasme qui s'est emparé de la peau, l'autre excitante, en imprimant une impulsion critique énergique au tissu tégumentaire. » (*Loc. cit.*)

Dans les maladies exanthématiques aiguës, il y a deux choses à considérer : le spasme qui resserre les pores de la peau, et la chaleur mordicante qui la dessèche, et empêchent ainsi l'éruption. De là, deux ordres de moyens auxquels il faut recourir : les calmants du système nerveux et les apyrétiques. Parmi les premiers, il faut ranger la morphine et ses sels; parmi les seconds, les alcaloïdes qui exercent leur action sur le système nerveux vaso-moteur, tels que l'aconitine et la vératrine. Nous en avons fourni un exemple plus haut. (Voir *Jugulation des pyrexies aiguës.*)

Nous ne parlons pas des fièvres bénignes, où suffisent les seules forces de la nature, mais des fièvres malignes, nées sous l'influence de causes générales ou épidémiques. Ici l'intervention de l'art est nécessaire

Il convient de ne pas perdre un instant et d'administrer, dès le début, les moyens que nous venons d'indiquer : ainsi un granule de morphine de 1 milligramme, et un granule d'aconitine et de vératrine (de chaque 1/2 milligramme), donnés de quart d'heure en quart d'heure ou de demi-heure en demi-heure, font tomber l'exubérance de la fièvre et favorisent l'apparition normale de l'éruption. On peut aller jusqu'à 15 et 20 granules de chacun de ces alcaloïdes, sans avoir à craindre le moindre accident, même chez de jeunes enfants D'ailleurs on est toujours à même de s'arrêter.

Voilà les avantages du morphéisme dosimétrique.

VII

Symptomatologie dosimétrique.

Il est un livre considérable, que tout médecin doit avoir sur son bureau afin de se rappeler constamment sa mission : soulager pour guérir.

Nous voulons parler de la *Symptomatologie* ou *Traité des accidents morbides*, du savant professeur Spring, dont l'Université de Liége déplore encore aujourd'hui la perte prématurée.

Nous disons un livre *considérable,* parce que la symptomatologie est une des pierres angulaires de l'édifice médical.

Qu'est-ce qu'un symptôme? Une expression de la maladie; mais pour cela, il faut, non le considérer abstractivement, mais le rapporter à sa source et à son siége. En effet, il y a des symptômes *directs* et des symptômes *réflexes.*

La physiologie expérimentale, qui est une espèce de pathogénie artificielle, est venue éclairer le praticien de son flambeau. Suivons ce fil qui doit nous guider dans le labyrinthe au fond duquel se tient le Minotaure, c'est-à-dire la maladie.

Ce préambule était nécessaire afin de faire comprendre que la médecine dosimétrique, qui raisonne les symptômes, ne doit pas être confondue avec l'empirisme qui les attaque en aveugle.

En médecine dosimétrique, il y a une *dominante* et une *variante :* *That is the question;* de sorte que la cause n'est pas séparée de l'effet ou des effets. Ce n'est donc pas une médecine purement symptomatique. Là où la cause peut être détruite, elle le fait ; là où cette cause s'est traduite en lésions matérielles irréparables, elle cherche à en atténuer les effets ou la souffrance.

Citons maintenant quelques exemples, en prenant pour guide l'auteur que nous invoquions plus haut ; par exemple, un mal de dent. Pense-t-on qu'il s'agisse toujours, pour guérir ce mal (qu'on a si bien caractérisé du nom de *rage de dent*), pense-t-on qu'il suffise toujours d'une opération manuelle ? Nullement, même quand la cause est matérielle ou organique.

Ainsi, une douleur dentaire due à l'inflammation des gencives guérit seulement par les scarifications ou les sangsues ; la carie peut être séchée par des modificateurs appropriés. La question alors est de savoir si ce qui reste de la dent malade vaut la peine d'être conservé.

Il y a une odontalgie rhumatismale qui se guérit par des granules de vératrine, de morphine, quand le mal est aigu, et par des granules d'hydro-ferro-cyanate de quinine, d'arséniate d'antimoine, etc., s'il est chronique.

Vient ensuite l'*odontalgie sympathique.*

Le mal procède-t-il de l'utérus, il se déclare subitement sans cause locale appréciable, et prend la forme d'accès irréguliers, d'une durée souvent prolongée. L'aconitine, s'il y a une forte réaction vasculaire, la cicutine, pour calmer les douleurs lancinantes, sont alors fort utiles ; outre que la morphine peut endormir le mal. Quelquefois aussi, les accès se régularisant, il faut recourir à l'hydro-ferro-cyanate et même à l'arséniate de quinine. Le mal procède-t-il de l'estomac, il faut examiner en quoi consiste la lésion de ce viscère : le plus souvent ce sont des dyspepsies acides ; le bismuth combiné avec la morphine fera merveille dans ce cas. Quelquefois il faut donner à l'organe le *coup de fouet*, ce qu'on fera par la quassine et même par la strychnine, qui ont pour effet de guérir certaines gastralgies.

Inutile de dire que l'entretien de la fraîcheur de la bouche par les sels neutres, surtout le sedlitz granulé et deshydraté Chanteaud, est une nécessité, pour corriger l'état acide des sécrétions. Les névralgies voisines qui retentissent dans les dents, peuvent être : la névralgie faciale, la névralgie mastoïdienne et la migraine ; toutes cèdent à l'action des antipériodiques et des calmants. Ainsi on se trouvera bien de l'emploi de la quinine, de la caféine et de la morphine donnés *dosimétriquement*, c'est-à-dire par granules : de demi-heure en demi-heure ou d'heure en heure, selon l'intensité des accès.

La cicutine, qu'on aura soin de dissoudre dans la bouche en la mâchant, produit de merveilleux effets dans ce cas.

N'oublions pas cependant que les névralgies sont souvent dues à des lésions matérielles des dents; auquel cas il faut le *baume d'acier*.

Il y a encore l'*odontalgie paludéenne*, qu'on observe surtout dans les contrées froides et marécageuses, et qui se présente sous forme d'accès quotidiens, tierces ou quartes, se terminant chaque fois par une sudation abondante, et qui, quand elle est indépendante de toute lésion locale, réclame l'emploi dosimétrique de l'arséniate de quinine et de la morphine, car il ne faut pas perdre de vue ici l'élément douloureux.

Prenons maintenant une autre infirmité non moins grande, que nous nommerions presque un mal *anti-social*; nous voulons parler de la fétidité de la bouche ou stomatodysie.

Ici encore la source de la puanteur (car c'en est une et des plus désagréables à cause des rapports qu'on doit avoir avec ces personnes) procède de la bouche même, des voies respiratoires ou de l'estomac. Quand c'est de la bouche, c'est souvent un signe de malpropreté et rien de plus facile que d'y parer; mais elle peut être également le résultat d'un stomatite, mercurielle, scorbutique ou autre, avec fongosités, ulcérations, etc. Dans ce cas, nous proposons, comme désinfectant, l'emploi du chloral (1) en solution, en même temps qu'on administrera la *dominante* indiquée dans l'espèce : iodures, chlorures, arséniates ou autres. Le médecin n'a qu'à interroger les causes et fouiller ensuite dans son arsenal. La *stomatodysie stomacale* réclame, en général, les mêmes moyens, étant due aux mêmes causes. Quant à la stomatodysie pulmonaire, elle est un des symptômes de la lésion des organes aériens, et nous en ferons l'objet d'un article spécial, car notre intention est de passer successivement en revue les points principaux de la dosimétrie symptomatique.

(1) Le chloral est un désinfectant énergique, n'ayant aucun des inconvénients des désinfectants ordinaires : acide phénique, chlorure de chaux, permanganate de potasse, etc.; on peut donc s'en servir pour les soins de la toilette. Étant un calmant anesthésique, il convient aussi contre les ardeurs et les échauffements. On peut l'employer en gargarismes, en lotions, en injections, en lavements, etc.; il suffit de le mélanger à un véhicule approprié : soit de l'eau simple, soit une eau aromatisée, froide ou tiède. La dose doit être appropriée pour chaque personne; il faut qu'elle détermine dans la bouche un sentiment de fraîcheur, sans être irritante.

Le chloral a devant lui de l'avenir. Agent à la fois physique et vital, il a un avantage marqué sur tous ces corps qui désinfectent en infectant. Dans les plaies irritatives, dans les brûlures, etc., il empêche les terribles accidents de l'infection purulente, phénomène complexe, puisqu'il est à la fois physique et vital. Pour les pansements, le chloral peut être uni à l'huile.

L'action sédative du chloral est encore augmentée par son adjonction au sous-borate de soude, puisqu'il se produit ainsi du chloroforme à l'état naissant.

VIII

Caractères subjectifs des médicaments dosimétriques.

Afin de prouver la *réalité* des médicaments dosimétriques, nous allons exposer ici, *d'après nous-même,* les caractères subjectifs des principaux d'entre eux.

Nous avons déjà eu occasion, dans nos notes sur la médecine dosimétrique, de dire un mot de l'aconitine. Il est évident, en effet, que ce médicament énergique agit différemment selon les points du tégument muqueux où il est déposé ; ainsi, au pharynx, il produit une constriction très-pénible, avec une sécheresse âcre, mordicante, qui ne se dissipe qu'au bout de plusieurs heures. D'autres alcaloïdes, au contraire, donnent de la fraîcheur à la bouche. Il en résulte que, parmi ces médicaments, plusieurs peuvent être mâchés impunément. Il y a plus, en procédant de cette manière, on en augmente l'effet. Ainsi, pour calmer une toux, rien de plus efficace que de mâcher un granule de codéine. On continuera ensuite l'effet en administrant, de demi-heure en demi-heure ou d'heure en heure, un granule de la même substance. C'est ce que nous nommerons *l'entraînement médicinal.* Nous aurons donc soin de noter quelles sont les substances qu'on peut mâcher impunément et quelles sont celles, au contraire, qu'il faut avoir soin d'avaler immédiatement avec une cuillerée d'eau ou d'un excipient quelconque.

Atropine. — Amertume, sécheresse de la gorge. Ne peut être mâché.

Asparagine. — Saveur amère, fraîche, piquante, suivie d'une légère constriction du gosier. Peut être mâché.

Aconitine. — Saveur amère, âcre, brûlante, avec constriction des narines, resserrement de la gorge et de la glotte, état nauséeux, menace d'asphyxie, dépression du pouls et de la chaleur. Ne peut être mâché.

Acide phosphorique. — Saveur fraîche et légère astriction de la gorge. Peut être mâché.

Arséniate de quinine. — Amertume avec astringence à la gorge. Ne peut être mâché.

Arséniate de strychnine. — Amertume plus grande et astringence plus forte de la gorge. Ne peut être mâché.

Acide arsénieux. — Sensation piquante à la pointe de la langue, saveur légèrement métallique, avec astringence de la gorge. Ne doit pas être mâché.

Arséniate de fer. — Astringence faible, goût ferrugineux. Ne peut être mâché.

Acide benzoïque. — Saveur chaude, balsamique, se répandant dans toute l'arrière-gorge et faisant affluer la salive et le mucus. Peut être mâché.

Benzoate de soude. — Goût prononcé de benzoin, chaleur à la gorge, avec âcreté et constriction. Ne doit pas être mâché.

Benzoate d'ammoniaque. — Saveur piquante, douceâtre, avec chaleur dans l'arrière-bouche. Ne doit pas être mâché.

Bromure de potassium. — Saveur salée, piquante, avec chaleur à l'arrière-bouche. Ne doit pas être mâché.

Brucine. — Amertume très-grande se répandant dans l'arrière-bouche, avec constriction des parois du pharynx, difficulté de déglutir et serrement des mâchoires. Ne doit pas être mâché.

Bi-iodure de mercure. — Saveur safranée, métallique, avec astriction de la gorge, allant en augmentant et persistant pendant quelque temps, salivation. Ne doit pas être mâché.

Calomel. — Saveur salée, surtout vers la pointe de la langue, salivation. Peut être mâché.

Codéine. — Saveur amère, se répandant dans l'arrière-bouche, sans sécheresse ni constriction. Peut être mâché.

Cicutine. — Saveur vireuse, *comme brûlée*, sans sécheresse ni constriction. Ne doit pas être mâché.

Cubébine. — Saveur chaude, piquante, se répandant dans l'arrière-bouche, avec une légère astriction de la muqueuse. Peut être mâché.

Colchicine. — Saveur âcre, piquante, amertume se répandant dans l'arrière-bouche, avec chaleur, goût de brûlé, comme la *cicutine*.

Cyanure de zinc. — Sans saveur, piquant légèrement la langue, avec sensation de chaleur à la bouche et aux lèvres, comme un rubéfiant. Ne doit pas être mâché.

Colocinthine. — Amertume très-forte, sans sécheresse ni astringence à la bouche et la gorge. Ne produit pas d'effet drastique, mais une hyper-sécrétion intestinale. Peut être donné comme anthelminthique.

Caféine (et citrate de). — Goût de café non torréfié, arrière-saveur agréable, sans astringence ni sécheresse de la gorge. Peut être mâché. Excellent dans les névralgies et les migraines nerveuses.

Digitaline. — Saveur se développant dans l'arrière-bouche avec une légère constriction du gosier, ralentissement marqué du pouls, resserre-ment des pupilles, puis diurèse et diaphorèse. Ne peut être mâché.

Émétique. — Saveur salée, astringence à la pointe de la langue, sen-timent de répulsion de la part du gosier, nausées, abaissement du pouls et de la température du corps. Ne peut être mâché.

Éméline. — Saveur amère, avec un arrière-goût de violette, répul-sion du gosier, état nauséeux, abaissement du pouls et de la température du corps. Peut être mâché.

Iodure de manganèse. — Astringence légère et goût de safran, léger picotement dans la bouche et la gorge, avec chaleur, sans sécheresse; goût de benzoin à cause de l'enrobage. Peut être mâché.

Iodure mercurique. — Goût prononcé de safran et saveur métal-lique, avec constriction du pharynx.

Kermès minéral. — Picotement et légère astringence à la pointe de la langue, resserrement de la muqueuse sans astringence, afflux abon-dant de salive, tonifie et lubréfie à la fois la muqueuse, excellent expec-torant. Peut être mâché.

Iodoforme. — Couleur jaune d'or, saveur de safran très-marquée, chaleur profonde, sans irritation, sécheresse ou astringence; calme la toux, favorise l'expectoration et désinfecte les crachats (voir le *Guide du médecin dosimétrique*). Peut être mâché.

Jalapine. — Saveur de café non torréfié, légère astringence à la langue et au gosier; agit comme la caféine et répond aux mêmes indi-cations; favorise la fin de la digestion. Peut être mâché.

Pepsine. — Saveur fraîche, sans astringence, goût de benzoin à cause de l'enrobage, chaleur agréable à l'arrière-bouche et l'estomac. Peut être mâché. Les personnes digérant difficilement feront bien d'en prendre quelques granules au commencement du repas. Ce moyen est cependant incertain, parce que l'action digestive est plutôt vitale que chimique. Il faut donc d'autres modificateurs, principalement la strychnine.

Hypophosphite de chaux. — Saveur acidulée très-marquée, avec picotement à la pointe de la langue. Peut être mâché. Excellent pour les enfants en bas-âge, surtout ceux qu'on élève au biberon; on fait dissoudre quatre à cinq granules dans chaque biberon.

Phosphate de chaux. — Saveur piquante, avec astringence à la pointe de la langue; convient à un âge plus avancé, surtout après la première dentition; se donne avec les aliments.

Phosphate de fer. — Saveur piquante, avec un léger goût d'encre; astringent, très-soluble; augmente les sécrétions. Peut se donner avec les aliments.

Quassine. — Saveur très-amère, sans astringence; active fortement la digestion. Remplace avantageusement les liqueurs dites digestives, qui, par leur alcool, neutralisent les sucs de l'estomac. On peut mâcher ces granules, leur amertume n'ayant rien de désagréable et produisant, au contraire, la fraîcheur de la bouche.

Strychnine (et sels de). — D'une amertume formidable; produit le resserrement des mâchoires. Ne peut être mâché.

Santonine. — Saveur chaude pénétrante, amère, se développant dans la bouche et l'arrière-bouche, avec une constriction marquée du gosier. La plupart des anthelminthiques agissent par leur saveur amère et pénétrante, due à un principe volatil ou autre. Cette dernière qualité existe très-marquée dans la satonine.

Vératrine. — Amertume âcre, corrosive; brûlant la bouche et resserrant le gosier; détermine la sternutation. Ne peut être mâché, cause des nausées; déprime le pouls et la chaleur. Son emploi, dans la main du médecin éclairé et prudent, ne présente aucun danger, même pour les enfants, chez lesquels elle fait tomber rapidement la fièvre.

Comme on vient de le voir, chacun des médicaments dosimétriques a ses caractères subjectifs propres; aucun ne détermine de phénomènes morbides ou ce qu'on s'est plu à appeler des *semblables*. C'est là une illusion que rien ne légitime. Ainsi, même pour celles de ces substances qui exercent une action spéciale sur la peau, la belladone par exemple, il est douteux que cette action soit spécifique. C'est ce qui fait dire à Gubler : « L'aptitude de la belladone à produire des exanthèmes a fait naître la *singulière* idée, chez Hufeland, Hahnemann, d'administrer cette plante comme préventif de la scarlatine, dont elle imite l'éruption. » Singulière idée, en effet, de guérir d'une maladie en en donnant une autre souvent plus dangereuse! D'ailleurs, ces similitudes pathologiques sont loin d'être constantes; nous donnons, tous les jours, l'atropine, et jamais, nous devons le dire, nous n'avons produit d'exanthème; toujours nous avons obtenu l'effet antispasmodique ou calmant. Quelques médicaments indiquent clairement leur tendance, les uns sur le système glandulaire salivaire, comme le *calomel,* le *kermès;* d'autres sur le système rénal, comme la *digitaline,* la *colchicine;* mais c'est là une affinité physiologique et non une similitude pathologique. Prenons donc les médicaments dans leurs effets *appréciables,* et n'en faisons pas des mythes.

On a dit que les allopathes font le contraire; nous aimons à croire que c'est là une calomnie contre laquelle tout médecin véritable doit protester. Eh quoi! tout se réduirait à la Réception du *Malade imaginaire!* Il n'y aurait que la saignée, les purgatifs et les clystères! Ce serait là, en effet, une étrange pratique; et nous craignons fort que Molière, dont les accointances avec quelques médecins et membres de la Faculté étaient connues, n'ait fait que servir leurs rancunes. Pour le médecin dosimétriste le symptôme est l'expression de la souffrance du malade, et il y court quelle que soit la cause de la maladie. Jamais il ne s'abstient, puisqu'il est fait pour guérir ou du moins pour soulager. Mais il s'applique en même temps à discerner la cause du mal : ainsi, pour le fameux *purgare,* dira-t-on qu'il n'y a que les purgatifs, voire même les drastiques? Les obstacles ne sont-ils pas ici multiples ? N'y a-t-il pas les constipations mécaniques, que les moyens manuels peuvent seuls vaincre? N'y a-t-il pas aussi les constipations par sécheresse de l'intestin, qui exigent l'emploi des huileux. D'autres, par irritation, que dissipent les émollients? D'autres par spasme, qui réclament les antispasmodiques? D'autres, enfin, par torpeur ou paralysie intestinale, auxquelles remédient les strychnées! Dire qu'il n'y a que les purgatifs, ce serait hérésie; ou plutôt tout est purgatif dans un cas donné. Il n'y a d'agents thérapeutiques efficaces que ceux qui sont donnés avec sagacité. Dire qu'on guérit par les *Contraires* est donc un non-sens. Les médicaments sont *homœodynamiques,* c'est-à-dire qu'ils aident l'effort de la nature, s'il est trop faible, lo modèrent, s'il est trop fort ; car les maladies aiguës ne sont telles que par la difficulté que la nature a à vaincre l'élément morbide. Voilà ce qui est vrai. En dehors de cette loi proclamée par le père de la médecine, il n'y a que confusion.

A l'appui de cette assertion nous donnons une observation au paragraphe suivant.

IX

Colique saturnine.

Le 20 mars 1872, est entré un ouvrier atteint de constipation opiniâtre, avec douleurs épigastralgiques et lombaires, et irradiant aux membres inférieurs et d'une acuité telle, que le patient se tordait dans son lit, en poussant des cris lamentables. Sa figure, pâle, crispée, ses yeux enfoncés dans les orbites, tout son être enfin, exprimait un profond ébranlement du système nerveux. L'interrogatoire fit connaître que le malade, cérusier depuis plusieurs années, avait joui antérieurement d'une bonne santé, et que ce n'était que depuis quelques semaines qu'il avait ressenti un état de malaise général, une lassitude dans les membres, surtout les inférieurs ; que les fonctions digestives étaient devenues languissantes, avec une langue sèche, une bouche exhalant une odeur fétide, une saveur sucrée, soif intense, tous symptômes qui allèrent en augmentant et lui avaient rendu le travail impossible. C'est dans cet état que le malade se présentait à l'hôpital. Son extérieur indiquait une profonde altération de la nutrition ; bref, une intoxication saturnine : inappétence complète, constipation opiniâtre, nausées, vomissements, peau sèche, pouls au-dessous de la moyenne normale (66 pulsations par minute).

Le commémoratif et les symptômes existant, ne laissant aucun doute sur la nature de l'affection, le traitement fut celui que j'indique dans mon *Guide de Médecine dosimétrique* : Granules d'atropine, quatre par jour, un d'heure en heure, dans une cuillerée d'huile de ricin. Ce traitement fut continué pendant trois jours, au bout desquels les coliques intestinales avaient disparu, ainsi que la constipation.

On passa ensuite à la seconde partie du traitement, consistant dans l'emploi de l'iodure de potassium, en granules au centigramme, à la dose de douze par jour.

Le 6 avril, le malade quitta l'hôpital, n'accusant plus aucun symptôme pathognomonique de la maladie. L'amaigrissement seul faisait voir qu'il avait passé par de rudes épreuves.

La colique saturnine est trop connue pour que nous ayons à insister sur l'observation qu'on vient de lire ; cependant nous ferons quelques remarques.

Le professeur Spring, dans son livre cité plus haut, dit : « A l'égard de l'intoxication saturnine, comme de celle par le cuivre, on est encore dans le doute si elle agit localement ou par l'intermédiaire du sang et des nerfs. » Nous pensons que l'observation ci-dessus lève complétement ce doute. En effet, si l'affection était locale, la première partie du traitement eût suffi ; mais il a fallu non-seulement enlever la constipation en calmant l'irritation intestinale, mais, subsidiairement, employer un agent éliminateur. On sait avec quelle rapidité l'iodure de potassium traverse le système circulatoire, entraînant avec lui toutes les substances hétérogènes. Il se pourrait qu'il se formât un composé soluble, lequel est évacué avec les urines.

L'intoxication saturnine a donc lieu par l'intermédiaire du sang. Quant aux nerfs, ceux-ci ne font que répondre à l'excitation morbide. Il est clair, encore ici, que les irradiations douloureuses et spasmodiques sont parties du système central, c'est-à-dire consécutivement à une intoxication générale. Notre ouvrier cérusier exerçait sa profession depuis plusieurs années sans en être incommodé, et ce n'est que lorsque la saturation a été complète, que les symptômes d'intoxication apparurent sous forme de douleurs épigastralgiques et lombaires, irradiant dans les membres inférieurs. C'est donc la moelle épinière qui a été le point de départ des mouvements réflexes : comment expliquer autrement les paralysies consécutives des extrémités, les contractures, antérieures, des muscles abdominaux ; du sphincter, de l'anus, du crémaster ? Quant à ce dernier, on sait qu'il reçoit des filets du nerf honteux externe, qui se distribuent dans le scrotum, le dartos, le crémaster, dans la peau de l'aine et celle de la partie supérieure interne de la cuisse, où ils s'anastomosent avec les branches inguinales du nerf crural.

Pour expliquer l'influence que la moelle épinière exerce sur l'intestin, nous rappellerons ce que nous avons dit dans notre *Histologie appliquée à la physiologie et la pathologie* (Gand, 1845) : « En irritant la moelle dorsale sur un animal vivant, on provoque des mouvements vermiculaires plus rapides de l'intestin. Le physiologiste Valentin pense que les mouvements péristaltiques de ce canal sont sous la dépendance des cordons antérieurs de la moelle épinière, et les antipéristaltiques sous celles des cordons postérieurs. Les conclusions auxquelles cet expérimentateur distingué est arrivé et qui ont déterminé sa manière de voir, résultent, pour nous, de ce que les racines postérieures des nerfs médullaires étant sensitives, on provoque, en les irritant, une réaction vers les nerfs moteurs. »

Mais cette opinion importe peu ; c'est surtout le traitement qui doit décider la question. Or, il est évident que dans l'intoxication saturnine tout corps irritant doit être éloigné de l'intestin, contrairement à ce qu'on fait trop souvent, avec les drastiques, pour lever la constipation. Il faut, au contraire, l'atropine ou l'hyosciamine, avec un excipient huileux. « L'ensemble des phénomènes et surtout la constipation opiniâtre, dit encore le professeur Spring, font qu'on se refuse difficilement à l'idée qu'il existe dans la colique de plomb une stricture spasmodique de l'intestin, et que c'est là la cause prochaine du symptôme. » (*Loco cit.*)

Nous citerons, à ce sujet, un fait qui montre combien la belladone est utile dans ce cas. Un individu présentait dans l'abdomen, sur le trajet du côlon ascendant, près de la fosse iliaque droite, des tumeurs bosselées, sur lesquelles un chirurgien s'avisa d'appliquer des *fondants*. Rien n'y fit, quand l'idée lui vint de donner les fondants à l'intérieur, c'est-à-dire des pilules d'onguent mercuriel belladoné. Le résultat dépassa son attente, puisque le malade se débarrassa de ses tumeurs sous forme de sciballa (1).

Nous ferons une autre remarque relative à la belladone. Un de nos amputés présentait une constipation opiniâtre, de nature nerveuse ou strictive, pour laquelle nous fîmes passer des lavements de feuilles de belladone, lesquels déterminèrent un délire furieux avec constriction de la gorge et tous les phénomènes d'empoisonnement par cette solanée. Jamais, nous devons le dire, nous n'avons eu d'accidents pareils avec l'atropine et l'hyosciamine. On pourrait nous opposer les injections sousdermiques ; mais il y a une grande différence entre l'absorption interstitielle et l'absorption intestinale ; la première, en tant qu'inoculation, mettant l'agent directement en rapport avec les nerfs cérébro-spinaux, la seconde ayant lieu par les vaisseaux veineux. Nous faisons cette remarque pour faire voir combien les craintes que beaucoup de praticiens conservent contre l'emploi des alcaloïdes sont exagérées.

(1) L'atropine eût rempli exactement le même effet, et d'une manière plus certaine.

X

Phlegmon profond de l'avant-bras, avec commencement d'infection purulente.

L'action anti-fermentative des arséniates est démontrée par le fait suivant :

Un ouvrier mécanicien, s'étant blessé à l'index de la main droite, entre à l'hôpital, l'inflammation ayant déjà envahi la totalité de l'avant-bras sous forme de phlegmon diffus, profond. Le foyer purulent est ouvert ; il s'en écoule un pus abondant, mal lié, de mauvaise nature. Le malade ne tarde pas à tomber dans une profonde prostration ; ses traits sont altérés, il y a céphalagie vive, inappétence, langue chargée d'un enduit jaunâtre, pouls faible, très-accéléré ; enfin, le 2 février 1872, huit jours après son entrée à l'hôpital, il eut un frisson intense, suivi de plusieurs frissons légers, dans la même soirée, dénotant un commencement d'infection purulente. Il était urgent de neutraliser cet empoisonnement, ce à quoi on parvint au moyen du traitement suivant : Granules d'arséniate de soude, jusqu'à vingt par jour, à prendre deux par deux dans une cuillerée de quinquina. Quelques frissons se présentèrent, encore, mais ils diminuèrent considérablement en intensité, et, après huit jours, toute trace d'infection avait disparu. Le pus était de bonne nature et la plaie vermeille. Avec le pansement au plomb, celle-ci se cicatrisa promptement. Un régime analeptique releva les forces du blessé et lui permit de reprendre son travail, au bout de trois semaines.

L'observation qu'on vient de lire a une importance réelle ; il s'agit de savoir si les fièvres d'absorption peuvent être jugulées au début et par quels moyens. La quinine nous montre la voie à suivre, mais cet alcaloïde n'est pas toujours suffisant ; ainsi, si dans les fièvres palustres il coupe les accès, il n'en est pas de même dans les infections animales, telle que l'absorption purulente ; il faut alors des agents plus énergiques, métalliques, comme l'arséniate de soude, de potasse, de strychnine, mais surtout de quinine, qui est ici le vrai fébrifuge. Dans le cas présent, l'arséniate de soude a suffi, parce que les frissons étaient peu violents.

Ces préparations doivent varier avec les indications elles-mêmes, c'est-à-dire les symptômes ; ainsi l'arséniate de strychnine doit être donné dans l'état typhoïde, conjointement avec une infusion de serpentaire de Virginie, afin de fixer la mobilité nerveuse. L'arséniate de fer convient dans l'anémie profonde où jettent les suppurations abondantes, etc.

Les arséniates sont des modificateurs de la vitalité ; ils font tomber la fièvre en faisant baisser la chaleur et en diminuant l'accélération du pouls, cause de la marche rapide des symptômes ; ils tonifient le cœur et les vaisseaux et empêchent ainsi les hypostases et la formation d'embolies ; enfin, ils sont des anti-fermentatifs et préviennent la putridité. Et dire que tous ces avantages ne sont contre-balancés par aucun inconvénient ni danger, grâce à la forme dosimétrique !

XI

Érysipèle phlegmoneux traité dosimétriquement par l'arséniate de quinine, la digitaline et l'arséniate de fer.

Le fait suivant est important, l'érysipèle adynamique étant une forme de maladie putride.

Le 26 avril 1872, est entré à l'hopital civil de Gand un individu atteint de phlegmon érysipélateux du bras droit. Le mal avait fait déjà des ravages considérables, puisque la peau était gangrenée par plaques, et tout le tissu cellulaire sous-cutané infiltré de pus et de gaz. De larges incisions furent faites pour donner issue à ces matières. L'état général était à l'avenant de l'état local, c'est-à-dire qu'il y avait adynamie prononcée : peau sèche, mordicante, pouls à 138, chaleur à 40° 3/4 centigrades. Les pansements consistèrent en cataplasmes aromatisés et bains. En même temps, il fut prescrit des granules d'arséniate de quinine : vingt par jour, deux de demi-heure en demi-heure. Au bout de deux jours, le pouls s'étant relevé et étant toujours accéléré, on prescrivit des granules de digitaline, à alterner avec ceux d'arséniate de quinine, deux pour un, c'est-à-dire deux granules d'arséniate de quinine et un de digitaline, de demi-heure en demi-heure, jusqu'à concurrence de dix et vingt. Vers le soir, pour procurer le sommeil ou du moins la tranquillité de la nuit, on donna six granules de chlorhydrate de morphine : deux granules d'heure en heure, les granules d'arséniate et de digitaline ayant tous été pris. Sous l'influence de cette médication, les forces se soutinrent, et il n'y eut que quelques frissons erratiques, avec urines hypostatiques. On supprima les cataplasmes et on les remplaça par des pansements à la charpie, avec de la poudre de quinquina et de charbon. Plus tard, on employa le baume d'Arcée ; et enfin, lorsque les vastes ulcères se furent couvert de bourgeons, on appliqua des greffes épidermiques. L'individu étant encore faible et anémié, on lui administra des granules d'arséniate de fer, jusqu'à concurrence de douze par jour, et quelques granules de quassine (quatre) pour relever les forces digestives. Aujourd'hui, 27 mai, la convalescence est complète.

XII

Dyspepsie suite d'une attaque de goutte vague traitée dosimétriquement par la quassine.

L'attaque goutteuse survint sans fièvre ; la douleur changeait constamment de place et se portait en un instant sur des organes éloignés. La crise fut incomplète : urines avec sédiments épais, rougeâtres, sueur peu abondante pendant le sommeil.

Le malade se présente à moi, le lendemain de la crise, avec une bouche sèche, une langue couverte d'un enduit blanchâtre sur les bords, salive mousseuse, etc. Il accuse un goût amer, avec inappétence, somnolence, courbature.

Je prescris la quassine : quatre granules par jour ; pour boisson, de l'eau acidulée au jus de citron.

Pour régime, le matin, à sept heures, du pain avec de l'eau ; à neuf heures, du lait coupé au tapioca ; à midi, un bouillon ; vers quatre heures comme dernier repas, du petit lait avec de l'orge perlée.

La région abdominale fut couverte d'une flanelle doublée d'une couche épaisse d'ouate. Le malade garda sa chambre, bien chauffée. Tous les jours, au matin, il prit une cuillerée d'huile de ricin. Tous les trois jours, un bain de siége d'une demi-heure.

Sous l'influence de ce traitement et de ce régime, la santé s'est remise en peu de temps.

Dr NACKERS,
de Moorsel (Belgique).

RÉFLEXIONS. — L'intérêt de cette observation consiste dans l'emploi de la quassine, médicament peu employé jusqu'ici, et qui est appelé à rendre les plus grands services dans toutes les affections abdominales par atonie. Or, la dyspepsie, dans ses différentes formes, n'est que cela, on peut même considérer comme telle la goutte.

Dans le cas que nous fournit M. le docteur Nackers, il s'est agi d'une *goutte atone*; il a donc eu raison d'y opposer, de prime d'abord, la quassine, substance qui par ses effets se rapproche des strychnées, sans en avoir la violence. On sait que la noix vomique a été préconisée dans ce cas.

La douleur qui changeait de place et se portait en un instant sur des organes éloignés, l'état sédimenteux des urines, ne laissaient aucun doute quant à la diathèse goutteuse. Or, on sait que la goutte a pour effet d'azoter outre mesure les humeurs; les foyers de la combustion, ce sont surtout les reins; de là, l'abondance, dans les urines, des urates, des phosphates, quelquefois des oxalates. Il faut voir là une altération profonde de l'hématose et de la nutrition, au point d'amener la consomption. Aussi la dyspepsie produit l'anémie, l'amaigrissement, un affaiblissement musculaire progressif, une atonie nerveuse, etc., tous symptômes qui réclament l'emploi des strychnées, mais surtout de la quassine.

Dans toute dyspepsie, il y a anomalie du mouvement vermiculaire de l'estomac et des intestins; tantôt ce mouvement est exagéré, au point de produire la gastralgie et la colique; tantôt il est diminué jusqu'à la subparalysie; or, la péristole est nécessaire pour le mélange du suc gastrique avec les aliments; c'est une espèce de pétrissage qui met successivement la pâte alimentaire en contact avec la muqueuse. De sorte qu'on est dyspeptique parce qu'on digère trop vite ou trop lentement. On comprend que, dans le premier cas, il faille les assoupissants, principalement la morphine ou ses sels; dans le second cas, au contraire, la quassine ou les strychnées. Quelquefois le cyanure de zinc est indiqué, comme chez les personnes nerveuses et chloro-anémiques. Nous le donnons dans ce cas, à la dose de quatre milligrammes par jour; mais, comme il a une action assez excitante, nous le combinons avec l'iodhydrate de morphine, un granule de l'une et de l'autre de ces substances, répété quatre fois par jour.

M. le docteur Nackers fait suivre son observation d'un cas de leucorrhée chloro-anémique, avec teint pâle, terne, chairs flasques, digestions pénibles, appétits bizarres, essoufflements, palpitations de cœur, céphalalgie, etc., traitée également avec succès par la quassine. Au bout de deux mois, la guérison a été radicale.

La quassine est donc appelée à jouer un grand rôle dans la thérapeutique, et ce ne sera pas un des moindres mérites de la médecine dosimétrique de l'avoir mise à l'ordre du jour. Jusque-là, on se doutait à peine de son existence; c'est à tel point que Gubler nous affirmait qu'il n'y en avait pas en France. C'est-à-dire que les chimistes français ne s'étaient pas donné la peine de préparer ce produit, par la raison fort simple qu'on ne le demandait pas dans le commerce. Et qu'on ne s'abuse point sur ce dernier : dans la droguerie il y a autre chose que l'intérêt privé ; il y a l'intérêt général dans ce qu'il a de plus sacré, la santé publique. Il faut donc que ses produits soient contrôlés et qu'on puisse remonter à une source connue et responsable. Voilà pourquoi, n'étant pas commerçant, nous avons consenti à laisser mettre notre nom (un nom acquis par près de cinquante années de travaux) sur les médicaments dont nous sommes à même de vérifier la pureté et la bonne confection. S'il y a là une anomalie, nous dirons que c'est l'anomalie du bien.

XIII

Paralysie des membres inférieurs, suite de rhumatisme chronique.

TRAITEMENT DOSIMÉTRIQUE PAR L'ACIDE PHOSPHORIQUE ET LE SULFATE
DE STRYCHNINE.

Une femme, âgée de 64 ans, est atteinte, depuis quatre années, d'une paralysie des membres inférieurs, due à une dyscrasie rhumatismale. J'ordonne : « Acide phosphorique et sulfate de strychnine, de chaque quatre granules par jour. » Petit à petit, le sentiment et le mouvement revinrent. Des picotements, des élancements et des soubresauts des tendons furent les prodromes de l'effet des médicaments. Bientôt une certaine raideur dans les membres annonça la contraction fibrillaire des muscles. La malade pouvait s'appuyer sur ses jambes et rester quelque temps debout, alors, qu'avant, ces membres pendaient au corps comme une masse inerte. Après trois mois de traitement, elle put marcher à béquilles, respirer l'air vif et sec du milieu du jour. Comme c'était au commencement de l'été et que la température était propice, j'ordonnai de faire faire ces exercices, malgré les vives réclamations de la patiente, qui craignait de faire une chute. Des aides la soutenaient et dirigeaient ses premiers pas. Aujourd'hui, la malade s'est débarrassée de ses deux béquilles et vaque aux soins de son ménage comme avant. Elle fait même quelques courses peu éloignées au dehors. Elle continue les granules d'acide phosphorique et de sulfate de strychnine, en les suspendant de temps en temps. Comme auxiliaire, le Sedlitz Chanteaud.

Comme régime, de la viande de bœuf, du bon pain et du lait. De la flanelle sur tout le corps et un badigeonnage de teinture d'iode aux membres inférieurs, qui restèrent œdématiés pendant environ deux mois, avec des douleurs articulaires. J'ai cessé quand ces symptômes eurent disparu.

J'ai réussi à guérir deux cas de paralysie rhumatismale de la main et de l'avant-bras, en suivant le même traitement médicamenteux et hygiénique.

Dr NACKERS.

RÉFLEXIONS. — Depuis les expériences du grand physiologiste Haller, on a distingué la myotilité de l'innervation. La première est propre au tissu musculaire, c'est pourquoi les anciens avaient dit : *Caro potens,* la *Chair en action.* Or, c'est cette propriété qui est enrayée dans le rhumatisme. Sous l'impression du froid humide, les muscles s'endolorissent, s'engourdissent et enfin perdent la faculté de se contracter. La nutrition ou rénovation de la chair est arrêtée, et les fibres finissent par être réduites à leur gaîne scléreuse. Il faut donc, indépendamment des agents hygiéniques, qui sont le contre-pied de ceux qui ont produit l'affection, des agents thérapeutiques qui activent la nutrition et rétablissent ce qu'on pourrait nommer la *moelle musculaire.*

Parmi ces derniers agents, il faut placer, en première ligne, l'arséniate de strychnine, qui est en même temps un agent incitateur. Il en est encore ainsi de l'acide phosphorique, dont le docteur Nackers a su tirer un si bon parti. Il est vrai qu'il n'a pas négligé le régime ; et c'est le cas dans toutes les insuffisances musculaires. Il faut, en quelque sorte, faire violence aux rhumatisés et les soumettre aux exercices les plus rudes : frictions, massages, maillots, bains froids, et enfin les mouvements actifs à mesure que les forces se rétablissent.

On comprend que pour obtenir ces bons effets, il faut que les fibres musculaires ne soient ni oblitérées ni transformées. Le médecin qui s'obstinerait dans ce cas, préparerait sa propre défaite. Il pourra le savoir quand, après avoir employé, soit l'électricité, soit les strychnées, aucune réaction n'a lieu ; si les membres restent flasques, froids, inertes ; il n'y a rien à espérer ; au contraire, si, comme dans le cas du docteur Nackers, il survient des picotements, des élancements, des soubresauts des tendons ; si la sensation de froid disparaît ; et enfin si les muscles présentent une certaine raideur, c'est un indice du retour de la contractilité.

Nous pourrions rappeler ici les expériences de Cl. Bernard, qui a fait voir que les muscles, en se contractant, développent de la chaleur et de l'électricité. Le système musculaire est donc un de nos grands moyens d'invigoration ; voilà pourquoi le rhumatisme frappe, en quelque sorte, l'organisme dans sa source, et pourquoi il faut tant insister sur sa guérison.

XIV

Albuminurie vermineuse, guérie par la santonine et le calomel.

Un individu d'une complexion faible est atteint d'anasarque albuminurique avec gonflement des extrémités inférieures, au point d'exiger des scarifications. Tous les moyens indiqués dans ce cas ont été employés sans effet : bains, diurétiques, diaphorétiques, perchlorure de fer, rien n'a réussi, quand, un beau jour, le malade rend, par vomissement, un lombric. La santonine et le calomel, administrés à dose purgative, amenèrent l'expulsion d'une soixantaine de vers lombricoïdes. Dès ce moment, la diurèse fut abondante, et le malade fut promptement dégagé. Un régime analeptique ne tarda pas à lui rendre ses forces.

Les anasarques vermineuses sont peu constantes, à tel point que le professeur Spring, dans son livre des accidents morbides, ne les classe même pas. Il parle de l'anasarque *néphropathique*, de l'anasarque *albuminurique*, mais nullement de l'anasarque *vermineuse*. Comment expliquer maintenant cette complication helminthique ? Aucune cause qui amène d'ordinaire l'albuminurie ne peut en rendre compte. Il n'existait pas de maladie rénale ; la rapidité avec laquelle s'est faite la résolution de l'anasarque le prouve surabondamment. Tout ce qu'on peut dire, c'est qu'il y avait hydroémie ou analbuminose. Les urines, en effet, contenaient une quantité considérable d'albumine. Il n'y avait pas également de maladie, ni du foie, ni de la rate, ayant pu produire la déglobulisation du sang. De même, on ne pouvait invoquer une brusque suppression des fonctions de la peau par un refroidissement ou un processus scarlatineux. Il n'y avait pas non plus de maladie organique du cœur. Restait donc la présence des vers. Il faut se rappeler les expériences de Cl. Bernard, sur des animaux vivants, d'où il résulte qu'une irritation de la moelle épinière produit l'analbuminose. Il faut admettre ici un spasme de la vessie, avec pression sur les uretères. Or, on sait que la sécrétion des reins s'arrête quand les uretères subissent une pression de 7 à 8 millimètres mercure. Il est vrai que dans cette espèce d'anasarque néphropathique, on ne constate pas la présence de l'albumine dans les urines et qu'elle disparaît promptement avec le soulagement de la rétention ; mais il faut remarquer que dans le cas qui nous occupe, il ne s'agissait pas d'un accident, mais surtout d'un état névrosique. Les anthelminthiques ont donc fait l'effet d'antispasmodiques, tandis que le perchlorure de fer n'avait rien produit, si ce n'est peut-être d'augmenter le resserrement des uretères.

Dans des cas de dysurie, nous nous sommes constamment bien trouvé de la strychnine, de la cicutine et de l'hyosciamine, afin de combattre l'irritabilité de la vessie, et nous pensons que dans un cas comme celui qui nous occupe, ces alcaloïdes auraient également une heureuse application, d'autant plus que, par leur amertume, ils agissent sur les vers et en amènent l'expulsion, comme le fait la quinine. Mais la santonine, soutenue par le calomel, a eu une action plus précise, et il ne faudrait pas tarder d'y recourir dans les cas d'analbuminose ou d'hydroémie qu'aucune cause organique ou prédisposition spéciale n'expliquerait.

C'est le propre de la médecine dosimétrique de servir, en quelque sorte, de pierre de touche au diagnostic. Rien de plus mauvais que de traîner dans les banalités de la routine ; il faut modifier le traitement dès qu'on a pu soupçonner la cause du mal.

XV

Détresses respiratoires.

Nous avons commencé à faire des emprunts au livre du professeur Spring, en le complétant par la thérapeutique; voyons maintenant le chapitre des *détresses respiratoires*.

Le but de la respiration est : 1° de rafraîchir le sang, c'est-à-dire de le ramener à sa température normale (37° centigrades); 2° de le débarrasser de l'excès d'acide carbonique que le travail de la nutrition y a amassé; 3° d'absorber la quantité d'oxygène nécessaire à l'hématose et à l'entretien de l'activité nerveuse et musculaire.

Quand une de ces conditions est en défaut, il y a manque ou insuffisance de respiration, et c'est là qu'il faut chercher le moyen de le combattre.

Nous ne parlerons pas des conditions anti-hygiéniques, mais de celles qui impliquent un état morbide; selon les degrés, il y a oppression ou dyspnée.

Quoique peu grave par elle-même, l'oppression ne doit pas être négligée, parce qu'elle peut conduire à la dypsnée et même à un état organique incurable.

Parlons d'abord de l'oppression nerveuse, qu'on observe chez les personnes délicates : tantôt il y a spasme, tantôt manque d'énergie musculaire.

La première s'observe chez les personnes bien portantes, mais très-impressionnables : pour la moindre cause, les bronches se resserrent et l'air ne passe qu'avec difficulté. C'est surtout l'inspiration qui est difficile et écourtée. Cette oppression cesse tout à coup, mais peut prendre également ment un cours périodique. L'atropine, l'hyosciamine, l'hydro-ferro-cyanate de quinine sont indiqués ici. Quelques milligrammes suffisent pour faire tomber les accès.

L'oppression est *anthématique,* quand elle dépend d'un air irrespirable. L'air expiré peut devenir une cause de viciation quand il est retenu dans les poumons, comme dans les affections des bronches, le spasme de la glotte. Il faut combattre la congestion, et, en même temps, administrer les mydriatiques; quelquefois les strychnées et les antipériodiques. Ainsi, dans les affections striduleuses, surtout chez les enfants, on donnera l'atropine, l'hyosciamine (3 à 4 milligrammes), et, si la marche des symptômes l'exige, l'arséniate de strychnine ou l'hydro-ferro-cyanate de quinine, à raison de dix ou douze granules (au maximum) et à des intervalles plus ou moins rapprochés, selon la précipitation des symptômes. L'agitation et la fièvre seront combattues par la morphine, la narcéine, la codéine, l'aconitine, la vératrine, la digitaline. On dira : Comment! tant de moyens ensemble? Mais il est facile de les alterner ou même de donner quelques-uns simultanément. Rien n'empêche d'administrer, à la fois, un granule hyosciamine, un granule chlorhydrate de morphine et un granule arséniate de strychnine, et de les répéter à deux heures d'intervalle. Il en est de même pour l'aconitine et la vératrine, dans les cas de fièvre aiguë; on administrera ces alcaloïdes de quart d'heure en quart d'heure ou de demi-heure en demi-heure, jusqu'à ce que la chaleur et le pouls soient tombés. Quant à l'hydro-ferro-cyanate de quinine, comme c'est en cas de périodicité, on se réglera d'après la durée et l'intensité de l'accès. Cependant on n'attendra pas l'apyrexie, qui peut fort bien ne pas se présenter, la maladie étant inflammatoire, mais on donnera les granules de demi-heure en demi-heure, jusqu'à ce que la fièvre et l'oppression aient cédé.

Telle est la marche de la médecine dosimétrique; on conviendra qu'elle présente de grandes ressources.

Quand l'oppression est *dyshémique,* c'est-à-dire due à un appauvrissement du sang, principalement de ses globules rouges, il faut recourir aux reconstituants : la quassine pour remonter les forces digestives, l'arséniate de fer pour augmenter le cruor du sang. Voilà les moyens qu'il faut employer, mais lentement, petit à petit, afin de laisser à l'organisme le temps de parfaire le travail de la nutrition et de l'hématose. Nous citerons ici l'oppression dyspeptique, qui arrive à la moindre ingestion d'aliments.

Enfin, il y a encore l'oppression vermineuse —notamment par le tœnia à laquelle remédient les anthelminthiques, le cousso surtout. Nous proposons des granules de colocynthine, à la dose dix à vingt, et même au delà. Nous n'avons pas encore de faits, de sorte que c'est une expérience à faire.

Nous signalerons, pour mémoire, l'oppression morale ou *phrénopathique*, bien qu'il soit reconnu que les affections déprimantes, comme le chagrin, la nostalgie, peuvent conduire à la phthisie pulmonaire. La chose se conçoit, puisque la nutrition et la crase sanguine sont arrêtées.

Nous arrivons à la dyspnée; ici la respiration est laborieuse et ne se fait qu'à grand renfort de tous les muscles respiratoires ; on sait de quel sentiment de fatigue, d'anxiété, elle s'accompagne.

Il y a des degrés, selon que le malade peut encore respirer, debout, couché ou en marchant, quoique la gêne soit considérable et force d'incliner le cou et la tête en arrière; ou bien que le malade ne peut plus rester couché et est obligé de se cramponner à un objet voisin; ou bien qu'il est forcé de se lancer en avant, comme un homme qui s'asphyxie et se précipite au-devant de l'air.

Quelquefois c'est l'expiration qui est particulièrement pénible; la respiration est alors abdominale et s'accompagne de la fuite ou émission involontaire des urines et des garde-robes, de la sortie de hernies, comme dans les efforts de toux.

Citons de suite un fait de ce genre, afin de faire voir les ressources de la médecine dosimétrique.

Une dame de cinquante-six ans, petite, rachitique, a vu son oppression augmenter et prendre les caractères de la dyspnée abdominale. Ce dont elle se plaint surtout, c'est l'émission involontaire des urines, car l'anxiété n'est pas très-considérable. Nous lui administrons des granules d'arséniate de strychnine, à raison de six par jour, et des granules de cicutine, à raison de quatre ; cette dernière pour régulariser les mouvements respiratoires, qui sont irréguliers, désordonnés. Eh bien! malgré la conformation de la malade, la respiration, sous l'influence de ce traitement, est redevenue ce qu'elle était avant, c'est-à-dire que l'oppression est supportable.

Nous allons passer maintenant en revue les différentes espèces de dyspnées, en y rattachant le traitement, d'après les causes et les effets, c'est-à-dire la *dominante* et la *variante*.

Tout d'abord, prenons la dyspnée dans ce qu'elle a d'essentiel, c'est-à-dire l'asthme, les autres n'étant qu'un symptôme, tandis que l'asthme peut exister en dehors d'une lésion des voies respiratoires ou circulatoires. La question est ainsi fixée.

Le professeur Spring définit l'asthme : « Une détresse respiratoire occupant l'appareil broncho-thoracique, survenant par accès nettement limités et se terminant par une expectoration plus ou moins abondante. »

On peut reprocher à cette définition, — comme à tant d'autres, — de n'expliquer rien ; il est donc préférable de caractériser l'asthme par sa physionomie propre, car il n'est pas de maladie qui ait un cachet aussi prononcé.

Dans l'asthme, il y a une ampliation considérable de la poitrine ; mais c'est une distension plutôt mécanique. Il y aurait lieu de s'étonner qu'avec un thorax si vaste on respire si mal, si on ne savait que, chez les asthmatiques, les poumons sont en partie inertes, ballonnés. Ils contiennent un grand volume d'air, la poitrine sonne creux, comme un tonneau vide ; il y a souvent tympanite. A l'auscultation, l'oreille perçoit un souffle tubaire plutôt que vésiculaire, avec des râles ronflants et sibilants plus prolongés, plus aigus à l'expiration. Vers la fin de l'accès, les bronches redeviennent humides, les râles se convertissent en bulles de plus en plus grosses.

L'air expiré des asthmatiques est fortement chargé d'acide carbonique, et manque même quelquefois complétement d'oxygène. L'asthmatique s'asphyxie donc lui-même.

Les veines du cou et de la tête sont gonflées et semblent menacer de se rompre ; cet accident est cependant fort rare, parce que la pression thoracique manque ; le danger pourrait plutôt provenir d'une maladie de cœur. La température du corps est abaissée ; une sueur froide le couvre ; les urines sont pâles pendant l'accès ; après, elles deviennent troubles et rappellent les urines hypostatiques ou critiques.

La maladie procède par périodes ou accès plus ou moins réguliers.

La guérison de l'asthme est souvent spontanée, et se rattache à une espèce d'âge critique ; mais quand on voit les inconvénients et même les accidents qu'il peut entraîner, on conviendra qu'il faut venir en aide à la nature. Disons un mot ici du traitement dosimétrique, le seul qui puisse offrir des chances de soulagement.

Et tout d'abord, il faut bien se pénétrer de l'idée qu'il y a dans l'asthme, à la fois, spasme et paralysie des bronches et du parenchyme pulmonaire. Ce dernier est ballonné, et, comme nous l'avons vu, la tympanisation s'étend quelquefois jusqu'à l'estomac ; car, comme l'affection réside particulièrement dans l'innervation irrégulière du pneumogastrique, il y a resserrement du cardia en même temps que des bronches.

Souvent l'asthme se rattache à une maladie du cœur. Nous citerons ici une lettre qui nous a été adressée par une des sommités médicales de Paris, lettre d'autant plus intéressante que c'est un médecin qui expose lui-même ce qu'il éprouve.

« Paris, 18 avril 1872.

» Monsieur et très-honoré Confrère,

» J'ai reçu une lettre de vous sur votre nouvelle méthode thérapeutique et votre *Guide de médecine dosimétrique*, et voulant essayer sa valeur, ne trouvant jusqu'à présent aucun soulagement par les moyens ordinaires, c'est moi-même qui vais vous demander votre avis sur le traitement que vous croirez devoir me conseiller.

» J'avais depuis longtemps une légère hypertrophie du cœur, qui n'a jamais, même à présent, été accompagnée d'altération des valvules. Cette affection ne me gênait nullement pour exercer mon état, faire mes visites à l'hôpital et affronter toutes les fatigues d'une assez nombreuse clientèle, lorsque, il y a environ un an, revenant à Paris après avoir moralement bien souffert des épouvantables désastres qui ont ravagé mon pays, j'ai été pris de petits accès d'essoufflement qui me surprenaient, le matin au lit, durant quinze à vingt-six minutes, me forçaient à me mettre sur mon séant, et cédaient assez bien à un synapisme appliqué, soit sur la région du cœur, soit sur le creux sternal; peu à peu, et presque insensiblement, survenait un peu d'anhélation, pendant la marche et l'ascension d'un escalier. Je me consultai avec M. Bourdon, mon collègue à la Charité, et il fut résolu que je prendrais de l'eau de laurier-cerise et des lavements au camphre et à la valériane. Nous considérions cette affection, à son début, comme une névrose du cœur. Les symptômes ne furent point enrayés; j'avais des alternatives de bien-être pendant quelques jours; puis tout revenait comme par le passé. Pendant l'été, j'eus deux ou trois accès d'oppression qui me forçaient à me lever, et, en même temps, la progression et l'ascension devenaient de plus en plus pénibles chaque jour. En effet, quand je marchais, je ressentais comme une constriction, un poids vers la région sternale ou la région précordiale, mais sans aucun retentissement vers le bras ou l'épaule gauche. Je continuai comme traitement la prise des lavements à la valériane et au camphre, qui me soulageaient, mais momentanément. Vers cette époque, je pris aussi des granules de digitaline et des granules de Papilláud d'arséniate d'antimoine. Ainsi se passa mon été. Je revins à Paris le 13 novembre, et, avec Bourdon, je vis mon collègue Pidoux, qui jugea aussi que mon cas était une névrose du cœur, approuva tout ce qui avait été fait et proposa des lavements à l'assa-fœtida. J'en pris une vingtaine, mais sans aucun avantage marqué; à ce moment, mes collègues m'examinèrent avec le plus grand soin, trouvèrent une légère hypertrophie (celle que j'avais depuis vingt ans et qui avait été, pendant ce long espace de temps, enrayée par un médicament que j'ai découvert pour le cœur : *la décoction de café vert*). Ils ne trouvèrent absolument rien aux valvules; la respiration était ample et complète dans tout le poumon; mais ce qui les frappa, ce fut une assez forte distension de l'estomac par les gaz, de telle sorte que cet organe, soulevant le diaphragme, venait encore ajouter à l'essoufflement que j'éprouvais. Depuis mon retour à Paris, j'ai eu encore une fois un accès d'étouffement, à la suite d'une émotion morale, mais depuis, les accès ont complétement disparu.

» Voici mon état actuel : Teint bon et rosé, lèvres d'un rose vif, bon appétit, que je suis obligé de modérer, à dîner surtout, car alors, si je mange un peu trop, les gaz soulèvent l'estomac et j'ai de l'oppression pendant environ une heure, jusqu'à ce que les gaz soient sortis. Dans l'état de repos aucun essoufflement; lorsque je prends une grande et complète inspiration, légère constriction dans toute la cage osseuse, mais surtout à gauche, quelquefois et sans cause connue, crampe dans les muscles intercostaux, à droite, à gauche et en avant, quelquefois aussi en arrière; mais ces douleurs sont fugaces. Dans le lit, le décubitus sur le dos est assez pénible, sur le côté droit très-facile, mais plus encore sur le côté gauche. Marche dans l'appartement assez facile et sans oppression, mais dans la rue, dès qu'il y a un peu d'ascension, marche très-pénible, oppression, compression de la poitrine, comme si un poids énorme venait peser dessus. Ces symptômes sont encore plus marqués lorsque l'estomac est plein, puisque à l'affection dominante vient se joindre le gonflement de l'estomac par des gaz, et, chose encore fort singulière, c'est qu'après mon déjeuner, presque aussi copieux que mon dîner, je n'étouffe pas, tandis qu'après mon dîner ce symptôme est presque inévitable.

» Qu'est-ce que cette affection? Après trente-six ans de service dans les hôpitaux et quarante années d'exercice dans Paris, je n'en ai jamais rencontré de semblable. Pidoux et Bourdon l'appellent *asthme cardiaque*. Est-ce, en effet, une perturbation dans les plexus qui servent à la respiration et à la circulation? Est-ce une affection du pneumo-gastrique? Une circonstance bien bizarre et que j'avais oublié de vous signaler, c'est qu'avant d'éprouver les symptômes de ma maladie actuelle, j'avais depuis cinq à six ans de très-fréquentes intermittences du pouls, sans que ce symptôme apportât le moindre trouble dans ma vie si active, et depuis ma maladie actuelle, ces intermittences ont presque tout à fait disparu. Je serais bien heureux, monsieur et honoré confrère, d'avoir votre avis sur cette bizarre et cruelle affection, et si dans votre nouvel arsenal thérapeutique, vous n'avez pas un traitement à me proposer.

» Bon P... DE K... »

Notre premier soin, en répondant à la lettre qu'on vient de lire, a été de rassurer notre honoré confrère sur les suites de son *état nerveux*. Nous disons nerveux, parce que rien chez lui ne dénote un état organique suffisant. L'hypertrophie du cœur, que M. P... traite lui-même de légère, ne coexiste avec aucune altération des valvules, ainsi que ses savants collègues, MM. Bourdon et Pidoux, l'ont confirmé. Comment expliquer sans cela ces signes d'une santé florissante? Ainsi qu'on vient de le voir, les intermittences du pouls ont disparu depuis que la névrose s'est déplacée et a dégénéré en asthme. Que le pneumo-gastrique n'est pas étranger à l'affection, les symptômes à la fois pulmonaires et gastriques le démontrent; et ces symptômes sont de même nature : le ballonnement des poumons et de l'estomac.

Notre collègue n'a jamais été plus malade antérieurement, et c'est sous une influence morale que les accès d'asthme se sont déclarés; éloignant donc toute idée de diathèse ou dyscrasie, je lui ai conseillé l'emploi de l'arséniate de strychnine, de l'hyosciamine et de la quassine, en les combinant trois par trois, quatre fois dans la journée. Or, voici comment nous expliquons cette médication : Qu'il y ait spasme des bronches, le ballonnement du parenchyme pulmonaire le démontre, de même que le spasme du cardia la tympanite de l'estomac. Voilà aussi pourquoi la gêne augmente après avoir dîné. Or, ce ballonnement a dû entraîner un certain degré d'atonie ou de sub-paralysie des poumons et de l'estomac. C'est comme, dans la dysurie, la sub-paralysie de la vessie : de sorte que lorsque le col se détend, les urines coulent goutte à goutte. Un malade auquel, dans une circonstance analogue, nous avions prescrit la cicutine et l'hyosciamine, fut délivré de son infirmité par la brucine.

Nous avons conseillé à notre collègue de Paris, de préférence, l'arséniate d'antimoine, parce que, dans l'asthme, on peut toujours admettre un certain degré de rhumatisme. Nous ne prétendons pas en faire une règle générale.

Quant à l'influence de l'hypertrophie du cœur sur l'asthme, sans la rejeter, nous pensons qu'il ne faut pas non plus l'exagérer. Chez les goutteux, où l'asthme est souvent l'indice d'une maladie du cœur, cette dernière peut manquer. L'effet nul de la digitaline prouve, au reste, que là n'est pas la cause. S'expliquerait-on, d'ailleurs, dans cette supposition, la disparition des intermittences du pouls? Nous pensons donc que notre traitement est logique; c'est celui qui nous a toujours le mieux réussi (1).

Passons maintenant aux dyspnées symptomatiques. Il y a des dyspnées symptomatiques *prochaines* et des dyspnées symptomatiques *éloignées*. (Nous sommes ennemi de la scolastique, quoique ou peut-être parce que nous avons passé quarante années dans l'enseignement; mais quand ces distinctions peuvent guider le praticien, nous en sommes partisan.)

Dans les dyspnées symptomatiques *prochaines*, nous plaçons toutes celles qui sont dues à des maladies des voies respiratoires : *angino-laryngiennes, bronchiques, pneumoniques, pleurodyniques, cardiopathiques, thoraciques, stomachiques*, etc. Dans les dyspnées symptomatiques *éloignées*, se rangent les *dyspnées névropathiques, myéloplastiques, cérébrales, dyshémiques*.

Nous allons les passer brièvement en revue.

Dyspnée angino-laryngienne. — C'est la plus violente de toutes, puisqu'elle se produit sous forme de suffocation et peut devenir mortelle par suite de la suppression complète de l'entrée de l'air.

Distinguons, tout d'abord, le *tétanos* de la glotte, qui peut être dû à un spasme tonique des muscles constricteurs ou à une paralysie des muscles dilatateurs. De là, deux ordres de moyens curatifs : 1° les mydriatiques : atropine, hyosciamine; 2° les strychnées, l'électricité. Ces accidents sont particulièrement redoutables chez les tout jeunes enfants. Ainsi, on les voit survenir pendant la première quinzaine de la vie et la mort en être la conséquence presque immédiate. Chez l'adulte, le danger est moins grand.

Cette affection, en tant que *faux croup,* se distingue du croup vrai par l'absence d'exsudation ou fausse membrane. Elle n'exige donc pas, comme ce dernier, l'emploi des émétiques.

Distinguons encore la *laryngite striduleuse* ou *asthme Millar*, qui se déclare le plus souvent la nuit, par accès de toux violente et rauque, avec respiration bruyante et difficile, angoisse, oppression, rougeur de la face, accélération du pouls et agitation vive. Dans l'intervalle des accès, la fièvre est modérée, la respiration plus ou moins facile, mais ordinairement bruyante, ronflante, striduleuse; la voix est rauque, la toux langoureuse. Cette affection, pas plus que les précédentes, ne doit être

---

(1) Le docteur P... est mort depuis par affaiblissement du sang, n'ayant pas suivi régulièrement les prescriptions de la dosimétrie.   Dr B.

négligée, car elle peut se terminer par la suffocation. Il faut donc, indépendamment des révulsifs et des dérivatifs énergiques, l'emploi des mydriatiques, et en même temps des anti-périodiques, notamment l'hydro-ferro-cyanate de quinine, qui, ainsi que nous l'avons déjà fait observer, est le modificateur indiqué dans l'espèce. En même temps qu'un granule d'hyosciamine (au demi-milligramme), nous donnons deux granules d'hydro-ferro-cyanate de quinine (au milligramme), avec une cuillerée de sirop de gomme ou d'ipéca, et nous répétons cette prise d'heure en heure, selon l'urgence. Vers le soir, nous donnons un ou deux granules de codéine, de narcéine ou de morphine.

Nous devons signaler ici l'œdème de la glotte, suivie promptement de mort. Ici encore, l'affection procède par accès, surtout la nuit. Nous l'avons observé chez des individus atteints de morsures ; de sorte qu'on peut la considérer comme une espèce d'hydrophobie, quoique non rabifique. Ici, il faut également l'emploi des mydriatiques et des anti-périodiques poussés très-activement : ainsi, un granule d'atropine et deux d'hydro-ferro-cyanate de quinine, de demi-heure en demi-heure.

Vient enfin le *croup vrai*, qui est une inflammation intense de l'isthme du gosier, du pharynx, du larynx, de la trachée-artère et des bronches, jusqu'aux cellules aériennes, rarement atteintes ou plutôt n'ayant pas le temps de l'être, tant la maladie marche vite. L'affection est à type continu, mais comme toutes les affections de cette région, elle présente un caractère nerveux. Il faut donc l'attaquer par des anti-phlogistiques et des anti-névrosiques. Ainsi les déplétions sanguines, surtout à titre dérivatif, c'est-à-dire laisser couler le sang graduellement et non en grande quantité, de peur de rendre l'enfant exsangue ; les émollients sur la gorge ; s'il y a spasme, atropine, hyosciamine : un demi-milligramme, d'heure en heure, dans un excipient mucilagineux, et, dès que la fièvre prend une forme erratique, l'hydro-ferro-cyanate de quinine et même l'arséniate de quinine : un granule de demi-heure en demi-heure, jusqu'à effet.

Au début, il peut être utile de donner l'émétine au lieu de l'émétique, chez les tout jeunes enfants : un granule tous les quarts d'heure, jusqu'à nausées ou vomissements. Ceux-ci n'ont pas pour but d'expulser la fausse membrane, mais de prévenir sa formation par la détente que produit le contro-stimulisme (1).

Si, malgré ce traitement énergique, la suffocation persiste et menace de devenir mortelle, il ne faut pas tarder de pratiquer la trachéotomie.

----

(1) Le docteur Fontaine, de Bar-sur-Seine, a employé comme spécifique des affections diphthéritiques le sulfure de calcium, comme dominante, avec les alcaloïdes comme variante. Nous reviendrons sur cette question importante.   Dr B.

Généralement, on se fait de cette opération une idée extraordinaire ; le fait est qu'elle est des plus simples, et que, par conséquent, mieux vaut la faire même inutilement. Les cas de mort ne doivent pas lui être attribués, mais bien au retard qu'on y a mis.

Parlons maintenant des suffocations *nervo* et *myo-paralytiques*. L'expiration se fait sans bruit ni difficulté, tandis que l'inspiration a lieu avec un râle ronflant grave, un ronflement, quelquefois un cri de coq. Cela tient à ce que, dans le premier mouvement, les cordes vocales s'écartent passivement, tandis que dans le second, la colonne d'air, qui arrive avec une certaine force, les presse l'une contre l'autre. Il y a, en même temps, raucité et extinction de voix.

La cause peut être ici purement nerveuse : tels sont certains cas d'hystérie ; diathésiques, comme dans l'intoxication saturnine ; et enfin *sténotiques*, comme dans les tumeurs du cou, du larynx, par suite de corps étrangers, d'engorgements, etc. On comprend que le traitement variera en conséquence : ainsi, dans la dyspnée nerveuse aphonique, on administrera, outre les anti-spasmodiques, l'acide phosphorique et le sulfate de strychnine : quatre à six granules par jour. Ces modificateurs nous ont trop souvent réussi pour ne pas les recommander aux praticiens. Dans la suffocation diathésique, on emploiera les moyens appropriés : iodés, mercuriaux, arséniates, bromures, etc. Nous citerons spécialement le camphre bromé, auquel nous consacrerons un article spécial.

Quant aux suffocations sténotiques, elles sont du ressort de la chirurgie. Tels sont les polypes du larynx, auxquels le professeur Ehrmann, de Strasbourg, a consacré une monographie. Grâce au laryngoscope, le diagnostic s'est simplifié. La tumeur, d'après son lieu et son mode d'insertion, peut être attaquée tantôt par la voie naturelle, tantôt par une voix artificielle ou la laryngotomie. Comme dans le croup, l'opération doit se faire à temps. De même que la trachéotomie, la laryngotomie n'offre aucun danger. Le chirurgien ne doit point se montrer timide devant le danger. Que dirait-on de celui qui, sachant nager, ne se porterait pas au secours d'un homme qui se noie ? La situation est la même.

Nous arrivons aux *dyspnées symptomatiques éloignées*.

Et d'abord, la suffocation *sympathique*, qu'on observe particulièrement chez les enfants et les personnes nerveuses. La première rentre dans la catégorie des affections striduleuses du larynx ou faux croup, mais en diffère par la cause. C'est contre cette dernière qu'il faut agir : tantôt les douleurs de dents, tantôt les vers, ou telle autre irritation de la muqueuse gastro-intestinale. — Nous avons parlé de la toux aboyante ou hystérique.

Vient ensuite la suffocation *cérébro-spinale*, que des médecins anglais, J. Clarke et Pretty, ont nommé *croup cérébral*. Ce genre de laryngisme s'explique par les rapports de la moelle épinière et des masses posté-térieures du cerveau avec le larynx, par l'intermédiaire des nerfs laryngés. L'alcoolisme joue ici un grand rôle; preuve, la raucité que donne l'abus des spiritueux. L'acide phosphorique, le sulfate de strychnine, le camphre bromé sont très-utiles ici.

La dyspnée *splénalgique* est une névrose du plexus splénique et s'accompagne également de troubles du côté des plexus spermatique, rénal, ovarique, utérin, cystique, de manière à donner lieu à des symptômes de spasme fort complexes. C'est dans ce cas que la cicutine (quatre granules par jour) convient particulièrement. Ces névroses peuvent avoir des conséquences graves; il est donc très-important de les faire cesser. Contre la dyspnée, les strychnées sont toujours indiquées. J'associe dans ce cas la cicutine et l'arséniate de strychnine.

Dyspnée dyscrasique. — Il faut ranger dans cette catégorie d'affections la *dyspnée saturnine*. Les bains de vapeur sulfhydrique et l'iodure de potassium sont indiqués ici.

Il y a encore les dyspnées *humorales*. On est presque embarrassé de se servir de ce mot, et cependant il est avéré que certaines dyspnées ou suffocations se rattachent à la répercussion d'une humeur. Ainsi, l'impétigo de la tête, chez les enfants, entre pour une grande part dans les affections striduleuses propres à cet âge. Il suffit que l'éruption reparaisse pour que le laryngisme cesse; et *vice-versa*. Comme généralement il y a scrofulose, il faut insister sur l'emploi du sirop de Vannier. Dans quelques cas la vératrine est utile, chez les personnes nerveuses : vers l'âge critique. La vératrine amène dans ce cas un calme, une cessation du prurit qui agace le système nerveux et entraîne le spasme des poumons. Je donne, dans ce cas, trois à quatre granules de vératrine par jour, et la continue pendant un certain temps, avec des intervalles de repos.

En somme, les dyspnées ou suffocations doivent être combattues d'après les causes qui les ont produites. Il n'y a pas d'affections qui exigent un traitement plus varié; mais dès qu'il y a insuffisance nerveuse, il faut venir au secours de la nature par les strychnées, les arséniates, les ferrugineux, et, s'il y a spasme, par les mydriatiques : atropine, hyosciamine, daturine, etc. Nous avons vu que ces deux états peuvent coexister, c'est-à-dire spasme des bronches et paralysie consécutive du parenchyme pulmonaire. Le traitement doit alors comprendre deux ordres de moyens, comme dans l'asthme essentiel.

Il faut, en même temps que l'état local, considérer l'état général, et réagir contre ce dernier avec énergie. Tel est le cas des dyscrasies et diathèses. Ainsi, dans la tuberculose, les arséniates agissent, comme dans l'amendement du sol, en empêchant la production des faux germes ou de la graine tuberculeuse. En quoi consiste cette dernière? La science ne nous a pas encore révélé son secret; on commence cependant à entrevoir que les globules blancs du sang pourraient jouer ici un grand rôle, comme dans toute pseudo-morphose ou hétérogénie. Si cela est, c'est-à-dire si les granulations miliaires ne sont que les corpuscules blancs pathologiquement transformés sous l'influence d'une cause diathésique, acquise ou héréditaire, il sera facile de comprendre que les moyens qui activent la crase sanguine soient si puissants contre la diathèse tuberculeuse; pourquoi, par exemple, le changement de climat, une vie active, les voyages, sur mer surtout, même les excès, ont pu transformer des phthisiques. Malheureusement, la vie civilisée est une galère où l'on est condamné à ramer sans répit ni pitié dans une atmosphère viciée. Est-il étonnant qu'il y ait tant de poitrinaires, et que la médecine soit impuissante à en diminuer le nombre? Nous venons au moins de faire voir que la médecine dosimétrique ne manque pas de ressources. C'est l'opportunité de leur application qui le plus souvent fait défaut.

XVI

Traitement dosimétrique de la diarrhée cholériforme.

De l'asthme à la diarrhée cholérique il n'y a qu'un pas, parce qu'elle se termine également par cyanose ; M. J. Guérin a donné à cette diarrhée le nom de *prémonitoire,* parce qu'elle précède généralement cette affection et peut aller jusqu'à l'état algide de la cyanose confirmée.

Ce flux de ventre est de deux sortes : *bilieux* ou *séreux,* et exige deux ordres de moyens. Quand l'état bilieux est prononcé, qu'il y a anorexie, envies de vomir, bouche amère, et que deux stries jaunâtres se dessinent, sur la langue, de chaque côté du raphé, il faut, d'après les indications de la nature, administrer le Sedlitz Chanteaud, car, en dehors du ferment cholérique, sur lequel nous n'avons aucune notion, il y a les matières fermentescibles, surtout la bile, qui prend des qualités âcres, au point de détruire les cellules du foie. De là, les désordres si fréquents qu'on observe dans cet important parenchyme. Le naturaliste Victor Jacquemont, qui le premier nous a fait connaître le choléra indien, est mort d'un abcès au foie, suite d'une fièvre algide qu'il avait contractée dans les gorges de l'Hymalaya. Il en est de même de toutes les affections bilieuses épidémiques, notamment la fièvre jaune.

Dès que l'évacuation des matières intestinales a été complète, il faut songer à calmer le mouvement désordonné du tractus abdominal, ainsi que les douleurs ou tranchées dont il s'accompagne ; sans cela, il se produit une sidération nerveuse qui va jusqu'à l'état algide et la cyanose. On commencera par quelques granules de chlorhydrate de morphine : un de demi-heure en demi-heure, jusqu'à effet, et si l'état nauséeux ou de mal de mer persiste, on y associera le sous-nitrate de bismuth, surtout s'il existe de la gastralgie et entéralgie. Les crampes venant à se déclarer, on ajoutera à ces moyens l'atropine ou l'hyosciamine. Ainsi, on donnera alternativement, de demi-heure en demi-heure, ou d'heure en heure, un granule d'hyosciamine ou d'atropine, un granule de chlorhydrate de morphine et un granule de bismuth. Ces agents, quoique très-actifs, ne produisent pas la moindre perturbation, et, au contraire, font cesser celles qui existent. Il n'en est pas de même des huiles essentielles et des éthers, dont on a abusé de la manière la plus déplorable, au point qu'après la réaction on se trouvait devant une gastro-entérite, qui se terminait le plus souvent en typhus ou en consomption.

Entre-temps, il faut solliciter l'action de la peau par les frictions et ventouses sèches ; et, comme le corps brûle à l'intérieur, par les compresses réchauffantes ou le maillot, à la manière des hydrosudopathes.

Il arrivera alors que la réaction oscille, c'est-à-dire qu'il y ait des alternatives de frissons et de bouffées de chaleur : on n'hésitera pas un seul instant à administrer les anti-périodiques, de préférence l'hydro-ferro-cyanate de quinine : un granule de quart d'heure en quart d'heure, ou, s'il n'était pas toléré, des lavements de quinine (15 à 20 centigrammes dans une solution d'amidon, avec quelques gouttes de laudanum), de demi-heure en demi-heure.

Si malgré ces moyens internes et les moyens externes, qui auront été activement continués, la prostration augmente, il faut ne pas perdre une minute pour administrer l'acide phosphorique et le sulfate de strychnine. Quelquefois on alternera ces derniers moyens avec l'arséniate de quinine.

Dans le choléra séreux, la langue est plate, blanche, sans amertume de la bouche, et le malade se plaint d'une soif inextinguible. La voix est faible, brisée, la face, grippée, exprime une souffrance indicible ; les joues enfoncées, les orbites creuses, le teint mat, donnent au malade quelque chose de cadavéreux. Les extrémités se tordent en crampes douloureuses ; le ventre est retiré sur lui-même, enfoncé, comme sur le cadavre ; le malade y éprouve une sensation de brûlant, qui fait qu'il ne cesse de se découvrir et de demander de l'eau froide ou de la glace. Le pouls s'efface et la chaleur cède la place à un état algide confirmé.

On comprend qu'ici il ne peut plus être question d'évacuer ; il faut aborder de prime abord la seconde partie du traitement du choléra bilieux, c'est-à-dire les calmants, les anti-périodiques, les strychnées et les frictions sèches sur la peau.

Feu le docteur Éverard nous a fait connaître un traitement institué, en Russie, par le docteur Mandt, et qui n'est pas sans analogie avec celui que nous venons d'indiquer. On nous permettra donc de le rappeler ici en peu de mots.

« Le choléra étant constitué — inutile de rapporter ici les symptômes caractéristiques, le médecin les connaît, — seulement nous dirons que le malade conserve encore un pouls perceptible, et que le corps n'est pas complétement froid ; dans cet état on administre une poudre composée de :

Extrait alcoolique de noix vomique 0,001
Acide phosphorique 0,001
Sucre de lait 0,25

» Cette préparation est répétée selon la violence des vomissements ou des déjections alvines : ainsi, toutes les cinq, quinze ou trente minutes. Le médecin rapproche ou éloigne les prises du remède, selon les indications.

» En même temps, on a eu soin de faire tremper un drap de lit dans de l'eau salée, puis, après l'avoir fortement tordu, on en enveloppe le malade, afin de favoriser la réaction. Ordinairement, le retour de la chaleur commence après quelques heures. Je l'ai vu survenir en moins de quatre-vingts minutes, ainsi que la cessation des crampes. On conçoit facilement que ce but étant atteint plus ou moins vite, il reste à observer les conséquences de l'attaque sur la membrane muqueuse gastro-intestinale, et même sur la trachéale, car elle est toujours affectée.

» Si après quelques heures, l'état du cholérique s'aggrave, mais que le froid n'est pas encore universel, on alterne le remède précité avec le suivant :

Extrait alcoolique de noix vomique 0,001
Extrait de vératrum blanc 0,001
Sucre de lait 0,25

» La chaleur revient ordinairement quand le traitement a été exécuté avec soin et promptitude. Si elle tarde à reparaître, il faut renouveler le drap avec de l'eau salée. Entre-temps, on a recours à un cataplasme de farine de lin sur le ventre.

» Quand la maladie arrive à sa troisième forme, soit d'emblée, soit successivement, par une aggravation de tous les symptômes, l'oppression devient excessive, le pouls est nul, la peau entièrement froide et cyanosée. Dans cet état, le péril est imminent, et il faut faire sur tout le corps des frictions avec de la glace et du sel en poudre. Aussitôt cette opération finie (et elle doit se faire avec force et vitesse), le malade est enveloppé dans un drap mouillé, par-dessus une couverture de laine; puis il est remis au lit. Au même moment, on donne, alternativement, le premier remède déjà indiqué et la préparation suivante :

Musc 0,001
Extrait alcoolique de noix vomique 0,001
Sucre de lait 0,25

» Ces poudres sont administrées à des intervalles plus rapprochés : toutes les cinq, dix, quinze ou vingt-cinq minutes. Après quelques heures d'attente, si la peau ne reprend point la moindre chaleur, il faut répéter les frictions avec la glace et le sel. J'ai vu un cholérique à qui on a dû faire sept fois cette opération et qui a été sauvé.

» Si le choléra est sec, foudroyant, apoplectique, avec ou sans paralysie, même traitement externe, et on donnera alternativement la poudre suivante :

Camphre	0,001
Sucre de lait	0,25

» Ces remèdes seront administrés comme il a été dit plus haut : toutes les cinq, dix, quinze minutes.

» Lorsque la réaction commence, si c'est après une attaque légère, les suites sont peu graves, et la convalescence se déclare assez vite. Mais quand l'attaque a été violente, on est bien loin encore du succès. Un nouveau danger va commencer : la membrane muqueuse gastro-intestinale s'irrite, s'enflamme à différents degrés, et menace de tomber en gangrène. Les nombreuses autopsies qui ont été faites ne laissent aucun doute à cet égard. En outre, le tube aérien, si vivement affecté pendant la crise, et dont le degré d'irritation coïncide si clairement avec l'altération ou la disparition de la voix, présente les mêmes lésions et donne les mêmes craintes.

» Ce tableau n'est qu'ébauché, mais il suffira pour faire comprendre toute l'importance du traitement pendant la période algide, et surtout pendant celle qui va suivre.

» Quelle que soit la forme grave à travers laquelle le cholérique a passé, le médecin doit observer attentivement la réaction : l'activer ou la modérer. Il supprimera graduellement les doses des médicaments; d'abord il abandonnera le musc, le camphre, le vératrum, et même l'acide phosphorique; il laissera subsister la noix vomique seule, mais à des prises plus rares; il y ajoutera parfois un milligramme d'extrait d'aconit ou de bryone, suivant qu'il veut combattre un excès de réaction ou qu'il prévoit une apparence de retour du choléra. Si, au contraire, la réaction a de la peine à se soutenir : avec des accès de froid, il arrivera aux lavements de sulfate de quinine. »

En temps cholérique, tout flux du ventre doit être sévèrement surveillé et combattu, non par les *semblables* ou les *contraires*, mais par des moyens rationnels, c'est-à-dire en rapport avec la nature des symptômes; par conséquent, les évacuants, quand il y a à évacuer, d'après le principe d'Hippocrate : *Quo tendit natura eo ducenda;* tantôt par les constipants, ou plutôt les calmants du mouvement péristaltique exagéré et perverti, au point d'être crampiforme. Puis, ce résultat étant obtenu, agir selon le degré de la vitalité : lui venir en aide si elle fléchit ou menace de succomber; la modérer, au contraire, si elle veut dépasser le but ou la moyenne physiologique.

XVII

Traitement dosimétrique des dysphagies.

Il y a quelque temps, me trouvant à Blankenberghe, le médecin de cette charmante station de bains de mer, me parla d'un de ses clients, affecté, depuis quelques jours, de dysphagie, au point de rendre l'emploi de moyens mécaniques nécessaire. Je lui conseillai de tenter avant, la méthode dosimétrique. Trois jours après, je reçus de ce confrère la lettre suivante :

« Monsieur le Professeur,

» Je suis heureux de pouvoir vous annoncer que le résultat de la médication dosimétrique a été vraiment extraordinaire. Le malade, officier en retraite de notre armée, âgé de 64 ans, d'une constitution hémorroïdaire, menant une vie très-calme, n'ayant pas abusé de liqueurs spiritueuses, se sentant indisposé depuis quelques jours, prit deux pilules purgatives, sans difficulté, mais quelques instants après, ayant voulu boire, il ne parvint pas, à son grand étonnement, à avaler une goutte d'eau. Quelques heures plus tard il essaya de nouveau, mais il lui fut impossible d'ingurgiter quoi que ce soit.

» Le malade ne souffrait pas le moins du monde ; il n'éprouvait pas la moindre inquiétude, et comme il n'y avait ni gonflement, ni chaleur, ni rougeur, je m'attendais qu'après quelques selles, la dysphagie cesserait.

» Il n'en fut rien. Un confrère de Bruges me fut adjoint. Nous attribuâmes cet état à une congestion. Une application de sangsues derrière les oreilles, des synapismes aux mollets, des frictions au cou, avec une pommade excitante belladonée, tel fut notre traitement. Le résultat fut momentané, c'est-à-dire qu'immédiatement le malade put avaler quelques gouttes d'eau ; mais quelques heures après, aucun liquide ne passait plus. Le lendemain (le dimanche que vous êtes venu), sur votre conseil, il fut administré, après l'introduction forcée du doigt indicateur dans l'arrière-gorge, trois granules dosimétriques : un d'hyosciamine, un d'acide phosphorique, un de sulfate de strychnine.

» Une demi-heure après, le malade put avaler, avec beaucoup d'effort, mais sans l'aide du doigt, trois nouveaux globules. Une heure après, il ingurgita, avec peine, un demi-verre d'eau.

» Comme il supportait bien les médicaments, nous lui fîmes prendre, de trois heures en trois heures, le même nombre de granules. Le malade put, de temps à autre, boire un peu de bouillon.

» Le mieux se soutint : pour le maintenir, nous fîmes prendre les médicaments comme le premier jour. Aujourd'hui, c'est-à-dire le troisième jour de la médication dosimétrique, le malade a pu manger une tartine et prendre sans difficulté une tasse de bouillon. L'affection a donc cédé. Le malade se porte à merveille. Voilà, Monsieur le Professeur, le fait tel qu'il s'est passé.

» Maintenant je finis en vous faisant observer qu'il n'y a pas de tumeur de l'œsophage, ni aux environs. Le malade n'a jamais eu la goutte, mais depuis quelques années il souffre beaucoup de rhumatisme, principalement dans les membres inférieurs.

» D'après ma manière de voir, la dysphagie était due à une paralysie de l'œsophage, symptomatique d'un état congestionnel du cerveau.

» N'ayant jamais observé de fait de cette nature, je vous laisse le soin d'apprécier et de juger le cas présent, d'après la narration que j'ai tâché de faire le plus exactement possible.

» D^r VAN MULLEM. »

Depuis, une nouvelle lettre du confrère est venue confirmer la guérison persistante du malade.

Avant de faire nos réflexions sur ce cas, nous citerons un deuxième fait d'œsophagisme, également levé par la strychnine et l'hyosciamine.

Dernièrement, me trouvant à Paris pour suivre les expériences de M. Alphonse Guérin, à l'Hôtel-Dieu, avec les appareils ouatés, ce savant et habile collègue, en me faisant les honneurs de ses salles, me fit remarquer un malade présentant une dysphagie survenue inopinément. Il avait eu une parotidite qui s'était évacuée par le conduit de Sténon. Existait-il, de ce chef, quelque rapport morbide avec le pneumogastrique ou son accessoire? Il serait difficile de le dire. Rien, au reste, ne le dénotait du côté des organes respiratoires. Le seul signe pathognomonique était une constriction douloureuse de l'œsophage, avec impossibilité d'avaler.

Je proposai de faire prendre au malade l'arséniate de strychnine et l'hyosciamine, de chaque six granules par jour.

Étant retourné à l'Hôtel-Dieu quelques jours après, M. Guérin me fit voir le malade complétement débarrassé de sa dysphagie.

Comment, maintenant, expliquer une action aussi rapide de médicaments diamétralement opposés? Évidemment on ne le peut qu'en l'absence de toute altération organique. C'est la dynamicité qui était seule en jeu; or, dans ce cas, des substances aussi énergiques que la strychnine et l'hyosciamine ont dû avoir des effets prompts.

Reste l'action antagoniste : on sait que la strychnine corrige l'effet mydriatique de l'hyosciamine, mais, comme le fait remarquer Gubler, dans ses *Commentaires thérapeutiques,* « les actions des deux poisons ne sont pas contraires ; ensuite elles ne s'exercent pas également sur les divers appareils de l'économie, en sorte qu'elles ne sauraient se faire exactement équilibre ni se neutraliser complétement ».

L'observation du savant thérapeutiste est juste : c'est ainsi que les anciens médecins combinaient l'opium et la belladone, quoique l'un empêche l'action mydriatique de l'autre.

Pour tous ces médicaments héroïques, il faut admettre une action élective : ainsi, dans le cas qui nous occupe, il a pu se faire qu'il existât, à la fois, une paralysie du plan musculaire longitudinal et une contracture spasmodique du plan circulaire, d'où rupture d'équilibre ou d'antagonisme. Cette manière de voir est confirmée par le fait suivant.

XVIII

Rétention d'urine, guérie dosimétriquement par l'hyosciamine, la cicutine et la brucine.

Un individu, âgé de 42 ans, atteint de dysurie qui, par moments, allait jusqu'à rétention d'urine, vint me trouver afin que je le sondasse. Il existait un rétrécissement hypertrophique de la portion membraneuse du canal, pour lequel il était en traitement depuis plus de huit mois, chez un spécialiste. Là cependant ne pouvait être la cause unique de la dysurie, car c'était un péché de jeunesse, et jusque-là cela ne l'avait pas empêché de lâcher l'eau, — il est vrai plus longuement. La difficulté d'uriner était survenue brusquement et avait dégénéré, par moments, en rétention. Le malade éprouvait des épreintes douloureuses à l'anus et au périnée. La nuit, sous l'influence de la chaleur du lit et du sommeil, les urines coulaient involontairement.

Il est évident qu'il y avait ici, à la fois, spasme du col de la vessie et paralysie du corps de cet organe. C'est en vue de ce diagnostic que je prescrivis la *cicutine*, l'*hyosciamine* et la *brucine,* de chaque quatre granules par jour, trois par trois.

Au bout de quelques jours, je reçus la lettre suivante :

« Monsieur le Docteur,

» Je vous remercie du soulagement que vous m'avez procuré avec vos médicaments. Depuis huit mois j'ai souffert des douleurs atroces provoquées par mon rétrécissement, qui était arrivé à m'empêcher de lâcher l'eau. En deux ou trois jours, vos granules m'ont fait revenir à mon état normal, au point de dispenser de me sonder. »

L'hyosciamine a détendu le sphincter vésical, en même temps que la cicutine a fait cesser l'action réflexe de la moelle épinière.

Quant à la brucine, elle a restitué à la vessie son ressort.

Depuis ce cas, il s'en est présenté un autre également digne d'être relaté ici.

Voici la lettre que le malade m'a adressée après sa guérison :

« Monsieur le Docteur,

» Comme j'ai eu l'honneur de vous le dire à votre consultation, il y a cinq ans que j'étais souffrant de la prostate et après avoir consulté en vain, je ne savais plus à quel saint me vouer, lorsqu'un ami me mit en rapport avec vous. Depuis un mois que je fais usage de vos granules, le grave inconvénient d'urine qui me forçait de rester chez moi et me faisait souffrir des douleurs intolérables, a disparu. Je vais! je viens! j'existe! Les granules que vous m'avez prescrits sont : la brucine, l'hyosciamine et le benzoate de soude, de chaque quatre par jour.

» Maintenant il me reste encore qu'à chaque changement de temps, j'éprouve des douleurs très-vives aux pieds ou dans les cuisses. L'épiderme de la peau est très-sensible. Les secousses sont fréquentes et douloureuses. »

Nous avons conservé la forme enthousiaste de la reconnaissance du malade, parce qu'elle montre la confiance qu'on peut avoir dans les médicaments dosimétriques.

Nous avons conseillé de remplacer la brucine par la cicutine.

Ici, encore une fois, il s'agissait d'un spasme et d'une paralysie. L'hyosciamine a eu raison du premier et la brucine de la seconde. Quant au benzoate de soude, il a combattu la cystite chronique qui existait en même temps. La cicutine aura eu pour effet d'enlever les élancements douloureux de la moelle épinière dans les membres inférieurs.

———————

XIX

Physométrie, guérie par l'emploi dosimétrique de l'hyosciamine.

Voici un autre cas qui nous a été communiqué par un honorable médecin. Nous reproduisons sa lettre :

« Monsieur et très-honoré Professeur,

» Dans l'état actuel de la pharmacie, encombrée par une variété prodigieuse de spécialités et leur cortége d'annonces prétentieuses, il n'est pas de médecin jaloux du soulagement de ses malades qui ne soit séduit aux avantages réels qui pourront résulter de l'application raisonnée de la méthode dosimétrique dont vous enrichissez la science et que semblent appuyer déjà de leur autorité quelques-uns de nos maîtres.

» Certes, il est à désirer que l'action des alcaloïdes et des principes actifs de chacune des substances que la nature, prodigue de ses bienfaits, a répandues en si grande abondance autour de nous, soit parfaitement connue et précisée. Il faut pour cela de nombreuses observations, très-attentivement faites par des hommes savants, qui jugent avec le véritable esprit d'expérimentation, c'est-à-dire libre de toute idée préconçue.

» Après avoir lu avec attention votre *Guide de médecine dosimétrique*, j'ai fait ma première expérience avec l'hyosciamine, et ç'a été un succès dont tout l'honneur revient à votre méthode.

» Julie B..., âgée de 48 ans, veuve, encore réglée, est atteinte, depuis deux ans, de spasme utérin, avec physométrie. Il a été employé tous les antispasmodiques et les altérants, tels que le bromure de potassium, que la malade a pris bien exactement pendant deux mois. Il n'y avait que le séjour à la campagne qui paraissait atténuer d'une manière sensible l'état morbide, dont les accès duraient des heures entières et se répétaient souvent dans la journée et duraient alors quelques minutes seulement.

    « J'ai donné l'hyosciamine : huit granules par jour, pendant quinze jours. Les crises ont cessé depuis le premier jour et n'ont plus reparu depuis.   » Dr BITTERLIN.
                                         » Saint-Maur (Seine). »

Il s'agit encore ici d'un spasme, mais cette fois du col utérin, avec production de gaz, distension de la matrice et symptômes hystériques. On sait que cet état va quelquefois jusqu'à simuler la grossesse et peut ainsi donner lieu à de graves soupçons.

Toujours est-il que l'hyosciamine l'a fait cesser comme par enchantement.

Il n'y a d'étonnant que le peu d'usage qu'on fait de ce précieux médicament. Espérons que maintenant que nous l'avons introduit dans le formulaire dosimétrique, il n'en sera plus ainsi.

XX

Névralgie de la cinquième paire (trijumeaux), traitée dosimétriquement par l'hyosciamine, la cicutine, le sulfate de strychnine, l'hydroferro-cyanate de quinine et l'arséniate de soude.

Avant de faire connaître la marche et les effets de cette médication, nous devons dire un mot de la maladie.

Il s'agissait d'une névrose de la cinquième paire (trijumeaux). Rappelons ici tout d'abord, que cette paire nerveuse a la plus grande analogie avec les nerfs vertébraux, dans ce sens qu'elle s'implante dans la moelle allongée par deux racines : une grosse et une petite, ayant leurs ganglions intervertébraux ou de conjugaison. Elle est, à la fois, motrice et sensitive.

Par sa branche ophthalmique, elle se distribue aux paupières et à la glande lacrymale, au front, au nez, et, par l'intermédiaire du ganglion ciliaire, fournit des filets à l'iris, au nerf optique et à la pituitaire.

Le nerf ophthalmique préside à la sensibilité tactile de ces parties. Ses anastomoses avec le nerf facial font que ce dernier produit les mouvements de clignotement et de nutation. Ainsi, sous l'impression d'une vive lumière, les sourcils se froncent et les larmes sont sécrétées en plus grande abondance. Quelquefois on éternue, ce qui s'explique par les nerfs sphéno-palatins, dont une des racines provient du ganglion ophthalmique.

Par le nerf maxillaire supérieur, la cinquième paire se subordonne la sensibilité de la paupière inférieure, de la face, des dents supérieures, et s'anastomose également avec le facial : de là, les mouvements involontaires que ce dernier nerf imprime aux muscles expresseurs. Par l'intermédiaire du ganglion sphéno-palatin, il fournit des filets à la dure-mère, au palais et à son voile, au pharynx, dont il se subordonne les mouvements. Par le nerf maxillaire inférieur, la cinquième paire se distribue au bas de la face, aux dents inférieures, au pavillon de l'oreille et à la tempe par le nerf récurrent ou auriculo-temporal, à la langue dont il constitue les papilles. Il a pour ganglion le sous-lingual et s'anastomose avec le facial par l'intermédiaire de la corde du tympan.

La petite racine des trijumeaux se distribue aux muscles masticateurs.

Il était indispensable de rappeler ces détails anatomiques pour faire comprendre pourquoi le malade présentait, à la fois, des phénomènes morbides de mouvement et de sentiment, ainsi que pour expliquer le traitement que nous lui avons ordonné.

Le siége de la maladie n'était point douteux : on pouvait suivre à la vue les irradiations douloureuses par les frémissements des muscles du front, des paupières, du nez et de la face. Ce n'était pas le tic convulsif du facial, mais des contractions fibrillaires provoquées par les anastomoses des deux nerfs. Le malade se plaignait de lançures douloureuses sur le trajet des nerfs frontaux, sus et sous-orbitaires, temporaux, dentaires, etc. Il se faisait, par moment, dans la langue des décharges avec une sensation de sapidité, comme par le passage du fluide galvanique. La salive coulait en abondance et il y avait du larmoiement.

Je prescrivis l'hyosciamine, la cicutine, le sulfate de strychnine, au demi-milligramme. De chaque, quatre granules par jour.

Après huit jours de ce traitement, je reçus du malade la lettre suivante :

« Monsieur le Docteur,

» Depuis que j'ai eu l'honneur de vous voir, j'ai très-exactement suivi le traitement que vous avez eu la bonté de me prescrire. Jusqu'ici les douleurs de la face sont restées les mêmes. Dimanche et lundi, les douleurs ont commencé à la nuit et n'ont cessé qu'à six heures du matin, cependant avec quelques intermittences très-courtes. Mardi soir, il y a eu du calme. Les douleurs se sont représentées mercredi à midi. La constipation est extrême. Les urines sont diminuées. L'estomac supporte bien les doses. »

Je répondis au malade que je considérais de bon augure l'intermittence, quoique légère, et lui prescrivis l'hydro-ferro-cyanate de quinine, conjointement avec les granules précédents.

Le malade prit ainsi à la fois : un granule hyosciamine, un granule cicutine, un granule sulfate de strychnine et un granule hydro-ferrocyanate de quinine, quatre fois par jour.

Huit jours après, je reçus la nouvelle lettre que voici :

« Monsieur le Docteur,

» Conformément aux conseils que vous avez bien voulu me donner par votre lettre du 27 juin dernier, j'ai pris jour par jour les granules. Les pupilles sont fortement dilatées. Faut-il remplacer l'hyosciamine par autre chose pour éviter le trouble de la vision ?

» L'état général est meilleur et les rémittences sont plus longues. Cette nuit les douleurs sont revenues et semblent reprendre de l'acuité, ce qui m'inquiète. Le lit paraît les provoquer. L'appétit est faible, la bouche sèche, la mastication difficile. Je souffre beaucoup d'accidents hémorroïdaires. Si l'aggravation continuait, quelle marche devrai-je suivre? Dix jours avant votre visite, la Faculté du pays m'avait fait commencer un traitement à l'iodure de potassium. Ce médicament doit-il être abandonné ou repris? »

Je répondis de continuer mon traitement, en substituant l'arséniate de soude à l'hydro-ferro-cyanate. Voici la nouvelle lettre qui me parvint :

« Monsieur le Docteur,

» Depuis le départ de ma dernière lettre jusqu'à l'arrivée de votre réponse, il s'est opéré dans mon état un assez grand calme pour que j'hésite aujourd'hui à continuer l'usage des médicaments que vous m'avez prescrits. La plupart des symptômes signalés ont disparu et j'ai le plus grand espoir de réussite. Faut-il continuer avec les derniers médicaments? »

Ma réponse fut qu'il fallait insister encore quelque temps sur la médication arsenicale ainsi que sur les alcaloïdes, de peur de la récidive (1).

Je ne pense pas qu'on puisse mettre en doute les effets des médicaments employés, pas plus que dans les cas précédents. Ce sont encore l'hyosciamine, la cicutine, la strychnine. Pourquoi ces modificateurs réunis? Parce qu'il y avait, à la fois, des phénomènes morbides de spasme et de sensibilité.

On ne saurait dire cependant que ce traitement ait été empirique : l'hyosciamine calme le spasme, la cicutine les élancements douloureux, la strychnine modifie les mouvements morbides, comme on le voit dans

(1) Nos prévisions ne nous avaient pas trompé : une lettre ultérieure nous a appris qu'il y a eu en effet une recrudescence du mal.

le traitement des gastroses ; l'hydro-ferro-cyanate de quinine combat la périodicité, l'arséniate de soude pare ou remédie à la dyscrasie.

Rien donc que de rationnel dans l'emploi de ces divers médicaments.

Nous savons qu'il y a des sceptiques en médecine ; mais ceux-là ne sont pas de bons médecins ; pas plus que les augures romains n'étaient de bons prêtres.

XXI

1° Chloro-anémie, suite d'une tumeur de l'abdomen.

Liévine de B..., 24 ans, tempérament lymphatique, à la suite d'un refroidissement, ressentit dans le ventre une douleur d'abord vague, qui augmenta graduellement et se généralisa bientôt dans tout l'abdomen. Elle n'y fit d'abord pas attention, mais les règles étant venues à manquer, de guerre lasse, elle vint me trouver, après deux mois (fin août 1871). — Indépendamment des symptômes indiqués plus haut, j'observe que le ventre est peu sensible au palper superficiel, davantage au palper profond. — Pas de tumeur, — sangsues, — légers dérivatifs, — calmants, emménagogues à base de fer, car il y avait chlorose commençante. — Au bout d'un mois, elle se remit et revit ses règles.

Le 15 avril 1872, elle me fit appeler chez elle. — Depuis plus de cinq mois, le mal de ventre avait repris. Elle s'était traitée d'abord elle-même, par des sangsues et des cataplasmes, mais le mal prenant des proportions qui l'effrayaient, elle avait de nouveau recours à mes soins. Voici les symptômes : douleurs continues, mais sujettes à exacerbation, limitées au côté droit, qui est complétement mat, de l'os iliaque à l'ombilic et au pubis. Le palper indique une énorme tumeur de la grosseur d'une tête d'adulte, douloureuse à la pression. La malade doit se pencher en avant, dans la marche, — la tumeur est dure; non fluctuante, la peau tendue et légèrement rouge, — fièvre avec exacerbations rémittentes, — sueurs nocturnes, — inappétence, dévoiement, — absence des règles depuis plusieurs mois.

Après avoir combattu la fièvre erratique par les toniques : quinquina, ferrugineux, etc., l'intermittence par la quinine, le dévoiement par la ratanhia et le laudanum, la tumeur par des frictions mercurielles et des cataplasmes, au bout d'un demi-mois l'état de la malade s'est beaucoup amélioré : la fièvre a à peu près disparu, l'appétit renaît, les selles sont normales, la tumeur réduite au volume d'un poing d'enfant, se cache dans la fosse iliaque. Restait la chloro-anémie et l'aménorrhée.— Les granules d'arséniate de fer, administrés six par jour, ont ici fait merveille, car peu de temps après, les règles ont reparu et se sont maintenues. Il m'a même semblé que depuis l'administration du sel arsenical, la tumeur rétrocédait plus rapidement.

Actuellement cette jeune fille est très-bien portante, mais la tumeur persiste, un peu moindre qu'un poing d'enfant.   Dr WALTON,

Nederzwalm (Belgique).

De quelle nature est la tumeur que mentionne l'observation qu'on vient de lire?

Nous pensons que c'est une ovarite qui, à un instant donné, a menacé de se terminer par suppuration. Nous en avons vu un cas qui a déterminé la consomption de la jeune femme. La malade a traîné pendant trois ans; après sa mort, l'autopsie a permis de constater que l'ovaire droit était complétement détruit par suppuration. Quelques mois avant, un trajet fistuleux s'était ouvert dans l'aine.

La chloro-anémie est un symptôme constant de cette maladie, et indique combien est grande la place que l'ovaire occupe dans l'économie de la femme. On pourrait dire que celle-ci est, non par sa matrice, mais par ses ovaires. C'est comme pour les testicules chez l'homme. Les granules d'arséniate de fer ont donc eu ici pour effet de dissiper, en peu de temps, une complication fâcheuse. Les menstrues étant revenues, il faut croire que la tumeur de l'ovaire disparaîtra entièrement.

2° MIGRAINE INTENSE, GUÉRIE PAR LA CAFÉINE.

Une dame âgée est atteinte depuis de nombreuses années de migraine si intense qu'elle est forcée, à chaque accès, de garder le lit pendant deux à trois jours, ne supportant ni aliments, ni bruit, ni lumière. Ces accès reviennent à des intervalles irréguliers, quelquefois assez longs (3 à 4 mois).

La caféine a fait merveille. Sentant la migraine venir, la malade a pris un granule de caféine d'heure en heure, soit douze en vingt-quatre heures, en faisant la part du sommeil. — Dès le premier jour, amélioration; le deuxième jour disparition de tous les symptômes.

IBIDEM.

3° SPASMES INTESTINAUX. — ATROPINE.

Une dame atteinte d'une légère hypertrophie du col utérin, d'ailleurs parfaitement menstruée, est, depuis quinze ans, atteinte de douleurs intestinales quelquefois très-intenses, revenant si fréquemment qu'on pouvait la dire constamment malade. Les voyages, les changements d'air, les bains sulfureux et les médications diverses auxquelles on l'a soumise, l'ont soulagée sans la guérir. Il y a quelques jours, sentant son mal la menacer, elle prit, sur mon conseil, dans la soirée, trois granules d'atropine, un d'heure en heure. La nuit, le sommeil fut considérablement dérangé par une grande soif, avec sécheresse et ardeur dans l'arrière-bouche.

Le lendemain elle reprit deux granules : de nouveau mêmes symptômes gutturaux, avec trouble de la vue et légère dilatation des pupilles.

Devant ces symptômes d'intoxication, je fis arrêter les granules ; mais le mal était vaincu. Elle n'avait cependant pris que deux milligrammes et demi d'atropine.   Ibidem.

4° DOULEURS CANCÉREUSES. — CICUTINE.

Le 20 juillet 1872, je fus appelé le soir, en hâte, pour un fermier qui se trouvait dans un assez triste état : squirrhe de l'estomac, vomissements fréquents, constipation rebelle aux lavements, ventre dur, mat, très-douloureux, facies hippocratique, marasme général. Le malheureux souffrait atrocement. Évidemment il y avait nécessité de lever la constipation, mais en l'absence du médecin traitant, je me suis contenté de combattre l'élément douloureux. Je choisis la circutine comme calmant non constipant. L'administration d'un granule, d'heure en heure, fit disparaître la douleur au bout de trois heures. Devant m'absenter le lendemain, j'avais recommandé, crainte d'accident, n'étant pas là pour constater les effets de la cicutine, de s'arrêter aussitôt que la douleur aurait complétement cessé. Après le cinquième granule, non-seulement toute douleur avait été levée, mais les vomissements s'étaient considérablement ralentis.

Je crois que dans le présent cas, le médicament employé et sa forme granulaire ont été d'un grand secours par son petit volume et ne pouvant par lui-même provoquer le vomissement, ce que faisait toute substance ingurgitée. D'un autre côté, son absorption rapide a fait que l'estomac n'a pu le rejeter. IBIDEM.

Ces trois dernières observations ont leur valeur pratique, puisqu'elles nous montrent de quelle ressources sont les médicaments dosimétriques quand il faut agir d'urgence. La caféine restera comme un des modificateurs les plus efficaces de la migraine, ce mal qu'on dit incurable, et qui est cependant curable quand on peut mettre l'estomac hors de cause, car c'est là que la migraine se tient, comme l'araignée dans sa toile.

La seule précaution à prendre, c'est de tenir la tête constamment libre au moyen du Sedlitz Chanteaud. Le sel, par son alcalinité, corrige les effets de la bile et l'empêche de s'étendre dans la muqueuse comme une tache d'huile dans une étoffe veloutée.

L'atropine se présente également comme le calmant par excellence des contractions spasmodiques de l'intestin ou l'entéralgie. Afin de corriger la constriction du gosier et la mydriase, il est bon de lui associer le chlorhydrate de morphine, qui enlève en même temps l'élément douloureux.

Quant à la cicutine, on voit par l'effet qui en a été obtenu, que c'est le calmant des douleurs lancinantes du cancer. Ainsi s'explique la grande réputation faite à la ciguë par Storck, dans le traitement des cancers. Un mal dont on a enlevé la douleur peut être considéré comme n'existant plus. Quant à guérir le cancer, on sait qu'il n'y faut pas songer ; les guérisseurs noirs (1), pas plus que les guérisseurs blancs, n'y peuvent rien.

Heureusement que le cancer de l'estomac est devenu moins fréquent depuis que les conditions de l'alimentation sont améliorées.

Nous terminerons cette série de faits pratiques par un qui nous est personnel. Dr BURGGRAEVE.

---

(1) On sait qu'un prétendu docteur qui avait longtemps résidé aux Indes orientales et auquel son teint basané avait fait donner le nom de « Docteur noir », disait posséder le secret de guérir les cancers. Velpeau l'admit dans son service, à la Charité, à appliquer son procédé. — Inutile de dire qu'au bout de peu de temps le Docteur noir s'éclipsa. Il en sera toujours ainsi de tous les charlatans quand on attirera sur eux (ou plutôt contre eux) la sanction des faits. D^r B.

FLUX HÉMORROÏDAL FRISANT LA DYSSENTERIE, ARRÊTÉ PAR LA NARCÉINE.

Par ces dernières chaleurs caniculaires, le thermomètre marquant 25° 1/2 centigrades, ayant été obligé de m'exposer aux rayons brûlants du soleil, je fus pris d'un violent mal de tête, qui donna lieu à un flux hémorroïdaire. Je n'eus garde de déranger ce dernier, mais j'eus soin de rafraîchir l'intestin par une cuillerée à café de sel Sedlitz Chanteaud, dans un verre d'eau. Le flux sanguin a continué et, à chaque garde-robe, était assez abondant. Je ressentis quelques douleurs vagues dans le ventre, et un commencement de lombago que j'attribuai à un refroidissemeut. Ne voulant pas laisser subsister cet état qui eût pu dégénérer en cholérine, je pris des granules de narcéine, deux chaque fois, à raison de six, ayant soin de mâcher un ou deux granules, afin d'en accélérer l'effet. Dès le soir, les ténesmes avaient cessé ainsi que le flux hémorroïdal. Il ne me restait qu'un léger degré de narcotisme qui se dissipa par le repos de la nuit.

Nous ferons encore une remarque. Dans tous les agglomérés d'hommes, par une chaleur excessive, comme en temps de guerre, c'est par des congestions que les maladies débutent, puis surviennent les flux hémorroïdaires, qui ne tardent point de prendre le caractère de dyssenterie. Il faut tenir compte des excès et imprudences. En examinant bien la situation, on verra que ce n'est pas par des débilitants ou privations, qu'on parera à cette situation, mais bien par les toniques. Mais, avant tout, il faut rafraîchir le corps par le Sedlitz Chanteaud, calmer les irritations intestinales par les alcaloïdes, tels que l'hyosciamine, la codéine, la narcéine, selon qu'il y a spasme ou douleur. On parle d'hygiène, mais celle-ci ne saurait s'abstraire des moyens thérapeutiques. Seulement, ces derniers ont été représentés jusqu'ici par les *grosses médecines*. C'est aux médecines *délicates* qu'on aura recours dorénavant.

XXII

Traitement dosimétrique de la fièvre typhoïde.

Distinguons, tout d'abord, la forme dynamique de cette affection de sa forme organique. Il est évident que dans cette dernière forme la maladie est généralement mortelle, et la vie du malade, en se prolongeant, ne constitue plus qu'une lutte inégale et stérile contre la mort.

De là le précepte : *Principiis obsta,* etc. La maladie a des prodromes, mais pas assez marqués pour que le patient lui-même y fasse attention. L'anorexie, l'insomnie, la céphalalgie, la lassitude, la prostration, la constipation, s'observent souvent à l'état de simple indisposition, mais ne doivent jamais être négligées. Aussi, quand ces signes se manifestent, faut-il y parer par le Sedlitz Chanteaud. On le donnera plusieurs jours de suite, le matin à jeun, une cuillerée à café dans un verre d'eau ; quand la langue se nettoie, on nourrira immédiatement le malade au moyen d'un bouillon et d'un verre de vin de Bordeaux, car rien de plus pernicieux, dans ce cas, que l'affaiblissement.

Malheureusement cela n'est pas toujours possible, la maladie ayant déjà fait des progrès. La fièvre éclate ; en y regardant bien, on s'aperçoit que ce n'est pas l'élévation brusque de l'inflammation ou des pyrexies franches. C'est, au contraire, une oscillation de la température, qui prend son maximum vers le soir et son minimum vers le matin, parcourant ainsi un stade d'environ douze heures. L'indication est ici précise : au lieu d'attendre, il faut, au contraire, attaquer immédiatement l'élément fébrile par une préparation de quinine. Dans ce cas, nous préférons l'arséniate de quinine, parce que c'est l'antimiasmatique par excellence. Il faut donner le remède par granules de 0,001^m, de quart d'heure en quart d'heure, en suivant, au thermomètre la marche du calorique morbide. Il arrive ainsi que, vers le soir, à l'heure de l'exacerbation habituelle, la chaleur ne s'élève point au delà de ce qu'elle était la veille ; ce qui est un bon signe.

Mais, le plus souvent, l'élément inflammatoire s'en mêle, c'est-à-dire qu'il se produit des complications du côté du cœur, des poumons, du cerveau, des viscères abdominaux, des articulations, des muscles. C'est comme dans les intoxications en général, particulièrement la pyoémie. Ces inflammations sont dominées par la nature de la fièvre, c'est-à-dire ataxiques ou adynamiques ; les réactions n'ont rien de franc ; elles oscillent entre deux températures extrêmes : 40 et 41 degrés. Le danger est d'autant plus grand que le cœur épuise son action et que celle-ci devient irrégulière, parfois intermittente.

Dans ces cas, la quinine ne suffit plus ; il faut recourir à d'autres alcaloïdes, tels que vératrine, aconitine, digitaline, morphine, hyosciamine, atropine ; mais cependant pas indistinctement, chacune de ces préparations ayant ses indications spéciales.

Ainsi l'aconitine convient quand il y a des symptômes d'angine, et quelquefois on est obligé de la combiner avec l'hyosciamine et la strychnine, s'il y a menace de suffocation. On donnera alors, de quart d'heure en quart d'heure ou de demi-heure en demi-heure, un granule aconitine, un granule hyosciamine et un granule strychnine (sulfate), et on suspendra cette dernière dès que le spasme sera levé, pour continuer avec l'aconitine, jusqu'à sédation du pouls et retour de la chaleur au point où elle était avant l'explosion de l'inflammation.

S'il y a pleuro-pneumonie, cardite (péri ou endo), on fera choix de la digitaline et également de l'hyosciamine en cas de dyspnée marquée. Quelquefois, dans ce cas, on est obligé de recourir à la strychnine combinée avec l'acide phosphorique. Ainsi, on donnera un granule digitaline, un granule hyosciamine et, une demi-heure après, un granule sulfate de strychnine et un granule acide phosphorique, et on continuera ainsi à alterner de demi-heure en demi-heure et successivement d'heure en heure, à mesure que le pouls et la chaleur descendent.

Dans les douleurs musculaires et articulaires, se produisant sous forme de myosite ou d'arthrite aiguë, on fera choix de la vératrine et de la morphine : de chaque un granule, en allant jusqu'à effet. Quelquefois ce dernier ne s'obtient qu'après dix-huit et vingt granules.

Mais quels que soient les moyens apyrétiques qu'on emploie, il ne faut pas négliger de faire prendre au malade, chaque matin, une cuillerée à café de Sel Chanteaud, qui est, dans ce cas, le meilleur antithermique, comme bain intérieur, si on a soin de laisser boire le malade de l'eau fraîche selon son appétence.

La fièvre étant combattue, restent à relever les forces digestives, car le régime alimentaire est toujours le réconfortant par excellence. Nous supposons toujours qu'il n'y ait pas lésion organique : ni de l'estomac, ni des intestins. Ici la quassine est d'une grande utilité, parce que, agissant à la manière des strychnées, elle donnera, comme on dit, le coup de fouet. Quatre granules par jour suffisent d'ordinaire; et on y associe un vin médicinal (quinquina, colombo, cannelle, gingembre), selon les cas particuliers. Voilà le traitement que nous employons généralement quand, dans notre service de chirurgie, il se déclare des fièvres typhoïdes, car il est à remarquer qu'aucune maladie accidentelle ou autre n'exclut cette forme morbide.

La fièvre typhoïde peut-elle être coupée comme une fièvre franchement intermittente? Il est clair que non; son type, quoique rémittent, implique une altération trop profonde de la vitalité pour qu'on puisse l'arrêter tout d'un coup. Mais on peut faire que la maladie, tout en suivant son cours normal, soit bénigne, afin que la nature en opère la résolution sans trouble ni secousse. Pour cela, il faut lui venir en aide et non se retrancher dans une déplorable expectation. La maladie suivra ses stades accoutumés : d'augment, d'état et de déclin; mais ces stades pourront être singulièrement raccourcis et mitigés. Ainsi, s'il y a des fièvres typhoïdes qui foudroient, il y en a qui s'épuisent doucement. La température morbide décroît chaque jour avec la même régularité qui avait présidé à son élévation; l'écart entre la température du soir et la température du matin devient de moins en moins grand, et ces deux fonctions, qui constituent, en quelque sorte, le baromètre et le thermomètre de la santé, reviennent à leur état normal. Cependant, ne croyons pas que nous ayons toujours aussi facilement raison d'un ennemi perfide. *Latet anguis!* Mais ici ce sont des complications qu'il n'a pas été possible d'empêcher, parce que la maladie n'a pas été attaquée activement au début. Or, nous venons de dire qu'il n'y a pas un instant à perdre, et que la vie du malade dépendra de ce qu'on aura fait un traitement actif ou qu'on se sera simplement croisé les bras. Le *rien faire* est une grande puissance, mais en mal.

Nous devons dire ici un mot des bains froids. C'est *frais* qu'il faut dire, car la température de ces bains ne peut rester en deçà de 17-18° centigrades, sans cela ils font plus de mal que de bien. Nous pensons qu'on peut s'en passer ou en éviter la fatigue au malade en l'épongeant plusieurs fois par jour avec de l'eau vinaigrée (*spons bath* des Anglais), et en lui donnant continuellement de l'air pur et frais. C'est là le véritable bain, parce qu'il est général. Mais, quoi qu'il en soit de ces moyens purement physiques, c'est-à-dire qui ne font qu'enlever le calorique rayonnant, il faut des moyens internes ou calmants qui empêchent le calorique latent de trop dépasser la moyenne physiologique; c'est pour cela que le traitement par les alcaloïdes est indispensable. N'oublions pas que le malade, c'est un corps vivant qui souffre et non une machine qui est dérangée.

XXIII

Traitement dosimétrique de l'infection purulente.

On sait combien cette infection emporte de malheureux blessés ou opérés. C'est un désespoir pour le chirurgien de se voir enlever son malade, après lui avoir donné tous ses soins.

Un premier frisson, suivi d'autres, dont les intervalles réguliers sont remplis par une réaction où le pouls monte graduellement (120, 130 pulsations), ainsi que la chaleur du corps (40, 41° centigrades), indique la nature miasmatique de la fièvre.

Il y a pénétration dans le torrent circulatoire d'un agent toxique. De quelle nature et par quelle voie? Ici, la question reste indécise. Cependant, il y a un fait capital : la pyoémie survient presque toujours à la suite d'une ouverture de veine, et, le plus souvent, dans les parties dures. Ainsi, les opérations ou blessures qui intéressent les os sont plus redoutables que celles qui se bornent aux parties molles. Et encore y a-t-il des différences : ainsi, quand les cellules diploïques sont écrasées, on a moins à craindre la pyoémie que quand les os sont entamés par un instrument tranchant ou la scie. Pourquoi? parce que dans l'écrasement les sinus médullaires restent fermés. C'est ainsi que dans les plaies de fabrique, qui ont lieu par broiement, les accidents d'absorption sont très-rares, comparativement aux amputations ou résections. Aussi cherchons-nous, autant que possible, à éviter ces opérations. Les pansements au plomb, qui permettent, dans le plus grand nombre de cas, de laisser là le couteau, ont fait descendre notre mortalité à moins de 2 1/2 %, différence énorme avec les opérations sanglantes; surtout que la douleur de la mutilation est épargnée au pauvre blessé.

Il en est de même des plaies d'armes à feu ; ici encore, la statistique est en faveur de la conservation.

Nous demandions, plus haut, ce qui s'introduit dans le système circulatoire. C'est moins le pus que l'ichor. Le pus, en effet, quand il est de bonne nature, ne peut produire que des accidents mécaniques, comme lorsqu'on injecte dans les veines d'un animal des caillots finement broyés, ou du mercure, ainsi que l'a fait Cruvelhier, ou même de l'air. Il se produit alors ce qui a lieu dans le baromètre quand le mercure est divisé par des bulles d'air : la colonne ne monte ni ne descend. Il en est de même dans les veines : le sang ne pouvant franchir l'obstacle, les capillaires, entre les deux arrêts, se distendent et un foyer de suppuration se forme. De là, des abcès multiples ou *métastatiques*. Ces abcédations donnent lieu à des frissons erratiques, au lieu des accès réguliers qu'on observe dans l'infection purulente. Dans cette dernière, la fièvre se développe en dehors de tout obstacle mécanique, du moins comme cause primordiale.

Que l'ichor renferme des êtres microscopiques, comme tout produit putride, il n'y a pas de doute ; mais que ce soient ces derniers qui causent les accidents, voilà ce qu'il est difficile d'admettre. La fièvre est ici un acte de pure dynamicité, comme la fièvre typhoïde. Nous en trouvons la preuve dans la possibilité de la mitiger par les antipériodiques.

Comme la fièvre typhoïde, la septicoémie a ses rémissions ayant lieu plus ou moins régulièrement, et ses exacerbations se produisant et se complétant à des intervalles égaux, mais chaque fois avec un frisson intense (tandis que celui de la fièvre typhoïde est peu marqué). Ces intervalles varient ; ce qui dépendra de l'intensité de la fièvre. Le rapport entre l'élévation de la chaleur et l'accélération du pouls est constant ; mais à mesure que la première gagne en intensité, le second s'affaiblit, de sorte que le malade meurt comme une lampe qui s'éteint ; de là, l'indication de ne pas le débiliter ; il faut, au contraire, en dépit de l'acuité des symptômes, les stimulants les plus énergiques, tels que les strychnées, les arséniates, les acides minéraux, etc.

Ainsi on n'attendra pas que la fièvre soit déclarée pour donner les arséniates — et pour commencer, l'arséniate de quinine — selon les indications. C'est beaucoup de tenir ainsi les forces à hauteur, car on ne tardera pas d'avoir affaire à des congestions hypostatiques. En effet, ce qui caractérise les inflammations métastatiques, c'est un état latent : ainsi, à part les signes de dyspnée, on ne s'aperçoit de la pneumonie que lorsqu'elle a déjà envahi une grande partie du poumon. Nous disons du poumon, parce que l'envahissement des deux poumons constitue l'exception. Sous l'influence de l'agent toxique, le système vaso-moteur est frappé de paralysie et il se forme, çà et là, des points d'arrêt, suivis d'abcès multiples. Des emboles peuvent aussi se constituer sur place, et augmentent le désordre. Or, il arrive comme après la section des nerfs vaso-moteurs, c'est-à-dire une exagération du calorique, mais qui ne se maintient pas, puisqu'il y a stades de froid ou frissons. A chacun de ces derniers, la vitalité se déprime et le pouls devient de plus en plus faible, très-accéléré et irrégulier.

Dans ces cas il y a peu de chose à faire ; les rubéfiants ne sauraient arrêter l'inflammation, puisque celle-ci est la conséquence d'une paralysie. Il faut donc insister sur les nervins, principalement l'acide phosphorique et l'arséniate de strychnine. Mais, nous le répétons, c'est surtout au début qu'il faut agir. Ainsi, dès la première apparence de pleuro-pneumonie, on donnera la digitaline et la cicutine, principalement en vue de diminuer la précipitation du pouls et de calmer les douleurs intercostales. De la première, le malade prendra un granule de demi-heure en demi-heure, et de la seconde, un granule d'heure en heure, jusqu'à cessation de la douleur. On peut ainsi administrer alternativement un granule digitaline, seul, et un granule digitaline avec un granule cicutine. En même temps, on badigeonnera les points d'auscultation avec de la teinture d'iode et on soutiendra le thorax par un bandage de corps ouaté.

Dans les douleurs arthritiques et musculaires on emploiera la vératrine, également un granule de demi-heure en demi-heure, jusqu'à cessation des douleurs, et on appliquera un appareil ouaté, l'immobilisation étant ici la première condition de soulagement.

Le malade, ainsi garanti, sera placé dans une chambre bien aérée, même devant une fenêtre largement ouverte, en évitant les courants ; car ce qu'il faut avant tout, c'est un bain d'air.

Dans son livre si attachant : *La Guerre de Crimée*, feu le docteur Baudens ne cesse de crier : De l'air ! De l'air !

On voit que le traitement dosimétrique de la pyohémie diffère peu de celui de la fièvre typhoïde ; c'est pourquoi nous avons rapproché ici ces deux affections : l'une d'elles a des causes locales : plaies, opérations ; — l'autre, une cause générale, soit interne, soit externe. — Nous aurons encore occasion d'y revenir.

XXIV

Traitement des dyspepsies.

Nous avons déjà eu occasion de traiter de la dyspepsie goutteuse ; ce que nous allons dire s'applique aux dyspepsies en général.

Nous mettons le mot Dyspepsie au pluriel, parce que les mauvaises digestions peuvent se présenter avant ou après les repas, c'est-à-dire être dépendantes des organes préparatoires ou des organes propres ; être prochaines ou éloignées, etc.

A. Dyspepsies avant le repas. — S'il y a une fonction qui se prépare à l'avance, et à laquelle cette préparation est nécessaire, c'est la digestion. Il y a, d'abord, l'appétence qui dispose l'estomac à recevoir les aliments et dont la faim est l'expression ; or, si cette sensation, dans l'état physiologique, n'a rien de pénible quand elle est satisfaite à temps, il y a des personnes chez qui elle constitue une véritable douleur accompagnée de fièvre. C'est alors une névrose qui se calme par les aliments, mais à laquelle on est forcé quelquefois d'opposer des calmants thérapeutiques, tels que la codéine, la narcéine, la morphine. Deux granules suffisent d'ordinaire.

Ces alcaloïdes ont pour effet de préparer le suc gastrique. On sait que dans l'état de santé ce suc est sécrété dans l'intervalle des digestions ; mais dans la circonstance que nous venons de citer, il l'est d'une manière continue et, par son acidité, agace et irrite l'estomac.

B. Dyspepsies après le repas. — 1° *Dans l'estomac.* — La digestion est laborieuse quand il y a production de gaz ou acides anormaux, c'est à-dire fermentation.

Cette fermentation a lieu par la mise en contact du mucus de l'estomac avec les aliments amylacés ou sucrés ; il se produit alors des acides : lactique, butyrique, acétique, alcoolique.

Ainsi que le professeur Spring le fait remarquer, l'espèce des fermentations abnormes est déterminée, d'une part, par le degré de décomposition auquel le mucus est arrivé, et, d'autre part, par la nature et le mélange des aliments. Ainsi il paraîtrait que les degrés inférieurs de décomposition favorisent la fermentation lactique, tandis que les degrés supérieurs (qu'on rencontre quand la maladie a déjà duré quelque temps) amènent la fermentation butyrique (Lehmann).

L'une et l'autre sont favorisées quand, outre les hydrures de carbone, il se trouve dans l'estomac des matières grasses.

L'acide lactique se rencontre fréquemment en l'absence d'une véritable dyspepsie ; et, quand sa quantité n'est pas trop considérable, il peut remplacer l'acide chlorhydrique et favoriser ainsi la digestion normale. C'est pourquoi l'élaboration des aliments est encore possible, quoique lente et difficile, dans les cas d'altération très-étendue de la muqueuse gastrique.

L'acide butyrique s'accompagne d'un dégagement de gaz acide carbonique et d'hydrogène ou d'éructations nauséeuses.

La fermentation acétique existe surtout chez les femmes chlorotiques. Elle a lieu avec éructations de gaz acide carbonique et vomissements de matières acétiques et une grande quantité de champignons du ferment.

Nous notons ces deux dernières fermentations (butyrique et acétique), parce qu'elles donnent lieu à des ballonnements de l'estomac fort incommodes. On se trouvera bien, dans ce cas, de l'hyosciamine, en granules d'un demi-milligramme, et de quassine au milligramme : trois ou quatre par jour, un de la première et deux de la seconde. Mais il est nécessaire de débarrasser, chaque matin, l'estomac du mucus et des matières grasses, par une cuillerée à bouche de sels granulés de Sedlitz Chanteaud dans un verre d'eau, du café ou du thé, selon le goût des personnes. A la suite, on boira un verre d'eau fraîche ; ce mode de lavage de l'intérieur du corps avant le repas n'occasionne aucun dérangement des habitudes. Quant au régime, il doit être foncièrement animal.

La céphalalgie ou migraine sera calmée par la caféine ou ses sels : citrate, arséniate ; et la gastrodynie, par les sels d'opium cités plus haut. Quatre à six granules suffisent d'ordinaire.

La dyspepsie peut encore dépendre des mouvements de l'estomac : ainsi, trop tumultueux, ils produisent le spasme ; trop peu énergiques, la faiblesse, l'atonie. Dans le premier cas, il faudra les corriger par l'hyosciamine; dans le deuxième, par la strychnine ou la brucine. Quelquefois il faudra donner ces deux médicaments simultanément, quand il y a, à la fois, spasme et subparalysie; nous dirons que c'est presque la règle, puisque le spasme s'accompagne généralement de faiblesse.

Quant aux symptômes concomittants, telles que la gastrodynie, les nausées, les vomissements, la soif, le ballonnement, on comprend qu'ils cesseront avec la cause.

Il en sera de même des actes d'hématose et de nutrition, qui seront rétablis dans leur intégrité, s'il n'y a pas lésion organique.

Dans les dyspepsies organiques, tels que ramollissement, ulcération, squirrhe, cancer, il y a des symptômes propres à ces diverses affections. Cependant, ces dernières peuvent exister pendant un certain temps à l'état latent sans troubler les digestions d'une manière sensible : ainsi le ramollissement pultacé de l'estomac, chez les buveurs de profession, peut arriver au point que le viscère se rompt à la suite d'un repas tant soit peu copieux. Nous en avons recueilli un cas remarquable : un officier de santé, qui avait contracté l'habitude des petits verres, bon vivant, au reste, tomba tout d'un coup comme foudroyé, après avoir mangé plus que d'ordinaire. En peu d'instants tout son corps se mit à gonfler comme une outre; il y avait emphysème général. L'autopsie nous fit reconnaître une rupture de la petite courbure de l'estomac, entre les feuillets de l'épiploon gastro-hépatique, de sorte que les gaz s'étaient échappés par le médiastin postérieur et de là s'étaient répandus au loin.

On comprend que dans les cas organiques il n'y a que les palliatifs pour diminuer la douleur et retarder la catastrophe. Dans le cas de cancers de l'estomac, on se trouvera bien de la cicutine et de la morphine à petites doses, 3 à 4 granules au moment des douleurs.

En général, dans les dyspepsies, il faut se garder des irritants. Broussais a eu raison de réagir contre les incendiaires de son époque; mais il a eu tort de négliger la thérapeutique.

Nous exceptons la forme inflammatoire qui exige les sangsues et les émollients.

2° *Dans l'intestin grêle.* — Plus les recherches physiologiques se multiplient, dit le professeur Spring, plus on s'aperçoit que le rôle de l'intestin grêle n'avait pas été jusqu'ici apprécié à toute sa valeur.

Les actes intestinaux ne le cèdent réellement pas en importance à ceux qui s'accomplissent dans l'estomac même.

Non-seulement la digestion des aliments non azotés a lieu presque exclusivement dans l'intestin grêle, mais encore celle des matières azotées continue de s'y faire à l'aide du suc entérique.

Tous les troubles dyspeptiques que nous venons de signaler dans l'estomac, peuvent donc également avoir lieu dans l'intestin grêle ; mais ces troubles se déclarent plus tard (dans le cours de la digestion) et se prolongent davantage : ainsi les fermentations acides et putrides, les coliques, d'abord sourdes, mobiles, passagères, ensuite plus vives, persistantes, s'accompagnent de borborygmes et d'éructations, quand le siége est le deuxième estomac ou le duodénum.

Comme le professeur Spring le fait encore remarquer, les effets secondaires se font sentir principalement dans les fonctions de la circulation et de la calorification, tels que : palpitations, défaillances, refroidissement et sueurs, urines sédimenteuses, chargées d'urates, de phosphates.

Les indications de la dyspepsie de l'intestin grêle sont les mêmes que pour les dyspepsies de l'estomac, d'autant que, souvent, ces états se confondent. Ainsi il faut prévenir les flatulences par un régime animal, et en débarrassant chaque matin l'intestin de son enduit muqueux et gras, au moyen du Sedlitz Chanteaud. Ce sont ces substances non azotées qui fermentent et deviennent acides. L'abus du carbonate de magnésie peut donner lieu à des concrétions pierreuses ; mieux vaut donc enlever à la fermentation son aliment.

On calmera également les mouvements péristaltiques désordonnés par l'hyosciamine, et leur paresse, par la quassine, la strychnine, la brucine On est quelquefois obligé de donner tous ces moyens simultanément,

Le point important est de ne pas irriter l'intestin par les drastiques, comme le fait l'empirisme. Que de victimes des soi-disant digestifs et des prétendus dépurateurs du sang ! L'entérite enraye l'hématose et la nutrition, et, parce que le malade maigrit, on est tenté d'y voir un vice ou faiblesse du sang. Mais c'est là un effet qui cesse avec la cause.

Une jeune personne, atteinte de catarrhe muqueux général, perdit ses forces, une diarrhée incessante ne lui permettant plus de se nourrir : quelques granules d'hyosciamine firent cesser ces mouvements désordonnés et lui permirent de supporter les aliments animalisés. Je lui prescrivis ensuite la quassine, et les digestions ne tardèrent pas à devenir normales. Comme il lui restait une grande irritabilité de la peau qui se traduisait en poussées d'urticaire aigu, je lui fis prendre quatre granules de vératrine par jour, ainsi que des bains émollients. La santé générale ne tarda pas de revenir. On ne saurait croire combien il faut peu de médicaments dans ce cas.

3° *Dans le gros intestin*. — De même que l'intestin grêle, le gros intestin prend part à la digestion ; on aurait donc tort d'y voir uniquement un tube d'évacuation. Les nombreuses glandules disséminées dans sa muqueuse et ses villosités, qui sont plus grosses que dans l'intestin grêle, prouvent que là aussi il y a des actes d'élaboration et d'absorption. On sait que sous ce dernier rapport (l'absorption) l'activité est plus grande que dans les autres parties du tractus intestinal.

Le gros intestin a pour office de retarder le cours alimentaire; s'expliquerait-on sans cela ses coudes ascendants et descendants ? Les matières résiduelles sont donc seules expulsées, entraînant avec elles les produits excrémentitiels, comme la bile noire. On observe que c'est seulement dans le rectum que les fèces prennent leur odeur propre : un individu auquel nous avions pratiqué un anus artificiel lombaire, n'éprouva aucun désagrément de ce chef.

La dyspepsie du gros intestin se fait donc sentir à la fin de la digestion et est caractérisée par des flatulences et la constipation, laquelle peut revêtir le caractère spasmodique, atonique ou subparalytique. Nous citons ces formes, parce que c'est à elles particulièrement que s'adressent les modificateurs dosimétriques, comme l'hyosciamine, l'atropine, la brucine, la strychnine, la quassine, la jalapine, la colocynthine. La constipation spasmodique s'observe surtout chez les personnes nerveuses et résiste aux purgatifs, tandis que quelques granules d'hyosciamine ou d'atropine la lèvent.

L'atonie ou la subparalysie du gros intestin est quelquefois un fait de négligence ou d'inattention : comme chez les personnes qui se livrent à une vie sédentaire et aux travaux de l'intelligence. On observe ici également un état hémorroïdaire qui ajouté à la difficulté des garde-robes : aussi est-on obligé de combiner les mydriatiques et les strychnées.

S'il y a sécheresse de l'intestin, on y remédiera par les purgatifs huileux; mais mieux par l'emploi journalier du Sedlitz Chanteaud.

Nous devons de nouveau prémunir le public contre l'abus des drastiques, tels que l'aloès, le jalap, la scammonée, la gomme gutte. Ces médicaments ont leurs indications dont le médecin seul est juge.

Il ne faut point confondre avec eux la jalapine et la colocynthine, qui sont d'excellents toniques du gros intestin. Huit à dix granules suffisent pour faire cesser les flatulences; c'est-à-dire qu'ils facilitent la fin de la digestion.

Avant de quitter l'étude des dyspepsies intestinales, nous devons dire un mot des garde-robes, comme renseignant sur l'état de la digestion dans son ensemble. Les anciens médecins y faisaient grande attention et peut-être y apportaient une affectation dont Molière s'est moqué ; mais il ne faudrait pas tomber dans un excès contraire. A l'époque de la famine des Flandres, par suite de là maladie des pommes de terre, que de fois

ne nous sommes-nous pas arrêté devant de larges déjections provenant de malheureux qui, pour toute nourriture, n'avaient que des
herbes et des racines ! Dans ses campagnes d'Afrique, le général Bugeaud,
surnommé le père des soldats, tant était grande sa sollicitude pour eux,
ne manquait jamais, au point de jour, de faire le tour des campements
pour inspecter ce qu'en terme militaire on nomme « des sentinelles »;
et quand, le matin, les officiers de santé arrivaient au rapport, et qu'après
les avoir questionnés il acquérait la preuve qu'ils s'étaient incomplétement
assurés de l'état sanitaire de la troupe, il les conduisait devant ces
déjections dénonciatrices et les forçait ainsi à être aussi vigilants que lui.

Nous revenons à l'état des garde-robes. Les selles décolorées, grises
blanches ou laiteuses, indiquent un défaut d'action du foie et du pancréas.
Dans ce cas, il faut administrer les amers : de préférence la quassine et
la caféine qui, au dire de Liebig, augmente la taurine dans la bile. Le
fait est que, sous ce rapport, le café noir est un excellent digestif. Il faut
également insister sur l'usage du Sedlitz Chanteaud.

Quand les selles sont dures et ramassées en petites boules ou scibala,
c'est un indice de spasme, et il faut recourir aux mydriatiques et aux
purgatifs huileux. Si, au contraire, les selles sont mollasses, larges, c'est
qu'il y a atonie ou subparalysie, et il faudra dans ce cas les strychnées

Les selles fétides outre mesure, indiquent un défaut d'élaboration et
une fermentation des substances albuminoïdes. Il faut recourir dans ce
cas au charbon de Belloc, en même temps qu'aux antidyspeptiques,
principalement la quassine.

Il y a des selles sanguinolentes : tantôt le sang provient d'hémorroïdes, au moment de la garde-robe : il est rouge, chaud ; tantôt le
sang est noirâtre, décomposé, fétide, ce qui indique un état dyssentérique.

Dans le premier cas, il n'y a qu'à faciliter le flux sanguin ou le modérer; dans le deuxième cas, il faut, préalablement, laver le tractus intestinal par le Sedlitz Chanteaud, puis administrer les acides minéraux ou
végétaux. S'il y a spasme, ténesme, on donnera l'hyosciamine ou l'atropine, de préférence à l'opium qui constipe trop.

DYSPEPSIES ÉLOIGNÉES. — Ce sont celles qui dépendent de causes
générales, telles que chlorose, leucémie, scorbut, rachitisme, goutte,
diabète, etc.

On peut admettre comme loi générale, un rapport entre la digestion
et la crase sanguine, et que toutes matières excrémentitielles retenues
dans le sang se communiquent aux ferments digestifs (Spring). Ainsi on
a constaté la présence du sucre dans le suc gastrique des diabétiques,
et celle de l'urée et du carbonate ammonique dans l'urémie.

La loi contraire existe également : toute dyspepsie qui dure un certain temps altère l'hématose et la nutrition ; les urines deviennent sédimenteuses, plus riches en urates et phosphates (1), et il s'y montre, en outre, des oxalates. On peut dire que la dyspepsie est le point de départ des diverses dyscrasies (Henoch).

De sorte que l'anémie, l'amaigrissement, l'affaiblissement musculaire permanent, l'atonie nerveuse, la dyshémie scorbutique, la phthisie même, puisent leur source dans les anomalies de la digestion. Il n'y a donc pas de fonction qui ait autant besoin d'être surveillée. Ici encore il faut recourir aux moyens que la dosimétrie met à notre disposition, et non aux formules incohérentes et le plus souvent empiriques de la polypharmacie.

Nous parlions tantôt d'urines chargées d'urates, de phosphates ou d'oxalates de chaux : de cette manière s'explique le rachitisme, la gravelle, les calculs, c'est-à-dire par un mauvais régime et de mauvaises digestions.

Ayant observé à plusieurs reprises que les enfants auxquels on faisait prendre trop de matières sucrées gagnaient des calculs muraux ou d'oxalate de chaux, nous avons voulu avoir raison de cette dyscrasie : à cet effet, nous nous sommes livré à quelques expériences. Nous avons nourri de jeunes chiens de sucre, et au bout de quelques semaines, nous avons constaté dans leurs urines une quantité proportionnelle d'acide oxalique. Or, cet acide, comme on sait, est un des degrés de combustion ou d'oxydation du sucre. On comprend que des calculs d'oxalate doivent se former dans de telles conditions.

Il en est de même du rachitisme, puisque les sels calcaires se perdent par les urines. Il faut ici, avant tout, rétablir les fonctions digestives, surtout par la quassine, et donner les hypophosphites de soude et de chaux.

Ceci nous conduit à dire un mot de la dyspepsie dystrophique due à toute dépense exagérée de forces : ainsi la femme par excès d'allaitement appauvrit son sang et subsidiairement gâte son estomac, pour nous servir de l'expression vulgaire. C'est que ce qu'elle donne à son enfant, c'est plus que son lait : c'est une partie de son être moral et vital. La vache laitière donne du lait en abondance et presque indéfiniment, parce qu'elle a l'humeur placide et un estomac vigoureux, et aussi parce qu'on ne lésine pas sur sa nourriture. Mais de pauvres mères, mal nourries, mal logées, n'ayant de la vie domestique que les chagrins et les tracas, comment voudrait-on qu'elles ne devinssent pas phthisiques et qu'elles ne transmissent pas ce triste héritage à leurs enfants ?

____

(1) On voit par là combien l'examen des urines est nécessaire dans les dyspepsies.

Parmi les causes des dyspepsies dystrophiques, il faut compter les pertes séminales et prostatiques. Ici la médecine doit intervenir en diminuant l'impressionnabilité des organes génitaux, par des modificateurs calmants, tels que la cicutine, l'hyosciamine, la strychnine, qui sont, du reste, ceux que la dyspepsie réclame en général.

XXV

Emploi du benzoate de soude et de la cubébine dans les gonorrhées.

Ces deux modificateurs sont appelés à remplacer, dans bien des cas, le copahu, d'une ingestion si repoussante et d'une tolérance si pénible pour le malade.

Les expériences faites à l'hôpital civil de Gand avec le benzoate de soude ont donné le résultat suivant :

Un individu est entré à l'établissement le 2 septembre 1871, atteint de blennorrhée aiguë. Il fut traité jusqu'au 6 du même mois par la poudre de cubèbe et le baume de copahu. On renonça à ce traitement, la maladie n'ayant encore aucune tendance à s'améliorer, et l'on donna les granules de benzoate de soude (de 0,01), en augmentant graduellement jusqu'à vingt. Le 20 septembre le malade quitta l'hôpital complétement guéri.

Un autre individu est entré le 11 septembre, également atteint de blennorrhagie aiguë. Dès le début on lui administra le benzoate de soude, et, malgré une gastralgie concomittante, qui enraya pendant quelques jours l'effet du traitement, le malade quitta l'établissement le 25 septembre parfaitement guéri.

En tirant le parallèle entre les deux malades affectés d'un même mal et au même degré, on arrive aux conclusions suivantes.

A. La durée de la médication a été pour le premier, où le traitement a été mixte, de dix-huit jours ;

B. Pour le second, où la médication se fit exclusivement avec les granules de benzoate de soude, la durée du traitement a été, malgré la gastralgie concomittante, de quatorze jours seulement.

Il faut tenir compte surtout de la gastralgie. Avec le copahu combien de fois n'arrive-t-il pas, au contraire, que même avec les estomacs les plus robustes, il faut suspendre le remède, et que, d'autres fois, les malades en conservent un estomac débilité pour toute leur existence ?

Il n'en est pas de même avec la cubébine qui, combinée avec le benzoate de soude, en est un excellent auxiliaire.

En cas d'irritabilité trop grande des organes sexuels, on associera à ces moyens la cicutine, l'hyosciamine ou le camphre bromé. Quant aux doses, il faut se conduire d'après les cas et les individus. Quatre granules de cicutine ou d'hyosciamine suffisent, d'ordinaire, pour enlever le spasme ou la douleur. Huit à dix granules de camphre bromé font tomber l'éréthisme de la verge. Enfin le benzoate, à la dose de 10 à 20 granules, modifie la sécrétion muqueuse et la ramène à ses conditions physiologiques.

Soit une blennorrhée aiguë, dans les conditions ordinaires, sans chancre ni engorgement inflammatoire, le malade se rafraîchira d'abord au moyen d'un cuillerée à café ou à dessert de Sedlitz Chanteaud, puis il prendra, pour commencer, dix granules de benzoate de soude et dix granules de cubébine, de chaque, deux à la fois, d'heure du heure.

S'il y a spasme, douleur, on ajoutera la cicutine, l'hyosciamine et, s'il y a éréthisme, le camphre bromé. Dans ce cas, le malade prendrait donc, à la distance de deux heures et alternativement, deux granules benzoate de soude, deux granules cubébine, un granule cicutine, un hyosciamine et deux granules camphre bromé, c'est-à-dire quatre granules benzoate et cubébine, et trois granules camphre bromé et cicutine ou hyosciamine, à la fois.

Ainsi nous voilà, grâce aux médicaments dosimétriques, en possession d'un traitement rationnel et efficace dans une affection où le mystère est généralement commandé. Comment le faire avec cette affreuse potion de Chopart, qui dérange les voies digestives et se trahit par des éructations repoussantes ? Les capsules Mothe ne font que retarder ces mouvements, c'est-à-dire que quand l'enveloppe gélatineuse se fond, les renvois sont également nauséeux. Ajoutez à cela, l'estomac perdu pour longtemps.

Tout milite donc en faveur du traitement dosimétrique. Il ne faut pas pour cela de pompeuses réclames : le bon sens pratique du médecin suffit.

XXVI

Emploi dosimétrique des granules de camphre bromé.

Le camphre mono-bromé est destiné à prendre sa place dans la thérapeutique. Chimiquement, c'est un produit d'une composition bizarre, puisqu'il consiste dans une espèce d'introduction du brome dans le camphre. Cette dernière substance étant $C^{10} H^{160}$, le camphre bromé se représente par $C^{10} H^{150}$, c'est-à-dire que le brome s'est substitué à un atome d'hydrogène. Le produit de cette réaction diffère complétement d'un bromure métallique, car le brome est devenu en quelque sorte latent. Il ne se décèle pas par le nitrate d'argent, à moins que par une réaction énergique on n'ait détruit la molécule, de façon à mettre les éléments en liberté.

Ainsi, le camphre bromé se compose de molécules de camphre, au centre desquelles se trouvent logées les molécules de brome. C'est comme une espèce d'intussusception, au lieu d'une simple juxtaposition, comme dans les corps chimiques en général. On pourrait même dire que le camphre bromé tient le milieu entre le monde organique et le monde inorganique.

Quant aux effets physiologiques, ils sont très-complexes, et tiennent à la fois des deux substances chimiquement *mariées*. Sur un chien de forte taille, un gramme de camphre bromé a produit des convulsions tétaniques ou éclamptiformes. On voit que c'est comme le camphre, qui, à dose toxique, produit des spasmes, des convulsions, le délire, l'éclampsie, l'insensibilité et la mort (Gubler).

Nous l'avons essayé sur nous-même, et avons éprouvé, au quatrième granule de un centigramme, tous les phénomènes du camphre et du brome, c'est-à-dire une chaleur fraîche dans la bouche, avec hypersécrétion de la salive et de la mucosité, une dépression assez notable du pouls et une diminution de la sensibilité tactile de la muqueuse pharyngienne ; ce que nous avons pu apprécier dans un rhume dont nous étions atteint en ce moment. En un mot, le camphre bromé réalise ce que les anciens disaient du camphre : *Camphora spasmos solvit*. On peut donc l'employer avec succès dans les affections adynamiques avec sécheresse des tissus, comme dans le typhus, d'autant plus que la diurèse et la diaphorèse qui en sont la conséquence, empêchent l'urémie. C'est une action analogue à celle de la digitaline.

Nous ferons, au sujet du camphre bromé, la même remarque que Gubler au sujet du bromure alcalin : « La prédilection qu'il manifeste pour certaines régions, notamment l'entrée des voies digestives et respiratoires, l'appareil génito-urinaire, tient vraisemblablement à l'élimination active qui s'en fait par les reins, par les muqueuses et les glandes annexes des régions favorisées. »

Parmi les indications du camphre bromé, nous citerons en premier lieu les affections typhoïdes, où, de tout temps, on a employé le camphre et le musc. En le donnant sous forme de granules dosimétriques, il n'a pas les inconvénients des deux substances combinées, c'est-à-dire une impression locale brûlante. Car le camphre et le brome, quoique sédatifs et rafraîchissants, ont une action topique irritante, ce n'est qu'en se répandant dans le torrent circulatoire que l'action antiphlogistique se produit. La conséquence de ceci est que la forme de granules est celle qui convient le mieux. Dans le typhus, l'indication du camphre bromé résulte des symptômes mêmes de la maladie : sécheresse et fuliginosité de la langue et des lèvres, peau chaude, mordicante, urines rares, rouges, ammoniacales, constipation, suite de la sécheresse de l'intestin, pouls très-accéléré (138-139), chaleur vive (40-41° centigrades). On doit voir là une irritation, mais d'une nature spéciale, exigeant l'emploi de modificateurs sédatifs sans augmenter la faiblesse générale.

Le camphre bromé convient en outre dans toutes les inflammations des voies respiratoires, digestives et génito-urinaires, dans toutes celles où il y a tendance à l'exsudation ou avec formation de couenne ou fausse membrane.

Le camphre bromé se rapproche beaucoup de l'iodoforme ; comme ce dernier, il est anesthésique et produit une éruption érythémateuse, qui, dans les affections de poitrine, peut être salutaire, en tant que dérivatif. On peut donc combiner ces deux moyens dans le traitement de la période irritative de la tuberculose pulmonaire. Trousseau associait habituellement l'iode et le brome comme fondants.

Enfin, le camphre bromé est utile dans les affections irritatives de l'isthme du gosier, contre l'œsophagisme, dans l'asthme et l'emphysème pulmonaire, dans la toux spasmodique et convulsive de certaines bronchites et de la coqueluche, contre certaines palpitations cardiaques nerveuses ou symptomatiques d'une lésion organique, contre les hypérémies en général et contre les affections des centres nerveux de forme congestive ou avec excès de stimulus. On peut encore y recourir dans l éréthisme urétral ou au début des blennorrhagies avec érection : en un mot, dans toutes les affections où le brome a été recommandé. La dose doit être poussée au moins à quinze ou vingt grànules pour les vingt-quatre heures.

XXVII

Asthme bronchique nerveux, convulsif. — Crampe des bronches. — Emploi dosimétrique de l'arséniate de strychnine et de l'arséniate de soude.

Dans un précédent article, nous avons traité des dyspnées en général, au point de vue symptomatologique et thérapeutique, et de l'asthme en particulier, en faisant ressortir ce qu'il y a, à la fois, de spasmodique et de subparalytique dans cette affection. Nous recevons de notre actif collaborateur, M. le docteur Nackers (1), de Moorsel, la communication suivante, qui confirme notre manière de voir.

Nous lui donnons la parole.

« J'ai administré dernièrement, avec un plein succès, l'arséniate de strychnine, à la dose de six granules, et l'arséniate de soude, trente granules, dans l'intervalle d'une heure et demie, contre un accès violent d'asthme nerveux.

» Dans la nuit du 8 au 9 août dernier, je fus appelé auprès d'un individu, âgé de 30 ans, célibataire, que j'avais traité antérieurement pour un asthme nerveux périodique qui le prenait fin juillet ou au commencement d'août de chaque année.

» Le malade était assis sur son lit, la tête inclinée en arrière, les traits exprimant l'angoisse, les yeux largement ouverts ; une sueur froide couvrait le front, le teint était blême, les ailes du nez battaient avec force, les muscles sterno-cléido-mastoïdiens tendus comme des cordes, tous les muscles auxiliaires en mouvement, les bras se cramponnant aux

(1) Ce jeune docteur, qui fut un de nos premiers adeptes, est mort victime de sa profession. — D'une poitrine faible, il fut pris, à la suite d'une visite nocturne, d'une pleuropneumonie qui passa à l'état de phthisie pulmonaire et l'entraîna au bout de quelques mois.

barres du lit pour avoir un point d'appui; bruit alternativement sifflant et ronflant, qu'on distinguait même à une certaine distance; les battements du cœur violents, inégaux, irréguliers; le pouls radial, petit, faible; la température des mains, des joues, au-dessous de la normale, etc.

» Le patient nous dit s'être couché plein de santé vers huit heures et demie du soir, que son sommeil, agité par des rêves pénibles, a été interrompu vers dix heures et demie, et qu'à son réveil il s'est trouvé atteint d'asthme.

» Comme j'ai toujours sur moi une pharmacie de poche, j'administrai un granule d'arséniate de soude toutes les cinq minutes, et un granule d'arséniate de strychnine toutes les demi-heures. Vers minuit, l'accès diminua peu à peu, et à minuit et demi, le malade s'endormit d'un sommeil réparateur et bienfaisant, jusqu'à sept heures du matin.

» Je lui fis prendre une décoction de quinquina et continuer l'arséniate de soude, à raison de six granules par jour, dans les vingt-quatre heures, pour faciliter l'expectoration. J'ordonnai en outre un régime animalisé, assaisonné de vins généreux (bourgogne ou champagne).

» Aujourd'hui le malade se porte bien, vaque à ses affaires et ne ressent aucun détriment de son accès d'asthme.

» Je suis convaincu que la crampe bronchique a été enrayée par l'emploi des arséniates. »

Réflexions. — On ne saurait contester au traitement institué par notre confrère, ni son opportunité ni son instantanéité. Et, à cet effet, nous ferons remarquer combien il est important pour le médecin de campagne d'avoir toujours sur lui une trousse à médicaments, surtout les plus actifs, qu'on administre dans les occasions extrêmes. Un ancien philosophe disait : *Omnia mecum porto;* mais ce n'était que sa philosophie. L'arséniate de strychnine et l'arséniate de soude ont contribué, l'un et l'autre, à vaincre le spasme bronchique. C'est dans ce cas que l'adjonction de l'hyosciamine pourrait être utile. Nous en avons cité précédemment plusieurs exemples.

XXVIII

Étude thermo-dosimétrique.

Le titre de cet article indique que, d'une part, nous voulons déterminer la fièvre dans ses deux conditions les plus apparentes : l'élévation de la chaleur et du pouls ; de l'autre, dans les moyens de parer à cette combustion exagérée.

C'est un des points les plus importants de la pathogénie, et qu'on pourrait nommer une question *de vie ou de mort*. Aussi combien de discussions ont surgi entre les médecins : là où les uns voyaient de la *force*, les autres trouvaient de la *faiblesse*, et les systèmes thérapeutiques ont été à l'avenant.

Qu'est-ce que cela a produit? De l'incertitude pour tout le monde. On comprend aujourd'hui que la solution de la question n'est pas dans les termes extrêmes, mais au milieu.

Il faut toujours en venir au vitalisme, et à ceux qui se sont le mieux inféodés à cette loi générale de la nature : Hippocrate, Sydenham, Stoll, qui pourraient s'appeler *les observateurs de tous les temps,* parce que ce qu'ils ont vu et observé est ce qui est encore aujourd'hui. La fièvre n'est donc que l'expression générale de la souffrance de l'économie, une réaction plus ou moins efficace contre l'agent morbide, un moyen d'expulsion.

Nous disons une réaction plus ou moins efficace : en effet, il y a des cas où l'effort fébrile se soutient tant que l'agent morbide n'a pas été vaincu ou détruit : ce sont les *Synoques.* Un frisson intense les commence, et elles se terminent par une sueur critique. Dans le stade intermédiaire ou de chaleur, ou plutôt de *brûlant*, nous voyons le pouls et la chaleur animale se maintenir constamment au-dessus de la moyenne physiologique. C'est là le danger, puisque de cette combustion exagérée naissent divers désordres, tant dans la vitalité que dans la constitution des liquides et des solides.

Quand la réaction est insuffisante, deux types fébriles se produisent : le *rémittent* et l'*intermittent*. Dans le premier, il y a oscillation de la circulation et de la calorification, par conséquent, variation des stades de froid, de chaleur et de sueur ; mais ces variations s'accomplissent elles-mêmes d'une manière plus ou moins constante ou régulière. Nous en trouvons un exemple dans la fièvre typhoïde : ainsi, au point de vue ther-mométrique, cette fièvre peut se décomposer en trois stades : dans le premier stade, qui dure de trois à cinq jours, la température croît chaque jour progressivement ; chaque soir la chaleur augmente sur celle de la veille de 0,5 à 1° centigrade, celle du matin ne subissant, au maximum, qu'une rémission de 0,5. La température s'étant élevée à 39°,5 dans les cas légers, à 40, 40,5, 41° et même au delà dans les cas graves, le qua-trième ou le cinquième jour la période d'état commence. Durant celle-ci, la température oscille entre 39,5, 40 ou 40°,5, suivant la gravité des cas. Puis enfin se dessinent, après un, deux, trois septénaires d'oscillations *ascendantes,* les oscillations *descendantes.* Ce troisième stade, dans les cas graves, est séparé du deuxième par un stade intermédiaire que Won-derlich a désigné sous le nom de stade amphibode. Cette phase est tou-jours d'une signification sérieuse : elle tranche d'une manière saisissante sur le reste du tracé graphique, par son irrégularité ; notamment des brusques élévations se produisant de temps à autre le soir. C'est pour cela que Wonderlich a formulé les lois suivantes :

a. Une maladie qui, au deuxième jour, présente chez l'adulte une tem-pérature voisine de 40° centigrades, n'est pas une fièvre typhoïde ;

b. Une maladie qui, après le soir du quatrième jour, ne présente pas une température supérieure à 39° centigrades, n'est pas une fièvre typhoïde ;

c. Une maladie qui, dans la seconde partie de la première semaine, présente une température toujours inférieure à 39,5, n'est pas une fièvre typhoïde.

Nous ajouterons : une maladie dont la température s'élève progressi-vement, malgré des rémissions matinales au maximum de 0,5, de ma-nière à atteindre, le quatrième ou le cinquième jour, une élévation de 39,5 à 41° centigrades, et qui se maintient ensuite, dans la deuxième partie de la première semaine, au-dessus de 39,5, est probablement une fièvre typhoïde.

Relativement au pronostic, les indications fournies par la thermomé-trie ne sont pas moins importantes : ainsi l'élévation à 42° centigrades est mortelle ; 41° centigrades très-grave ; 40° centigrades moins grave ; 39,5 favorable.

Le pronostic est d'autant meilleur que la rémission du matin est plus marquée. L'abaissement de la température est un bon signe, mais à la condition qu'il ne soit point brusque et ait lieu dans un temps normal. Dans la période d'état, une chute rapide de 41 ou 40 à 37,36° centigrades est un signe mortel. Cet abaissement annonce une hémorrhagie ou un collapsus du cœur. Une élévation brusque de la température et très-considérable, est ordinairement le signe du début de l'agonie.

C'est toujours un signe fâcheux que l'exacerbation commence avant midi et ne se termine qu'après minuit.

Une complication inflammatoire (pneumonie, endo ou péri-cardite, pleurésie, méningite, érysipèle) se manifeste par une brusque élévation de la température, mais passagère, se maintenant rarement plus de deux jours.

Nous arrivons à la troisième forme de la fièvre : l'*intermittente*. Ici les trois stades de froid, de chaleur et de sueur sont bien caractérisés et sont séparés par un intervalle de repos ou apyrexie, où le retour à l'état de santé paraîtrait complet si, à certains signes de pâleur, d'abattement, l'œil du médecin ne reconnaissait le retour de l'accès.

Le premier stade ou le frisson étant accompli, la température monte rapidement, selon l'intensité de la fièvre, à 39,5 et 40° centigrades. La chaleur est mordicante, le pouls s'accélère (110, 120 pulsations par minute), les yeux ont un éclat inaccoutumé ; la bouche est sèche, il y a soif ardente, les urines sont rares et de couleur foncée. Après ce stade, vient celui de sueur : la peau devient moite, le pouls mollit, la bouche s'humecte, tout le corps se couvre d'une sueur abondante et le malade tombe dans un sommeil bienfaisant.

Nous ferons encore ici quelques remarques : la durée du froid est sujette à varier ; cela peut dépendre des circonstances extérieures et intérieures. Ainsi quand le malade restera exposé à l'air froid du dehors, il est évident que la réaction ne pourra se produire. C'est le danger des armées en campagne, où le manque d'objets d'habillement et de campement donne lieu à tant de désastres. En débarquant sur les côtes de Crimée, l'armée alliée franco-anglaise fut bientôt décimée par les fièvres algides, qui allèrent jusqu'à la forme cholérique.

Quant aux circonstances intérieures, il y a le spasme qui empêche la réaction : les vaisseaux de la périphérie, crispés, retiennent le sang à l'intérieur et peuvent ainsi amener des accidents mortels : coma, apoplexie, hypostases. C'est dans ces conditions que se produisent les fièvres dites larvées, qui peuvent revêtir les formes les plus diverses. Elles indiquent toujours un haut degré de la maladie et une intoxication fort intense. Au début de notre carrière (1826), nous avons assisté à une épidémie de fièvres larvées qui, étant méconnues, donnaient lieu à une très-grande mortalité. Les formes les plus fréquentes étaient celles de la méningite ou de la pleuro-pneumonie hypostatique. Pendant tout le stade de froid, les malades déliraient, étaient assoupis ou pris de dyspnée; ces symptômes s'aggravaient pendant le stade de chaleur, puis cessaient graduellement pendant le stade de sueur. Celui-ci, le plus souvent, était très-court, presque imperceptible, et un nouvel accès survenait, le plus souvent mortel.

Nous ajouterons maintenant, avec le professeur Spring (*Accidents morbides*) que la forme particulière, l'intensité et la durée de la fièvre sont déterminés : d'une part par la cause prochaine ou efficiente (qui est souvent un parasite accomplissant sa vie propre sur l'organisme humain), d'autre part, par la quantité de matériaux susceptibles de servir d'aliment au processus morbide. La fin du trouble est caractérisée par des sueurs plus ou moins abondantes répandues sur tout le corps, et par la détente du système nerveux, se manifestant par la relaxation musculaire, le calme des sensations, le bien-être général et un sommeil réparateur. Sous ce rapport, il n'y a pas de différences entre les fièvres, quelle que soit leur forme : *continue, rémittente ou intermittente.*

Cela dit, arrivons au traitement, but de la médecine.

En examinant bien le caractère de la fièvre, on y reconnaît, en tant que réaction vitale, divers éléments : l'élément *spasme*, l'élément *douleur, agitation,* l'élément *congestif, inflammatoire,* etc.

Le premier, ou le spasme, se présente surtout au début. C'est lui qui détermine le frisson : tout l'élément fibrillaire entre en mouvement et se crispe. Ce mouvement, très-marqué dans la peau, se fait également sentir à l'intérieur : « On a froid dans le dos. » Son intensité dépendra de l'intensité et de la prolongation de la cause morbide, de la susceptibilité individuelle, des pertes de l'économie, de ses privations, des impressions morales, etc. On comprend que dans de pareilles conditions tout ce qui affaiblit l'organisme doit être mortel. Nous citerons ici un cas que nous avons été à même d'observer et qui nous a vivement impressionné.

C'était en 1832, lors de la première invasion du choléra : On était en juillet, et l'épidémie avait disparu. D. B..., secrétaire de notre Université, homme nerveux et très-craintif, avait eu l'imagination frappée; il croyait fermement devoir être une des victimes du fléau. Ses pressentiments ne furent point trompés ou plutôt le malade fut victime de sa pusillanimité.

Comme nous venons de le dire, l'épidémie avait presque entièrement disparu ; notre homme, comme débarrassé d'un grand poids, se laissa emmener à la campagne par quelques amis. La journée se passa gaiement, mais au retour une pluie d'orage s'abattit sur eux. Tous les sinistres pressentiments se représentèrent à l'esprit de D. B... Il rentra chez lui grelottant et se coucha, le corps enseveli sous plusieurs couvertures et un édredon. Une abondante transpiration survint, augmentée par la peur. En peu de temps, les matelas furent percés. J'étais allé voir D. B..., avec qui j'avais des relations d'amitié et de fonctions : en vain je le suppliai de sortir de cette espèce de fumier, de se sécher et de prendre quelque chose de réconfortant : je fus impuissant à le convaincre. « Vous le voyez, me disait-il d'une voix éteinte, je mourrai du choléra ! » En effet, il expira dans la nuit, au milieu de l'état cyanique le plus prononcé. Et cependant, je le répète, il n'y avait plus de choléra à Gand.

Le frisson exige donc l'emploi des antispasmodiques et des stimulants. On se trouvera bien du laudanum dans une mixture éthérée.

C'est dans le même sens qu'agit l'alcoolature d'aconitine, que M. Chassaignac faisait prendre à ses malades quelques jours avant l'opération, dans le but de diminuer le traumatisme. C'est encore ainsi qu'agissent les alcaloïdes en général : remarquons, en effet, que la détente générale ou le stade de sueur est la conséquence de la cessation du spasme : or, le stade intermédiaire ou de chaleur a été lui-même produit par le refoulement du sang au centre, la dilatation, la subparalysie des vaisseaux et l'hypostase qui en ont été la conséquence. C'est comme dans les expériences de M. Cl. Bernard, où l'on coupe les nerfs du grand sympathique. Il résulte de ces expériences, comme de celles de Brown-Séquard, que l'augmentation de la chaleur est la conséquence directe de la dilatation des vaisseaux et de l'afflux du sang dans les organes. Le fait n'a rien, au reste, qui doive surprendre : la chaleur animale, comme la chaleur physique, est la conséquence d'une combustion, c'est-à-dire de l'action de l'oxygène sur les éléments combustibles du sang, azotés, carbonés.

Nous rappellerons ici la *théorie Traube* : elle part de l'hypothèse qu'il existe un appareil nerveux spécial, fonctionnant comme *régulateur* ou *modérateur* de la rénovation organique du corps. Il agirait à la manière des appareils *empêchants* en général, c'est-à-dire qu'il se comporterait, à l'égard de la rénovation organique ou de la nutrition, comme le nerf pneumogastrique à l'égard du cœur, le splanchnique à l'égard de l'intestin, le grand sympathique à l'égard des organes sécréteurs, qui sont cependant subordonnés à l'action du système cérébro-spinal, dans les fonctions mixtes : comme celles des glandes salivaires et spermatiques.

Cet appareil *modérateur* serait surtout un frein pour la combustion hématosique, en ce sens que sans lui l'oxydation du sang deviendrait promptement excessive et le corps serait brûlé rapidement (voir *Lieber-meister*, dont nous avons reproduit, plus haut, la doctrine). Nous aimons à rappeler ces théories anatomo-physiologiques, parce qu'elles rentrent dans la grande loi du vitalisme, loi que le père de la médecine avait parfaitement reconnue en l'absence de toute connaissance technique. La chose se conçoit : la loi de la dilatation des gaz et de la vapeur a dû être connue avant qu'on pût arriver à la construction des machines. Ainsi du corps : le mécanisme se déduit du principe moteur.

Maintenant restons dans le vrai : la réaction fébrile n'est pas une paralysie, ni des vaisseaux ni de son appareil régulateur. La fièvre, en effet, ne consiste pas uniquement dans l'augmentation abnorme du calorique animal, mais bien dans l'ensemble des phénomènes vitaux qui déterminent cette augmentation. Entre un poêle chauffé à blanc et un corps vivant échauffé par la fièvre, il y aura toujours la différence qui sépare un corps brut d'un corps vivant.

La fièvre doit donc, avant tout, être prévenue et combattue dynamiquement. C'est ce que les médecins *soustracteurs* n'ont pas suffisamment compris. Nous disons suffisamment, parce que dans la *soustraction* il y a souvent une *addition*.

Ainsi il convient de distinguer avec les anciens (qu'on dédaigne trop, sans penser que ce dédain deviendra la peine du talion), il convient, disons-nous, de distinguer l'*oppression* des forces d'avec la *soustraction*. Dans une inflammation (une pleuro-pneumonie par exemple), le pouls faible, filiforme, peut être relevé par la saignée. Cela dépendra du tact du médecin. Mais il faut qu'il n'existe aucune cause déprimante, sans cela la saignée serait mortelle. Ainsi, dans l'épidémie dont nous parlions tantôt, la fièvre larvée, sous forme de méningite, devenait mortelle quand au lieu de donner le sulfate de quinine à haute dose on saignait. Il en était de même dans la forme pleuro-pneumonique, hémoptysique, de cardite, etc.

Toute réaction n'est donc pas *saignable*. Broussais, avec tout son génie, s'était trompé à cet égard. La saignée, nous la tenons en grande estime, mais dans les cas *francs* seulement.

Les alcaloïdes, la quinine en tête, sont donc les modérateurs, les freins de la circulation. Nous ne disons pas les dépresseurs, comme on les présente trop souvent. Et ici faisons une remarque : les médicaments sont selon les conditions dans lesquelles on les administre : ainsi la digitaline, dans une maladie organique du cœur, arrivée à la période d'infiltration, ne ferait qu'ajouter à la faiblesse générale, tandis que dans la première période, ou d'acuité, elle fait tomber la fièvre. Pourquoi ? Parce qu'elle dissipe le spasme congestif. Il en est de même avec l'aconitine, la vératrine et, à plus forte raison, l'atropine, l'hyosciamine quand il y a spasme, la morphine quand il y a agitation, douleur. Quant à cette dernière, nous ferons une remarque pratique : dans les maladies organiques du cœur avec agitation, insomnie, on serait tenté d'administrer la morphine : ce moyen peut être mortel sur le coup en paralysant l'organe déjà affaibli. On en a vu de tristes exemples.

Dans les pyrexies aiguës, les alcaloïdes sont donc toujours indiqués. La quinine agit, non dans l'intervalle des accès, comme on serait tenté de le croire, mais dans l'accès subséquent, en dissipant le spasme, en modérant la réaction, en facilitant les fonctions de sécrétion et d'excrétions, c'est-à-dire en favorisant l'élimination des produits de la fièvre où de la combustion. La digitaline, en diminuant l'urée dans le sang et en augmentant l'élimination des urates, agit dans ce sens. La vératrine a une action toute spéciale sur la peau, et l'aconitine sur la muqueuse gastrique. Au reste, il y a là des expériences à faire, et nous y convions nos confrères.

La digitaline est un frein de la circulation, presque aussi sûr que les freins de nos chemins de fer. Que de mouvements congestifs peuvent être arrêtés ainsi ! Longtemps la médecine s'est trouvée aux mains des *saigneurs*. On prétendrait évacuer la maladie avec le sang : vains efforts ! La maladie c'est l'hydre sans cesse renaissante quand on n'en coupe pas la tête, c'est-à-dire la cause vitale qui l'entretient. Nous disons la cause vitale, parce que, quelles que soient les causes physiques, celles-ci ne valent que par la vitalité. C'est comme la pierre lancée dans un étang, qui, quoique déjà au fond, laisse à la surface des ondulations; comme la fièvre, les stades de froid, de chaud et de sueur.

M. Andral a cherché à déterminer les variations de la température du corps avec celle de quelques-unes de ses parties solides et de l'urine : fibrine, albumine, globules, urée, etc. Il résulte de ces expériences que lorsque le sang contient plus de quatre millièmes de fibrine, la température s'élève et que cette élévation est proportionnelle à celle de l'élément plastique. Cette conclusion est conforme à celle du même auteur sur les phlegmasies et les pyrexies, également en rapport, non avec le nombre des globules rouges du sang, mais avec celui des globules blancs.

M. Andral donne le tableau de vingt chlorotiques chez lesquels bien que les globules rouges fussent notablement diminués, la température fut de 37° centigrades. Ceci explique pourquoi la fièvre est si prompte à naître chez les personnes anémiques ou chlorotiques.

La diminution de l'albumine du sang n'est pas en rapport immédiat avec l'abaissement de la température; ce n'est qu'après un temps plus ou moins long, comme on l'observe dans l'albuminurie et sur les animaux qu'on laisse mourir d'inanition, que l'insuffisance des matières albumineuses fait baisser la température d'une manière un peu notable. Il existe, au contraire, un rapport direct entre le degré de la température du corps et la quantité d'urée éliminée par les reins. Dans trente-deux analyses d'urines appartenant à divers malades dont la température était normale, M. Andral n'a trouvé que huit fois plus de douze grammes d'urée. Dans les pyrexies, il a constaté, à la fois, une élévation plus considérable de la température et une augmentation plus grande du chiffre de l'urée : c'est ainsi que sur vingt-trois analyses d'urines provenant de malades atteints de fièvre intermittente, il a trouvé onze fois entre vingt et trente-deux grammes d'urée; neuf fois entre seize et vingt; deux fois seulement treize et quatorze grammes. Le même rapport existe entre la température du corps et la quantité d'urée éliminée, dans la pneumonie, la pleurésie, le rhumatisme articulaire aigu, les fièvres éruptives et la fièvre typhoïde. Quant à cette dernière, si quelques auteurs ont admis la diminution de l'urée, M. Andral fait observer que la diète à laquelle les malades sont soumis agit sur l'urée en sens inverse de la fièvre. Il peut arriver, dans une pyrexie qui se prolonge, que l'urée, sans cesser d'être éliminée en quantité considérable, diminue cependant, la température se maintenant au même degré.

Il existe une maladie qui constitue une exception à la règle précédente : c'est la cirrhose du foie. Dans trois analyses d'urines, M. Andral a constaté une augmentation dans la quantité de l'urée. Cette maladie, quoique apyrétique, se comporterait, sous ce rapport, comme les pyrexies. M. Andral se demande si on peut supposer, dans ce cas, que les matières azotées de la bile qui ne peuvent plus sortir du sang par le tissu du foie altéré, trouvent une voie supplémentaire d'élimination par les reins; et il semble disposé à résoudre cette question par l'affirmative, en se basant sur des expériences physiologiques qui démontrent une semblable solidarité entre les fonctions éliminatrices.

De ce que nous venons de dire tirons tout de suite les conséquences pratiques.

Les recherches du savant professeur français jettent un grand jour sur les inflammations et les pyrexies : elles font voir que le calorique animal est proportionnel à la quantité d'urée contenue dans le sang; or, les alcaloïdes, en augmentant les sécrétions rénale et cutanée, c'est-à-dire en favorisant l'élimination des principes azotés, font tomber la chaleur et le pouls, et, par conséquent, diminuent la fièvre et l'inflammation. La plupart des phlegmasies non traumatiques, sont des fièvres localisées sous l'influence d'une cause occasionnelle : ainsi, quand la pleurésie, la pneumonie éclatent d'une manière spontanée, c'est qu'il y a prédisposition ; car la cause occasionnelle est souvent très-faible : c'est la goutte d'eau qui fait déborder le vase.

Il en est de même dans le rhumatisme articulaire et dans tous les cas où les alcaloïdes : digitaline, vératrine, colchicine, etc., font merveille.

Quand il y a pléthore, la saignée préalable favorise l'action de ces médicaments ; mais il n'en est pas de même dans les inflammations leucocythémiques, tout autant à redouter que les inflammations sanguines franches, parce que l'état phlogistique ou l'exagération du calorique animal est en rapport, plutôt avec les globules blancs qu'avec les globules rouges.

Cependant si, par suite de l'appauvrissement des races ou générations actuelles, la nécessité de la saignée générale se présente moins aujourd'hui qu'autrefois, il ne faudrait pas ériger l'exclusion de ce moyen thérapeutique en système. Il faut saigner plutôt pour dégager la circulation qu'en vue d'appauvrir le sang. Une pneumonie au début, quel que soit le degré d'anémie ou de chlorose du malade, nécessite l'ouverture de la veine. Seulement on aura soin de ne pas tirer trop de sang et de s'arrêter dès que le pouls se relève. Il en est de même dans la plupart des inflammations aiguës.

Nous n'excepterons pas certains états adynamiques qui peuvent également réclamer les déplétions sanguines, non *soustractives* mais *dégageantes*, ou *dérivatives*, en vue d'empêcher les congestions et hypostases dans les organes nobles. Ainsi les phénomènes cérébraux, pneumoniques, abdominaux même, seront plus efficacement combattus par l'emploi des calmants dynamiques. Par exemple, la morphine est plus utile après la saignée qu'avant. Pour arriver aux stimulants et antipériodiques, on a également plus de facilité. Le véritable praticien n'est jamais exclusif.

Quant aux antipériodiques, quand et comment faut-il les administrer? Ici le doute peut se présenter : Peut-on le donner dans l'état pyrétique ou bien faut-il attendre l'apyrexie? Nous pensons que cela dépendra des circonstances. Ainsi quand le danger est imminent et qu'une perte de temps pourrait être mortelle, il est évident qu'il faut donner les apyrétiques même au fort de la fièvre : et qu'on ne craigne point d'augmenter ainsi la réaction, puisque nous venons de dire que les alcaloïdes font tomber le pouls et la chaleur. Dans les fièvres aiguës, quel que soit leur type : continu, rémittent ou intermittent, le danger vient de la phlogose, c'est-à-dire, de l'excès du calorique et de la précipitation du pouls, il faut donc y parer sans relâche.

Dans ce cas, on se trouvera bien de doses fractionnées d'alcaloïdes, en ne se tenant pas à un seul, mais en les combinant d'après la nature des symptômes : digitaline, aconitine, vératrine, hyosciamine, morphine, codéine, narcéine, colchicine ; c'est au praticien à faire un bon choix parmi ces modificateurs. Rien n'empêche de les donner concurremment : ainsi, par exemple, alternativement un granule digitaline, un granule hyosciamine, un granule morphine, un granule colchicine. Tous ces agents concourent au même but, puisqu'ils diminuent l'orgasme vasculaire et débarrassent le sang des résidus de la combustion. Quant à la quinine, comme il en faut des quantités plus considérables, on fera bien de l'administrer en lavements, en se rapprochant autant que possible des accès. De cette manière on fait un traitement complet, puisqu'on s'attaque, à la fois, à la cause et aux effets.

Parmi les préparations ou sels de quinine, nous recommandons surtout l'arséniate de quinine et l'hydro-ferro-cyanate de quinine, comme ayant un pouvoir fébrifuge plus marqué que le sulfate de quinine. Toutefois, nous ne prétendons pas en faire une règle générale.

Dans ces derniers temps, on a préconisé les anesthésiques et même on a conseillé de les combiner avec les alcooliques ; sans doute on peut ainsi déprimer la température animale, mais cette dépression peut se faire trop brusquement au point de produire la mort. Il y a quelque années, étant à Paris, j'ai assisté à des expériences de M. Demarquay : Des chiens furent préalablement enivrés en leur introduisant de l'eau-de-vie dans l'estomac ; puis, quand la température du corps eut baissé de quelques degrés et que le pouls se fut ralenti, on les soumit à l'inhalation du chloroforme ; en quelques inspirations, il restaient inanimés, et ce n'est qu'en rétablissant la respiration artificiellement qu'on parvenait à les rendre à la vie.

Dans les opérations chirurgicales qui se prolongent, avec perte considérable de sang, la chloroformisation peut être mortelle. Sans exclure les alcoliques du traitement de certaines inflammations, notamment la pneumonie, nous pensons qu'il faut être très-prudent avec eux. D'ailleurs, on ne saurait dire que c'est là un traitement médical.

Nous croyons ne pouvoir mieux terminer cette étude que par quelques cas d'application. Prenons d'abord les pyrexies :

Fièvres éruptives. — Ces fièvres, comme toute intoxication miasmatique, procèdent par prodromes, et c'est d'après ces derniers, leur durée, leur fixation sur tels ou tels organes qu'on en peut déterminer la nature et la violence. Le plus souvent il s'agit d'épidémies.

On voit ainsi l'agent miasmatique agir, tantôt sur la tête, tantôt sur la gorge et le pharynx, les bronches, tantôt sur l'estomac, les intestins, etc. C'est donc à mettre ces organes importants à l'abri, qu'il faudra s'attacher. Pour cela, sans rien préjuger quant à la nature de la fièvre, on cherchera à en atténuer la violence, surtout par les moyens diététiques, tels que la diète, le repos au lit, un léger laxatif salin, des boissons diaphorétiques. Que si il y a de l'insomnie, de l'agitation, on donnera deux à quatre granules de chlorhydrate de morphine; les spasmes, notamment de la gorge, seront combattus par l'hyosciamine; la chaleur sèche de la peau et la rareté des urines par la digitaline; puis la chaleur augmentant graduellement, ainsi que l'accélération du pouls, on aura recours à l'aconitine et à la vératrine; on fera bien de combiner ces deux alcaloïdes.

Les symptômes d'irritation locale seront calmés par la codéine et la narcéine.

Sous l'influence de cette sédation, tant générale que locale, l'éruption, qui n'est que l'effort critique de la nature, se fera avec facilité, car ce qui l'empêche, c'est l'intensité de la fièvre, l'exagération de la chaleur et du pouls. Rarement les saignées sont indiquées, à moins d'un état congestif trop marqué sur les organes qui supportent l'effort prodromique.

Fièvre typhoïde. — Nous nous sommes expliqué à son égard dans un précédent article; nous pensons cependant devoir entrer encore dans quelques détails, à cause de la fréquence et de l'importance de cette fièvre. Il s'agit ici d'une intoxication miasmatique au summum; aussi l'état prostratif existe-t-il dès le début : après les moyens diététiques généraux, il faut arriver promptement aux nervins, principalement l'acide phosphorique, le sulfate de strychnine, le camphre bromé. Ce sont ces modificateurs qui nous ont été les plus utiles. Ainsi, dès les premiers jours, nous donnons un granule de l'une et l'autre de ces substances : de demi-heure en demi-heure, jusqu'à concurrence de huit à dix, en nous guidant d'après le pouls. Dès que celui-ci se relève et se ralentit, nous cessons les nervins et nous observons la marche de la maladie. Si la chaleur monte rapidement et devient sèche, mordicante, nous administrons la digitaline : un granule de demi-heure en demi-heure. Ici nous avons pour guide ou criterium, la chute de la température et du pouls. Il faut se prémunir cependant contre une dépression trop rapide, et pour cela il est nécessaire de voir le malade au moins le matin et le soir, afin de faire les constatations thermométriques nécessaires. La digitaline a surtout pour effet d'éliminer l'urée, sous forme d'urates ; aussi exerce-t-elle un sentiment de pression très-marqué sur la vessie. Le besoin d'excrétion est augmenté, en même temps que la sécrétion. C'est pour cela qu'il est quelquefois nécessaire de combiner la digitaline et l'hyosciamine.

Dès que la chaleur du corps marque au thermomètre 40° centigrades, il faut, sans perdre de temps, recourir à l'aconitine et la vératrine, qui sont de puissants antithermiques ou plutôt antipyrétiques, et on donnera un granule de chacun de ces alcaloïdes tous les quarts d'heure. D'ordinaire, il faut pousser jusqu'à quinze à vingt granules, lesquels étant d'un demi-milligramme, font qu'on donnera, en moyenne, sept à dix milligrammes dans les douze heures.

Il ne faut pas perdre de vue que cette médication doit être continuée pendant plusieurs jours, quelquefois un septénaire ; aussi faut-il diminuer les doses à mesure que le pouls et la chaleur tombent. Il est nécessaire de donner, en même temps que ces principes simples, un excipient tonique, soit fixe, soit diffusible. Nous préférons la serpentaire de Virginie dans la deuxième période de la maladie et le quinquina dans la troisième. Si un brusque abaissement du pouls et de la température faisaient craindre une hémorrhagie intestinale, on ajouterait la teinture acide aromatique ou bien le perchlorure de fer.

Jusqu'ici nous avons supposé le stade d'augment ; dans le stade d'état, qui varie d'époque et de durée, il se fait des rémittences plus ou moins marquées le matin, avec redoublement vers le soir. On ne perdra pas de temps pour administrer la quinine, soit le sulfate, soit l'arséniate, soit le valérianate, selon les symptômes. Le médicament se donnera à doses fractionnées : un centigramme de demi-heure en demi-heure de manière à arriver jusqu'à quinze et vingt centigrammes dans les douze heures, c'est-à-dire le temps entre la rémission du matin et l'exacerbation du soir.

Enfin, si les symptômes prostratifs continuent, on reviendra à la strychnine, combinée avec le camphre. Ces médicaments doivent être donnés à petites doses : un milligramme de chaque, donc, un granule d'heure en heure, jusqu'à concurrence de huit à dix.

Dans la dernière période de la maladie ou de la décroissance, il faut cesser toute médication active pour un régime tonique et analeptique. Plus vite on pourra nourrir le malade, mieux cela vaudra. C'est pour cela que les amers sont nécessaires, de préférence la quassine.

Fièvre intermittente pernicieuse.— La fièvre intermittente pernicieuse est caractérisée par l'absence d'ataxie ou de putridité. La fuliginosité des muqueuses est remplacée par la pâleur ; l'adynamie, par l'anémie. Il y a, en effet, dans cette fièvre, diminution des globules rouges du sang ; ce qui n'empêche point la forme aiguë, c'est-à-dire l'exagération de la température et l'accélération du pouls dans la période de chaleur. Or, cette période comprend la plus grande durée de la fièvre dans la forme pernicieuse, de sorte qu'il n'y a pas ou presque pas d'apyrexie, et que le stade de sueur est lui-même peu marqué. C'est pour cela que ces fièvres doivent être traitées comme si elles étaient rémittentes, c'est-à-dire qu'on n'aura pas à attendre l'apyrexie.

Nous avons donné, dans un précédent article, le traitement du docteur Mandt dans le choléra asiatique : on nous saura gré de faire connaître également sa méthode de traiter les fièvres intermittentes pernicieuses. Ce traitement consiste à fractionner le sulfate de quinine, de manière à le donner dans la période de réaction, d'ordinaire un lavement de dix centigrammes, avec cinq centigrammes de camphre. En même temps, on donne à l'intérieur des poudres composées d'extrait alcoolique de noix vomique et de vératrum blanc, ou bien l'extrait de noix vomique et l'acide phosphorique, tout comme dans le traitement du choléra asiatique.

Nous nous rallions complétement à la manière de voir du docteur Mandt ; seulement, nous pensons que dans beaucoup de cas on peut, pour ne pas fatiguer le malade, diviser le gramme ou le gramme et demi de sulfate de quinine en deux lavements, à des intervalles égaux, entre la rémittence et l'exacerbation.

Le résultat obtenu, on tonifiera le malade au moyen du quinquina en substance et un régime analeptique, et on insistera encore sur le sulfate au moins pendant une quinzaine, en diminuant graduellement les doses. Plus tard, on y reviendra de quinzaine en quinzaine, si on se trouve dans un pays palustre.

Phlegmasies. — Dans les fièvres que nous venons de passer en revue, les inflammations locales sont des complications qui se ressentent de la nature de la fièvre qui les détermine, et qui exigent le même traitement. Dans les phlegmasies idiopathiques, le mal peut être considéré comme local et accidentel, c'est-à-dire sans avoir été préparé par une cause générale, telle qu'un miasme, un principe goutteux, rhumatismal, etc. Ces phlegmasies rentrent donc dans la catégorie des accidents traumatiques et doivent être traitées comme tels. La vitalité n'ayant pas été altérée, le médecin peut agir en toute sécurité. Nous reprendrons le traitement de ces phlogoses dans des articles spéciaux.

XXIX

Cholémie.

EMPLOI DE LA QUASSINE, DE LA CAFÉINE, DE LA VÉRATRINE, DE L'ACONITINE,
DE L'ARSÉNIATE DE QUININE, DE L'HYDRO-FERRO-CYANATE DE QUININE,
DE L'HYOSCIAMINE, DE L'ATROPINE, DE LA STRYCHNINE, DE L'ACIDE
PHOSPHORIQUE, DE L'HYPOPHOSPHITE DE CHAUX.

Nous nous servons du mot *cholémie*, parce que les affections bilieuses
ne sont presque jamais localisées ; bien que le foie soit le point de départ,
soit par rétention de la bile dans son parenchyme, soit par interruption
de sa sécrétion. Nous exceptons l'excès de sécrétion, parce que la bile
versée surabondamment dans le tractus intestinal, en est promptement
expulsée par haut ou par bas, comme dans la cholérine. Quant au choléra asiatique, on sait que c'est plutôt une affection miasmatique au
summum, ou un empoisonnement ; or, le foie est particulièrement chargé
de l'élimination des poisons, n'importe leur nature. Voici une expérience
qui le démontre : Après avoir établi sur un animal une fistule biliaire,
Cl. Bernard a injecté une faible quantité de sulfate de cuivre dans les
veines. Au bout de peu de temps, la présence du sel métallique a été
sensible dans la bile, tandis que les urines n'en présentaient que des
traces à peine perceptibles.

Dans les affections miasmatiques chroniques, c'est particulièrement
dans le foie qu'on trouve les désordres ; preuve que c'est, là aussi, que
le poison organique a agi. Nous faisons ici ces remarques, afin qu'on
comprenne bien l'importance de la fonction hépatique.

Dans la cholémie par défaut de sécrétion ou d'excrétion, les principes
de la bile sont restés dans le sang ou y sont rentrés par résorption.

Il y a, en outre, dans la choléstase les désordres du foie. « Quand on examine, dit Cl. Bernard, les propriétés de la bile au point de vue de l'intoxication ictérique, on lui trouve un caractère spécifique que ne présente aucun autre liquide sécrété : la bile aurait la propriété de dissoudre les cellules du foie. Les médecins qui sont allés à Lisbonne pour étudier la fièvre jaune, sont revenus unanimes sur ce point. »

Puisque l'illustre physiologiste s'est servi du mot *intoxication ictérique*, nous devons déterminer les caractères de celle-ci. C'est un malaise général, avec faiblesse musculaire, sentiment de lassitude et dépression cérébrale, céphalalgie, vertiges, irascibilité extrême; la peau est le siége d'un prurit insupportable; c'est une espèce d'urticaire jaune, se manifestant surtout au lit et écartant tout sommeil; comme dans la scarlatine, il y a desquamation, principalement à la paume des mains et à la plante des pieds; les mouvements du cœur sont ralentis : 50, 40 pulsations par minute, et même plus bas, à moins de fièvre ou phlegmasie, comme dans l'hépatite ou l'atrophie aiguës; encore le professeur Spring fait-il remarquer que, dans le cas de fièvre, le pouls se ralentit dans une certaine mesure au moment où la jaunisse se montre à la peau. Il y a dyspepsie stomacale et intestinale, élaboration incomplète des aliments, avec odeur putride des excréments, provenant d'aliments d'animaux, et fèces acides et inodores, si le régime est végétal; constipation, sécheresse des selles.

Le sang des ictériques, selon MM. Lassaigne, Becquerel et Rodier, est surchargé de matières grasses; or, on sait la part que le foie prend à la formation de ces matières. Si c'est dans les poumons que les substances hydrocarbonées se consument, c'est dans le foie qu'elles sont séparées des matériaux de la chylification, afin de ne pas surcharger l'économie. Aussi sait-on avec quelle rapidité le foie passe à l'état gras, pour peu que le mouvement organique soit ralenti.

La bile, retenue dans le sang, dissout ses globules et le rend diffluent; de là, la tendance aux hémorrhagies passives.

Nous avons dit qu'il peut y avoir ictère par suspension de la sécrétion biliaire, comme dans l'hépatite hypertrophique ou l'atrophie (car ici les effets sont les mêmes), ou bien résorption du fluide sécrété, comme dans l'ictère spasmodique, sténotique, etc. Dans le premier cas, si ce n'est pas la bile en nature qu'on trouve dans le sang, ce sont ses principes constituants. On sait que MM. Virchow, Lehmann, Breucke et d'autres considèrent la cholépyrine comme le résultat de la transformation de l'hématosine des globules rouges. Il est vrai que dans les stases biliaires, où la présence dans le sang de la matière colorante de la bile est si manifeste, on trouve rarement les autres éléments de ce liquide, notamment les acides glycocholique et taurocholique ; mais on sait que ce sont là des composés mal définis et très-transmutables. On trouve cependant les acides de la bile dans les urines des ictériques, et ils ne peuvent y avoir été apportés que par la circulation générale. A moins, toutefois, d'admettre la possibilité, pour les reins, de suppléer le foie, ce qui laisserait la question entière, comme pour l'urémie. (Spring.)

Ce que nous venons de dire va nous diriger dans le traitement qu'il convient de suivre dans la cholémie. On comprend qu'il faut surtout se guider d'après les causes, tout en parant aux effets.

Ainsi, dans l'*ictère catarrhal* ou *rhumatismal*, il faut insister sur les bains généraux, les légers laxatifs et, la détente obtenue, rappeler la sécrétion et l'excrétion de la bile par la quassine et la caféine, qui sont les deux alcaloïdes qui conviennent ici le mieux, parce qu'ils ne déterminent aucune irritation intestinale, surtout s'il est vrai, comme le dit Liebig, que la caféine augmente la quantité de la taurine. La dépression du pouls ne permet guère d'employer les autres alcaloïdes ; toutefois, s'il y a fièvre continue, on donnerait la vératrine et l'aconitine, surtout en vue de l'hyperesthésie cutanée.

Dans l'*ictère palustre,* on insistera surtout sur les préparations de quinine : arséniate, hydro-ferro-cyanate, valérianate, selon les symptômes ; tout en continuant à rappeler la sécrétion et l'excrétion de la bile par la quassine et la caféine. On doit ici compter avec le temps, par conséquent, ne pas chercher à forcer le remède.

Dans l'*ictère spasmodique,* c'est principalement aux mydriatiques : hyosciamine, atropine, qu'il faut recourir ; toutefois, comme il se peut que le spasme dépende de la faiblesse, on peut, dans ce cas, faire emploi de la brucine, de la strychnine, soit seules, soit combinées avec la quassine et la caféine.

Dans l'*ictère adynamique* ou *typhique,* c'est surtout la fièvre qu'il faut traiter, et nous ne pourrions que répéter ce que nous avons dit à l'égard de cette dernière. Disons que cet ictère est généralement un des prodromes de la mort ; ainsi, quand on le voit survenir chez les blessés ou opérés, c'est un symptôme mortel. D'ordinaire on trouve des plaques d'hypérémie et des abcès multiples dans le foie. Ce genre d'hépatite est généralement latent. Dans l'ictère typhique, au contraire, la région du foie est sensible ; la matité hépatique diminue, tandis que la matité splénique augmente ; ce qui équivaut à dire que la rate s'engorge et cesse d'envoyer le sang au foie par les veines gastro-épiploïques. Les selles, d'abord décolorées, deviennent sanglantes et noires ; la jaunisse, faible au début, devient plus intense ; il s'y ajoute des pétéchies et des ecchymoses plus ou moins étendues, ainsi que des hémorrhagies passives par le nez, le vagin, les voies digestives et aériennes. L'urine est colorée en brun, avec les réactions du pigment biliaire. On doit cependant insister sur le quinquina et les acides minéraux. L'arséniate de strychnine peut également servir à relever la vitalité. Il ne faut pas perdre de vue que la bile dissout les globules rouges du sang et rend ainsi la situation périlleuse.

Dans l'*ictère organique*, il y a à considérer le genre de lésion du foie. C'est toujours un signe fâcheux, puisque l'ictère suppose l'oblitération des grosses branches du conduit hépatique ou la destruction des cellules sécrétoires, comme cela se remarque dans la fièvre jaune. Il en est de même quand les tumeurs compriment la face concave du foie. Dans l'hypérémie mécanique du foie, qui accompagne si souvent les maladies des poumons et du cœur, l'augmentation de volume apparaît et augmente après chaque retour des accès de dyspnée. L'importance du sujet nous oblige de revenir sur ce que nous avons dit dans de précédents articles. Le retour des accès doit faire supposer qu'il ne s'agit pas de maladies organiques arrivées au point d'une dyspnée permanente; dans ce cas, c'est moins l'ictère qu'on observe, ou l'hydropisie, mais plutôt un état d'asthme dans lequel nous avons pu voir qu'il existe des phénomènes de spasme et de paralysie. Le spasme réside spécialement dans les canaux bronchiques, la paralysie dans les cellules aériennes. Quant au cœur, ou asthme cardiaque, il n'entre dans la dyspnée que pour une part accessoire, et semble dépendre surtout d'un état subparalytique du diaphragme. Le foie ne subissant plus la pression de ce muscle, s'engorge pendant la durée de l'accès.

Il doit cependant exister un ictère paralytique, comme il y a un ictère spasmodique. Galien l'avait admis, bien avant que Glisson eût fait connaître sa capsule. Quoique celle-ci ne porte pas de trace de fibres musculaires, elle est contractile, à la manière des fibres dartoïques, et, de nos jours, M. Cl. Bernard a fait voir que le système nerveux exerce une action considérable sur le degré de réplétion des vaisseaux hépatiques. Cela doit être, puisque, sans cela, le foie serait comme une éponge inerte, quand la pression vient à faire défaut.

La conclusion de ceci, c'est que, dans l'ictère paralytique, il faut recourir à la strychnine, comme dans l'ictère spasmodique aux mydriatiques. L'arséniate de strychnine convient surtout dans les cas diathésiques.

Dans l'ictère toxique, principalement celui produit par le phosphore, il faut lui opposer l'acide arsénieux. Cependant comme le phosphore tend à passer à l'état d'acide phosphorique, il est rationnel de lui opposer une base : telle que la chaux, la magnésie. Nous proposons l'hypophosphite de chaux qui se convertit en phosphate insoluble dans les véhicules aqueux, mais non dans les sucs intestinaux. De cette façon on peut espérer parer, en même temps, à la destruction du système squeletteux, car on sait que le phosphore frappe les os de mort. Nous avons eu, à plusieurs reprises, l'occasion d'appliquer ce traitement chez les ouvriers employés aux fabriques d'allumettes chimiques. Chez tous, le foie était malade et il existait un ictère plus ou moins prononcé. D'après cela, on voit combien le phosphore est un agent dangereux, qu'il faut éliminer de la matière médicale. Parce que l'huile de foie de morue renferme des traces de phosphore on a eu l'idée d'en ajouter ; mais en connaît-on bien les proportions naturelles ?

Enfin, dans l'*ictère sténotique*, due à la compression ou à l'obstruction des canaux biliaires, principalement par les calculs biliaires, il n'y a autre chose à faire que la médecine des symptômes : c'est-à-dire calmer les douleurs. Les bains prolongés et les légers laxatifs concourront à la descente des calculs.

XXX

Médecine dosimétrique antiparasitaire.

Dans la plupart des maladies endémiques et épidémiques le rôle du parasitisme est clairement indiqué. Même dans les maladies sporadiques on découvre la présence de germes morbides.

Une personne du sexe, de notre clientèle, était atteinte fréquemment de doigt blanc (tourniole) : nous eûmes l'idée d'examiner au microscope le fluide séro-purulent épanché sous l'épiderme, et y trouvâmes des vibrions.

Dans le muguet se remarquent également des organismes parasitaires qui expliquent l'espèce de cheminement par lequel la maladie envahit toute la bouche, l'arrière-bouche et le reste du tégument digestif, et donne lieu à un véritable empoisonnement. Ce sont les plaques nacrées auxquelles on a donné le nom de *oïdium albicans*.

Dans le croup, on constate aussi la présence d'organismes parasitaires.

Quoi de plus probant que l'oïdium de la vigne? Le grain est bien venu, sa chair ferme, son suc acide, toutes circonstances qui devraient éloigner la décomposition, et cependant, tout d'un coup, s'abat sur lui une poussière fine qui le pénètre, l'arrête dans son développement, le rabougrit et le fait périr. Au microscope, on aperçoit que la trame auto-sitaire a été envahie par les parasites.

Dans le typhus, on découvre également dans le sang et les matières des déjections et sécrétions, des filaments assez semblables aux sperma-tozoaires.

Mais c'est surtout dans les fièvres intermittentes que cela a été remar-qué. On connaît les expériences du médecin américain Salisbury : parcourant des terrains marécageux où régnaient les fièvres, l'idée lui vint d'analyser, au point de vue des organismes inférieurs, les brouillards s'élevant du sol ; à cet effet, il exposa, la nuit, des plaques de verre, sur lesquelles les vapeurs vinrent se condenser, et il y reconnut des microzoaires : entre autres des espèces de cellules d'un volume assez considérable. En se basant sur cette première donnée, il crut que les organismes microscopiques pourraient bien jouer un rôle important dans les fièvres intermittentes.

Poursuivant ses recherches, il fit l'analyse microscopique des différentes matières provenant d'individus atteints de fièvre contractée dans les marais, et il trouva dans les urines, les sueurs, les matières fécales, des organimes cellulaires semblables à ceux qu'il avait constatés dans les effluves des mêmes marais. Ces deux séries d'observations lui parurent suffisantes pour admettre, comme probable, l'opinion que les fièvres intermittentes de cette région étaient dues à la pénétration dans le sang de ces organismes microscopiques et à leur développement ultérieur dans les liquides sécrétés.

Afin d'avoir plus de certitude sur les conclusions à tirer de ses expériences, il en tenta une autre fort remarquable et qu'on pourrait considérer comme invraisemblable, si elle n'était rapportée par un médecin tel que lui, et contrôlée par d'autres médecins également dignes de foi. Il recueillit une certaine quantité de la terre des marais, l'enferma dans de larges caisses de fer-blanc qui furent soudées hermétiquement et transportées à grandes distances, sur des hauteurs où ne régnaient point les fièvres intermittentes ni aucune autre espèce de maladie contagieuse. Ces caisses furent placées ouvertes dans une chambre où couchèrent deux individus, qui prirent la fièvre intermittente des marais. La même expérience fut répétée sur deux autres personnes avec un résultat analogue.

Le choléra est une fièvre intermittente à la plus haute puissance, et, comme toute fièvre palustre, il se caractérise par la présence, dans les matières des déjections, de parasites. Issu du delta du Gange, ses effluves ou traînées ont des directions déterminées, qu'on peut suivre à leurs ravages, comme les nuées de sauterelles d'Afrique.

Ces parasites pénètrent dans le sang et y agissent à l'instar de ferments. Ce sont des bouillonnements, des rejets à la surface, qui se caractérisent par des vomissements, des selles anormales, dont les hypertrophies glandulaires sont l'expression anatomo-pathologique, sans en être la cause ; car il serait tout aussi inexact de voir le typhus dans les plaques muqueuses ou le croup dans les fausses membranes. Ce sont évidemment des produits ou effets, et non la cause de ces affections.

Ainsi on remarque que les miasmes provenant de substances animales en décomposition renferment des quantités considérables d'éléments microzoaires, auxquels on accorde la propriété de produire la fièvre typhoïde. M. Pasteur, en étudiant les phénomènes de la putréfaction des substances animales, a trouvé qu'il s'y développe deux espèces d'éléments, qu'il considère comme ferments : les uns se formant au contact de l'air ou *bactéries*, les autres dans les parties profondes, hors du contact de l'air, ou *vibrions*.

La présence des parasites dans le sang explique la fièvre; il y a d'abord concentration vers l'intérieur, puis expansion vers la périphérie. La fièvre fait retour tant qu'on est sous l'influence du miasme ou que les parasites n'ont pas été détruits.

Jusqu'ici on n'a pas trouvé de meilleur moyen contre la maladie de la vigne (*oïdium*) que le soufre; seulement, il ne faut pas perdre de vue chez les animaux et l'homme, la perte de la vitalité : c'est pourquoi les alcaloïdes sont nécessaires. A quoi servent ces agents si répandus dans le règne végétal, la quinine surtout, si ce n'est à combattre ces causes? Aussi, de tous les antifermentatifs ou fébrifuges, le plus puissant est incontestablement l'arséniate de quinine. Comment cette préparation agit-elle? Évidemment de deux manières : comme *dominante* et comme *variante*. Comme *dominante*, en détruisant le ferment; comme *variante*, en empêchant la fermentation, ainsi que l'excès de calorification et de circulation.

Nous signalerons encore à l'attention des praticiens l'hydro-ferrocyanate de quinine, qui a pour effet de calmer, c'est-à-dire de faire tomber le pouls et la chaleur. N'est-ce pas également ainsi qu'agissent le sulfate de quinine et la plupart des alcaloïdes?

Même dans les fièvres ou pyrexies continues, l'élément parasitaire a été reconnu : ainsi la contagionabilité ou l'inoculabilité de la variole est due à des cellules ou sporules dont la peau et les muqueuses sont les *nidamenta*, bien qu'on prétende les avoir trouvés également dans les organes parenchymateux, ce qui ne serait pas impossible, vu qu'ils sont inhalés avec l'air; de sorte que la maladie, avant d'être extérieure, est intérieure et peut rester telle, comme on l'observe dans les *variolæ sine variolis*. La fièvre est alors la seule expression de la présence de l'agent morbide dans l'économie. Ici encore, c'est à la *dominante* et à la *variante* qu'il faut recourir, la première contre la cause, la seconde contre les effets. La préservation par le vaccin tient à l'antagonisme qui existe entre les agents morbides.

La doctrine du parasitisme s'étend-elle jusqu'aux affections contagieuses apyrétiques? Il y a des motifs de l'admettre, quand on voit que là aussi il y a inoculabilité, dans des conditions déterminées. Ainsi le chancre induré ne s'inocule point; comme pour le vaccin, il faut un certain degré de maturité : ni trop récent, ni trop vieux. En un mot, il faut que la matière chancreuse ou le germe, ait eu le temps de se produire. Voilà pourquoi, également, le chancre récent peut être tué sur place par la cautérisation. On doit se demander si ce n'est pas également ainsi qu'agit le mercure dans la syphilis confirmée. Quant à la syphilis constitutionnelle, on sait qu'il ne s'agit plus de mercuriaux, mais plutôt de toniques et de reconstituants, tels que l'iode. Les germes n'existent plus; il n'y a que la dyscrasie.

Au point de vue pratique, on comprend combien ces considérations sont importantes : ainsi, tant que les germes existent encore, il faut les médicaments métalliques, tels que : mercure, soufre, arsenic; les germes étant détruits, il faut les amers, les toniques, les reconstituants. Un immense progrès a été accompli en thérapeutique depuis qu'on n'abuse plus de ces premiers agents. Paracelse, qui en fut le promoteur, en fut également le séide, puisque 'de l'abus devait naître la négation de la médication. Aujourd'hui, nous en sommes arrivés à ce juste milieu qui constitue le vrai. On ne mercurialise plus quand même.

Qu'on veuille remarquer que nous sommes resté sur le terrain de la pratique; si nous avions voulu en sortir, nous nous serions lancé dans la théorie du *Panspermisme,* qui a tant occupé les savants de l'antiquité, car l'imagination est née avec l'homme; c'est le plus bel attribut de son intelligence; c'en est aussi le danger. Les anciens Théogonistes peuplaient l'espace d'une infinité de divinités invisibles : les gnomes occupaient les profondeurs de la terre et arrivaient de temps en temps à sa surface; le feu avait ses salamandres, les eaux leurs naïades, l'air ses sylphes. Tout cela prouve une matière animée : la fécondité, la vie. Malheureusement, dans cette procréation incessante, la mort s'est réservé ses droits; et c'est contre ces empiétements des organismes inférieurs sur les organismes supérieurs que l'art a constamment à lutter. Aussi la nature, en mère prévoyante, nous en donne les moyens : contre les germes, les métaux; contre les réactions qu'ils déterminent, les alcaloïdes. Là ne se bornent pas nos ressources; dans les métalloïdes nous avons des agents mixtes, qui peuvent être employés quand les premiers n'ont plus d'action, ou du moins quand leur temps d'action est passé. Nous avons nommé l'iode, une des grandes découvertes des temps modernes, bien que les anciens n'en aient pas été privés, puisqu'ils employaient l'éponge brûlée dans les mêmes cas où nous administrons aujourd'hui l'iode et ses composés. Comment en étaient-ils arrivés là? Il faut croire que c'est parce qu'ils avaient observé que les végétations sous-marines, en général, sont favorables au traitement des affections strumeuses.

Nous allons finir par quelques considérations pratiques. Dans l'emploi des préparations antiparasitaires, il ne peut s'agir que d'une action de contact ou catalyse. Un exemple rendra notre pensée : on sait que les térébenthinacées tuent les acares en général; l'observation microscopique le fait voir : l'acare étant déniché avec la pointe d'une aiguille, si on le place dans une goutte d'eau, au foyer du microscope, on le voit frétiller au milieu de cette espèce de lac relatif. Si maintenant on dépose sur les bords une gouttelette d'huile de térébenthine, celle-ci, agitée par les mouvements de l'animalcule, forme des zones concentriques, et avant que l'huile l'ait atteint, l'acare meurt anesthésié. On peut en dire autant des parasites en général ; il suffit d'une quantité infinitésimale de poison pour les tuer.

On comprend donc qu'il ne faut pas pousser les antiparasitaires jusqu'à saturation de l'économie. Que produisaient les doses énormes de mercure dans la syphilis? La saturation et, avec elle, le mercurialisme. Souvent le remède faisait l'office du pavé de l'ours : on tuait le malade pour avoir raison du mal. La même remarque s'applique aux arsenicaux. C'est ici le cas de dire qu'en dépassant le but on ne l'atteint pas. Quelques gouttes d'acide arsénieux suffisent pour détruire le parasitisme palustre. Dans la nature existe le phénomène en grand : ainsi, dans la zone des sulfotares, on ne voit jamais se produire des parasites, et ceux des marais n'atteignent point les hauts pics des montagnes. Dans les contrées marécageuses de l'Amérique du Nord, on se rend sur les monts Alleghani pour échapper aux effluves qui occasionnent la fièvre intermittente. C'est que là, indépendamment d'un air pur, on n'a pas à craindre les grouillements du sol.

XXXI

Chromochrinie.

TRAITEMENT DOSIMÉTRIQUE PAR L'ERGOTINE ET LE VALÉRIANTE DE FER.

La chromochrinie s'entend d'un principe colorant de l'urine, analogue à l'indigo, et sécrété par les canaux sudorifères; or, entre ces canaux et ceux des reins il y a la plus grande analogie de structure et de disposition physique. Rien d'étonnant qu'ils offrent des éléments de sécrétion analogues.

Il ne saurait s'agir ici de cellules pigmentaires; s'il a pu s'en rencontrer dans la matière chromochrinique, c'est qu'elles se sont détachées accidentellement.

La chromochrinie a donc des degrés ou nuances; il ne faut pas pour cela qu'elle soit poussée jusqu'au phénomène. Qui dit phénomène, dit souvent fraude. M. le docteur Duchesne, de Pavilly, a démasqué une fille de trente-six ans qui, depuis une vingtaine d'années, se teignait la figure avec de l'indigo.

Ainsi que le fait observer le professeur Spring, les personnes atteintes de chromochrinie appartiennent presque toutes au sexe féminin; le plus grand nombre avaient de quinze à vingt-six ans. C'étaient des jeunes filles souffrant de dérangements de la menstruation : hystériques, d'une humeur bizarre, mais n'allant pas cependant jusqu'à la fraude. Une dame de haut rang qui, pour se faire remarquer, se teignait les paupières avec du charbon, n'avait pas réfléchi qu'avec sa beauté robuste il devait être difficile de faire accepter sa fraude. Mais c'est comme les femmes qui se fardent. Le sexe faible n'a pas changé depuis Ovide. Il veut attirer les regards. On ne croit pas à cet éclat et cependant on se laisse attirer par lui.

La chromochrinie, pour être véritable, doit provenir des canaux sudorifères, puisque c'est un produit de sécrétion, comme l'indigo de l'urine. Quand on enlève l'enduit avec un corps gras ou la glycérine, et qu'on examine ensuite la peau à la loupe, on y voit apparaître un pointillé bleuâtre, comme une barbe fraîchement faite. En même temps, il existe un développement considérable du réseau veineux ou le cercle des paupières, toujours plus marqué aux approches des règles.

C'était le cas de notre jeune personne; et la mère ne désirant pas en faire un sujet de remarque, me pria de m'occuper de son état. L'ayant trouvée chloro-anémique au plus haut degré, je lui prescrivis l'ergotine et le valérianate de fer : la première pour amener le sang vers la matrice, le second pour parer à l'anémie et la mobilité nerveuse. Au bout de trois mois, la chromochrinie avait presque entièrement disparu.

On comprend que cet état pourra se reproduire, puisqu'il se rattache à la menstruation. On sait même que les influences morales n'y sont pas étrangères. Notre intéressante malade a pris vingt granules de valérianate de fer et d'ergotine par jour. Le traitement fut suspendu aux approches des règles. Régime gymnastique et forte alimentation.

Nous nous sommes déjà expliqué sur l'action congestive de l'ergotine: quand on administre l'ergot de seigle dans l'inertie de la matrice, c'est pour provoquer les contractions; de même, dans l'aménorrhée, il y a défaut de ton ou inertie; l'organe ne vit pas : or, comme Platon le dit poétiquement dans son *Timée,* « l'utérus c'est la bête fauve qui se présente à toutes les ouvertures du corps comme pour s'échapper ». Nous avons tous en nous ce que l'on nomme *la bête;* la femme particulièrement.

XXXII

Phlegmasies.

TRAITEMENT DE LA PNEUMONIE PAR LA MÉTHODE DOSIMÉTRIQUE.

Si, théoriquement, on peut distinguer la pleurésie de la pneumonie et celle-ci de la bronchite, il n'en est pas de même pratiquement, à cause de la connexité de ces divers tissus. Aussi faut-il reconnaître, avec Hufeland, que ces distinctions sont plutôt anatomiques, car il est rare que ces inflammations soient isolées ; du moins elles ne le restent pas, et elles réclament le même traitement.

Une distinction plus pratique, est celle des deux formes de la pneumonie : douloureuse et non douloureuse; car dans les maladies, c'est toujours l'élément douleur qui en règle l'intensité.

Si la première forme a été attribuée à la pleurésie, elle ne lui appartient pas exclusivement; elle est seulement propre à la pleurésie localisée. Dans la pleurésie diffuse le point lancinant, pongitif, existe peu ou pas, à tel compte que si le malade n'est pas examiné attentivement, son état échappe aux premiers secours de l'art, les seuls presque efficaces. Dans la forme douloureuse, le point de côté est tellement violent qu'il empêche le patient de respirer ; aussi le poumon s'engoue-t-il ; de là, les symptômes observés : petitesse du pouls, oppression, toux petite, saccadée, etc.

Cet état de gêne et de sub-paralysie sera rapidement enlevé par une ou deux saignées, et, ce qui en reste, par l'acide phosphorique et le sulfate de strychnine.

Nous insistons sur cette première phase du traitement, parce qu'elle est décisive : de là dépendra l'issue de la maladie. Ainsi, immédiatement après la saignée, on donnera un granule acide phosphorique et un granule sulfate de strychnine, qu'on répétera de quart d'heure en quart d'heure, jusqu'à ce que la dyspnée ait disparu (1).

Il faut immobiliser la cage thoracique dans un appareil ouaté, surtout si la pleuro-pneumonie est traumatique ; car ce qui entretient la maladie, en provoquant la douleur, c'est le mouvement. Sous ce rapport il n'y a pas de différence entre une pleurésie et une arthropathie (2).

La deuxième période de la maladie, si celle-ci n'a pas été jugulée (car nous n'admettons pas ces périodes comme fatales, absolues, et le médecin qui ne ferait rien, en attendant, serait comme un général d'armée qui attendrait que l'ennemi vînt le battre), la deuxième période, disons-nous, est celle de relèvement. Comme un ballon, le thorax rebondit en mouvements désordonnés ; le pouls devient plein et dur, la toux augmente, accompagnée de crachats rouillés, la chaleur est ardente, la soif vive, les urines rouges et rares, l'oppression extrême, le malade se place instinctivement sur son séant ou sur le côté opposé, si la maladie est unilatérale ; des râles subcrépitants, la respiration rude, absente par places, indiquent un commencement d'exsudation. La respiration s'accélère jusqu'à 40° c. par minute, les inspirations sont brèves et courtes, le malade n'a pas assez d'haleine pour prononcer une phrase entière, les ailes du nez battent avec force, la dyspnée se lit sur sa figure et s'explique, autant par l'augmentation du besoin de respirer, que par l'obstacle mécanique à l'entrée de l'air.

Une autre cause d'étouffement, c'est la cardite qui complique la pneumonie ou la précède, car, comme le fait observer Hufeland, la cardite, portée à un haut degré, entraîne toujours la pneumonie à sa suite. Cette remarque du père de la macrobiotique a son importance : elle nous fait voir qu'au début de l'affection, la saignée est contraire.

En même temps qu'on dégagera le poumon, on enlèvera la calorique morbide. Les poumons, comme on sait, sont les ventilateurs du corps ; c'est là que le sang arrive pour se rafraîchir ; le sang du cœur droit est plus chaud de 1° centigrade que celui du cœur gauche, mais dans la pneumonie c'est le contraire, à cause du processus inflammatoire.

Parmi les antithermiques dynamiques on choisira, de préférence, la digitaline, qu'on poussera jusqu'à effet ; un granule (0,001^m) de quart d'heure en quart d'heure, jusqu'à ce que la chaleur et le pouls tombent.

(1) On voit que nous sommes loin d'être systématique ; mais voulant la saignée, nous ne la voulons point abusive. Les saignées à outrance de Bouillaud sont le rêve d'un homme éveillé.

(2) Dans une de ses leçons sur les appareils ouatés, Nélaton a dit « que je voulais les appliquer jusqu'aux poumons ». C'était là une innocente plaisanterie. L'illustre clinicien, plus et mieux que personne, a apprécié le côté pratique de ces appareils.

Ce moment est indiqué par la dilatation des pupilles et la pression sur la vessie; on pourra donc l'accélérer en ajoutant à la digitaline l'hyoscia-mine. Quelquefois aussi on recourra à l'aconitine et à la vératrine, surtout quand la cause est un rhumatisme.

Dans la broncho-pneumonie, l'émétique est nécessaire afin d'empêcher l'obstruction des canaux aériens. On en donnera tous les quarts d'heure un granule (0,01^m) jusqu'à effet, et, chez les tout jeunes enfants, l'émétine. La vératrine fait également office de contro-stimulant.

Le tartre émétique est surtout nécessaire dans la pneumonie bilieuse. Dans ce cas, le pouls, mou, lipothymique, rend la saignée dangereuse avant que le foyer mobile ait été évacué. La langue servira de criterium ; tant qu'elle est chargée d'un enduit visqueux, que la bouche est amère et mauvaise, il faut se garder de donner un médicament autre que l'évacuant. Après, les boissons délayantes suffisent et on y ajoutera un peu de Sedlitz Chanteaud.

Il y a des pneumonies ataxiques ou putrides : ce sont celles qu'on voit survenir au début ou dans le cours de la fièvre typhoïde. Il y a ici un poison ou miasme à éliminer, nécessitant l'emploi des diaphorétiques et des diurétiques, tels que le benzoate d'ammoniaque, la colchicine : un granule de demi-heure en demi-heure, et, en même temps, on donnera les arséniates de strychnine, de quinine, de fer, de soude, selon les phases de la maladie ; puis l'acide tannique, s'il y a tendance aux hémorrhagies passives.

L'absence de sommeil épuise le malade ; on y parera par les sels d'opium : morphine, codéine, narcéine, qui ont également pour effet de calmer la toux. Afin de favoriser l'expectoration, on y ajoutera le kermès minéral : un granule d'heure en heure. Le camphre bromé sera employé quand il y a sécheresse de la muqueuse et fuliginosités.

Tout ceci suppose que le tissu pulmonaire n'est qu'hypérémié ; malheureusement, il n'est pas toujours possible d'empêcher l'hépatisation, soit à cause de la violence de la maladie, soit par suite de la tardivité du secours. Alors l'oppression est extrême, l'auscultation ne fait plus connaître la respiration que sur quelques points ; souvent il y a matité complète (en cas d'épanchement) avec ce tintement spécial ou égophonie, qui indique les exsudats dans l'intérieur des bronches, et que répercutent les parois des plèvres distendues par la masse du liquide. C'est une sonorité extra-pulmonaire, comme celle d'un vase de cuivre dans laquelle on laisserait tomber une tête d'épingle. La toux est fréquente, brève, l'expectoration rouillée. Le sang étant incomplétement oxygéné, le délire d'asphyxie survient : délire exhalirant, sourire sardonique ; on l'observe également dans la dernière période des maladies du cœur, et on ne saurait mieux le comparer qu'à celui de l'asphyxie par le charbon : le pouls est petit, misérable, irrégulier. Il est évident que le poumon se paralyse. Que faire? Saigner? Mais c'est plutôt du sang qu'il faudrait donner au malade. Le cas est embarrassant : « de ceux, comme dit Hufeland, qui doivent être abandonnés à la conscience du médecin, et où ce dernier doit savoir sacrifier sa réputation à son devoir ». Étrange situation que celle du médecin! Dans tout autre état le danger est un titre à la considération : le soldat en face de la mort acquiert la gloire, l'homme d'État qui se dévoue pour son pays, l'admiration publique. Le médecin seul est exclu de cette loi de la reconnaissance. Il est passible de l'insuccès! Le succès? cela regarde la nature! Encore s'il s'agissait de quelque grande opération : car partout ou le sang coule, il y a gloire! Nous ne parlons pas des hauts barons de la science (la responsabilité, même morale, ne les atteint pas plus que la foudre les hauts pics); mais de ces modestes praticiens qui mettent au service du public leur repos et jusqu'à leurs moyens d'existence. Eh bien! il faut qu'ils se sacrifient! Le malade étouffe : le médecin ne peut pas plus s'empêcher de se porter à son secours qu'à celui d'un individu qui se noie; l'opération de la thoracocenthèse, dans les cas d'épanchement, ne saurait être ni évitée ni reculée : il faut la pratiquer dès que la nécessité en est constatée. Il ne faut pas attendre que l'individu soit noyé pour le tirer de l'eau. Arrière les médecins timides ou qui ne calculent que leur propre intérêt! Honneur à ceux qui se dévouent!

Mais la thoracocenthèse faite, tout n'est pas fait ; il reste les foyers morbides à éteindre ; il reste surtout une subparalysie pulmonaire dont il faut relever le malade. Les larges vésicatoires d'une part, les strychnées de l'autre, répondront à ce double but.

XXXIII

Traitement dosimétrique de l'albuminurie.

L'albuminurie, une dans ses effets, c'est-à-dire un excès d'albumine dans les urines, est une affection complexe dans ses causes.

En effet, tout ce qui peut augmenter accidentellement les matériaux albuminoïdes dans le sang, telles que certaines fièvres éruptives : scarlatine, érysipèle, les inflammations viscérales : pneumonie, hépatite, cardite, rénite, etc., amènent l'albuminurie, qui, si on la laisse marcher, passe à l'état de maladie de Bright. Cette lésion est caractérisée par une hypertrophie, souvent considérable, des cellules épithéliales, ainsi que de cellules de la substance corticale des reins, avec état granuleux ; le tout compliqué de la présence d'une quantité plus ou moins considérable de gouttes graisseuses : grandes et petites.

Il y a des albuminuries purement mécaniques, par exemple, celle dépendant de la compression des gros vaisseaux de l'abdomen : comme dans la grossesse ; ou bien d'une rétention d'urine.

Il y a une albuminurie dyshémique, quand le sang est appauvri de ses éléments plastiques : comme on l'observe dans certaines cachexies paludéennes ou autres, dans les intoxications métalliques, notamment celle par l'arsonic.

Enfin, il y a des albuminuries purement nerveuses : comme celle dépendant de la présence de vers, et dont nous avons relaté plus haut un exemple.

Ne confondons pas les urines albumineuses avec les urines muqueuses ; comme dans le catarrhe des reins, des uretères ou de la vessie. Le mucus peut être assez abondant pour rendre les urines lactescentes. L'acide nitrique servira de criterium dans ce cas, puisqu'il coagule l'albumine et dissout le mucus.

Au point de vue de la pratique, il faut distinguer l'albuminurie aiguë et l'albuminurie chronique. La première est celle qui succède aux maladies inflammatoires désignées plus haut. A moins de maladie de Bright, l'albumine disparaît des urines par les moyens antiphlogistiques : bains généraux, digitaline, hyosciamine, qui produisent la diaphorèse et la diurèse et font ainsi disparaître l'anasarque. Les forces digestives étant, en général, déprimées, il faut les relever au moyen de la quassine et un excipient amer. Le vin de quinquina sera très-utile, et, s'il y a diarrhée, le vin de colombo ou de cannelle.

Dans l'albuminurie chronique il s'agit, avant tout, de dissiper la dyscrasie et la cachexie. Il faut donc recourir aux toniques.

Ainsi que le professeur Spring le fait remarquer (*Accidents morbides*), l'anasarque albuminurique procède de la néphrite diffuse : parenchymateuse, granuleuse ou albumineuse, c'est-à-dire les lésions qu'on comprend sous le nom collectif de *maladie de Bright*. La cause immédiate n'est cependant pas la maladie des reins, mais l'hydroémie ou l'analbuminose qui en est la conséquence ordinaire. La néphrite diffuse peut parcourir toutes ses périodes sans hydropisie ; celle-ci, pour se développer, a besoin que la cause de la néphrite agisse en même temps sur le sang, ou que ce dernier soit, en général, prédisposé à l'hydroémie. En d'autres termes, l'anasarque albuminurique dépend plus encore de causes diathésiques et cachectiques, que de la lésion même des reins.

On connaît les expériences du professeur Kierulff sur l'albuminurie artificielle : quand on injecte de l'eau dans les veines d'un chien, ses urines ne tardent point à devenir albumineuses. De même on voit cette affection se produire sous l'influence d'un air froid et humide, probablement parce que la suppression de la transpiration cutanée augmente l'eau dans le sang. Nous exceptons le processus scarlatineux, ainsi que le rhumatisme aigu, où l'on voit également survenir l'anasarque. Cela est particulièrement fréquent dans les pays chauds, comme on l'a observé dans les Corps expéditionnaires d'Afrique. M. Virchow compare cette anasarque à celle de la scarlatine : elle ne se déclare, en effet, que dans les cas où le refroidissement porte sur une peau hyperémiée.

Dans l'albuminurie chronique nous nous sommes bien trouvé des arséniates ; surtout s'il existe une diathèse palustre. L'arséniate de quinine, l'arséniate de soude, de potasse ou d'antimoine, l'arséniate de fer, l'arséniate de strychnine, voilà les préparations qui répondent le mieux aux indications ; d'autant plus qu'elles s'appliquent aux différentes conditions dans lesquelles l'albuminurie se forme. Ainsi l'arséniate de quinine doit être employé dans les cas d'intoxication palustre ; l'arséniate d'antimoine dans les cas de rhumatisme; l'arséniate de fer dans l'anémie; l'arséniate de strychnine pour donner le coup de fouet.

Tous ces médicaments doivent être appuyés d'un régime tonique, le vin de quinquina, etc. Mais, en même temps, il faut chercher à rétablir la sécrétion rénale et cutanée, ce qu'on obtiendra par des vêtements chauds, le moindre refroidissement pouvant faire revenir l'anasarque générale, et l'albumine dans les urines. Ainsi que le fait observer le professeur Spring, dans la période avancée de la maladie l'anasarque est permanente et se modifie moins que les autres hydropisies, sous l'influence des diurétiques. Il faut être d'autant plus sobre de ces derniers moyens que le parenchyme rénal est malade. La sérosité qui remplit les mailles du tissu cellulaire et les cavités viscérales est très-ténue et contient de l'urée. La peau prend un aspect et une teinte jaune particulière, qui permettent souvent de soupçonner d'emblée la nature de cette hydropisie. La transpiration est enrayée; s'il y a des sueurs, elles ne sont que partielles. L'organisme se trouve dans un état de débilité générale, et l'anasarque se combine successivement avec l'ascite, l'hydrothorax, l'œdème des poumons, de la glotte, avec des suffusions séreuses autour du cerveau et de la moelle épinière.

Distinguons l'anasarque albuminurique, qui se développe rapidement et est très-mobile, de l'anasarque anémique qui, au contraire, a une marche lente et où les urines ne contiennent point d'albumine, à moins de l'albumine caséiforme, qui, précipité par l'acide urique, se redissout dans un excès d'acide.

On pourrait s'étonner que, comme dominante du traitement antialbuminurique nous conseillons les arséniates, alors que l'arsenic produit l'anasarque cachectique ; mais nous ferons remarquer que c'est là un effet toxique qu'on évitera avec les doses dosimétriques. Et puis, n'est-ce pas le *post hoc ergo propter hoc ?* Qui dira que les dartres, les ulcères contre lesquels on administre les arsenicaux, ne sont pas cause de l'anasarque quand ils viennent brusquement à disparaître ?

Parmi les diurétiques qu'on peut employer dans l'anasarque albuminurique, nous citerons particulièrement la colchicine et l'asparagine, qui sont les succédanés de la digitaline et de l'hyosciamine. Les granules, au milligramme, peuvent se donner à dix et jusqu'à vingt par jour. C'est ainsi que nous en avons obtenu de bons effets : deux granules de colchicine et d'asparagine pour un granule de digitaline ou d'hyosciamine. En même temps on donnera une infusion de polygala.

Nous insistons ici sur le régime salin, parce que, ainsi que nous en avons fait la remarque, ce sont les sels qui disparaissent du sang,

notamment le chlorure de sodium et les sels de magnésie. De là, le peu
de densité de ce liquide et sa filtration à travers les pores des vaisseaux.
Sans doute les acides minéraux peuvent parer en partie à cet état; mais
il convient surtout de restituer au sang ses éléments salins. Dans les
pays froids et humides les individus ne résisteraient pas sans les salai-
sons. Il est vrai qu'on a prétendu que le sel produit le scorbut; mais on
n'a pas fait attention que ce dernier est dû aux conditions générales auxquelles les scorbutiques, notamment les marins, sont soumis. Aujourd'hui
que le régime nautique a été amélioré, le scorbut n'entame plus que
rarement les équipages. Ce sont surtout les vivres frais qui faisaient
défaut. Le Sedlitz Chanteaud est d'autant plus utile, qu'en même
temps il agit sur la perspiration intestinale et rénale et rend au sang sa
densité. La soif inextinguible qui tourmente les malades est apaisée ainsi,
sans ces quantités considérables d'eau, qui ont pour effet de distendre les
vaisseaux et d'ajouter à la gêne existante une véritable pléthore aqueuse
ou hydroémie.

XXXIV

Traitement dosimétrique de la glycosurie.

Un jeune homme était entré dans une période de consomption caractérisée par la fièvre, avec redoublements vers le soir, soif, sécheresse de
la peau, et surtout sensation d'ardeur dans le dos, se portant aux zones
précordiale, épigastrique, lombaire et hypogastrique. La souffrance de
la moelle épinière était donc manifeste et s'expliquait par les excès vénériens précoces auxquels le malade s'était livré.

Les urines étaient, d'ordinaire, pâles, sans odeur ; par conséquent,
sans excès d'urée, copieuses et avec un goût douceâtre.

La poitrine ne présentait aucun signe d'auscultation, et il n'y avait pas
de douleurs néphrétiques : ni calculs, ni graviers.

Nous pouvions donc considérer ici l'état du malade comme purement
nerveux ; et, à cet égard, nous rappellerons les expériences de Claude
Bernard, qui ont jeté beaucoup de jour sur cette espèce de glycosurie.
Ainsi, on peut produire sur un animal un diabète artificiel en irritant
le bout supérieur du pneumogastrique coupé, ou en augmentant l'action
réflexe de la moelle épinière par sa piqûre au niveau de l'origine de ce
nerf. Le même fait, c'est-à-dire la production d'une quantité surabon-
dante de glucose ou matières sucrées, doit avoir lieu chez l'homme dans
les circonstances où nous voyons naître le diabète : telles que les vers,
les excès vénériens et de boissons alcooliques, l'hystérie, les irritations
gastriques, l'irritation locale des reins par des graviers, des calculs. Chez
notre malade, on ne pouvait admettre qu'une action réflexe de la moelle
épinière ; ce fut donc de ce côté que nous dirigeâmes le traitement, lequel
consista dans l'emploi de la strychnine, de la cicutine, de l'hyosciamine,
du camphre bromé et, successivement, des huiles animales, des ferrugineux et un régime mixte.

Le malade prit, alternativement, un granule cicutine, au milligramme, un granule hyosciamine, au demi-milligramme, et un granule camphre bromé, au centigramme, quatre fois dans la journée, à la distance d'une heure et demie. L'ardeur du dos fut corrigée au moyen du *spons bath*, matin et soir, et, quant au régime, il fut animal et végétal.

On se trompe souvent en faisant suivre aux diabétiques un régime purement animal; ce ne sont pas seulement les matières non azotées qui se changent en sucre, mais également les matières azotées, comme on l'observe chez les carnivores. D'ailleurs, il y des diabètes par excès d'urée comme l'ont démontré Proust, Rostock, Bell.

Plus tard, nous avons donné des granules d'arséniate de fer : huit par jour.

Le résultat de ce traitement et de ce régime ne tarda pas à se manifester, puisque la fièvre quitta le malade et, avec elle, le diabète.

Nous donnons ce fait comme constituant un des côtés de la glycosurie; or, on sait qu'il en est bien d'autres. Ainsi nous citerons l'espèce de métamorphose regressive due à la cirrhose du foie. Le mouvement nutritif se dirige alors vers les reins et est perdu pour l'économie; de là, la marche rapide de la consomption ou fièvre hectique. La glycosurie se porte sur les reins, ou bien est suspendue, ainsi que le démontrent les urines insipides. C'est surtout quantitativement qu'elles sont augmentées, et on y trouve un excès de chlorures et de phosphates, résultant de la non-appropriation de ces sels dans l'économie.

Dans de semblables conditions on est obligé de recourir aux strychnées; mais tout est subordonné à l'état du foie. Le plus souvent la maladie de consomption suit son cours et prend une forme galopante.

Nous avons vu périr ainsi, en quelques semaines, une jeune fille pleine de cette espèce de santé qu'on nomme « graisse de pension ». Il n'existait chez elle aucune cause morale : elle était heureuse de vivre; cependant les fonctions digestives devinrent languissantes et une obstruction du foie donna lieu à l'ascite. L'organe n'avait pas changé de volume; au contraire, il était profondément retiré dans l'hypocondre, mais il ne fonctionnait pas. De là, la consomption si rapide. Tous les ferrugineux et les toniques n'y firent rien : la maladie suivit son cours fatal.

En parlant du diabète, Hufeland fait une remarque qui dénote le profond praticien : « Dans le diabète sucré le travail chimique que les reins exécutent sous l'influence de la vie, a subi une perversion spéciale, qui fait que ces organes fabriquent du sucre avec les liquides qui y affluent, tout comme ils produisent des graviers et du sable dans l'affection calculeuse, ou comme on obtient du sucre en faisant réagir un acide sur de l'amidon. Cette formation s'accomplit principalement aux dépens du chyle dans le sang, dont il se sépare aisément lorsqu'il vient d'y être mêlé, et sur lequel les reins semblent exercer une affinité chimique toute particulière, ce qui explique l'émaciation et l'affaiblissement qu'entraîne la maladie. » (*Cinquante années de pratique.*)

Nos reins, malheureusement, n'ont pas, comme le foie, un système porte, ainsi que chez les oiseaux (système de Jacobson) ; aussi, pour ces animaux, le travail d'élaboration du sang est, en quelque sorte, double ; les poumons n'y prennent qu'une part accessoire, étant presque exclusivement des organes de raréfaction. Par contre, les reins ont une activité très-grande : l'énorme quantité des matières résiduelles ou guano, le prouve.

Chez les mammifères et l'homme, — nous avons toujours répugné à mettre ce dernier sur la ligne d'un animal, — les choses se passent tout autrement : les reins sont tout bonnement le crible ou plutôt le filtre du corps. Tout le sang artériel le traverse en moins de quelques minutes, mais les matériaux qu'il leur abandonne sont exclusivement excrémentitiels : d'abord l'eau qui, en surchargeant le sang, pourrait produire l'hydroémie. C'est ce qu'on observe surtout quand la pression dans les uretères est augmentée par suite d'un obstacle à l'émission des urines, ou bien encore quand on augmente l'eau mécaniquement, comme dans les expériences du professeur Kierulff, que nous avons citées plus haut.

L'urée, sous forme d'acide urique (car les reins sont avant tout des organes de combustion) forme la base de l'urine à laquelle elle a prêté son nom. C'est le résidu le plus immédiat de la combustion nutritive. Quant aux matières organiques, à part une légère quantité d'albumine inséparable de tout sérum ou eau du sang, il faut qu'elle n'en contienne point surabondamment. Il n'en est pas de même du principe colorant, lequel diffère essentiellement de celui du sang, puisque l'hématosine s'y trouve à l'état d'indigo.

Nous en avons la preuve dans la chromochrinie (voir l'article relatif à cette dernière), où l'on retrouve la solidarité physiologique qui existe entre ces émonctoires, de même que les similitudes histologiques. Quoi qu'il en soit, on observe le diabète à la suite des modifications survenues dans la sécrétion cutanée. « Parmi les causes éloignées du diabète, dit Hufeland, la plus importante est une suppression *chronique* de la sécrétion cutanée et son transport sur les reins. (Hufeland se sert ici du vieux langage de la science : évidemment il n'y a pas transport de la peau, vers les reins, mais simplement suppression de l'action cutanée.) J'ai vu une femme, qui, pour s'être refroidie en descendant à la cave et y restant longtemps, tandis qu'elle avait le corps couvert de sueur, fut prise d'un diabète, aux atteintes duquel elle demeura en proie pendant plusieurs années, et dont on a eu beaucoup de peine à la délivrer. » (*Ouv. cité.*)

Il faut admettre qu'il y avait chez cette femme quelque disposition spéciale ; car il n'est pas ordinaire que la suppression cutanée produise la glycosurie.

Quoi qu'il en soit, la guérison est fort difficile à obtenir, par cela même qu'il s'agit d'une altération profonde du travail de la nutrition. Notons cependant que jusqu'ici ce traitement — comme en allopathie, en général — a été empirique. On a préconisé successivement les sudorifiques, les diurétiques, les emménagogues, les drastiques, les toniques : tout cela était bien, mais peut-être pas assez approprié à la nature de la maladie. Avant tout, c'est un mal vital, irritatif, et dont la moelle épinière est le point de départ le plus habituel. Hufeland vante notamment le camphre dans ce cas. Sans vouloir faire de ce moyen une panacée, nous croyons que le camphre bromé répond à une foule d'indications, surtout s'il y a éréthisme ou orgasme vasculaire. La cicutine et l'hyosciamine ont pour but de parer à l'irritabilité morbide de la moelle épinière, de même que l'arséniate de fer à l'insuffisance de la crase sanguine Et remarquons, avec Hufeland, que le diabète (avec ou sans sucre) est le symptôme de la phthisie : « Une règle importante de pratique — dit cet éminent praticien — est de ne point manquer d'examiner l'urine toutes les fois qu'on voit tomber un sujet dans la consomption sans offrir aucun symptôme de maladie de poitrine ou d'autres affections locales, car plus d'un malade est mort du diabète sans que le médecin le soupçonnât, parce qu'il arrive souvent que dans le diabète sucré la quantité d'urine n'augmente pas d'une manière considérable. »

L'uroscopie : nous touchons ici à une lacune du diagnostic, d'autant plus fréquente, qu'on craint d'encourir le reproche de charlatanisme. Sans doute il y a des uromanes de la pire espèce, qui au fond de la bouteille ne voient flotter que les pièces de monnaie qu'ils extorquent à leurs patients ; mais l'uroscope ne doit pas être confondu avec ce dernier. L'uroscopie est une science délicate, qui exige, en même temps que le coup d'œil du médecin, la science du chimiste et le tact du physiologiste.

XXXV

Métamorphoses organiques.

Le sang est la source où s'abreuvent les organes et où ils puisent les éléments de leur rénovation incessante ; car, comme l'a dit un grand esprit : « Nous sommes réellement et physiquement comme un fleuve dont toutes les eaux coulent dans un flux perpétuel. C'est le même fleuve par son lit, ses rives, sa source, son embouchure, par tout ce qui n'est pas lui ; mais changeant à tout moment son eau, qui constitue son être, il n'y a nulle identité, nulle mêmeté pour ce fleuve. » (Voltaire.)

Nous renouvelons constamment notre eau, c'est-à-dire notre sang ; la substance de nos organes change également ; il ne reste de fixe que nos rives, c'est-à-dire les canaux ou méandres par lesquels ce liquide se distribue dans toutes les parties de l'économie (1).

Ces considérations ne sont pas ici un hors-d'œuvre, puisqu'elles nous permettent d'entrer immédiatement dans notre sujet. Le sang qui sans cesse passe et repasse dans les vaisseaux les plus ténus de notre corps et se sature d'oxygène à chaque inspiration, se compose de matériaux très-divers : sels minéraux, chlorures, sulfates, phosphates de potasse, de soude, de chaux, de magnésie, etc., matières colorantes ou chromo-criniques, comme l'indigo, corps gras, substances neutres du genre de l'amidon, produits azotés, tels que l'albumine et la fibrine. Les sels éprouvent peu de modifications dans le torrent circulatoire ; ils sont éliminés, après avoir fait partie intégrante de nos liquides et de nos solides, par les principaux émonctoires. Les substances neutres sont converties en graisses et en glycogène. Les corps gras ne subissent dans le

---

(1) On sait que la circulation est antérieure aux vaisseaux ; les fluides nourriciers se fraient une voie à travers la gangue organique, comme un cours souterrain à travers le sol.

sang que des oxydations qui engendrent plusieurs dérivés du même ordre. Enfin les produits azotés se convertissent en fibrine, en musculine, en nervine, en pepsine, en pancréatine, tous composés peu différents les uns des autres. C'est la première partie du travail chimique qui s'accomplit dans la principale humeur de notre corps. Tous ces matériaux élaborés aux différents points du torrent circulatoire et destinés à l'assimilation, sont détruits dans les organes mêmes où ils avaient été fixés. Le glycogène est transformé en sucre, lequel est brûlé avec formation d'eau et d'acide carbonique; les acides gras sont en partie éliminés par la peau, en parties brûlés. Quant aux matières plastiques qui forment la trame des tissus, elles donnent lieu à des produits de destruction : urée, créatine, cholestérine, acides urique, hippurique, xanthique, qui sont rejetés par les voies excrémentitielles : foie, reins, glandes sudorifères, etc.

Tel est le tableau sommaire des principaux phénomènes chimiques qui, s'accomplissant dans l'ensemble de l'économie, provoquent partout un dégagement de chaleur plus ou moins intense. Il n'y a donc pas d'organe central pour le *feu vital*, comme l'avaient admis les anciens (Galien); chaque élément anatomique y participe; et s'il existe une température à peu près uniforme dans tout le corps, c'est que le sang distribue avec régularité la chaleur dans les différentes parties qu'il baigne (1).

La chaleur innée, c'est la vie. Cette opinion avait déjà été émise dès la plus haute antiquité; nous ne sommes, sous ce rapport, plus avancés que parce que nous connaissons le mécanisme de cette production, ou plutôt nous constatons le fait. Ainsi, tout changement chimique des corps, tout dédoublement, comme disent les chimistes, donne lieu à une production de calorique. On peut considérer ce dernier comme inhérent aux corps : ainsi, les acides minéraux, quand on les étend d'eau, dégagent de la chaleur, comme la chaux quand on l'éteint. Il en est de même pour les corps organisés et vivants. L'acide carbonique de l'économie ne se forme pas seulement par l'oxydation du carbone, mais il provient aussi d'un dédoublement qui absorbe de la chaleur. On sait que les substances alimentaires peuvent se ramener à trois types fondamentaux : les graisses, les hydrates de carbone : sucres, fécules, amidon, et les albuminoïdes; or, les graisses, en se dédoublant et se combinant à l'eau, comme il arrive sous l'influence du suc pancréatique, donnent de la chaleur. Il en est de même pour les hydrates de carbone, indépendamment

---

(1) On peut dire cependant que chaque organe a sa température propre. La nature n'a pas voulu d'un foyer unique, de peur que la vie ne s'éteigne tout d'un coup. Elle a été plus prévoyante que nous, qui voulons tout centraliser.   D^r B.

de toute oxydation. Enfin les matières albumineuses provoquent aussi des phénomènes calorifiques très-nets, lors de leur combinaison avec l'eau, suivie de dédoublements divers.

Mais ce qui distingue les corps animés des corps bruts, c'est la faculté de produire du calorique en quantité indéterminée et souvent même dans une mesure qui excède leurs besoins. C'est ce qui constitue alors un état morbide ou la fièvre. Celle-ci est donc encore un indice ou plutôt la mesure de la vitalité. Les animaux inférieurs ne présentent jamais ce phénomène, et parmi les animaux supérieurs, les plus impressionnables sont les plus fiévreux. Chez l'homme aussi la fièvre est un signe d'impressionnabilité ; nous ne disons pas de force, car celle-ci est calme de sa nature. Les Anciens, dans leurs arts comme dans leurs fables, ont bien distingué cette différence.

Quoi qu'il en soit de ce point de physiologie, difficile sinon impossible à déterminer, c'est-à-dire l'identité de la chaleur et de la vie, toujours est-il que c'est de cette dernière que partent tous les phénomènes que nous voyons s'accomplir sous nos yeux et qui constituent l'état *fonctionnant*.

La spontanéité distingue les corps vivants des corps bruts. Ne nous hâtons pas d'en conclure que la vie agit en dehors des conditions générales qui règlent la matière, chimiques ou physiques. La preuve, c'est que nos chimistes parviennent, non à créer — ce terme serait inexact — mais à produire de toute pièce des composés identiques à ceux de la chimie vivante. Déjà ils imitent les parfums des plantes, ils transforment les substances neutres, ainsi que les corps gras et albumineux ; mais ce que l'art ne pourra jamais faire, c'est l'organe, quelque simple qu'il soit. La cellule, que la science moderne met son honneur à avoir découverte et suivie dans ses transformations, sera notre éternelle humiliation.

Mais ce qui sera notre éternel honneur, c'est de pouvoir régler les mouvements organiques dans ce qu'ils ont d'excessif, d'insuffisant ou d'irrégulier. La thérapeutique, que *certains* médecins dédaignent pour ne l'avoir pas étudiée, est le levier qui nous permet de diriger la machine vivante (non comme le mécanicien qui ne peut que graduer le mouvement de la locomotive ou l'arrêter), mais en la suivant (la machine vivante) dans ses mille détours ou caprices qui constituent la vie.

Ce sont ces modificateurs ou freins que nous allons passer brièvement en revue, au risque de nous répéter dans ce que nous avons déjà dit dans de précédents articles. *Bis repetita placent.*

Les maladies peuvent se rapporter à deux grandes divisions : les *sthéniques* et les *asthéniques*. Faisons ici tout d'abord une remarque : c'est que la force s'épuise par sa violence même, et amène promptement l'asthénie. A tout prendre, l'art du médecin consiste à calmer.

Mais les moyens par lesquels il obtient ce résultat diffèrent : tantôt il doit affaiblir, si l'effort réactionnel est de nature à briser les rouages organiques (comme fait le mécanicien quand il renverse la vapeur); ainsi dans la fièvre inflammatoire avec congestion locale, ou ce que nous nommons une inflammation : pneumonie, cardite, etc., il décongestionnera, tant pour diminuer le calorique morbide dont le sang est le vecteur, que pour empêcher les désordres organiques ; d'autant plus que la stagnation du sang sur un point y entretient la phlogose.

Mais après avoir saigné et même *resaigné*, tout n'est pas fait : il y a un excédant de calorique qu'il faut enlever par les antithermiques, surtout un air frais. Et, sous ce rapport, nous voyons se commettre beaucoup d'erreurs : ainsi dans les fièvres éruptives : scarlatine, rougeole, variole, etc., en soumettant les malades à une température excessive on provoque des accidents. Les hydrothérapistes enlèvent le calorique morbide par le maillot et sont davantage dans le vrai. Les bains frais sont également une grande ressource, mais leur emploi est difficile en certaines circonstances.

Ne l'oublions pas, le calorique morbide se produit sous certaines excitations (toujours nerveuses) qu'il faut calmer; de là, l'emploi des alcaloïdes qui sont les calmants par excellence, soit généraux, soit spéciaux. Dans leur emploi, à la fois hardi et prudent, consiste l'art véritable du praticien. Il ne suffit pas pour lui seulement d'observer, mais d'agir. Agir, agir toujours, tant qu'il y a, comme on dit, péril en la demeure.

Ainsi tous les alcaloïdes exercent une action sédative sur le système vaso-moteur, quelques-uns sur le système cérébro-spinal ; mais tous (sans exception aucune) font tomber la fièvre, c'est-à-dire l'accélération du pouls et l'augmentation de la chaleur animale au delà de la moyenne physiologique.

On connaît les propriétés fébrifuges de la quinine; mais ce qu'on ne soupçonnait point, c'est qu'elle est aussi un excellent hémostatique en décongestionnant et en provoquant la contractilité des fibres de la vie organique, tout comme le seigle ergoté. Considération importante, puisque à un agent toxique elle permet de substituer un agent naturel. Quand on aura poussé les expériences plus loin, on trouvera probablement que tous les alcaloïdes agissent de la même façon.

L'inflammation se produit autant par paralysie qu'autrement; il faut donc la combattre en tonifiant les vaisseaux, c'est-à-dire en empêchant leur dilatation. C'est ce qu'on a compris en chirurgie où la compression méthodique est venue remplacer les émollients d'autrefois.

La digitaline, l'aconitine, la vératrine, la morphine, la codéine, la narcéine, l'hyosciamine, la strychnine, la caféine, etc., voilà donc les modificateurs dont le médecin ne pourra se passer dorénavant. Beaucoup d'études et d'expériences sont à faire sur l'action spéciale de ces agents, mais on en connaît déjà l'action générale, ce qui est beaucoup.

Les limites de cet article ne nous permettent point d'entrer dans les détails; nous ne pouvons cependant abandonner ce sujet sans dire un mot des alcaloïdes à l'état de sels. Leurs combinaisons avec les acides, tant minéraux que végétaux, ainsi qu'avec les métalloïdes : iodures, bromures, etc., ont étendu leur champ d'action, en permettant de les approprier, non-seulement à l'état morbide des vaisseaux, mais aussi à celui des liquides. Ainsi les arséniates de quinine, de strychnine, de caféine, rendent de grands services dans les empoisonnements palustres, soit en détruisant les microzoaires, soit en restituant au sang sa plasticité.

On ne saurait nier leur influence sur l'hématose quand on voit les effets produits chez les arsenicophages. Sous ce rapport aussi, les éleveurs en font grand emploi, et on connaît les fraudes des maquignons; pour donner à leurs chevaux les apparences de la santé, ils leur administrent de l'arsenic; mais les pauvres bêtes surmenées ne tardent pas à revenir à leur état réel. Pour un instant, elles ont le poil brillant, la respiration vigoureuse; en un mot, elles semblent rajeunies.

Comment l'arsenic agit-il? Comme la plupart des substances métalliques : en aidant à la crase sanguine, c'est-à-dire à la conversion des substances azotées en fibrine, globuline. C'est un agent reconstituant; il ne faut donc pas s'étonner des services qu'il rend dans les dyscrasies en général. La plus meurtrière de toutes, la phthisiose, — nous ne disons pas la phthisie, — peut être neutralisée par ce moyen, puisque, comme nous avons cherché à l'établir dans un précédent article, on peut la rapporter à un excès de globules blancs du sang sur les globules rouges.

C'est un point de nature à fixer l'attention sérieuse des médecins. Il en est un autre : la non-conversion des matériaux azotés surabondants en produits de destruction : urée, créatine, cholestérine, etc. Qui ne voit surgir ici cette grande doctrine humorale qu'on a voulu tourner en ridicule, et qui cependant sera une éternelle vérité?

On sait qu'un régime trop azoté produit la fièvre adynamique ou ataxique, dont l'urémie est la plus haute expression. Il faut, dans ce cas, pousser à l'élimination des produits recrémentitiels en leur donnant la forme la plus soluble : celles d'acides urique, hippurique, etc.

C'est ce que font les benzoates. Et remarquons que les opérations de la chimie vivante augmentent le calorique rayonnant et diminuent ainsi la somme du calorique latent. Pourquoi certaines fièvres ou inflammations sont-elles, comme violence, en rapport avec le frisson qui les a précédées? C'est que pendant toute cette période il y a eu concentration du calorique à l'intérieur. Les benzoates sont donc appelés à jouer un grand rôle en thérapeutique. Il en est de même des valérianates, dont la série est nombreuse, et qui exercent sur le système nerveux une action si marquée.

Les iodures, bromures, sulfures sont utiles à cause de leur action dissolvante sur des matières albuminoïdes, sans avoir les inconvénients des alcalins; aussi les emploie-t-on avec succès dans toutes les affections exsudatives : croup, angine couenneuse, etc., quoiqu'il faille se garder d'ériger ces médicaments en panacée; car dans les maladies exsudatives il n'y a pas seulement l'exsudat, c'est-à-dire la couenne ou fausse membrane, il y a aussi — et avant tout — la cause qui l'a déterminé. Ainsi ce sont des irritations — tantôt simples, tantôt spécifiques — contre lesquelles il faut réagir par tous les moyens dynamiques, notamment les alcaloïdes; de même, contre le principe intoxicant, par les arséniates. C'est ainsi que l'arséniate de quinine est si utile dans ces cas. Mais l'action dynamique une fois produite, le rôle des iodures, des bromures, des sulfures, commence. Ici viennent se ranger également les chlorates, de potasse, de soude, quand l'absence d'irritation en permet l'emploi.

Nous ferons une remarque : on abuse des iodures et des bromures dans le lymphatisme, et on exagère ainsi cet état en diminuant la crase sanguine. A force de dissoudre et d'éliminer les matières albuminoïdes, on enlève au sang sa plasticité et on diminue ainsi l'activité organique et même animale. Un grand besoin de réparation se fait sentir, et il faut venir en aide à ce dernier par les toniques.

La thérapeutique doit être, avant tout, physiologique : c'est-à-dire qu'après avoir calmé ce qu'il y a d'excessif, d'insuffisant ou de désordonné dans les mouvements vitaux — et ici se présente la grande série des nervins — elle doit suivre les mouvements de composition et de décomposition, afin de ne pas faire comme Pénélope — défaisant la nuit ce qu'elle avait fait le jour. Or, deux cas peuvent se produire : il faut détruire, neutraliser ou expulser un agent morbide, ou bien ramener les organes dans les conditions normales de la nutrition. Dans le premier cas se présentent les parasiticides, en tête desquels se trouvent l'arsenic, le mercure, le soufre. Nous nous en sommes expliqué dans un article spécial. Toujours est-il que le parasitisme est une source fréquente de maladies — mais non unique, comme quelques-uns le prétendent. — Et à cet égard nous voyons que la nature nous montre le chemin, puisque dans la région des sulfotares il n'existe point d'affections miasmatiques. Il est vrai que ces régions sont inhabitables ; mais cela prouve que le soufre est l'ennemi-né du parasitisme. Nous avons cité également la maladie de la vigne produite par l'oïdium et guérie par la fleur de soufre. Comme celle-ci guérit également les hémorroïdes et certaines dermatoses, on est parti de là pour construire la fameuse doctrine de la *psore*, sur laquelle nos prédécesseurs ont vécu, et qu'Hahnemann a acceptée, probablement pour se donner l'innocent plaisir d'appliquer ses doses infinitésimales de *sulfur !* Les soins de propreté y ont fait plus que toute autre chose. Aujourd'hui que nous savons ce que c'est que la gale, nous la guérissons, presque instantanément, avec quelques gouttes d'huile de térébenthine ou d'acide phénique. Et voilà comment tombent toutes les théories qui ne sont pas basées sur les faits ! La dosimétrie est à l'abri de pareilles mésaventures, parce que c'est une méthode rationnelle et non empirique.

La doctrine du parasitisme a manqué de se généraliser sous une autre forme. Déjà Raspail avait tenté de démontrer que, pour nous garantir des maladies, il faut tuer les mites au moyen du camphre, comme pour les pelleteries. L'illustre auteur de la *Micrographie* avait fait comme ses collègues, voyant partout des infiniment petits. A ce compte il serait aussi dangereux de boire un verre d'eau que de respirer un air en apparence pur, car ni l'un ni l'autre ne sont à l'abri des infusoires ou microzoaires.

Il est plus rationnel d'admettre les produits de la fermentation, parce que celle-ci est une des causes puissantes — la seule peut être — de désagrégation des corps organisés. Or, il y des fermentations salutaires : celles qui donnent lieu à des produits susceptibles de servir comme aliments et les fermentations nuisibles, celles qui détruisent les combinaisons normales et donnent naissance aux moisissures. Il est certain que ces dernières sont contagieuses au dernier chef, à cause de la facilité avec laquelle elles pénètrent dans l'organisme et la rapidité avec laquelle elles s'y multiplient. Les parasiticides sont nécessaires ici, comme le démontrent les bons effets de l'acide phénique dans les maladies d'absorption, purulentes ou autres. Le camphre — surtout le camphre bromé — rend également de grands services, puisqu'il a une action antiéréthique, selon le dicton des anciens : *Camphora spasmos solvit.*

En voilà assez (d'autres trouveront trop) concernant les infiniment petits du dehors. Il en est bien d'autres provenant de l'organisme même et agissant aussi à la manière de ferments. Ainsi de tous les produits excrémentitiels : de la bile, de l'urine, de la sueur, etc., et de tous les produits de la dénutrition qui, étant retenus dans le sang, donnent lieu à des fièvres plus ou moins intenses.

Nous sommes enclins à en accuser les conditions atmosphériques, bien que celles-ci n'y contribuent que d'une manière éloignée. Ainsi il est évident que sous une température très-élevée ou très-basse, les combustions respiratoire et nutritive subissent de notables modifications. Dans le premier cas, l'air étant raréfié à l'excès, le sang ne reçoit pas la somme d'oxygène nécessaire et le foie est obligé de venir au secours des poumons, secours bientôt insuffisant, puisque les matériaux de la bile s'accumulent dans le sang et donnent lieu aux maladies cholériformes. D'un autre côté, on sait qu'une température excessive est un poison du système musculaire, et explique les brisements qu'on observe dans les fièvres typhoïdes. Le grand physiologiste Cl. Bernard a examiné avec soin les animaux qui succombaient dans ces conditions, et le premier phénomène qui l'a frappé, c'est la promptitude avec laquelle survient la rigidité cadavérique. Le cœur est devenu soudain insensible à toute excitation ; des taches ecchymotiques existent en plusieurs endroits de la peau ; la chaleur a figé, coagulé la pulpe des fibres musculaires. D'autre part, le sang artériel de l'animal a noirci, s'est appauvri en oxygène, s'est chargé d'acide carbonique et a pris l'aspect du sang veineux. Tout ceci a lieu sous une température excessive ; mais il y des degrés intermédiaires, et il est certain que les mêmes phénomènes se produisent, sauf également les degrés. C'est un état typhoïde du plus au moins.

Tirons maintenant de ce que nous venons de dire une conséquence pratique : c'est qu'il faut toujours se garder de débiliter l'organisme, soit par privations ou diète prolongée, soit par un air impur, soit par une température trop élevée, soit par des hypersécrétions, comme le font les médecins humoristes. On objectera que la nature indique elle-même cette dernière voie ; c'est une grande erreur ; erreur d'autant plus dangereuse qu'elle repose sur l'aphorisme : « *Quo tendit natura eo ducenda.* »

Remarquons que la nature n'a pas besoin qu'on la conduise ; elle sait parfaitement marcher à son but. S'il y des vomissements et des diarrhées critiques, ce serait une erreur de croire que ces évacuations, déterminées artificiellement et sans but aucun, sont nécessaires pour guérir certaines maladies.

Les systèmes en médecine constituent une triste page de son histoire, et les moralistes, tels que Molière, nous ont rendu un immense service en nous empêchant, par le ridicule, de tomber dans ces excès. La dosimétrie, nous en sommes persuadé portera les derniers coups à cette allopathie qui a toujours l'air de pêcher en eau trouble.

XXXVI

Traitement dosimétrique de la syphilis.

M..., 32 ans, d'une constitution bilieuse, a eu, il y a trois ans, un chancre *mou*, qui a été guéri, comme tel, par la cautérisation, sans traitement interne. Il lui est resté un écoulement chronique ou *goutte militaire*. Depuis quelques mois, il s'est plaint de lassitude dans les jambes et des gommes se sont manifestées au péroné droit et au tibia gauche. Ces tumeurs sont indolentes, sans périostite. Il n'y a pas de chapelets ganglionnaires aux aines. Nulle apparence de dermatoses. La bouche et l'arrière-bouche sont saines, cependant plus pâles que d'habitude. Le pouls est plutôt faible que fort, eu égard à la constitution du malade. Je lui ai prescrit le traitement suivant :

Granules d'iodure mercureux (proto), granules d'iodure de fer, granules d'iodure dè manganèse, vin de colombo. Quatre granules par jour de chaque, trois par trois. Comme rafraîchissant, Sedlitz Chanteaud. Sur les gommes, du tafetas ciré et de la flanelle.

Régime tonique.

Sous l'influence de ce traitement, qui a pu être continué sans encombre pendant un mois et demi, les gommes ont disparu.

Réflexions. — Nous donnons cette observation comme une preuve de la facilité que donne la méthode dosimétrique comparativement aux anciens traitements si encombrants et si absorbants pour le malade, obligé de se priver de tout, et souvent de se renfermer. Les robs et les grosses pilules ont fait leur temps.

Nous avons donné l'iodure mercureux, parce que le mal vénérien, quoique devenu constitutionnel, n'était pas épuisé, puisque rien n'avait été fait au début. La question de l'unité ou de la dualité du chancre est loin d'être élucidée, et, jusqu'à preuve du contraire, on doit admettre la contamination d'*emblée* pour l'un comme pour l'autre, et, par conséquent, instituer un traitement préservateur. C'est ce qu'on omet en se bornant aux soins locaux. La cautérisation immédiate ne détruit pas le virus, car lorsque le chancre se manifeste, c'est que déjà il y a eu absorption. De même on ne saurait dire que le bouton variolique est la première manifestation de la variole, puisqu'il y a des *variolæ sine variolis*. Nous ne prétendons pas aller aussi loin pour l'infection vénérienne.

Quoi qu'il en soit, le fait que nous venons de produire prouve qu'il est bon de prendre ses précautions, dans tous les cas.

Le virus vénérien ou chancreux, produit la cachexie ou une altération du sang, en dehors de tout traitement mercuriel. Et quoiqu'on ait beaucoup abusé de ce dernier, ce n'est pas un motif de l'exclure ; mais on doit, en même temps, parer à la dyscrasie ; de là, l'utilité d'adjoindre au mercure le fer et le manganèse. La forme des iodures est préférable à celle des autres sels, à cause de leur grande solubilité, et que rarement ils produisent le mercurialisme.

Quant au colombo, on sait que c'est un excellent tonique, facilement supporté par l'estomac, parce qu'il ne s'y trouve ni tanin, ni acide libre. Les Chinois lui reconnaissent une vertu aphrodisiaque (ce qui serait peut-être jeter de l'huile sur le feu) ; mais cette propriété est loin d'être établie. Ce qui est plus constant, c'est sa vertu anticachectique. Les habitants de la Mozambique l'emploient contre les maladies vénériennes anciennes, et il convient surtout dans les écoulements leucorrhéiques. On sait, du reste, que le colombo se combine parfaitement avec les ferrugineux. Pour ces différents motifs, nous en faisons un usage fréquent dans les affections cachectiques, quelle que soit leur nature. Il convient surtout dans certaines affections pulmonaires et dans la fièvre hectique ; or, combien de fois n'arrive-t-il pas que ces maladies puisent leur source dans une infection vénérienne ? C'est un legs beaucoup plus fréquent qu'on ne pense. Sans doute on a versé longtemps dans une erreur inverse en mercurialisant les malades outre mesure ; mais on ne saurait dire que c'est le cas aujourd'hui. Beaucoup d'affections de ce genre restent à l'état latent ; et ce n'est que plus tard qu'on s'en aperçoit quand on a perdu de mémoire la source de l'infection. La complaisance qu'on met à instituer le traitement abortif y est également pour beaucoup. Sans doute il n'y a pas de syphilis sans chancre ; mais combien de fois n'arrive-t-il pas que ce dernier se dérobe à l'investigation la plus minutieuse ? A ce point de vue la maladie vénérienne est plus fréquente qu'on ne le dit. Toutefois, c'est déjà beaucoup que de l'avoir abstraite de toutes les formes irritatives, telles que : uréthrites, blépharites, conjonctivites, périostites, exostoses ; ces dernières surtout, qu'on confondait avec les gommes. Les gommes, comme on sait, sont indolores par elles-mêmes, et ne deviennent douloureuses que par suite d'une complication inflammatoire. Il en est de même de l'iritis, et de quelque autre forme secondaire que ce soit. Il faut donc d'abord s'attacher à combattre la complication avant d'instituer le traitement spécifique. Mais, quant à ce dernier, il ne faut jamais perdre de vue l'état cachectique ou l'altération du sang. C'est pour cela que le fer et le manganèse doivent être presque constamment combinés avec le mercure.

Si nous mentionnons également le colombo, c'est que, de tous les toniques, c'est le meilleur comme excipient. D'ailleurs, de la manière qu'il est préparé, au vin de Lunel de première qualité, il n'a rien que de très-agréable. On pourrait lui reprocher sa cherté ; mais le rob, prétendument antisyphilitique, l'est bien davantage ; indépendamment du dégoût qu'il inspire.

En résumé, le traitement que nous avons prescrit à notre malade convient dans tous les cas analogues. Il peut être institué facilement dans toutes les situations, et n'exige aucune précaution particulière. Il neutralise ce qui reste encore dans l'économie de virus syphilitique, et restitue au sang sa plasticité. Quant au Sel Chanteaud, il est également tonique et reconstituant et s'accommode parfaitement avec un régime substantiel. Il n'est donc pas nécessaire de la cure par la faim ; moins encore des tisanes qui affadissent l'estomac et amènent un effet contraire à celui qu'on désire.

XXXVII

Traitement dosimétrique du délire nerveux.

M. J... est un vieil officier qui achève de vivre. Il ne termine pour
tant pas dans un repos complet une vie qui a connu les privations et les
sacrifices des guerres de la République et du premier Empire. Il se livre
encore aux affaires commerciales ; et je soupçonne que ce n'est pas sans
quelque tracasserie. Il porte si gaillardement ses quatre-vingts ans,
qu'on pourrait dire de lui comme d'un compositeur célèbre : « Il a quatre
fois vingt ans. » Pourtant, sous ces apparences de santé et de vigueur,
se cache une infirmité qui le préoccupe et pour laquelle il vint demander
mes conseils.

Depuis de longues années déjà il est en proie à des accès convulsifs
d'un caractère singulier : tout à coup, sans avertissement d'aucun genre,
son intelligence s'éteint et, comme un homme pris de fureur, il pousse
des cris incohérents et agite frénétiquement ses bras, comme s'il se
défendait contre d'invisibles ennemis. Il reste debout. Quelques secondes
s'écoulent et tout rentre dans l'ordre. Il ne sait plus ce qui s'est passé.
Je n'ai pas été témoin de ces accès, mais les personnes qui le soignent
me disent qu'à ce moment il ressemble à un homme furieux qui va
battre son entourage. Autrefois, ces accès étaient rares ; mais la vieillesse
les multiplie, et, dans ces dernières années, il y a eu des époques où ils
se sont produits quarante et cinquante fois, tant de jour que de nuit. La
moindre contrariété les provoque ; et tout est contrariété pour ce brave
homme, dont l'irritabilité est extrême dans un pareil moment.

Pendant ces crises, M. J... ne dort pas ; il marche autant que possible
à l'air libre. C'est, d'après lui, le meilleur moyen de se calmer. Bien
des médecins l'ont traité, et tous ont cherché dans les narcotiques et les

antispasmodiques le remède de cette étrange maladie. L'insuccès de mes confrères fut complet. Sous l'influence de leur médication calmante le système nerveux de M. J... ne se calma point. Ce brave vieillard était désespéré quand il vint me voir. Je pris connaissance de toutes les recettes qui lui avaient été données, et m'écartant absolument de la voie parcourue par mes honorables confrères, je cherchai dans les médicaments excito-moteurs un succès que les calmants n'avaient pu obtenir. Je prescrivis les granules dosimétriques de sulfate de strychnine et d'acide phosphorique, d'heure en heure. Le malade prit chaque jour huit granules de chaque. A peine cette médication était-elle commencée qu'une diminution notable se fit sentir dans le nombre et la longueur des crises convulsives, lesquelles se présentaient chaque jour. J'insistai sur le traitement, et je vis peu à peu les accès diminuer d'importance et enfin disparaître. Pendant un mois, afin de consolider la guérison, je fis prendre encore quatre granules par jour, de l'une et l'autre substance.

Tout était fini depuis deux mois quand la crise reparut avec violence. Jour et nuit, le malheureux J... était en proie à une agitation qui faisait le désespoir de sa famille. Le même traitement fut institué, et le même succès le couronna. J'ai pris cette fois la précaution de faire continuer pendant trois mois l'usage des deux puissants médicaments qui m'avaient donné un si magnifique résultat. Six mois se sont passés et pas une crise nerveuse ne s'est produite. Depuis de longues années, M. J... ne s'est porté si bien ; ceux qui l'entourent ne l'avaient vu rester six mois sans être atteint de ses accès.

Dr DENEFFE.

RÉFLEXIONS. — L'observation qu'on vient de lire constitue un cas de délire nerveux chronique. D'ordinaire cet état se manifeste sous l'influence du traumatisme, chez des individus habitués aux boissons alcooliques. On conçoit que le laudanum puisse alors y parer, mais dans le cas présent il a fallu recourir aux agents excito-moteurs, et, on vient de le voir, avec un plein succès. C'est que pour fixer cette mobilité nerveuse que la volonté ne domine plus, il faut des agents *tétanisants*, tels que la strychnine. D'autres fois il faut recourir aux préparations métalliques, comme dans le cas suivant. Il sera curieux d'étudier l'état névrosique aux deux extrêmes de la vie.

XXXVIII

Convulsions choréiques.

La mère du petit garçon (7 ans) qui fait l'objet de cette observation, me fit connaître que c'est d'elle que l'affection est venue. Étant sur le point d'accoucher de cet enfant, une fâcheuse nouvelle (la mort d'une sœur) la fit tomber dans des convulsions éclamptiformes, dont on eut beaucoup de peine à la tirer. Jusqu'à cinq ans, son enfant ne présenta rien de particulier, et ce n'est que depuis cette époque que les convulsions se manifestèrent. Une foule de médications calmantes avaient été instituées sans succès. Les accès revenaient à des époques régulières : une ou deux fois par semaine. Quand je vis l'enfant pour la première fois, je constatai une grande dilatation des pupilles : croyant à l'existence de vers, je prescrivis la santonine, mais sans résultat ; c'est alors que je me décidai à attaquer l'état nerveux par le cyanure de zinc. Ce moyen est peu usité : Gubler, dans ses *Commentaires thérapeutiques*, lui consacre trois lignes, pour dire que : « le cyanure de zinc a été vanté (il ne l'a donc pas employé) dans les névroses, l'épilepsie, l'hystérie, la chorée, dans les névralgies de l'estomac, et qu'on l'a donné aussi avec le jalap, comme anthelminthique. »

Le fait est cependant que c'est un médicament précieux dans les névroses. D'abord parce que le zinc, comme tous les métaux, imprime une grande tonicité aux nerfs, ensuite, à cause de l'acide cyanhydrique libre ; car, comme le fait remarquer Gubler, l'acide carbonique de l'air suffit à chasser l'acide de sa base métallique. On peut également administrer le cyanure de potassium, le cyanure ferroso-ferrique, selon les indications. C'est ainsi que Zollickoffer, Nasse et d'autres, le préconisent contre la fièvre intermittente ; Kerkhoff contre l'épilepsie ; Bridges

13

contre les névralgies faciales. Il en est de même du cyanure de mercure contre les céphalées rebelles, suite de syphilis, et les douleurs ostéocopes. La preuve de la promptitude avec laquelle l'acide cyanhydrique quitte sa base, c'est que Tiedemann et Gmelin ont retrouvé le mercure dans la veine splénique. C'est pour ce motif qu'il faut user de précautions avec ces sels métalliques. On comprend que le cyanure de zinc ne présente point les mêmes inconvénients et dangers, aussi peut-on l'administrer en toute sécurité aux enfants.

Pour en revenir à notre petit malade, nous dirons que l'effet a été manifeste, puisque les symptômes choréiques se sont amendés. Après trois semaines de traitement, à raison de six granules par jour, au milligramme, les mouvements saccadés et irréguliers avaient disparu, et depuis trois mois n'ont pas réapparu. L'enfant, que sa maladie tenait éloigné de l'école, a pu rentrer en classe.

Cette observation est curieuse, puisqu'elle nous montre l'influence nerveuse de la mère sur l'enfant qu'elle doit mettre au jour. Ici, c'est pendant l'accouchement même que la transmission héréditaire a eu lieu. L'enfant tient donc à la mère comme la plante au sol, et tant qu'il n'en est pas définitivement séparé, il en subit l'influence. Plus la grossesse est avancée, plus cette influence est marquée : ceci s'explique par la période embryonnaire même, laquelle étant un état de transition, peut subir un arrêt de développement ; mais cet arrêt ne va jamais jusqu'à la perversion des lois naturelles. C'est en cette distinction que réside la différence entre la science moderne et les préjugés d'autrefois.

XXXIX

Emploi de la caféine dans l'aconitisme.

Parmi les causes qui font hésiter beaucoup de médecins à employer l'aconitine, il faut placer son action variable. Cela dépend, d'abord du mode de préparation de cet alcaloïde, et probablement aussi des plantes y employées, au point que l'aconitine anglaise passe pour beaucoup plus forte que l'aconitine allemande. Mais cela dépend aussi de l'individualité ou idiosyncrasie, comme de l'intensité de l'action morbide : ainsi tel malade présentera des symptômes d'empoisonnement après un ou deux milligrammes d'aconitine, tel autre en supportera huit et dix sans qu'il y apparaisse autrement que par la sédation de la fièvre. De même, telle fièvre exigera huit ou dix milligrammes d'alcaloïde et même davantage ; telle autre cédera à cinq ou six milligrammes.

Les effets toxiques de l'aconitine se manifestent par une brusque chute du pouls et de la chaleur au-dessous de la moyenne physiologique, et un état lypothimique voisin de la syncope, des fourmillements dans les extrémités, une névralgie intracrânienne très-intense. Les troubles respiratoires, la fréquence et le désordre du pouls, la dilatation des pupilles, la prostration, quelques mouvements convulsifs, constituent les symptômes toxiques ultimes, ainsi que Gubler en fait la remarque (*Comment. de thérap.*).

Ce sont ces premiers symptômes qui se sont produits chez un malade de notre service à l'hôpital, en traitement pour accidents traumatiques graves : fracture de la cuisse droite avec décollement de la peau, contusions presque générales, suite de chute d'une hauteur de quelques mètres. A cause d'une réaction traumatique très-violente, qui faisait craindre des accidents inflammatoires consécutifs, j'avais ordonné l'aconitine et la vératrine, de chaque un granule (au demi-milligramme) d'heure en heure. A la deuxième prise, la sœur-chef vint avertir l'élève interne que le malade se trouvait dans un état alarmant. En effet, il était presque sans chaleur et sans pouls; il se plaignait de fourmillements aux extrémités et d'une vive douleur de tête.

Quand je prescris des moyens aussi énergiques que les alcaloïdes, j'ai soin de prévenir de leurs effets et des moyens à employer en cas d'empoisonnement; or, l'antidote le plus général est la caféine, comme aussi le café noir, à cause de son alcaloïde et de son tannin. L'élève fit donc administrer aussitôt une douzaine de granules de caféine, six à la fois, et une tasse de café noir. Au bout d'une heure, les symptômes toxiques avaient disparu, notamment la céphalalgie et les fourmillements, et une abondante diurèse termina cet état, comme on l'observe avec un grand nombre d'alcaloïdes.

Nous pensons que ce cas a une certaine importance pratique, et, à ce titre, il mérite de figurer au *Répertoire*. Les adversaires des médicaments simples auraient tort d'en conclure que mieux vaut employer les médicaments composés, tels que alcoolatures, extraits, infusions, etc. Sous cette dernière forme les principes toxiques sont bien plus dangereux, ainsi que nous en avons cité un cas pour la belladone, avec délire furieux, hallucination, constriction à la gorge, dépression du pouls et de la chaleur, tout comme dans certains accès phrénopathiques. Le malade n'avait pris cependant qu'un lavement avec des feuilles de belladone infusées dans de l'eau bouillante; mais les feuilles avaient conservé toutes leurs qualités vireuses, tandis qu'il arrive plus souvent qu'elles sont inertes. De sorte que le médecin est tout à fait incertain des effets qui devront se produire. De même quand il emploie les narcotiques sous forme d'alcoolature ou d'extrait. Il n'y a donc aucun motif raisonnable de repousser les alcaloïdes, d'autant, qu'ils se servent, l'un à l'autre, de correctif. En fait d'antidotes, la caféine et ses sels méritent la préférence, parce qu'ils ne produisent aucun trouble marqué, en dehors de la sédation. Il n'en est pas de même avec d'autres alcaloïdes : ainsi, parmi les antidotes ou contre-poisons de l'aconitine, Gubler indique la strychnine et les poisons convulsivants, ainsi que les stimulants et l'opium, à certains égards. Il est évident que dans l'état de prostration où jette l'aconitisme il serait dangereux de recourir à ces substances. La caféine, au contraire, n'offre aucun de ces dangers, puisqu'elle fait cesser les fourmillements et le mal de tête. C'est pour cela que ce moyen est si salutaire dans la migraine, avec turgescence ou hypérémie cérébrale.

En somme, le médecin ne doit pas avoir peur de ses armes; il doit apprendre, au contraire, à les manier. Mais nous devons ajouter qu'il est important que ces armes ne soient pas défectueuses, comme le sont, en général, les préparations des Codex : ainsi, quant à l'aconitine, celle d'Allemagne passe pour être vingt à cinquante fois moins forte que celle d'Angleterre ou de Morton, et celle de France ou de Hottot. Cela tient à ce que le produit connu sous le nom d'*aconitine allemande* se compose de substances impures et, par conséquent, peu actives. Aussi voyez! les pilules d'aconitine allemande sont de un centigramme, tandis que celle de Hottot ne sont plus que de cinq décimilligrammes. C'est pour éviter des erreurs ou mécomptes fâcheux aux praticiens que nous avons fait préparer les granules dosimétriques avec des substances notoirement pures et de première qualité (ne regardant pas au prix), et dosés d'une manière uniforme, au demi-milligramme ou au milligramme, selon la force des substances.

La querelle qu'on a voulu nous faire relativement à la vente de ces médicaments sous le couvert de notre nom était donc une querelle d'Allemand. Plût au Ciel qu'on pût éloigner toute fraude ou sophistication; le commerce de la droguerie y gagnerait en considération, et la médecine en sécurité.

Nous ferons une dernière remarque, afin de rassurer nos confrères : Tous les médicaments dosimétriques à action immédiate, tels que les alcaloïdes, nous les avons expérimentés sur nous-même avant de donner notre visa : c'est ainsi que, dans notre *Guide de Médecine dosimétrique*, nous avons signalé les effets de l'aconitine, de la vératrine, de la strychnine, de l'acide phosphorique, de l'atropine, de l'hyosciamine, de la cicutine, de l'iodhydrate de morphine, de la narcéine, de la papavérine, de l'iodoforme, de la digitaline. Que ceux qui auraient des doutes sur notre bonne foi répètent ces expériences sur eux-mêmes; cela est facile si leur courage est à la hauteur de leur défiance : mais nous en doutons. Ce n'est pas en soupçonnant la bonne foi des autres qu'on prouve la sienne. Au reste, quant à la pureté de *nos* médicaments, nous n'avons de meilleure preuve à donner que leur énergie même. Le fait du présent article le démontre suffisamment. Ce n'est pas avec une aconitine frelatée que se seraient produits les symptômes d'empoisonnement observés chez notre malade.

Mais nous nous attendons à un autre reproche : nos médicaments sont trop forts! Trop est évidemment de trop. C'est comme si on disait que les fusils à percussion sont dangereux, parce qu'ils partent à la moindre pression. Eh parbleu! c'est à ceux qui les manient à bien s'en servir.

En vérité! toute cette opposition est puérile, pour ne pas dire odieuse.

Car voyez, avec l'ancien système, on laisse la maladie s'installer, sauf à lui disputer ensuite la maison. Il est vrai que la maladie fait souvent comme la lice de la fable :

> Je suis prête à sortir avec toute ma bande
> Si vous pouvez me mettre dehors.

XL

Études expérimentales de médecine dosimétrique.

Si on peut juger de l'action des médicaments par leurs effets sur les malades, on peut aussi l'établir par des expériences sur les animaux. Nous allons emprunter à Cl. Bernard quelques-unes de ses expériences, en y ajoutant ensuite d'autres qui nous sont propres.

L'illustre physiologiste nous fait voir que, pendant le sommeil, le cerveau, au lieu d'être congestionné est, au contraire, pâle et exsangue, tandis que pendant la veille la circulation, devenue plus active, provoque un afflux du sang qui est en raison de l'intensité des fonctions cérébrales. Sous ce rapport, le sommeil naturel et le sommeil anesthésique du chloroforme se ressemblent : dans les deux cas, le cerveau, plongé dans le repos ou l'inaction, présente la même pâleur et la même anémie relative.

Voici comment se fait l'expérience sur un animal : on enlève avec soin une partie de la paroi osseuse du crâne et on met à nu le cerveau, de manière à observer la circulation à la surface de cet organe. C'est alors qu'on fait respirer à l'animal du chloroforme jusqu'à anesthésie. Dans la première période chloroformique ou d'excitation, on voit le cerveau se congestionner et faire hernie au dehors, mais dans la période do sommeil anesthésique, la masse cérébrale s'affaisse, pâlit, en présentant un affaiblissement de la circulation capillaire qui persiste tant que dure l'état de sommeil ou de repos cérébral.

Pour observer le cerveau pendant le sommeil naturel, on a appliqué sur des chiens des couronnes de trépan, en remplaçant la pièce osseuse enlevée par un verre de montre exactement appliqué, afin d'empêcher l'action irritante de l'air extérieur. Ces animaux survivent parfaitement à cette opération : en observant leur cerveau par cette espèce de fenétre, pendant la veille et pendant le sommeil, on constate que, lorsque le chien dort, le cerveau est toujours plus pâle, et qu'un nouvel afflux sanguin se manifeste constamment au réveil, lorsque les fonctions cérébrales reprennent leur activité. Des faits analogues à ceux constatés sur des animaux ont été vus directement sur le cerveau de l'homme. Chez un individu victime d'un épouvantable accident de chemin de fer, nous eûmes l'occasion d'observer une perte de substance du crâne considérable ; le cerveau apparaissait dans une étendue de trois pouces de long sur six de large. Le blessé présentait de fréquentes et graves attaques d'épilepsie et de coma, pendant lesquelles le cerveau s'élevait invariablement. Après ces attaques, le sommeil survenait et la hernie cérébrale s'affaissait graduellement. A la suite d'une fracture du crâne, nous observâmes, chez un autre blessé, la circulation cérébrale pendant la chloroformisation. Au début de l'inhalation chloroformique, la surface cérébrale devenait arborescente et injectée ; l'hémorrhagie et les mouvements du cerveau augmentaient ; puis, au moment du sommeil, la surface du cerveau s'affaissait peu à peu au-dessous de l'ouverture, en même temps qu'elle devenait relativement pâle et anémiée.

Sur de jeunes chiens nous avons répété les expériences de Cl. Bernard, en provoquant le sommeil artificiel au moyen de la morphine, de la codéine et de la narcéine. C'est la première de ces préparations qui a provoqué l'affaissement le plus considérable, après une période d'excitation fort courte. De même, les mouvements d'élévation et d'abaissement se sont presque effacés, à mesure que la respiration devenait plus longue et plus insensible. Le même résultat nous a été fourni avec la caféine, mais à la longue, c'est-à-dire après l'ingestion d'une vingtaine de granules.

De ces expériences tirons quelques déductions pratiques : c'est qu'il y a en nous deux circulations : une circulation générale et une circulation locale, laquelle est indépendante de la première, qu'on peut considérer comme un fait presque mécanique, tandis que la seconde est toute vitale. Ainsi, dans l'exemple que nous avons choisi, celui de la circulation cérébrale, on voit cette dernière augmenter sans que la circulation générale soit sensiblement affectée. Nous ferons remarquer que c'est là une admirable précaution de la nature, puisque, si les phénomènes mécaniques de la circulation devaient augmenter chaque fois que la circulation vitale s'exalte, il y aurait constamment danger de congestion et même apoplexie, comme on le voit dans les grands mouvements de l'âme : la colère, par exemple. Les calmants, tels que les anesthésiques et les narcotiques, ont pour effet de diminuer la circulation particulière du cerveau et peuvent être employés au fort même de l'inflammation, pourvu qu'on sache en écarter les propriétés excitantes. Ainsi le bichlorure de méthylène n'exerce pas la même excitation que le chloroforme; de même ce dernier par rapport à l'éther. Les sels calmants de l'opium (morphine, narcéine, codéine) sont dans le même cas, par rapport à l'opium en substance. La caféine est un excellent sédatif contre les hypérémies névralgiques, notamment la migraine.

Par contre, d'autres agents relèvent la circulation : tels sont, par exemple, les arséniates. Mais cette action est moins immédiate, comme se rattachant au phénomène de la nutrition. On observe cependant un relèvement assez rapide du pouls, ainsi qu'on le verra dans l'article suivant.

XLI

Traitement dosimétrique des maladies du cœur.

Les maladies du cœur sont les plus fréquentes et, malheureusement, les plus dangereuses de toutes. Nous ne parlons pas tant des maladies aiguës, — péricardite, cardite, endocardite, — dont les symptômes sont trop violents et trop caractérisés pour qu'on puisse s'y tromper, mais de celles qui sont latentes au début, auxquelles le malade n'ajoute pas assez d'importance pour se soumettre à un traitement suivi, et qui finissent par dégénérer en affection organique. C'est de celles-là que nous voulons particulièrement nous occuper ici, non au point de vue anatomo-pathologique (il est assez connu), mais sous le rapport thérapeutique qui est celui qui intéresse le plus le praticien.

Nous supposons que les choses en soient au point qu'il y a oppression, irrégularité du pouls, bouffissure de la face, extrémités froides, pression pénible au côté gauche du sternum, matité au delà des limites ordinaires du cœur, tous signes qui font reconnaître une hypertrophie. Quelle est l'idée que le praticien doit se faire de cette maladie et quel est le traitement qu'il y opposera? S'il est réellement ce que son nom indique, c'est-à-dire homme de pratique, il se dira qu'il doit d'abord obvier à l'affaiblissement des cavités droites et provoquer le resserrement et la condensation de leurs parois au moyen des styptiques et hématiques, principalement l'arséniate de fer. Nous en donnerons tout d'abord un exemple.

Un matelot norwégien était entré dans notre service, à l'hôpital civil de Gand, pour une contusion de la poitrine présentant peu de gravité. En explorant son pouls nous fûmes frappé de sa faiblesse et de sa lenteur ; nous en fîmes prendre la sphygmographie, qui donna le tracé suivant :

Fig. I.

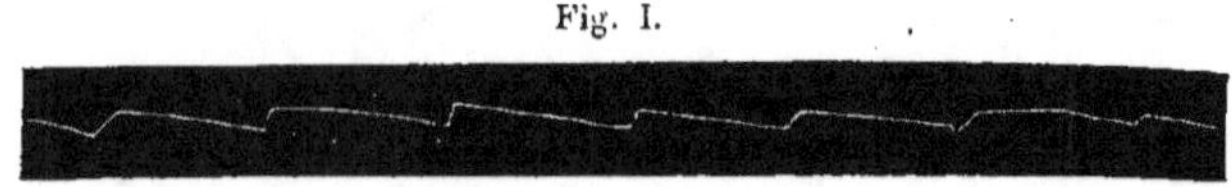

Nous attribuâmes cette lenteur et faiblesse à un état scorbutique du cœur, propre aux marins. Le malade présentait, en effet, une tuméfaction et un état fongueux des gencives et une bouffissure générale. Nous ordonnâmes l'arséniate de fer, en granules d'un centigramme, dix par jour. Deux jours après, le sphygmographe donnait le tracé suivant :

Fig. II.

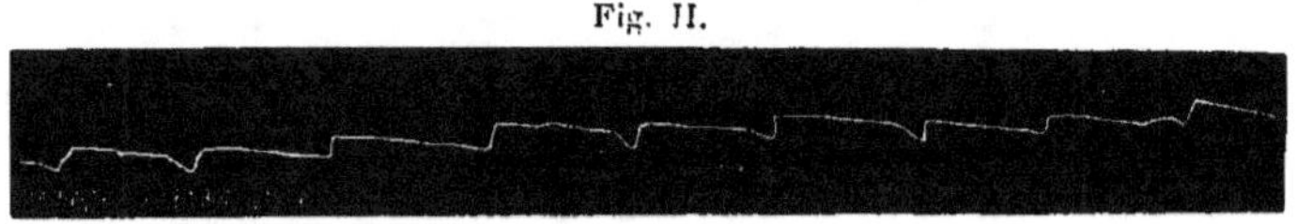

Le pouls ne s'était pas relevé d'une manière sensible, mais il avait augmenté de vitesse, puisque de 64 pulsations qu'il donnait avant, il était à 74.

Le lendemain le tracé fut le suivant :

Fig. III.

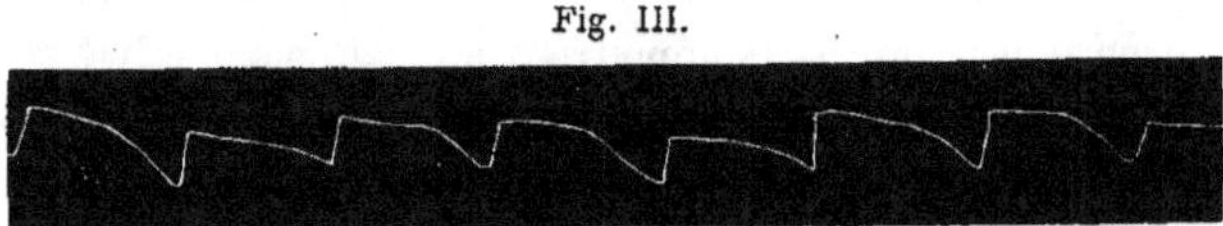

Ici le relèvement du pouls est manifeste.

Certes, nous ne voulons pas donner une importance trop grande au sphygmographe ; surtout que mille circonstances peuvent faire varier le tracé ; mais entre le premier tracé et le troisième la différence est trop grande pour ne pas admettre une augmentation de l'action du cœur et des vaisseaux. L'arséniate de fer est donc doué d'une vertu tonifiante que le fer seul ne possède pas, tant au point de vue de la rapidité que de la force. Gubler, qui a émis des doutes à ce sujet, admet plutôt pour l'arsenic une influence modératrice — directe ou indirecte — sur la combustion respiratoire. « La sédation de l'hématocausie (oxydation du sang), peut-être par l'intermédiaire d'une action sthénique sur l'appareil nerveux vaso-moteur, expliquerait l'embonpoint des arsenicophages. » Admettons le fait comme tel, toujours sera-t-il que l'arséniate de fer convient dans les maladies chroniques du cœur arrivées au point de produire la dyscrasie. En effet, les montagnards se trouvent dans un état voisin d'une maladie du cœur, notamment des cavités droites, et beaucoup en meurent quand, s'étant éloignés de leurs montagnes, ils y reviennent à un âge plus avancé. Nous avons connu, à Gand, un Tyrolien qui, après avoir amassé une petite fortune, s'en alla au pays natal ; l'ascension des montagnes où il avait passé son enfance, fut pour lui un vif plaisir ; malheureusement il s'y livra trop, car malgré qu'il fût d'une constitution sèche et qu'il n'eût jamais eu de maladie sérieuse, sa poitrine s'oppressa, son pouls devint irrégulier, et bientôt il survint un état hydropique général auquel il succomba. Ce que cet individu eût dû faire quand il en était temps encore, c'eût été de descendre dans les plaines et se mettre à l'usage de l'arséniate de fer. Il ne l'a pas fait, et il a succombé à une fin prématurée.

Nous croyons devoir entrer ici dans quelques détails sphygmographiques quant à l'action du cœur. Pour bien interpréter les tracés donnés par le sphygmographe, il est tout à fait indispensable de connaître la cause des mouvements rhythmiques du cœur et leur succession. Ce sont, en effet, ces mouvements qui retentissent dans tout l'arbre artériel et qui sont rendus graphiquement d'une manière si vraie et si minutieuse par l'instrument enregistreur. On ne saurait mieux comparer ce dernier qu'à la main, qui obéit à tous les mouvements nerveux. On a prétendu qu'on peut lire l'état moral de l'homme dans son écriture ; cela est vrai, surtout pour les émotions de l'âme. On distingue les lignes tracées dans la colère, la frayeur, la joie, l'abattement.

La manière d'interpréter les tracés sphygmographiques nous paraît être la suivante : le cœur a ses mouvements alternatifs de dilatation et de resserrement des oreillettes et des ventricules ; en se figurant le sang arrivant par les veines caves dans le cœur droit, et par les veines pulmonaires dans le cœur gauche, les oreillettes étant prêtes à le recevoir, c'est la *diastole* auriculaire. Une fois remplies, ces cavités se contractent et chassent le liquide dans les ventricules ; c'est la *systole* auriculaire. Il est évident que pendant ces mouvements les ventricules sont en diastole ; mais à peine le sang y a-t-il fait irruption, que ces cavités se contractent à leur tour et chassent le liquide dans les artères de la grande et de la petite circulation : c'est la *systole* ventriculaire.

Pendant l'accomplissement de ce dernier mouvement les oreillettes sont déjà à l'état de *diastole*. A la *systole* ventriculaire succède ce que l'on appelle le *repos* du cœur ; ce repos coïncide donc avec la fin de la *diastole* auriculaire.

Disons encore qu'actuellement presque tous les auteurs admettent que le premier bruit du cœur coïncide avec la *systole* ventriculaire, et qu'il est produit, en grande partie, par le choc du sang contre la valvule auriculo-ventriculaire, et le second bruit par le choc contre les valvules zygmoïdes. Ce second bruit s'entend donc au début du repos du cœur, pendant la *diastole* auriculaire.

Il est important de tenir compte de l'élasticité et de la contractilité des vaisseaux dans l'explication des tracés sphygmographiques, que nous allons maintenant aborder.

Voici l'autographie d'un cœur adulte à l'état normal :

Fig. IV.

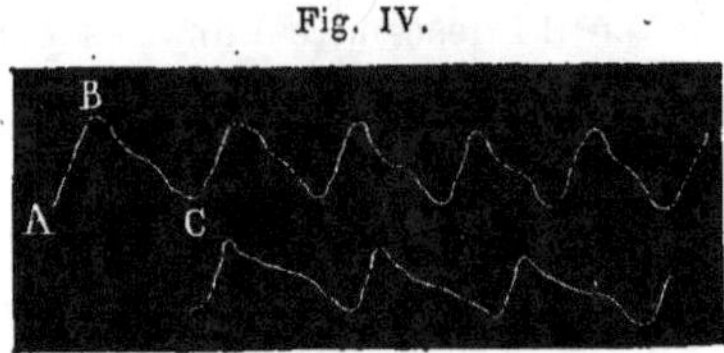

La ligne ascensionnelle *A B*, légèrement oblique, quelquefois entièrement verticale, représente la *systole* ventriculaire ou la *diastole* auriculaire. L'artère sur laquelle est appliqué le levier, se dilate par un mécanisme qui se comprend à la simple vue du jeu de l'instrument. Le second levier, articulé et terminé en bec de plume, décrit la ligne *A B* ; à l'état normal cette ligne est, comme nous l'avons dit, légèrement oblique et présente une longueur d'environ huit à dix millimètres.

Plus cette ligne est longue, plus elle indique un pouls fort et dur. Plus elle se rapproche de la verticale, plus le pouls est vif, brusque, précipité. On en a un exemple dans l'insuffisance aortique, qui produit un pouls fort, et souvent le pouls qu'on nomme *vibrant*.

Voici un tracé d'insuffisance aortique :

Fig. V.

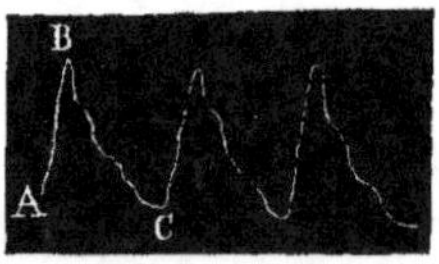

A la ligne *A B* succède une ligne *B C*, qui représente la *diastole* artérielle produite par l'élasticité et la contractilité des vaisseaux qui, un moment distendus, reviennent sur eux-mêmes. Mais avant de donner la signification de la ligne *B C*, parlons de l'angle formé par *A B* et *B C*. Il mérite qu'on s'y arrête un instant. Cet angle correspond au moment où les ventricules, après s'être contractés, commencent à se dilater, et, pour les artères, à l'instant qui sépare la fin de leur dilatation du début de leur contraction ou le retour sur elles-mêmes. Cet angle, à l'état normal, a son sommet plus ou moins arrondi. Cette conformation indique qu'à ce moment il y a eu équilibre entre le mouvement du cœur et celui des artères. En certains cas d'insuffisance aortique le sommet de l'angle est très-aigu et présente une pointe effilée. C'est alors qu'on observe le pouls *bondissant*. Lorsque l'insuffisance est liée à l'altération sénile des artères on observe, après le crochet du sommet de la *diastole* artérielle, un plateau plus ou moins horizontal, qui caractérise cette altération. C'est ce que nous montre le tracé suivant :

Fig. VI.

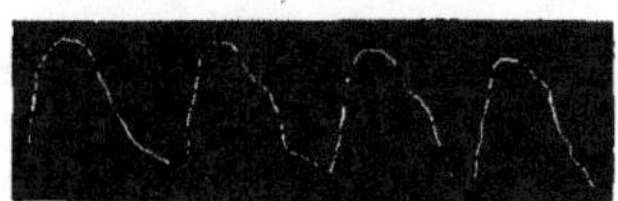

Revenons maintenant à la ligne *BC*. Nous avons dit qu'elle correspond à la *diastole* ventriculaire ou à la *systole* artérielle. Jamais cette ligne n'est aussi droite, aussi régulière que celle à laquelle elle fait suite ; à l'état normal il y a constamment, vers son milieu, une irrégularité, un ressaut, une sinuosité plus ou moins accentuée. Peut-être ce ressaut est-il dû à un instant de conflit entre la paroi du vaisseau revenant brusquement sur elle-même après avoir été violemment distendue, et le sang qui, au commencement de la réaction artérielle, cède, mais qui, à un moment donné, équilibre plus ou moins, par sa masse comprimée et réduite, cette force réactionnelle de contractilité ; et ainsi, après cet instant de conflit, la paroi presserait régulièrement le liquide sanguin jusqu'à une nouvelle contraction du cœur. Ce qui tend à confirmer cette opinion, c'est le tracé suivant d'une insuffisance aortique avec altération athéromateuse des artères :

Fig. VII.

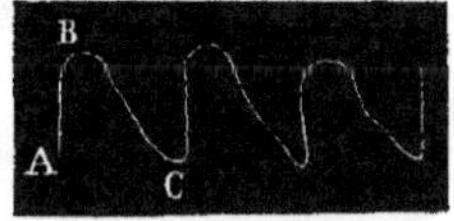

La sinuosité du milieu de la ligne *BC* est presque imperceptible. Ne serait-ce pas que, dans ce cas, la réaction violente et précipitée du vaisseau, après sa brusque distension, étant empêchée par l'état athéromateux qui lui a fait perdre en grande partie son élasticité, ce retour subit et violent est contrarié, et que l'équilibre entre le contenant et le contenu ayant eu le temps de s'effectuer, la paroi revient régulièrement sur elle-même et produit une ligne également régulière ? Plus la ligne *BC* sera oblique dans son ensemble, plus le mouvement de contractilité de l'artère sera lent et modéré. Plus *BC* se rapprochera de la verticale, plus le point *C* se rapproche du point *A*; et il est clair que c'est la distance qui sépare ces deux points qui indique la fréquence relative du pouls. Le tracé suivant indique un pouls fort et fréquent, tel qu'on le trouve dans les fièvres inflammatoires :

Fig. VIII.

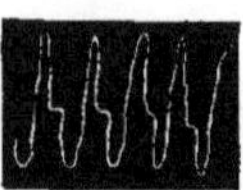

Au contraire, un pouls lent et irrégulier est indiqué par la

Fig. IX.

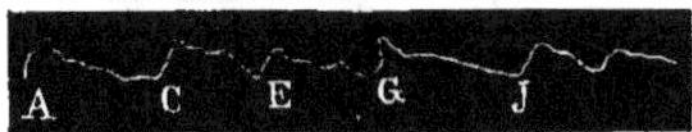

L'irrégularité, comme on vient de le voir, sera manifestée par des distances inégales entre le point de début systolique des ventricules *A C E G J*.

Voici un pouls dans l'état de nausée :

Fig. X.

Un pouls dicrote de la fièvre typhoïde :

Fig. XI.

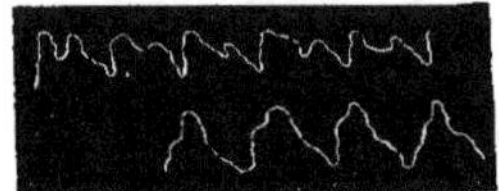

En comparant ces différents tracés avec celui de l'individu atteint de scorbut du cœur, on voit que ce dernier se rapproche le plus du tracé dans l'état nauséeux ; aussi le sel arsénieux a-t-il pour effet de relever promptement le pouls en augmentant la force de la *systole* ventriculaire. La distension hypertrophique des cavités droites du cœur ira donc en augmentant si on n'y oppose des moyens appropriés, surtout si on débilite l'organe par des déplétions sanguines réitérées et un régime trop rigoureux, comme c'est souvent le cas. Le sang n'est plus lancé en totalité dans l'artère pulmonaire, et les poumons, anémiés, deviennent emphysémateux, le sang ne faisant plus équilibre à l'air ; de là, l'asthme dit *cardiaque*, parce qu'il se rattache à une altération du centre circulatoire. Ce qui distingue cet asthme de l'asthme *pulmonaire*, c'est qu'il est essentiellement anémique, tandis que le second est veineux ou asphyxique ; pour s'en assurer il n'y a qu'à examiner deux individus qui en sont atteints. Dans le premier (ou l'asthme *cardiaque*), la face est bouffie, mais pâle, le pouls faible, irrégulier ; dans le second (ou l'asthme *pulmonaire*), la face est bleuâtre, ainsi que les extrémités, le pouls fort et dur pendant l'accès.

Ainsi que nous l'avons dit dans un précédent article, dans l'asthme *pulmonaire* il y a, à la fois, des phénomènes de paralysie et des phénomènes de spasme. Ce sont ceux-ci qui ont déterminé ceux-là, c'est-à-dire que le resserrement spasmodique des petites bronches a produit l'emphysème pulmonaire ou la dilatation des cellules aériennes, tout comme dans le resserrement spasmodique du col de la vessie ou de la première portion du canal de l'urèthre, le corps de la vessie, distendu outre mesure, se paralyse. On sait que dans ces cas la strychnine et l'hyosciamine sont nécessaires. Ces moyens conviennent également dans l'asthme *pulmonaire*, comme ils peuvent aussi être indiqués dans l'asthme *cardiaque ;* en effet, il s'agit d'augmenter la pression sur la colonne sanguine, afin d'activer la petite circulation. La digitaline, dans ce cas, n'a donc qu'une indication secondaire : celle d'agir sur la diurèse ; tandis que dans les affections aiguës du cœur, l'indication est primitive, puisqu'il faut combattre l'hypérémie. Ainsi, dans la cardite aiguë la digitaline doit se donner coup sur coup, et même l'aconitine et la vératrine, si l'affection est de nature rhumatismale, comme il arrive si souvent. Nous citerons ici le fait suivant. Un individu, en traitement, dans notre service, pour une fracture de cuisse, offrit des symptômes cardiaques assez prononcés pour devoir recourir à la vératrine. Voici, en effet, le tracé du pouls :

Fig. XII.

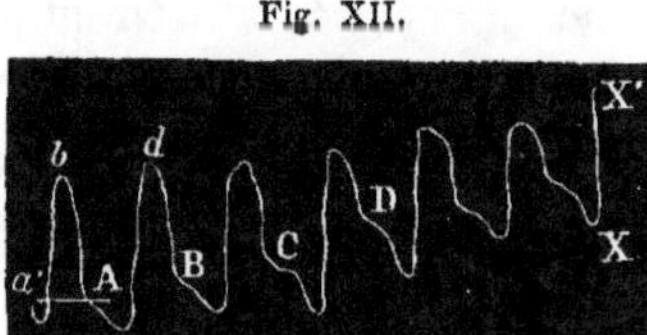

La longueur de la ligne ascensionnelle *a b*, sa brusque verticalité que n'interrompt aucune ondulation, indiquent un pouls fort et vif ; la ligne discensionnelle *b A* est presque parallèle à la première dans sa première

partie : donc, réaction vive dans la paroi artérielle, violemment et brusquement distendue dans sa *diastole*. Remarquons les angles aigus formés
en *b d*, etc., leur peu d'ouverture. Le manque de plateaux à ces points,
indique le peu de tonicité de la paroi vasculaire. Les ressauts en *A B C D*
sont bien marqués ; à cet instant des tracés, le sang comprimé réagit donc ;
alors on voit la tonicité normale de la paroi artérielle s'établir jusqu'à
la pulsation suivante. Ce jour-là, le malade prit huit granules (au milligramme) de vératrine, et les lendemain et surlendemain dix. Le tracé du
pouls fut pris ces deux derniers jours, et voici l'effet produit par la vératrine ; il est remarquable. Sous le doigt, le pouls est devenu manifestement plus calme, moins brusque, mais sans être petit et mou, comme dans
certains états adynamiques. Dans ces tracés :

Fig. A.

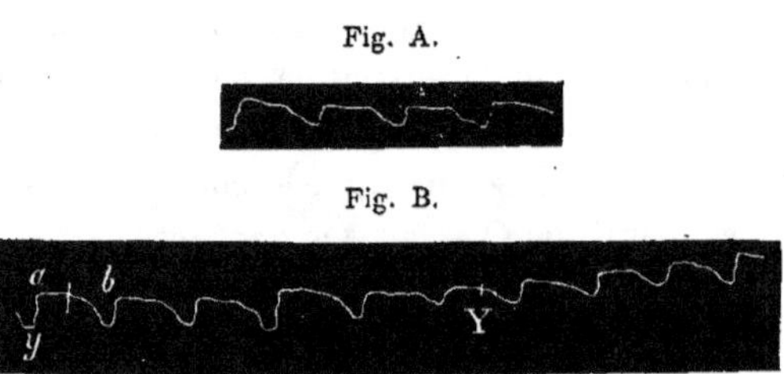

Fig. B.

on voit la ligne ascensionnelle notablement plus courte ; au lieu de huit
à dix millimètres, elle n'en mesure plus que trois à quatre. Elle n'est plus
aussi verticale et cependant pas très-oblique, ce qui serait le caractère de
la mollesse. La ligne discensionnelle commence par un large plateau :
donc, tonicité artérielle considérablement augmentée et se continuant
d'une pulsation à l'autre, car le ressaut réactionnel est à peine marqué.
On peut donc dire que la vératrine : 1° a enlevé une pulsation du
premier tracé (toute la partie *a b A*) pour y substituer la partie *a b* du
deuxième tracé : elle a donc remplacé la dilatation forte et passive de
l'artère, sous l'influence du sang violemment lancé par le cœur, par la
tonicité du vaisseau. Elle a enlevé au cœur sa trop grande activité et,
pour les vaisseaux, elle a remplacé un élément passif par un élément
actif ; 2° la vératrine a encore diminué la fréquence des pulsations artérielles. Pour s'en convaincre on n'a qu'à placer l'un au-dessous de l'autre
les deux tracés IX et X, de manière à faire tomber la ligne *a y* dans le
prolongement de *A a b* ; alors le point *y* tombera dans le prolongement de
la ligne *Y y*, et l'on voit qu'après six pulsations le pouls en a déjà perdu
une demie. Donc, des quatre-vingt-dix pulsations que présentait le pouls,
il en a déjà perdu sept à huit après l'administration de la vératrine
pendant deux à trois heures. Gubler dit « que les pulsations imprimées

par la vératrine au système nerveux se traduisent par la lenteur du pouls, qui descend parfois jusqu'à trente-cinq pulsations par minute, selon Morwood ». Il est donc d'accord avec nous ; ou plutôt c'est le sphygmographe qui lui donne raison. La vératrine est donc le sédatif par excellence du système artériel ; le fait est démontré graphiquement, de sorte qu'aucun doute ne saurait exister à cet égard ; mais les différences sont tout individuelles, de sorte qu'il faut se garder de prescrire à tous la même dose, comme cela se pratique en allopathie ordinaire — si tant est qu'elle se serve de ce moyen énergique. Les alcoolatures ont pour effet de précipiter l'action du cœur en l'affaiblissant, et ne renferment que très-peu de principe calmant ; il faut donc se servir de l'alcaloïde et de ses sels les plus solubles.

Envisagée ainsi, la thérapeutique devient une science presque mathématique ; on sait ce que l'on donne et l'on est sûr du résultat. Tout accident est impossible, puisque les doses sont graduées d'après l'impressionnabilité des sujets.

XLII

Dyspepsie ancienne, gastrose, spasme stomacal. Erreur de diagnostic relevée par l'hyosciamine comme pierre de touche.

Le nommé Q., maréchal, à Hugleville-en-Caux, âgé de 48 ans, est atteint, depuis deux ans, de dyspepsie : renvois acides et régurgitation d'une certaine quantité d'aliments, une heure après chaque repas.

Ce malade, comme tous les gens qui travaillent le fer, abuse des spiritueux.

J'ai employé l'émétique, les éméto-cathartiques, la magnésie et le bicarbonate de soude, puis l'eau de Vichy, le quassia amara, le quinquina, etc., etc. Rien n'a amélioré la situation.

Convaincu d'avoir affaire à un cancer commençant de l'estomac, cancer latent, je me contentai d'employer une médication plus ou moins banale, lorsque vos observations me sont parvenues.

J'essayai immédiatement l'hyosciamine : un granule une heure avant chaque repas, trois par jour, et six granules d'arséniate de soude : deux par deux.

Après huit jours de traitement, arrêt complet des vomissements ; l'hyosciamine fut alors supprimée, l'arséniate de soude continué.

Depuis trois mois, aucun nouvel accident ne s'est reproduit.

C'était donc bien une simple gastrose que je prenais pour un des symptômes du cancer à son début.   Dr Ch. Duchêne.

Pâvilly, le 25 janvier 1873.

Réflexions. — Le succès définitif obtenu par notre confrère de Pâvilly s'explique par la manière complète dont le mal a été attaqué ; c'est-à-dire par la *dominante* : arséniate de soude, et la *variante* : hyosciamine. C'est en cela qu'on pèche souvent, de ne s'attacher qu'à un symptôme non à tous. Remarquons cependant que si les craintes du confrère avaient été réelles, c'est-à-dire s'il avait eu affaire à un cancer débutant, il ne serait arrivé qu'à pallier le mal et non à le détruire. C'est sous ce rapport qu'il ne faut pas être plus exigeant vis à-vis de la dosimétrie que vis-à-vis de l'allopathie ordinaire (1). Dans le cas dont il s'agit ici, parce que les alcalins seuls n'ont pas eu d'effet, ce ne serait pas un motif de les condamner. Ils étaient, au contraire, indiqués par l'état acide des sucs de l'estomac ; mais cette acidité elle-même se rattachait à une irritation nerveuse que l'hyosciamine a combattue avec efficacité (2). La gastrose, comme tout état pathologique *dynamique* — nous soulignons le mot afin qu'on ne se méprenne pas sur notre pensée — n'est que l'exagération de l'état physiologique ou fonctionnel. Or, la faim — qui est un état purement nerveux — a pour effet d'aiguiser les humeurs de l'estomac et finirait par irriter l'organe et même par l'enflammer, si on ne donnait satisfaction à cet impérieux besoin. Les aliments, même stimulants, apaisent cette excitation, que la diète, au contraire, aurait pour effet d'augmenter. Il en est de même des gastroses. Quand Broussais a proclamé la *gastrite universelle*, c'était une réaction contre des traitements par trop *allopathiques*. On considérait la muqueuse intestinale comme un vaste champ de révulsion et on abusait ainsi des irritants. Il en était de même pour la peau. Les pauvres malades étaient soumis à un martyre continuel et ne guérissaient pas pour cela, bien que le principe fût que « pour guérir il fallait souffrir ». Une grande amélioration a été apportée sous ce rapport à l'art de guérir et la dosimétrie complétera l'intronisation de cette médecine *parégorique* qui guérit parce qu'elle n'irrite point.

(1) Nous disons « l'allopathie ordinaire », parce que le médecin dosimètre se sert des mêmes moyens, mais plus en rapport avec l'état de la science et les convenances du malade. C'est le *cito, tuto* et *jucunde* de Celse introduit dans l'art de guérir.

(2) En effet, même les phénomènes chimiques, dans l'organisme vivant, ont lieu sous l'influence de la vie. C'est en quoi les chimiâtres se trompent, c'est-à-dire de vouloir faire de l'estomac une cornue.

XLIII

**Cholestase catarrhale. Emploi de l'arséniate de quinine, de la caféine
et de la digitaline.**

Les philosophes ont beaucoup discuté sur l'*objectif* et le *subjectif*. Le
fait est que l'on comprend mieux ce que l'on sent que ce que l'on voit.
Mais dans ce qui se sent et se voit à la fois, le scepticisme le plus ob-
stiné perd ses droits, et les saint Thomas ont gain de cause. Dernièrement je me suis trouvé en pareil cas.

Je revenais des polders, où m'avaient retenu les soins de la clientèle
pendant une journée froide et humide. J'étais transi jusque dans la moelle
des os, expression vulgaire mais indiquant bien ce froid qui s'étend jusque
l'intimité des organes. Un violent frisson, avec mal de tête, tension de
l'hypochondre droit et pression sur la vessie, me força de me mettre
au lit. Toute la nuit je fus agité. Le lendemain, le mal de tête persistait
ainsi que le brisement général. Les urines étaient rares et troubles. J'eus
une selle difficile, décolorée et glaireuse. Le ventre était empâté.

Il me fut facile de me rendre compte de ma position. Sous l'influence
de l'air froid et humide l'action de la peau s'était arrêtée et le sang avait
été refoulé de la circonférence vers le centre. Ce refoulement s'était opéré
surtout vers les organes abdominaux et, de là, le recul s'était fait sentir
jusque dans les sinus vertébraux et cérébraux.

Le foie et les reins étaient surtout engorgés ; de là, cholestase et
rareté des urines, tension de l'hypochondre droit et pression sur la
vessie, ce réservoir se contractant à vide.

On comprend que je ne laissai pas le mal marcher. Je pris une cuillerée de Sedlitz Chanteaud et, l'effet obtenu, c'est-à-dire après une garde-
robe séreuse, je pris, d'heure en heure, deux granules d'arséniate de quinine, deux granules de caféine, deux granules de digitaline, ensemble,

jusqu'à effet. Celui-ci se manifesta à la sixième prise par le retour de l'excrétion biliaire et urinaire. Je dis excrétion, parce que, en réalité, c'était
celle-ci qui avait été arrêtée, plutôt que la sécrétion, le mal n'ayant pas
eu le temps de se généraliser. C'est-à-dire que la fièvre, qui aurait pu
être le résultat de la cholémie et de l'urémie, fut prévenue. Le poëte a dit :

> Pincipiis obsta, sero medicina paratur
> Cum mala per longas invaluere moras.

Et quoique la maxime soit vieille, elle n'en est pas moins neuve, car tous
les jours nous voyons des maladies graves se développer faute, pour le
médecin, d'être appelé à temps.

Il y a un autre précepte latin qui dit : « *Medicus se cura ipsum* »; on
vient de voir que nous n'y avons pas failli : sur l'indice de la garde-robe,
nous avons été droit au but.

Nous rappellerons ce que nous avons dit dans notre article *Cholémie*
et les désordres qui peuvent être la conséquence de l'intoxication
ictérique. Heureusement nous avons su y échapper, grâce à l'emploi
opportun de l'arséniate de quinine, de la caféine et de la digitaline, et
cela sans devoir suspendre notre activité journalière; car c'est un des
avantages de la méthode dosimétrique de ne pas interrompre le jeu régulier des fonctions, mais, au contraire, de les y ramener si elles tendent à
s'en écarter. La rapidité avec laquelle l'excrétion biliaire a été rétablie, la
selle colorée qui en a été la conséquence, démontrent combien les alcaloïdes dont nous avons fait usage ont une action élective. La bile ainsi
que l'urine, dont l'excrétion s'était arrêtée sous l'influence d'un froid
pénétrant, ont coulé en abondance et la fièvre ne s'est pas développée faute
d'aliment.

Nous pensons que notre fait a une grande importance puisqu'il
explique le mécanisme des maladies dites humorales. Qu'on n'ergote pas
sur ce mot; certes la vitalité des tissus a été mise en jeu; il a fallu que
les canaux biliaires et urinaires se resserrassent pour arrêter ainsi
d'une manière brusque l'excrétion de la bile et de l'urine; mais la stase
sanguine y a été également pour beaucoup, puisque dans ces cas nous
voyons le pouls descendre à 50, 40 pulsations par minute et même au-
dessous.

Ainsi s'explique la période de froid ou le frisson qui précède toutes les
fièvres d'intoxication, et, parmi celles-ci, l'intoxication ictérique est une
des plus violentes, puisque beaucoup de fièvres typhoïdes y puisent leur
source.

Diététique. — Sels granulés de Sedlitz. — Quassine. — Jalapine.

« La diététique est la branche de la médecine qui s'occupe des règles à suivre dans l'usage des choses faisant la matière de l'hygiène. La diététique est la diète mise en pratique et ce qu'on appelle aujourd'hui l'hygiène. (NYSTEN.) »

Nous donnons ici cette définition, quoique trop absolue. La diététique ne règle, en effet, que les *ingesta*, et c'est sous ce rapport seulement qu'elle est synonyme de *diète*. On dit *diète lactée, diète animale*, etc.

Mais la diète ne s'applique pas seulement aux aliments et aux boissons : elle comprend aussi les agents hygiéniques qui, d'une façon ou d'une autre, contribuent à l'acte de la nutrition. Ce qui différencie donc les agents diététiques des médicaments, c'est que ces derniers s'appliquent seulement aux troubles fonctionnels. Il y a une autre différence, que le public ne doit pas perdre de vue ; c'est que les médicaments amènent ces troubles quand ils ne sont pas donnés à bon escient. Et ici nous croyons nécessaire de réfuter les paroles de Hufeland, un des médecins les plus judicieux qui se sont attachés cependant à vulgariser la médecine et la soustraire au joug de l'empirisme et des préjugés.

« Qu'est-ce qu'employer un remède et guérir une maladie ? C'est produire dans le corps, en y excitant une impression dont il n'a pas l'habitude, un changement extraordinaire qui détruise un autre état contre nature. L'application d'un médicament n'est autre chose que l'art de provoquer une maladie artificielle pour en guérir une naturelle. Ce qui le prouve, c'est que quand une personne en bonne santé prend des médicaments, elle s'en trouve toujours plus ou moins incommodée. L'administration d'une substance médicamenteuse est constamment nuisible en elle-même ; elle n'est licite et ne devient utile que quand elle met fin à un état de maladie existant. Il n'y a donc que celui qui connaît parfaitement le rapport du remède avec la maladie, c'est-à-dire le médecin, qui puisse s'arroger le droit d'exciter une maladie artificielle ; sans cela, ou le remède est inutile et l'on dérange sans motif la santé, ou il ne convient pas à la maladie et le pauvre patient se trouve alors avoir deux maladies, tandis qu'il n'en avait qu'une seule avant ; ou enfin le remède ne fait qu'accroître et aggraver encore l'état existant. Il vaut beaucoup mieux, lorsqu'on est incommodé, s'abstenir de médicaments que d'en prendre qui ne conviennent pas à la maladie. (*Art de prolonger la vie.*) »

Ceci n'est vrai que pour les médicaments allopathiques et nullement pour les médicaments dosimétriques, qui ne produisent aucune perturbation dans l'état physiologique des organes, et les y ramènent, au contraire, quand ils s'en sont écartés sous l'influence d'un excès ou d'un agent morbide, c'est-à-dire *intus* ou *extra*.

Il y a lieu de s'étonner de la facilité avec laquelle beaucoup de gens acceptent des remèdes de toutes mains. Ils ont plus de confiance dans l'empirisme que dans la science, comme si un remède prôné à la quatrième page des journaux, dans la supposition même qu'il fût bon, convenait à tous les cas, à toutes les idiosyncrasies, à toutes les constitutions. Pense-t-on qu'une science qui a mis des siècles à se faire, soit à la portée des plus vulgaires intelligences ? On ne voudrait pas d'un empirique pour son cheval, pourquoi l'accepte-t-on si bénévolement pour soi-même? Le malheur de la médecine c'est que le médecin ne soit pas toujours là ; mais il ne faut pas exagérer son importance.

Molière a fait une critique spirituelle des personnes tellement scrupuleuses à l'endroit de leur santé qu'elles demandaient à leur docteur « combien il faut mettre de grains de sel dans un œuf à la coque ».

A propos de sel, nous croyons que l'usage de certains sels ne saurait assez être répandu. La nature nous montre en ceci la voie à suivre, puisque toutes les eaux minérales naturelles en contiennent dans une proportion constante. Nous laissons de côté le chlorure de sodium ou sel commun, qui a ses détracteurs, et qui se venge en s'imposant comme une des nécessités les plus universelles de la vie. Nous parlerons d'un autre sel, tout aussi répandu dans la nature et qui fait la base des eaux de Sedlitz, c'est-à-dire le sulfate de magnésie. C'est ce dernier qu'on peut recommander pour l'usage diététique ou hygiénique, parce qu'il s'accommode à toutes les constitutions, à tous les âges. Même dans l'état de maladie, il simplifie les cas et rend l'emploi des autres remèdes plus efficace.

Dans notre service à l'hôpital civil de Gand, nous attribuons surtout au Sedlitz Chanteaud d'avoir si peu d'accidents. Nous faisons la part des cas chirurgicaux qui, généralement, n'exigent pas la diète, comme en médecine, mais dans cette dernière aussi il importe de tenir les voies excrétoires parfaitement libres.

Nous citerons ici les expériences suivantes, faites à Paris dans le service de feu le professeur Andral.

Quarante-sept malades atteints de fièvre typhoïde, ont été soumis au même traitement, posé sur les mêmes bases que voici : le lendemain de l'entrée, que la maladie fût grave ou légère et quelle que fût sa forme, on prescrivait un décigramme de tartre stibié ; ce médicament produisait, en général, plusieurs selles et vomissements. Le lendemain et ensuite les jours suivants, *sans aucun intervalle*, on prescrivait des purgatifs et on les continuait tant que la fièvre et les accidents persistaient. On n'a jamais dépassé dix-huit purgatifs, parce que, lorsqu'on arrivait à ce nombre, que les malades fussent guéris ou non, on cessait leur emploi. Les purgatifs employés presque exclusivement furent l'eau de Sedlitz. On en donnait une bouteille par jour ; elle contenait 30 grammes de sulfate de magnésie. Ce n'était que vers la fin et lorsque ce médicament semblait ne plus produire d'effet, qu'on le prescrivait à 45 grammes. Quelquefois, mais seulement pour varier, lorsque les malades étaient trop dégoûtés, on prescrivait 60 grammes d'huile de ricin, ou bien quelque-fois 6 décigrammes de calomel, en deux ou trois doses, et, une heure après la dernière dose, un verre d'eau de Sedlitz. Dans quelques cas enfin, on prescrivait une potion purgative ainsi composée : Feuilles de séné, 8 grammes dans 125 grammes d'eau bouillante ; sulfate de soude, 15 grammes ; sirop de nerprun, 30 grammes.

Sur les quarante-sept cas observés l'emploi des purgatifs salins répétés n'a pas abrégé la marche de la fièvre typhoïde, mais, en général, il a diminué l'intensité et l'acuité des symptômes, rendu la maladie moins grave, ce qui, cependant, n'a pas eu lieu dans tous les cas ; mais dans ces derniers, ils n'augmentèrent jamais les accidents de nouveaux symp-tômes. Leur influence fut alors seulement nulle.

Si on divise en trois séries les quarante-sept malades observés, on arrive aux conclusions suivantes sur l'effet des purgatifs salins dans les cas de fièvre typhoïde :

1re *série* (12 cas légers), 12 cas de guérison en douze jours et demi.

2e *série* (21 cas de médiocre intensité), 21 cas de guérison en dix-sept jours, terme moyen.

3e *série* (14 cas graves), 6 morts en vingt six jours et demi. 1 tuber-culisation aiguë, restée non guérie ; 7 cas guéris en vingt-six jours et demi.

Il y eut, en résumé, 1 mort sur 8 malades.

Comme on le voit, ces expériences sont concluantes ; l'emploi du sulfate de magnésie simplifie la fièvre et permet d'en avoir plus facilement raison ; il rend inutile les purgatifs drastiques, ce qui est un grand avantage, puisqu'on sait combien ces purgatifs irritent le tube intestinal. Ce fut un des motifs de la levée de boucliers de Broussais contre le Brownisme.

Le Sedlitz Chanteaud provoque une simple exsudation intestinale et ainsi détermine un rafraîchissement général. On peut donc s'en servir chaque fois que le corps est échauffé. Nous ajouterons qu'il ne soumet l'organisme à aucune sujétion ; on peut le prendre et le laisser. Depuis plus de trente ans nous faisons chaque jour usage d'une cuillerée à café (environ 15 grammes) de sulfate de magnésie déshydraté, le matin à jeun, dans un verre d'eau, et nous attribuons à cette précaution l'excellente santé dont nous jouissons, malgré notre vie dans les amphithéâtres et les hôpitaux — *Experto crede Roberto*. Ce sont les moyens simples dont on s'avise le moins. Dans le commencement nous faisions usage du tartre stibié chaque fois que nous étions saturé de miasmes, — et cela nous arrivait à chaque instant, — c'est-à-dire que l'estomac se dérangeait, qu'il y avait de la céphalalgie, que la peau était brûlante, avec un sentiment de lassitude générale et inaptitude au travail ; bref, un état voisin de la fièvre typhoïde ; le tartre émétique avait raison de ces symptômes mais nous fatiguait énormément ; il en fut de même des purgatifs. C'est alors que nous eûmes recours au sel de magnésie, sans cesser un seul jour d'en prendre. On dira que c'est là un excès : mais qu'importe si nous nous en trouvons bien ? Le corps est un rude boulet pour l'âme, il faut donc diminuer le poids. On est bien portant quand on ne se sent aucun heurt physique : *Mens sana in corpore sano*, comme disaient les anciens.

Si nous voulions approfondir la question combien ne trouverions-nous pas d'avantages à signaler dans l'usage diététique du Sedlitz Chanteaud ! Ainsi, par son alcalinité, il nettoie la muqueuse intestinale et la débarrasse des matières grasses qui empêchent les papilles et villosités de fonctionner — comme une plante dans un sol trop compacte. Aussi toutes les personnes qui le matin en se levant, éprouvent de l'anorexie, peuvent manger après avoir fait usage de ce sel pendant quelques jours. Il en est de même des personnes affectées de crudités acides ou pyrosis. Les tiraillements douloureux de l'estomac cessent parce que les acides sont neutralisés par l'alcalinité du sel. Nous ferons les mêmes remarques quant aux matières âcres ou brûlantes qui remontent à la gorge et occasionnent ce qu'on nomme le *brûlant*, au point d'enflammer l'arrière-bouche : d'où l'angine. On sait que ces inflammations sont habituelles à beaucoup de personnes ; le meilleur moyen de s'en débarrasser ou du moins, de les rendre inoffensives, est de faire usage du Sedlitz Chanteaud. Par la rapidité avec laquelle le sel dissous dans l'eau est absorbé, le transport vers les reins est presque instantané, et ainsi toutes les matières excrémentitielles sont rejetées au dehors sans que le sang soit privé de ses éléments salins, comme le font les boissons diurétiques. Ainsi on verse dans une grave erreur en abusant de tisanes aqueuses, dont on gorge les pauvres hydropiques et on ne voit pas qu'on empire ainsi leur état. Les matières albumineuses finissent elle-mêmes par être entraînées. Cl. Bernard, dans ses *Leçons de physiologie*, rapporte les expériences du professeur Kierulff, expériences qui font voir que lorsqu'on injecte de l'eau dans la veine jugulaire d'un chien, au bout d'un certain temps, relativement très-court, les urines deviennent albumineuses. La saignée pratiquée par intervalles, fait voir qu'à mesure les sels disparaissent de l'eau du sang. Il en est de même avec les tisanes. Il est donc nécessaire que le sang contienne une certaine quantité de sel. Le chlorure de sodium joue ici le principal rôle ; c'est ce qui a fait dire à Plutarque : « C'est pourquoi, à mon avis, nous appelons la beauté d'une femme *salée* et *assaisonnée*, qui n'est ni fade ni morne, ains accompagnée de grâce vive et émouvante. » Une jeune dame était pâle, chlorotique, bouffie, sans énergie morale et physique ; la vie renfermée l'avait étiolée, mais la faiblesse musculaire l'empêchait de prendre du mouvement ; c'était un cercle vicieux dont tous les médicaments ferrugineux et toniques n'étaient pas parvenus à la faire sortir ; elle se mit au régime salin ; en peu de temps ses infirmités disparurent.

Il est une fonction qui ne peut être nommée qu'en latin :

Le latin dans ses mots brave l'honnêteté

(puérile et honnête). Toujours est-il que cette opération, chez beaucoup de personnes, se fait d'une manière irrégulière et incomplète ; chez les unes, par inertie physique, chez les autres, par indolence morale ou préoccupation de l'esprit ; chez d'autres enfin, elle n'est pas en rapport avec la quantité d'aliments ingérée.

Le duc de Saint-Simon, dans ses mémoires, entre dans certains détails qui font voir combien le roi-Soleil donnait de tablature à ses médecins. Toujours est-il que notre triste humanité est soumise à cet assujettissement et que la plupart de nos maladies viennent de là. L'école de Salerne, qui ne se piquait pas d'atticisme a dit :

> *Quatuor ex vento veniunt in ventre retento*
> *Spasmus, hydrops, colica, vertigo : hæc res probat ipsa.*

Parmi ces gaz il faut compter principalement l'hydrogène et ses composés, soit sulfurés, soit carburés, et qui, étant absorbés, donnent lieu à des altérations du sang et des troubles du système nerveux.

L'hydrogène se forme dans les intestins chez les personnes débiles ou avancées en âge ; en passant à l'état proto ou deuto-carboné il a pour effet de diminuer la rutilance du sang. Dans notre ouvrage sur le choléra asiatique (Gand, 1855), nous avons fait voir qu'on détermine un état cyanique en faisant respirer ces gaz à des lapins.

L'hydrogène sulfuré provient de l'altération des substances albuminoïdes au contact de l'air ou bien de la désoxydation des sulfates en présence des matières organiques ; c'est un gaz très-délétère qui, étant absorbé, donne lieu à la céphalalgie, à un état d'abattement général, avec chaleur sèche de la peau, soif, inappétence, tous symptômes qui peuvent dégénérer en fièvre typhoïde. C'est l'histoire des armées en campagne et des villes assiégées. Nous pourrions citer l'exemple du maréchal Bugeaud, il ne se retranchait pas derrière la devise : « *De minimis non curat pretor*. » Il savait combien les détails infimes en apparence, ont souvent de graves conséquences.

Dans la campagne de Crimée, il y eut, un instant, près de cinquante mille hommes dans les hôpitaux. C'était d'autant plus fâcheux que ces asiles de la souffrance étaient plutôt les sanctuaires de la mort. On lit avec une tristesse profonde la correspondance du courageux Baudens luttant contre l'Intendance, mais ne parvenant pas à la faire sortir de la routine administrative. » Périsse l'humanité plutôt que la bureaucratie!»

Mais revenons à notre sujet. Le résidu de la digestion doit donc être éliminé d'une manière complète chaque matin si on veut que le corps ne ressemble à un évier, et surtout si l'on veut échapper aux maladies putrides. Mais ici vient la question pratique.

Quels moyens faut-il employer? Et tout d'abord faut-il des moyens? Sans doute si nous vivions d'une manière naturelle, sans préoccupations d'esprit, sobrement, instinctivement, comme font les animaux, nous n'aurions, pas plus qu'eux, besoin d'*adjuvants*. La nature a tout disposé d'une manière si parfaite que le jeu régulier de nos organes suffirait ; mais la vie civilisée nous écarte constamment de cet ordre régulier ; et où les moyens naturels ne suffisent plus, il faut bien des moyens artificiels.

Heureusement que, sous ce rapport même, la nature est bonne mère, puisqu'elle nous indique, en même temps, la fin et les moyens. Ces moyens quels sont-ils? Sont-ce les drastiques : aloès, gomme-gutte, scammonée, jalap, qu'on dissimule sous toutes les formes afin d'en faire l'objet d'annonces pompeuses? Sont-ce les rubéfiants, tels que la moutarde blanche, dont les victimes se comptent par milliers? Évidemment non; ce sont les préparations salines. Or, de toutes ces préparations, celle qui se rapproche le plus de la composition de l'eau naturelle de Sedlitz doit être préférée. On fait une eau de Sedlitz artificielle au moyen du sulfate de magnésie cristallisé et en la chargeant d'acide carbonique pour l'usage. Les sels granulés Chanteaud sont beaucoup plus commodes et bien plus efficaces sous un petit volume, puisque ces granules renferment, dans des proportions exactes, les éléments solubles de l'eau naturelle. Une ou deux cuillerées à café suffisent d'ordinaire. On les fait dissoudre, le soir, dans un demi-verre d'eau, et le matin, en se levant, on trouve la solution parfaitement limpide. Pour les personnes délicates et les enfants la solution peut se faire instantanément dans du café noir ou du thé.

Nous devons aller ici au-devant de l'objection qu'on pourrait soulever contre le Sedlitz Chanteaud, c'est-à-dire d'astreindre le corps à une sujétion. Mais cette sujétion est nulle, comme avec tous les agents diété-tiques. Nous faisons chaque jour usage de sel commun sans qu'il y ait nécessité d'en augmenter la dose. Il y a un degré de salure que nous ne saurions dépasser, parce qu'il nous est indiqué par l'instinct. Un agronome distingué, M. Barral, a démontré que cette quantité correspond à celle dont le sang a besoin pour le jeu régulier des fonctions.

Remarquons, au contraire, que les moyens dits *de santé* soumettent le corps à un véritable esclavage; et d'ailleurs on n'irrite pas impunément le canal intestinal. Le docteur Leroy a fait des victimes dont le nombre, heureusement, va en diminuant avec celui de ses adeptes. Restent pas mal de drastiques, mais qui auront le même sort que la médecine Leroy, à mesure qu'on en arrivera à des moyens plus naturels. Même en médecine, ces remèdes violents sont moins employés depuis que la thérapeutique est devenue plus rationnelle.

Le *purgare et repurgare* n'a plus sa raison d'être depuis qu'on apprécie mieux la cause des retards des selles. Et c'est ici que la dosimétrie a également sa part à revendiquer pour avoir mis, je ne dirai pas à la mode, mais en usage certains médicaments, tels que la *quassine*, la *jalapine*, à peine connus, avant elle, de nom. Ce sont des agents excito-moteurs venant en aide à la paresse ou atonie intestinale. Nous avons déjà fait remarquer que la *quassine* se rapproche des strychnées, mais sans en avoir la violence; elle tonifie l'estomac et rend les digestions moins laborieuses. Comme tous les principes amers, elle diminue également la disposition aux fièvres. C'est donc un moyen très-précieux pour les personnes obligées de passer d'une latitude à une autre — comme les voyageurs de long cours. Trois à quatre granules de quassine à chaque repas suffisent d'ordinaire.

Les mêmes remarques s'appliquent à la *jalapine*, principe extractif du jalap, mais n'en ayant pas les qualités drastiques. Ce serait donc une erreur de s'en rapporter au nom. Il en est de même de tous les principes extractiformes que la science est parvenue à dégager des plantes — comme l'or de sa gangue. Nous citerons, entre autres, l'opium, produit brut, très-impur et par conséquent très-variable dans son action. On se bornait à en former des extraits ; dans ces derniers temps la chimie en a isolé les divers principes, et la physiologie expérimentale a fait voir que ces principes ont des actions différentes et même contradictoires, les unes convulsivantes, les autres calmantes. On conçoit quelles ont dû être les incertitudes quant aux effets à produire, et qu'il y ait eu des médecins qui ont préféré ne rien faire ; à tout prendre cela valait mieux que faire le contraire de ce qu'on voulait obtenir.

Aujourd'hui la thérapeutique est fixée ; elle sait ce qu'elle donne et pourquoi elle le donne. L'abstention n'a donc plus de raison d'être, et le scepticisme serait un non-sens de la part de ceux qui ont accepté le sacerdoce de l'art de guérir. A moins d'être comme les augures de Rome, qui ne pouvaient se regarder sans rire, mais aussi sans se mépriser. La profession de médecin comme celle de prêtre, serait le dernier des métiers, nous dirons le plus honteux, n'étant plus basé sur la foi.

Que les malades se rassurent ; il y a une médecine éclairée, veillant sur leurs souffrances et ayant pouvoir, sinon de les guérir toutes, du moins de les soulager. Divers systèmes se sont succédé, il est vrai ; faut-il y voir une incertitude de notre art ? Nullement, c'est plutôt une aspiration au mieux. La bonne foi il faut l'admettre dans ces tentatives vers un avenir parfait (si la perfection est de ce monde). Allopathes et homœopathes se doivent sous ce rapport une estime réciproque. Ils doivent accueillir avec une égale sympathie la médecine dosimétrique, qui a la prétention, non d'innover, mais de concilier. Le proverbe : « *Il ne faut pas mettre le doigt entre l'arbre et l'écorce* » n'est applicable qu'aux mauvais ménages ; les allopathes et les homœopathes ne voudraient pas sans doute laisser croire qu'ils ne se disputent que jusqu'au jour où se présente un conseiller. Ils ne voudront pas renouveler la scène si plaisante du *Médecin malgré lui*.

XLV

Grippe. — Expérience avec l'aconitine et la digitaline.

(OBSERVATION FAITE SUR NOUS-MÊME.)

Notre mal a débuté par une gêne ou pression rétro-sternale, comme si la poitrine était emprisonnée dans une cuirasse. L'inspiration était gênée ; il en est résulté une hématose incomplète, qui a dégénéré en un alanguissement général, avec torpeur de la tête et ralentissement du pouls ; puis, à la réaction, une fièvre intense, avec céphalalgie, sommeil agité, face injectée, vultueuse, toux profonde, sèche.

Craignant une broncho-pneumonie, nous avons voulu abattre immédiatement cette réaction par la digitaline et l'aconitine, de chaque un granule à la fois. La sécheresse de la gorge a fait qu'après avoir pris quatre granules de chaque, nous avons éprouvé tous les symptômes relatés dans notre *Guide* : malaise, nausées, chute rapide du pouls, horripilation de la peau, etc. Cet état s'étant maintenu, nous avons pris, pour le faire cesser, une dizaine de granules de citrate de caféine, en les mâchant, afin de les répandre sur tout le tégument muqueux. Le pouls s'est relevé et tous les accidents ont disparu. La bronchite est entrée dans la voie de l'expectoration. Les urines, qui jusque-là avaient été rares et chargées, sont devenues abondantes et limpides. Il est vrai que nous avions poussé à la diurèse par le Sedlitz Chanteaud.

On voit, par cet exemple, combien on a dans la digitaline et l'aconitine un moyen puissant pour faire tomber la fièvre, sans faire subir à l'économie une perte matérielle, soit par les déplétions sanguines, soit par les purgations. L'état nauséeux et la dépression du pouls qui en est la conséquence, atteint la réaction dans son élément vital et ramène ainsi l'état physiologique. On voit également que les petites doses de digitaline et d'aconitine peuvent amener des effets prompts et salutaires.

L'action antithermique de l'aconitine est donc des plus prononcées et trouve son application directe dans toutes les maladies où le pouls et la chaleur montent rapidement. Telles sont surtout les phlogoses des voies respiratoires et les fièvres éruptives.

Dans une épidémie de *Grippe* ou *influenza,* due à l'atmosphère froide dont nous fûmes atteint, nous avons expérimenté avec la digitaline et l'aconitine.

La digitaline et l'aconitine se combinent d'autant mieux dans ces cas, qu'elles portent directement leur action sur les systèmes circulatoire et sécrétoire; ce sont les sédatifs par excellence des nerfs vaso-moteurs au début de l'inflammation, comme, plus tard, les strychnées en sont les excito-moteurs.

Les auteurs qui se sont occupés des phénomènes de l'inflammation sont d'accord pour admettre : d'abord un phénomène de spasme, puis un phénomène de paralysie (1). C'est ce que, du reste, le microscope nous permet de voir. Ainsi, au début de l'irritation, les capillaires se resserrent sur le sang : les globules rouges sont gênés dans leur action et comme étranglés. C'est cet emprisonnement qui constitue l'état pathologique.

Les émollients locaux peuvent dissiper ce spasme, et rendre au sang sa liberté avant que la paralysie soit survenue, mais il faut en même temps les sédatifs généraux, tels que la digitaline et l'aconitine ; comme, plus tard, il faut la compression méthodique et les excitants, pour parer au relâchement des parois vasculaires. Là est tout le secret du traitement de l'inflammation.

(1) Des physiologistes ont admis des fibres constrictives et des fibres dilatatrices, comme après tout temps d'action, il y a un temps de repos ; sans cela on ne s'expliquerait pas la continuité du mouvement organique.

XLVI

Avantages de la médecine dosimétrique dans le service de santé militaire.

Nous avons déjà cité le livre du docteur Baudens, *La Guerre de Crimée*; c'est le digne pendant des *Mémoires* du baron Larrey, puisqu'on y trouve des détails d'hygiène, de topographie médicale, d'administration, de médecine et de chirurgie, que l'expérience personnelle seule peut fournir.

On sait que ce livre intéressant a été écrit sur la demande du maréchal Vaillant, qui fut, à la fois, un homme de guerre et un homme de science; chose plus fréquente que ne le croient ceux qui considèrent l'état de soldat plutôt comme un métier que comme un art.

La lettre que l'illustre maréchal et membre de l'Institut de France écrivait à cette occasion à l'inspecteur général du service de santé, mérite d'être conservée.

« ..... Il faut que vous mettiez à profit l'importante mission qui vous est confiée en Orient; il faut que vous rédigiez un beau mémoire qui mentionne ce que vous aurez vu, l'état de nos hôpitaux militaires, de nos ambulances, la comparaison de nos établissements de santé à l'armée d'Orient, avec ce qu'ils étaient dans nos précédentes guerres, les efforts du service hospitalier, tout ce que nos médecins ont déployé de zèle, de dévouement, d'intelligence et de cœur. Vous traiterez des maladies qui ont régné; de celles qu'il faut craindre, des moyens mis en pratique pour les prévenir ou pour en assurer la guérison. Vous parlerez des opérations chirurgicales, de leur succès, de leur fatale issue. Vous voyez comme je comprends la chose.

» Vous ferez connaître vos vues sur l'organisation actuelle du service de santé dans nos hôpitaux, à l'armée, à l'intérieur, sur les améliorations qui pouraient être réalisées. J'attacherai un grand prix à connaître vos idées à cet égard. »

On sait comment le docteur Baudens a rempli cette mission de confiance, et avec quelle franchise il a révélé les vices de l'Intendance, contre laquelle il lutta vainement dans tout le cours de cette laborieuse campagne. Nous en trouvons la preuve dans la note suivante, au sujet des épidémies de typhus qui se déclarèrent dans les hôpitaux, sans que les conditions extérieures y fussent pour quelque chose, car, à peu de distance, il y avait des campements sains.

« Les médecins et les administrateurs s'entendent difficilement sur le mot *encombrement*; ceux-ci (les administrateurs) ne vóient que l'application des règlements en vigueur. Tant qu'un hôpital, fixé à quinze cents malades, par exemple, ne dépasse pas ce chiffre, et surtout si chaque malade a vingt mètres cubes d'air à respirer, il n'y a pas, pour eux, d'encombrement. Pour le médecin, l'encombrement existe dès qu'il se révèle par l'aggravation des maladies dans le milieu contaminé d'un hôpital, et par une mortalité plus considérable. A partir de ce moment, il a le devoir de conseiller la réduction du nombre des malades et la désinfection des salles. En campagne, dès qu'un soldat est convalescent, il est évacué pour faire place à un autre malade, et les lits ne sont jamais vides, ni le jour, ni la nuit : chaque malade est un foyer d'émanations méphitiques, et on comprend que l'encombrement se produise rapidement. En temps de paix, un hôpital de quinze cents malades n'a guère plus de mille lits, toujours occupés en même temps; il y a un tiers de convalescents qui, allant le jour se promener dans les cours et les jardins, font bénéficier les autres malades des vingt mètres cubes d'air qui leur sont alloués dans les salles (1). »

(1) Ce chiffre de 20 mètres cubes est insuffisant quand l'air n'est pas constamment renouvelé. Et ici le mode de ventilation importe beàucoup. Il faut que l'air vicié soit refoulé de haut en bas, sans cela les malades se trouvent dans un milieu asphyxiant. La ventilation ne doit donc pas se faire par appel, mais par pression, au moyen d'un moteur assez puissant. A l'hôpital civil de Gand, où il y a une machine à vapeur de la force de quarante chevaux, l'air des salles est constamment pur; on n'y sent pas cette odeur propre aux hôpitaux, qui dépend de la putrescence des matières organiques : pus, pellicules de sang, détritus de toute espèce, qui flottent dans l'air et s'attachent aux murs. On a beau ouvrir les fenêtres le jour, ces matières entrent en fermentation dès que l'air devient chaud et humide. Il faut donc une force assez considérable pour enlever les matières plus lourdes que l'air. Pour les hôpitaux temporaires, les claires-voies sont préférables aux locaux fermés; par conséquent, les baraques, aux édifices, fussent-ils somptueux. C'est le contraire cependant qui a lieu généralement. Pendant l'investissement de Paris, ce fut le Grand-Hôtel qui fournit le plus de mortalité parmi les opérés. Nous nous trompons, presque tous succombèrent. Il est préférable de baraquer les blessés. A l'hôpital de Berlin, où les conditions hygiéniques semblent cependant bonnes, le docteur Juncken préférait placer ses amputés sous des tentes ou dans des pavillons mobiles, au

Cet encombrement des hôpitaux et ambulances en temps de guerre, s'explique par les nécessités administratives. Il faut pourvoir, à la fois, au service médical, chirurgical et pharmaceutique ; la concentration d'un grand nombre de malades sur un point en est la conséquence.

Ce qu'il faut, avant tout, c'est décentraliser ces services et les simplifier, de manière à pouvoir éparpiller les malades sur de grandes étendues.

Lors de la guerre franco-allemande, le désir de voir par nous-même nous a conduit aux ambulances, et partout nous avons constaté les effets de l'encombrement dont le docteur Baudens se plaint si amèrement Ainsi, à Mouzon, nous avons visité les diverses ambulances, et y avons trouvé partout l'infection purulente et le typhus nosocomial, affections identiques pour nous, car il s'agit d'une intoxication miasmatique. On a exagéré le rôle du pus dans le sang. Cette introduction est purement mécanique, par les veines ou les canalicules osseux, et produit des symptômes d'embolies, comme on le constate dans les expériences sur les animaux. Le changement des plaies, leur état pultacé, putride, coïncide avec la décomposition générale qu'on voit survenir chez les malades dans les hôpitaux encombrés. Aussi la pyoémie ou plutôt le typhus des blessés, est-il infiniment plus rare en plein air, et on comprend qu'à la campagne les grandes opérations réussissent mieux qu'en ville. A plus forte raison cela doit-il exister en temps de guerre.

Mais, comme nous l'avons dit, il y a les nécessités du service. Ces exigences ne sont cependant pas telles, qu'elles ne puissent être surmontées Nous renvoyons à notre ouvrage *Le Génie de la chirurgie contemporaine*.

En campagne, le service de la pharmacie, tel qu'il est organisé aujourd'hui, est aussi difficile et aussi encombrant que celui de la chirurgie. Il faut traîner à sa suite toute une officine. A la moindre alerte, le service est bouleversé et les malades ne reçoivent plus leurs médicaments à temps.

Pour la plupart de ces malheureuses victimes de la guerre, le temps, c'est la vie. Un accès de fièvre qui n'est pas coupé sur l'heure, peut être mortel. Et il ne s'agit pas seulement de la fièvre intermittente pernicieuse, mais de la fièvre rémittente ou même continue maligne. Ici

---

milieu des jardins. Dans les armées en campagne, le baraquement est donc toujours préférable. Bien entendu qu'il faut éviter l'encombrement et instituer des fumigations incessantes. Il faut également que la partie supérieure de la baraque ait des claire-voies qu'on puisse ouvrir à volonté, de manière à régler la ventilation ; et surtout empêcher que les malades ou les infirmiers ne se claquemurent.

surtout le médicament antipyrexique doit être donné coup sur coup. Combien n'est-il donc pas important que le médecin ait avec lui ce médicament dont la vie du malade dépend?

Un ancien philosophe a dit : *Omnia mecum porto;* mais, ainsi que nous en avons déjà fait la remarque, il ne s'agissait que de sa philosophie. Or, le médecin, dans les conditions actuelles, est dans le même cas, puisqu'il porte avec lui sa science sans les moyens de l'appliquer. Le chirurgien a sa trousse, pourquoi n'aurait-il aussi sa pharmacie de poche? On a, dira-t-on, des pharmacies de campagne; mais celles-ci sont encore trop encombrantes. Les médicaments de la vieille pharmacie sont difficiles à conserver et à administrer; c'est pour cela qu'un simple portefeuille contenant, sous forme de granules, les médicaments actifs, répondra à tous les besoins du moment. Rien n'empêche d'avoir avec soi, de l'éther, du laudanum, de l'ammoniaque, dans de petites fioles bouchées à l'émeri. Le médecin pourra ainsi se tirer toujours d'affaire. Il pourra même traiter les maladies les plus graves.

Et à cette occasion, nous croyons pouvoir reproduire ce que le docteur Gauchez, d'Aïn Themouchen, disait dans la *Gazette médicale de l'Algérie,* numéro du 25 février 1873 : « Mais où se trouve l'immense avantage et le progrès réel, incontestable, c'est dans la forme médicamenteuse, infiniment plus simple dans son administration, plus certaine dans ses résultats, plus mathématique dans son dosage, et de si petit volume que le médecin qui est obligé, en Afrique surtout, de voyager fort loin, peut porter toute une pharmacie dans son portefeuille et administrer des remèdes à ses malades sans préparation préalable. Sous ce rapport, je n'hésite pas à dire que la dosimétrie sera la providence des médecins de colonisation en Afrique, et des médecins de campagne partout ailleurs. En général, les préparations pharmaceutiques qui composent notre arsenal ordinaire, sont loin de présenter toujours le même dosage mathématique; les extraits surtout laissent beaucoup à désirer, la fraude ne s'y introduit malheureusement que trop souvent, et il m'est arrivé maintes fois d'obtenir avec deux granules de morphine un effet plus rapide qu'avec cinq centigrammes d'opium gommeux, sur le même sujet.

» Enfin ne devons-nous pas aussi tenir compte de ces répugnances, souvent insurmontables, qu'éprouvent certains malades pour bon nombre de nos préparations? Les médicaments dosimétriques nous seront alors d'un secours précieux, car ils seront acceptés bien plus facilement, surtout pour la médecine des enfants.

» Cependant cette méthode thérapeutique, qui m'avait paru si simple au premier examen, ne laisse pas que de demander des études nouvelles, dirigées en vue de son application, à cause de l'énergie de l'action des alcaloïdes. Beaucoup de préparations du docteur Burggraeve ne sont qu'à peine indiquées dans nos traités ; il n'y est nullement question de dosage ; aussi, un besoin urgent se fait sentir pour cette méthode : c'est un formulaire spécial, sans lequel elle est exposée à demeurer longtemps sans généralisation dans la pratique ordinaire. Le médecin praticien, absorbé par les obligations incessantes d'une nombreuse clientèle, ne peut refaire tout ce travail ; en aurait-il le désir, le temps matériel lui manquera le plus souvent. J'espère que c'est une lacune que notre infatigable confrère se hâtera de combler dans l'intérêt même de sa méthode. »

Ce sont ces derniers points de l'article de la *Gazette médicale de l'Algérie* que nous allons chercher maintenant à rencontrer.

La méthode dosimétrique est-elle d'une application difficile et exige-t-elle un formulaire spécial ? Nous ne le pensons pas. C'est, au contraire, un mode de traitement des plus simples et qui permet au médecin d'appliquer le remède aux symptômes, dans l'ordre de leur manifestation. C'est donc une médication *symptomatique* ; et ici nous devons faire une réserve, afin qu'on ne fasse à la dosimétrie le reproche d'empirisme. Il est évident qu'une maladie n'est attaquable que dans ses symptômes, même celles qui sont le moins localisées, comme les dyscrasies. Mais de là aussi la difficulté, dans certains cas, quant à la nature des symptômes ; voilà pourquoi les médicaments dosimétriques peuvent servir, en quelque sorte, de pierre de touche. Nous citerons des affections à diagnostic douteux telles que l'asthme, certaines dysphagies et dysuries : Est-ce un spasme ou une paralysie ? Voilà une question sur laquelle les auteurs n'ont su se mettre d'accord, et que résout l'administration simultanée des mydriatiques et des galvanisants : hyosciamine, strychnine.

D'un autre côté, les médicaments dosimétriques, en tant qu'agents dynamiques, ne font subir aucune perte matérielle à l'économie ; et c'est encore là un immense avantage, puisque, dans les cas douteux, ils dispensent de la saignée. Autrefois on abusait de ce dernier moyen, mais on avait pour excuse la force des constitutions individuelles, et peut-être aussi une différence dans la constitution médicale. Toujours est-il qu'on saigne moins aujourd'hui ; et cependant la nécessité de faire tomber la fièvre dans ses deux manifestions les plus directes, n'est pas moins urgente. Exemple : une pleuro-pneumonie. Que faire ? Les statisticiens, qui en sont à compter les morts, comme sur un champ de bataille, prétendent qu'il n'y a pas plus d'avantage à saigner qu'à ne rien faire. Reste à savoir si en administrant les alcaloïdes d'une manière à la fois hardie et prudente, on n'obtiendra pas des résultats moins désastreux. Et qu'on remarque que nous ne voulons pas exclure la saignée ; nous nous sommes expliqué à différentes reprises à ce sujet ; mais il est une foule de cas où l'administration des alcaloïdes est nécessaire, même à l'état de sels métalliques : l'arséniate de strychnine, par exemple : ainsi, dans toutes les sidérations, il importe de relever le système nerveux ; cela est vrai dans les accidents traumatiques, comme dans les maladies internes, dont la violence peut égaler le traumatisme le plus profond. Le médecin a ainsi dans sa main une arme puissante. Il en est de même de l'arséniate de quinine dans les empoisonnements miasmatiques. C'est contre ces miasmes que le médecin militaire a le plus à lutter. Reste la réaction, qu'on abat en donnant, coup sur coup, l'un ou l'autre alcaloïde : aconitine, vératrine, digitaline ; or, ici il n'y a d'autres indications que celles que fournissent le thermomètre et la montre ; nous ajouterons, cette délicatesse de tact que donne l'habitude et qui fait reconnaître, dans le degré de résistance de l'artère, si la fièvre va céder ou non, et s'il faut insister sur les alcaloïdes ou les déplétions sanguines. En médecine, il n'y a rien d'absolu, puisqu'elle est subordonnée à la vitalité.

En somme, dans les maladies aiguës, il faut être très-actif, contrairement au système de l'expectation, que quelques esprits sceptiques ou timorés tendent à faire prévaloir. Nous comprenons l'expectation dans les fièvres éphémères, qui ne sont qu'un écart momentané de l'état physiologique, suite de fatigue, d'intempérance, ou même spontané, comme il arrive si souvent chez les enfants et les personnes impressionnables. Mais l'expectation ne se comprend plus quand il s'agit d'une atteinte profonde de la vitalité, par un agent miasmatique ou autre. Plus la fièvre est aiguë, moins est grand l'intervalle qui sépare ses accès, plus il faut agir avec promptitude et décision : ainsi, une fièvre intermittente pernicieuse exigeait le sulfate de quinine à haute dose, sauf à la diminuer après la rupture de l'accès. Nous y substituons des préparations agissant sous un petit volume, tels que l'arséniate de strychnine et l'arséniate de quinine, car nous avons remarqué que ces deux sels se prêtent un mutuel appui, comme on voit les préparations ferrugineuses ajouter à la force de la quinine (1).

C'est surtout dans le cas des fièvres rémittentes miasmatiques typhoïdes, qu'on observe des oscillations très-marquées du pouls et de la chaleur.

La question est de savoir si en opposant à la fièvre typhoïde les agents antithermiques et antimiasmatiques, comme les alcaloïdes et les arsé-

---

(1) Les hautes doses de quinine produisaient la gastro-entérite, avec accès de chaud et de froid. C'est de là que Hahnemann a pris son fameux principe : « *Similia similibus.* »

niates, on ne parviendra pas à en conjurer les fâcheuses conséquences. Cette question, nous ne nous bornons pas à la poser, nous pouvons dire, dès à présent, qu'elle est résolue pratiquement, puisque nous avons par-devers nous des faits qui prouvent que la fièvre typhoïde peut être, sinon jugulée, du moins mitigée : en un mot, être un typhus grave ou un typhus léger. C'est là un point sur lequel nous appelons spécialement l'attention de nos confrères de l'armée.

L'irritation du tégument muqueux, sa sécheresse, rendent l'emploi des médicaments allopathiques très-difficile : d'une part, on doit relever le système nerveux par les excitants, de l'autre, il faut combattre l'hypérémie vasculaire. On comprend que la médication incendiaire du Brownisme ait pu produire de graves accidents et que l'élément anatomo-pathologique a dû nécessairement compliquer l'état dynamique. Avec les médicaments dosimétriques rien de semblable n'est à craindre, et c'est pour cela que leur emploi est à la fois si facile et si efficace. Dans les pyrexies à type continu, les alcaloïdes, en faisant tomber le pouls et la chaleur, animale, favorisent la résolution de la maladie : nous citerons les fièvres éruptives, dont l'effet critique est empêché par l'aridité et la chaleur de la peau ; quelques granules d'aconitine, de vératrine, de digitaline, et la scène change, l'éruption se fait et les urines coulent, preuve de la détente générale qui s'est opérée.

Voilà pour la marche de la médecine dosimétrique dans les cas aigus ; dans les cas chroniques, le médecin a le temps pour lui et il peut en profiter comme d'un élément de guérison, c'est-à-dire qu'il peut opérer par la *dominante* et la *variante*, la première s'adressant à la cause morbide, la seconde aux effets ou symptômes.

Ici peut se présenter une difficulté : quelle est la nature des symptômes, c'est-à-dire quelle est la cause qui les produit ? car les mêmes effets peuvent être amenés par des causes différentes. La chose se conçoit : le symptôme c'est la souffrance de l'organe ; la douleur, le spasme, l'éréthisme vasculaire, qui sont la triple expression de cette souffrance, seront les mêmes, abstraction faite des causes de cette souffrance. L'expérience clinique démontre que telle cause agit plus spécialement sur tel organe ou tissu, et telle autre, sur un organe ou tissu différent ; mais ce ne sont là que de simples présomptions. Ouvrez le livre du professeur Spring, et, à chaque page, vous trouverez la preuve de cette incertitude. On a le commémoratif ; mais combien ce dernier n'est-il pas également incertain ? de sorte que souvent nous sommes obligés de nous écrier, avec le poëte : *Felix qui rerum poterit cognoscere causas.*

C'est ici que la méthode dosimétrique peut nous être d'un grand secours par ses tâtonnements mêmes. Après un certain temps, quand le remède a été sans effet, on le change par un autre, qui sera souvent plus heureux, si on a rencontré celui qui convient à la cause. Nous, médecins, nous n'avons aucun intérêt à cacher les incertitudes de notre art. Il y a des mystères que nous ne parvenons pas à approfondir.

Et, pour finir, nous répéterons avec le professeur Spring : « La douleur, le spasme, la paralysie, toutes les maladies des nerfs, sont-elles connues, même de la médecine rigoureusement scientifique, autrement que comme des accidents fonctionnels?

» Et dans les maladies chroniques, incurables pour la plupart, que reste-t-il à faire, même au médecin le plus savant, sinon à rechercher et à remplir les indications symptomatiques? Je ne parle pas des obstacles qui, dans la pratique de tous les jours, s'opposent si souvent à l'exploration méthodique complète des organes et, par conséquent, à l'établissement d'un diagnostic certain de la lésion. Enfin, ai-je besoin de démontrer combien le diagnostic rationnel, s'appuyant exclusivement sur les symptômes, facilite dans tous les cas le diagnostic *matériel ou physique.* » (*Symptomatologie ou traité des accidents morbides.*)

Il est à regretter que ce beau livre manque de couronnement, c'est-à-dire que la thérapeutique en ait été systématiquement éloignée.

. XLVII

Emploi des alcaloïdes dans les pyrexies.

Il y a des mouvements fébriles qui se dissipent par la diète et le repos ; mais il n'en est pas de même dans les intoxications, d'autant, qu'il n'est pas toujours possible de soustraire l'organisme à l'agent morbide.

Dira-t-on qu'il faille abandonner une fièvre palustre aux seuls efforts de la nature ? S'il en était ainsi, elle ne nous eût pas donné les plantes fébrifuges et les principes actifs qu'elles recèlent dans leur sein, tel que la quinine. Pendant longtemps on a ignoré l'existence de cet alcaloïde ; on croyait à un effet fébrifuge d'ensemble, c'est-à-dire propre à toutes les parties qui entrent dans la composition de l'écorce du quinquina : gomme, ligneux, matières grasses et colorantes, acides, etc. On s'est aperçu plus tard, que cet effet dépend uniquement de l'alcaloïde et que, par conséquent, il est inutile de charger l'estomac de décoctions et d'électuaires. Passe pour l'usage diététique ; ainsi, dans le cours des maladies de consomption (lesquelles dépendent souvent de ce qu'on n'a pas arrêté la fièvre au début) et des convalescences (qui se prolongent parce qu'on a trop affaibli l'organisme), on se sert et on se servira toujours d'une décoction de quinquina, comme on donne du vin généreux (dans certains hôpitaux c'est de la piquette, et il faut insister sur le quinquina, économie bien mal entendue, comme toutes celles qui s'exercent sur les malades). Mais quand il s'agit de couper la fièvre, c'est-à-dire de neutraliser l'effet de l'agent intoxicateur, il faut recourir à l'alcaloïde. Encore l'expérience nous apprend-elle chaque jour que quand une préparation reste sans effet, il faut recourir à une autre mieux appropriée à l'état de la maladie. Ainsi, dans le fait que nous avons consigné à la page 296 du *Répertoire,* on a vu une dose relativement minime d'arséniate combattre un accès pyoémique rebelle au sulfate de quinine à haute dose, et à une décoction de quinquina rouge aiguisée de teinture acide aromatique.

Ce que nous venons de dire de la *quinine* s'applique aux autres alcaloïdes fébrifuges, notamment l'*aconitine,* par la manière presque instantanée dont cette substance fait tomber le pouls et la chaleur (et ici nous citerons cet autre fait du *Répertoire,* où deux milligrammes d'*aconitine* et quatre milligrammes de *digitaline* ont fait descendre le pouls à 50° c. et produit un refroidissement général ou horripilation de la peau).

Cette dépression, presque instantanée, du pouls et de la température animale fait voir de quelle utilité est cet alcaloïde pour juguler une pyrexie continue. On ne pourrait s'en servir dans les fièvres algides, précisément à cause de cette dépression même.

Nous en dirons autant de la *vératrine,* dont l'action contro-stimulante est si puissante dans les inflammations parenchymateuses : pneumonie, etc.

Et ici faisons une remarque (dont nous désirons cependant qu'on n'exagère pas le sens). Il y aurait moins de désordres organiques, partant moins d'anatomie pathologique, si l'élément phlogistique était épuisé dès le début. Mais pour cela il faut analyser la maladie dans ses diverses phases. Ainsi, dans la pleuro-pneumonie, il y a la période de sidération : l'homme (ou l'animal) est prostré, en proie à un violent frisson, l'œil est terne, le facies stupide, tout indique une atteinte profonde de la vitalité. Fera-t-on des émissions sanguines? Si l'obstacle mécanique à la respiration et à la circulation est patent, sans doute il faudra passer par là; et nous ne saurions approuver ceux qui se font les proscripteurs de la saignée générale; c'est, au contraire, le moyen le plus général de relever le pouls; mais, préalablement ou simultanément, on donnera une préparation de strychnine, de préférence un arséniate, et sous l'influence de ce puissant coup de fouet, la vitalité se relèvera. Vienne la réaction : rien ne sera plus facile que de la diriger : comme moyen externe la saignée (s'il n'a pas été épuisé), comme moyen interne, la *vératrine.* Celle-ci doit se donner coup sur coup : pour l'homme, tous les quarts d'heure ou toutes les demi-heures un granule; pour l'animal, 5 à 6 granules dans une boule de son frisé et de miel; et il est rare qu'au bout de quatre, cinq ou six heures, le pouls et la chaleur ne tombent.

Le thermomètre doit être le guide du médecin; plus rapidement le pouls monte au-dessus de la moyenne physiologique, plus le danger est grand; il faut donc s'appliquer à le faire descendre tout aussi vite. Les antithermiques, tels que le froid, ne font qu'absorber le calorique rayonnant; les antipyrétiques empêchent le calorique latent, parce que, en tant qu'agents vitaux, ils ont une action directe sur le système nerveux vaso-moteur. On peut, dans ce sens, faire marcher concomitamment l'*aconitine*, la *vératrine* et la *digitaline*.

Mais la fièvre produit aussi l'agitation, l'insomnie, et cet état particulier de souffrance qui, sans être la douleur, est peut-être pire qu'elle (car la douleur, par sa violence endort, tandis que rien n'apaise l'agitation de la fièvre). Ici encore, la nature, en bonne mère, nous fournit des moyens de calme ; nous voulons parler de l'opium. Mais il en était comme du quinquina ; on croyait aussi à une action d'ensemble. Voilà pourquoi l'opium, pour les uns, était un calmant, pour les autres, un excitant. Tantôt on attribuait les mécomptes au remède, tantôt au médecin. « L'opium, a dit l'illustre Hufeland, est une épée à deux tranchants, un don divin dans la main du maître, un poison formidable dans celle de l'homme sans expérience. » Heureusement que l'art est venu à notre aide en décomposant le suc du pavot en ses divers principes actifs, *calmants* et *convulsivants*.

La *morphine*, malgré les appréhensions qu'elle a fait naître au début, est devenue un moyen usuel, auquel on peut appliquer ces autres paroles de l'auteur de la *Macrobiotique* : « C'est à juste titre qu'on l'appelle un moyen héroïque, car il réunit en lui toutes les qualités distinctives du héros ; sa puissance pénètre jusque dans les replis les plus profonds, jusqu'à la source même de la vie, ses effets peuvent, au moment décisif, sauver les jours du malade ou en trancher le fil, suivant qu'on l'applique à propos ou à contre-temps, nulle autre substance ne saurait le remplacer, enfin il a plus d'une fois déjà régné, même en despote, sur le monde médical, et il a fait autant de bien que de mal au genre humain. »

Hufeland parle de l'opium en substance ; il n'en est pas de même de son principe calmant ou la *morphine*. La morphine est ce qu'elle doit être, dans les cas où on l'emploie, c'est-à-dire le premier des sédatifs. Indépendamment de son action sur le système cérébro-spinal, il y a celle sur le système vaso-moteur. En même temps qu'un sommeil calme, la morphine produit un ralentissement du pouls et un abaissement graduel de la température animale, ainsi qu'une détente générale qui se manifeste par une abondante diaphorèse. La morphine est donc indiquée dans toutes les maladies avec fièvre, agitation, insomnie. Administrée dosimétriquement, elle produit les effets les plus salutaires. Ainsi, pour l'homme, un granule composé d'un milligramme de morphine ou d'un de ses sels, répété de quart d'heure en quart d'heure, finit par amener le calme et le soulagement, au bout de dix-huit à vingt granules, quelquefois plus, quelquefois moins, selon l'intensité de la fièvre ou l'impressionnabilité du malade. Pour un animal, la dose doit être plus considérable. Il n'existe, à cet égard, aucune mesure absolue : il faut aller jusqu'à effet. Or, cet effet est bien plus rapide quand on donne en même temps, soit l'aconitine, soit la véra-trine, et même ces trois alcaloïdes à la fois, car il n'y a rien qui les contre-indique.

Nous ne parlerons ici des autres principes calmants de l'opium : la *codéine* et la *narcéine*, que pour mémoire, car leur action *morphinisante* est à peine marquée.

Puisque nous avons cité plus haut la pleuro-pneumonie, qu'il nous soit encore permis de reproduire les considérations toutes pratiques de Hufeland : « En voyant mettre les inflammations locales à la tête des maladies contre lesquelles l'opium déploie toute sa puissance, plus d'un partisan des doctrines régnantes sur l'inflammation haussera les épaules; mais la chose n'en est pas moins vraie, et je regarde l'emploi bien dirigé de l'opium dans ces phlogoses comme un des traitements qui assurent la prééminence de la pratique moderne, comme la plus grande marque de talent que puisse donner un praticien. Voici le cas : il arrive quelque-fois, le plus souvent même, qu'après avoir convenablement insisté sur les émissions sanguines générales et locales, ainsi que sur les autres moyens antiphlogistiques, on voit cependant les symptômes de l'inflam-mation locale ne point céder, ou, après avoir diminué, ils ne tardent pas à reparaître avec un redoublement d'intensité; c'est ce qui a lieu, par exemple, dans la pleurésie, à l'égard du point de côté, de la toux et de la difficulté de respirer. Le pouls offre bien de la fréquence et un carac-tère fébrile, mais il est si petit qu'on n'ose plus répéter la saignée. Ici, la méthode antiphlogistique a rompu la part que le sang et le système sanguin prenaient à l'inflammation; mais l'irritation du système nerveux de la partie enflammée, l'exaltation de la sensibilité ou le spasme, comme on l'appelle aussi, persiste souvent, même exaspéré par la débi-litation qu'entraînent des émissions sanguines trop copieuses, et plus on continue à tirer du sang, plus aussi la douleur et les autres symptômes locaux augmentent et doivent augmenter. En pareil cas, l'opium est l'unique remède ou remède *divin;* vingt-quatre heures lui suffisent pour enlever tous les restes de l'inflammation comme par enchantement; c'est ce que l'on voit surtout dans les pleurésies ou les pneumonies douloureuses. L'opium, manié avec sagesse, peut épargner beaucoup de sang au malade et souvent, seul, lui sauve la vie; mais il faut pour cela le coup d'œil du maître, car, malheureusement, l'opium administré hors de propos peut également entraîner les plus graves inconvénients, ce dont nous avons eu trop d'exemples pendant la longue domination du Brownisme, quand on se contentait de prescrire ce médicament dès le début même, sans l'avoir fait précéder par des antiphlogistiques. La douleur cessait bien, mais la fièvre persistait; l'inflammation ne se résolvait point, et elle passait, soit à la gangrène suivie de mort, soit à l'induration et la suppuration. Le malade recouvrait une apparence de santé et on célébrait les vertus salutaires de l'opium; mais la malheureuse victime portait en elle un germe de mort et, tôt ou tard, elle succombait à la phthisie pulmonaire; car c'est là précisément le côté dangereux de l'opium : il fait taire, pendant un temps, les douleurs et berce ainsi le médecin et le malade dans une illusion dangereuse, en ce qu'elle fait négliger le moment favorable pour recourir à des remèdes efficaces. »

Ce que Hufeland dit de l'opium en substance on l'a dit également, dans le temps, du quinquina, c'est-à-dire qu'il produisait des engorgements du foie et de la rate, des irritations de l'estomac et des intestins. Et il doit en être nécessairement ainsi chaque fois qu'on a recours aux médicaments grossiers.

Continuons nos citations.

« La même chose a lieu dans toutes les autres inflammations locales, où nous devons prendre pour guides les mêmes principes; dans les inflammations des viscères abdominaux, du foie, de la rate, de l'estomac, celle surtout de ce dernier organe, dont l'exquise sensibilité et les sympathies étendues peuvent faire jouer, comme on sait, un si grand rôle à la partie nerveuse, que le malade périt, rigoureusement parlant, non de l'inflammation, mais du spasme général provoqué par elle. Ici l'opium est, en effet, l'unique moyen de sauver la vie. Dans le choléra très-aigu, même dans le choléra asiatique, dont le véritable traitement ne diffère de celui des gastrites portées au plus haut degré d'intensité, où, après les émissions sanguines, le seul moyen de salut est l'opium uni au calomel et aidé de boissons oléoso-mucilagineuses; dans l'entérite, dans l'iléus inflammatoire, lorsque la contraction spasmodique des intestins, la constipation persiste par l'effet de l'état nerveux qui survit à l'inflammation, dont les émissions sanguines ont opéré la destruction, rien n'est plus propre à déterminer les évacuations alvines que le calomel avec l'opium et les bains chauds. Ceci s'applique également aux purgatifs auxquels on est souvent obligé de recourir et qui n'agissent qu'en tant qu'on les associe à l'opium. J'ai vu naguère, dans un iléus, le plus énergique même de tous les drastiques, l'huile de crotontiglium, ne produire d'effet que quand on vint à y joindre l'opium. Dans la cystite, l'ischurie inflammatoire, l'opium fait couler l'urine lorsque les émissions sanguines ont été employées en vain, que le cathéter et les diurétiques ne procurent aucun soulagement. »

Ces considérations du plus sage des praticiens modernes, doivent faire faire de sérieuses réflexions et s'appliquent surtout à l'emploi de la morphine et de ses sels ; de sorte qu'on peut dire d'eux, que la médecine ne possède pas d'armes plus puissantes (1).

Nous pensons en avoir dit assez pour qu'on comprenne tous les avantages du traitement dosimétrique par les alcaloïdes dans les pyrexies continues, et comme ce sont celles qui engendrent les affections organiques, contre lesquelles le médecin est le plus souvent impuissant, il verra, qu'au début, la perte de quelques heures peut être mortelle ou avoir des suites irrémédiables. Prenons une des plus fréquentes : la cardite. « Je sais un cas de cardite, dit Hufeland, dans lequel les émissions sanguines, poussées aussi loin qu'il avait été permis de le faire, ne purent mettre un terme aux affreux battements du cœur et aux inexprimables angoisses qu'éprouvait le malade ; l'eau de laurier-cerise fut employée sans résultat ; l'opium enleva en peu de temps et d'une manière complète ces restes de la maladie. »

Aujourd'hui, on obtient les mêmes résultats, et d'une manière bien plus sûre, avec la morphine et la digitaline administrées coup sur coup, c'est-à-dire de quart d'heure en quart d'heure ; pour l'homme un granule de chaque, pour l'animal, à une dose double ou triple, toujours en allant jusqu'à effet. A la douzième ou quinzième prise, il est rare que la fièvre et les battements anormaux du cœur ne tombent.

---

(1) Ainsi, dans les inflammations très-douloureuses par elles-mêmes, comme celles des séreuses, les granules de morphine et de calomel produisent un excellent effet, puisqu'on agit à la fois sur la vitalité ou le principe nerveux, et sur le sang et qu'on empêche ainsi les conséquences organiques de la phlogose. Cette médication réussit particulièrement dans la fièvre puerpérale et la fièvre vitulaire. En cas de spasmes violents, on ajoutera, au calomel et à la morphine, l'hyosciamine. Ici encore, c'est au médecin vétérinaire à trouver les doses : proportionnellement à leur activité. La proportion de ces substances nous paraît pouvoir être la suivante : 3 calomel, 2 morphine, 1 hyosciamine.

XLVIII

Emploi des arséniates dans les dyscrasies.

Les arséniates sont aux dyscrasies, ce que les alcaloïdes sont aux pyrexies. Il s'agit, en effet, soit d'une altération, soit d'un affaiblissement du sang. L'altération ou l'intoxication peut être primitive (comme dans la pyoémie, la peste bovine) et alors la maladie doit être combattue, à la fois, par les apyrétiques et les antidyscrasiques ; c'est pourquoi l'arséniate de quinine est si utile dans ces cas. D'autres fois, il s'agit d'un appauvrissement du sang dans ses éléments plastiques et globulaires : cela peut aller jusqu'à la phthisie et la consomption. La chloro-anémie est une véritable déglobulisation du sang et précède généralement la tuberculose. Ce sont des produits d'inflammation qui tirent leur source du sang, probablement des globules blancs qui ne sont pas transformés en globules rouges. Dans un article du *Répertoire*, intitulé *Phthisiose*, nous avons cherché à établir les affinités qui semblent exister entre les globules blancs ou leucocythes, et les granulations grises du tubercule, celui-ci n'étant qu'un *corpus mortuum*, c'est-à-dire une transformation caséeuse ou calcaire du noyau primitif (1).

Ainsi que nous l'avons dit, ce n'est là qu'une simple hypothèse, mais qu'explique le traitement arsenical. Les médecins vétérinaires savent qu'en donnant de l'arsenic aux animaux, ils leur donnent en même temps du souffle, c'est-à-dire que la respiration devient plus ample. De la même manière le poil a plus de luisant.

On observe les mêmes effets chez l'homme, puisque la respiration devient plus libre, le teint plus clair, les mouvements plus vifs ; en somme, l'excitation vitale a augmenté.

(1) On a reconnu dans ces derniers temps dans le muco-pus des phthisiques des microbes, mais il en existe partout dans les produits de décomposition.

Quoique toutes les préparations arsenicales aient le même effet, celui d'agir sur le sang comme reconstituant, elles varient cependant d'après leur composition. La préparation native ou l'acide arsénieux, est celle qui doit servir de prototype. On sait qu'on s'en est servi avec succès pour combattre toutes les fièvres diathésiques : ainsi de la fièvre ou, plutôt, la diathèse palustre.

L'arséniate de quinine vient immédiatement après, au même titre ; nous en avons déjà signalé les excellents effets dans la fièvre pyoémique ou par absorption purulente. La maladie a encore ici une forme aiguë ; aussi le remède doit-il être administré à courts intervalles. Quoique les animaux soient moins sujets aux fièvres intermittentes, à cause de leur puissante respiration, on observe cependant que les bêtes laissées sur des terrains bas et humides en souffrent. On fera bien de leur administrer, chaque jour (tout le temps qu'ils sont soumis à la cause), de l'acide arsénieux ou de l'arséniate de quinine, dans un bol de miel et de son. Il faut également avoir soin de leur donner une quantité suffisante de sel commun ou chlorure de sodium. Avec ces deux ordres de moyens combinés, il y a peu d'animaux qui deviendront malades par suite du froid humide.

Nous rappelons ici l'arséniate de strychnine, si puissant dans toutes les insuffisances respiratoires, à tel point qu'au début des pleurésies, des pneumonies, comme des cardites, il est urgent d'y avoir recours... Pour l'animal, il faut aller jusqu'à effet, en administrant les granules dans un bol miellé. Dans les insuffisances chroniques, la quantité doit être moindre, puisque le traitement se prolonge. On parvient cependant à dissiper l'asthme en associant à l'arséniate de strychnine l'hyosciamine, d'après le principe qu'il y a, conjointement, spasme des bronches et paralysie des cellules aériennes ; de là emphysème pulmonaire et un état asphyxique plus ou moins développé. La non-rénovation du sang réagit sur les systèmes nerveux et musculaire et est cause de tous les désordres éloignés : épanchements, hydropisies, etc.

Viennent maintenant les sels métalliques, tels que l'arséniate de fer, l'arséniate d'antimoine. Ils conviennent dans le lymphatisme et servent à combattre toutes les affections qui en dépendent, surtout les inflammations des tissus blancs. Il se combinent parfaitement avec l'alimentation, principalement l'arséniate d'antimoine, avec lequel, ainsi que le fait observer M. Papillaud, la tolérance gastrique est double que pour les autres sels arsenicaux et l'acide arsénieux lui-même.

Le sel arsénio-antimonial agit encore comme correctif en prévenant la constipation qui accompagne si souvent l'emploi des préparations martiales insolubles, et il contribue ainsi à assurer la tolérance du médicament réparateur.

L'arséniate d'antimoine, pur et bien préparé, est aussi le sel qui présente le dosage le plus facile, car il ne contient que des traces d'eau d'interposition, tandis que l'arséniate de soude, plus usité, peut présenter des différences de dosage qui varient considérablement.

Quant aux doses nécessaires à un animal, elles seront moins fortes pour le cheval que pour le ruminant, à cause des différences d'estomacs. Ainsi, en prenant la dose maxima pour l'homme, six granules, au milligramme, on arrive à douze granules pour le cheval et dix-huit granules pour le ruminant. Cependant, il faut tenir compte des individualités. Donner un médicament veut dire l'observer.

Encore une fois, nous ne prétendons rien préciser ; c'est une voie nouvelle dans laquelle nous convions les médecins vétérinaires à entrer. Ils ont à subir la concurrence de l'homœopathie à cause de la grossièreté de leurs médicaments ; c'est à eux à prouver qu'ils savent manier les médicaments actifs, tout en ne donnant pas l'ombre pour la réalité.

XLIX

Virulence et prophylaxie

Dans le précédent article, nous avons traité de l'emploi dosimétrique des alcaloïdes et des arséniates dans les pyrexies et les dyscrasies ; nous allons maintenant nous occuper de l'emploi des mêmes moyens dans les maladies virulentes.

La virulence de quelques maladies qui attaquent les animaux est telle, qu'elles s'étendent à l'homme. Nous ne parlons pas du vaccin, qui fut un bienfait, mais des affections aphtheuses, se présentant sous forme de vésicules, puis de plaques épithéliales, au-dessous desquelles se creusent des ulcères plus ou moins profonds. C'est là, évidemment, la manifestation extérieure de la maladie, et non la maladie elle-même, qui a sa source dans le sang et est précédé d'une irritation nerveuse (1).

Il serait difficile de se prononcer sur la nature des virus, ceux-ci se soustrayant à toute investigation, soit physique, soit chimique. Quand le chien, sous l'influence d'une forte excitation nerveuse, telle que le rut inassouvi (2) ou le fait d'être pourchassé, est pris d'hydrophobie, sa bave devient virulente. Quelle modification est survenue dans la sécrétion de la salive? On l'ignore. Organe et fluide se trouvent dans des conditions

---

(1) On peut concilier ainsi les deux doctrines de l'humorisme et du vitalisme, tout en restant dans le monde saisissable, car qui dit phénomènes de circulation et de nutrition, dit sang ; qui dit phénomènes de sensibilité, dit nerfs. L'irritation, c'est-à-dire la vitalité, voilà l'x algébrique. Un médecin distingué, le docteur Marchal de Calvi, qui vient de mourir, défendit une doctrine médicale à lui, d'après laquelle toutes les affections ont leur source dans les éléments morbides que contient le sang ; il n'exceptait que les lésions accidentelles ou traumatiques. Cette doctrine, nommée par son auteur *Halopathie*, avec la réserve qu'il y mit, est parfaitement acceptable.

(2) La rage ou hydrophobie contagieuse semble ne pas exister chez le chien à l'état sauvage, à cause de la satisfaction qu'il peut donner à ses besoins naturels. Il ne faut pas s'étonner que la domestication, comme la civilisation, produise la plupart des maladies.

parfaitement physiologiques, hors l'hypérémie qui n'explique pas les terribles conséquences de la morsure dans ce cas. Le poison resté latent pendant un certain temps, et le malade a perdu le souvenir de son accident, — preuve que ce n'est pas un fait d'imagination, — quand, tout à coup, la rage éclate : la gorge, le pharynx, le larynx se serrent et se dessèchent; le malade est pris d'une agitation extraordinaire, tombe dans d'horribles convulsions, une bave écumeuse s'écoule de sa bouche, d'où sortent des cris inarticulés, il veut mordre tous ceux qui l'entourent; sous la langue se montrent deux vésicules remplies du liquide rabifique; la fièvre devient intense et une méningo-cérébrite termine une scène aussi terrible que foudroyante.

Telle est l'histoire des virus en général, bien que tous n'aient pas la même violence. C'est que les conditions de leur formation varient; mais toujours il y a, préalablement, fièvre d'incubation. Il en résulte que si, par de bonnes conditions hygiéniques et des moyens thérapeutiques bien appropriés on empêche cette fermentation, la virulence et, partant, la contagionalité seront arrêtées.

En fait de moyens hygiéniques, il n'y a qu'un air pur, un régime rafraîchissant et salin. Malheureusement, ce sont ces conditions qui manquent ou plutôt qui sont négligées dans nos campagnes où le fermier est, en général, aussi peu soigneux de ses bêtes que de lui-même. Il attend que la maladie soit venue pour réclamer les secours, et en cela son avarice le trompe, puisqu'il perd le centuple de ce que lui auraient coûté des soins hygiéniques et médicaux.

Pour en arriver maintenant à la maladie aphtheuse, qui nous a fourni l'occasion du présent article, nous dirons, avec le docteur P. Hulin, « que la stomatite aphtheuse ou *cocotte,* est une affection générale, de nature éruptive, attaquant les animaux des espèces bovine, ovine, porcine. Après les symptômes généraux de la période d'incubation, — symptômes qui sont ceux de la fièvre d'échauffement, — des phlyctènes, en nombre variable, apparaissent sur différentes régions du corps : dans la bouche, dans les espaces interdigités, sur les mamelles, tantôt de la grosseur d'un grain de millet, atteignant parfois la grosseur d'une lentille et même plus. Ces vésicules renferment un liquide séreux, assez limpide au début, mais qui se trouble ensuite et devient opaque. Après un certain temps la vésicule se rompt, le liquide s'écoule et il se forme un ulcère donnant lieu à une sécrétion puro-sanguinolente. Celle-ci se concrète en croûte, laquelle tombe à son tour et laisse une pellicule épithéliale de couleur plombée. C'est comme dans les affections eczémateuses et herpétiques en général, au degré de virulence près. La sérosité qui soulève l'épiderme est âcre, à l'égal d'un rubéfiant. Doit-on en accuser la contagiosité? Nous ne le pensons pas; pas plus qu'on ne peut admettre le contagium de l'ortie, de la piqûre du cousin. Pour qu'il y ait contagion, il faut l'inhalation et l'absorption, la viciation du sang et des humeurs. On sait qu'il y a des *variolæ sine variolis*; d'où l'on peut conclure que ce n'est pas tant le bouton variolique qui constitue l'essence de cette maladie, mais la fièvre et la fermentation que l'introduction du principe morbifique dans le sang a allumée. La cohabitation avec les personnes malades, leur transpiration, leur haleine, voilà donc les transmissions les plus habituelles des maladies virulentes. Il en est de même quand la famille se trouve sous les mêmes abris que les bestiaux, comme cela a lieu encore dans quelques localités de la campagne. Ce fut le cas de l'épizootie épidémique dont M. le docteur Hulin vient de nous donner l'histoire. Les bestiaux transmirent leur maladie aux personnes et donnèrent lieu à une mortalité assez considérable, surtout parmi les enfants. Presque tous les malades eurent une fièvre d'échauffement, avec mal de gorge, aphthes, plaques gangreneuses; quelques-uns présentèrent des phlyctènes et des ulcères aux pieds, aux mains, aux avant-bras, aux joues, mais qui doivent être attribués à une inoculation directe, comme dans la transmission du vaccin. Le traitement employé par M. le docteur Hulin indique également combien la maladie était virulente; ce furent les cautérisations avec l'acide chlorhydrique et le quinquina à l'intérieur, quelquefois aiguisé avec l'alcoolature d'aconit.

Nous pensons que dans les maladies de ce genre il faut commencer par rafraîchir le malade (homme ou animal) par les sels neutres, préférablement le Sedlitz Chanteaud, continués pendant toute la durée de la maladie à raison d'une ou deux cuillerées à café dans un verre d'eau pour l'homme deux à trois cuillerées à potage pour l'animal, dans le barbotage; puis la fièvre d'incubation étant survenue, l'abattre ou du moins la mitiger par l'aconitine, la vératrine, etc., de la manière que nous le disons dans notre précédent article, pour arriver aussitôt aux arséniates, afin d'empêcher la décomposition du sang. En même temps on fera des lotions de tout le corps avec de l'eau vinaigrée et on instituera les soins de propreté. S'il survient de la prostration nerveuse, on aura recours aux nervins, parmi lesquels l'acide phosphorique, le sulfate ou l'arséniate de strychnine, le camphre bromé, lequel est, à la fois, un antispasmodique et un antihypérémique; cinq à six granules pour l'homme, dix à vingt granules pour l'animal, suffisent d'ordinaire.

Tel est le traitement qui nous paraît applicable à toutes les maladies virulentes aiguës.

L

**Des maladies par ferments morbides et de leur traitement par les
sulfites, les hyposulfites, hypophosphites et les arséniates.**

Dans la séance de l'Académie de médecine du 8 octobre 1872, M. Bou-
ley a insisté sur les expériences à faire quant à l'emploi prophylactique
des moyens antisepticémiques. On comprend qu'il s'agit de maladies
ayant pour cause l'infection du sang ; mais, ainsi que nous allons l'établir,
il s'agit en même temps d'un trouble des mouvements vitaux.

Lorsqu'on injecte dans les veines d'un animal du pus de bonne nature,
ou du pus décomposé, ichoreux, il se produit, dans le premier cas, des
symptômes de pyoémie, dans le second, une gastro-entérite typhoïde.

La première (la pyoémie) consiste dans des troubles de la circulation
et de la respiration, terminés promptement par la mort, si la quantité
dépasse deux à trois grammes, mais dont l'animal peu revenir, si cette
quantité est moins grande : un gramme, par exemple, ou si la constitution est assez forte pour disséminer le pus dans le système circulatoire
périphérique, où il finit par se dissoudre (1). C'est aussi ce qui arrive
quand on introduit dans le sang de l'air ou du mercure : si l'animal succombe, on constate, dans ses poumons, un œdème aigu et, çà et là, dans
les veines pulmonaires, des agglomérations de globules purulents, ayant
fait office d'embolies. Quand la mort n'a pas été immédiate, des abcès
multiples se forment, avec tous les symptômes qui caractérisent cette
lésion anatomo-pathologique. La fièvre est franche, avec une pleuro-pneumonie générale ou partielle, à laquelle correspondent les signes plessimétriques et stéthoscopiques. Il est manifeste que la vitalité n'a pas été

(1) Nous avons rendu compte d'expériences de ce genre dans le *Bulletin de l'Académie royale de
médecine de Belgique*.

altérée, et que tout s'est borné à un état, mécanique d'abord, réactionnel ensuite, comme avec un corps étranger ou « épine dans les chairs ». Dans le sang, on constate, çà et là, des globules purulents, reconnaissables à leur forme et leur volume.

Les choses se passent tout différemment quand on injecte dans les veines d'un animal du pus altéré, décomposé, putride. Comme nous le disions, il se produit alors une septicémie, avec des symptômes ataxiques et adynamiques, ou bien une gastro-entérite typhoïde. Si on introduit dans le sang des produits contagieux, comme ceux de la morve, de la variole, etc., il se développe des symptômes propres à ces affections.

Ces expériences sont concluantes ; elles démontrent que le pus, non altéré, agit uniquement comme corps étranger, et l'on peut, dans ce cas, en imprimant à l'économie une forte secousse ou excitation, prévenir la pneumonie traumatique. Nous nous servons de ce mot préférablement à celui de *métastatique,* qui ferait supposer une rétrocession du pus, laquelle n'existe pas en réalité, puisque, une fois les globules purulents introduits dans tout l'arbre circulatoire, le danger disparaît (1).

C'est dans ce double sens qu'agissent les antimoniaux et les strychnées, soit le tartre stibié, soit l'arséniate d'antimoine, mais surtout l'arséniate de strychnine. Au reste, c'est ce qui a lieu dans la pneumonie traumatique, où ces agents excito-moteurs ont une action manifeste et décisive.

Le *Répertoire* a donné la relation de divers cas de ce genre. Quant au choix des deux ordres de moyens, les antimoniaux et les strychnées, il y a des nuances que la pratique seule permet de saisir. Ainsi, le pouls est-il développé, la face vultueuse, la respiration oppressée, la toux difficile, saccadée, on abattra ces symptômes de gêne par le tartre émétique en lavage, ou à haute dose ; de même qu'on peut être obligé d'ouvrir la veine. Cependant, on ne peut trop insister sur ces moyens dépressifs et déplétifs à cause de l'engouement pulmonaire, lequel forcera de recourir aux strychnées.

S'il s'agit de matières septiques, il faut arriver de suite aux arséniates de soude, d'antimoine, de strychnine, selon le degré de sidération.

C'est dans ces cas que le docteur G. Polli recommande les sulfites, se fondant sur des expériences et des observations cliniques (surtout comme prophylaxie). Voici quelques-unes de ces expériences.

A. — Un chien de garde (du poids de quatre kilogrammes) prend pendant cinq jours dix grammes de sulfite de soude. Au bout de ce

____

(1) C'est comme dans les expériences sur l'introduction de l'air dans les veines d'un animal : si le cœur a assez de force pour mélanger l'air au sang et l'expulser dans l'artère pulmonaire, la mort n'en est pas la conséquence immédiate, comme lorsque le cœur se ballonne.

temps, on injecte dans la veine fémorale gauche, un gramme de pus putride, recueilli dans un abcès à la région dorsale, sur un vieillard. L'animal devient immédiatement tristé et abattu ; il reste couché dans sa niche et refuse toute nourriture pendant la journée et la nuit. Le lendemain, il reprend sa vivacité ordinaire et mange comme d'habitude. Deux jours après, quand tous les symptômes d'infection eurent disparu, on injecta de nouveau du pus dans la jugulaire droite (un gramme). Aux premiers moments, oppression et les mêmes symptômes de prostration et d'engourdissement. L'animal prend régulièrement deux grammes de sulfite de soude par jour. Pendant que l'appétit et la vivacité reviennent avec rapidité, la cicatrisation des plaies produites par le fait des injections s'opère dans d'excellentes conditions.

B. — *Contre-épreuve.* — Le même chien est soumis, cinq jours après qu'on eut cessé de le sulfiter, à deux injections du même pus (un gramme le premier jour, un second gramme le lendemain). Quelques instants après la première opération, l'animal est abattu, mélancolique ; il est pris de vomissements, d'évacuations alvines. Ces phénomènes disparaissent le lendemain, et l'animal retrouve sa vivacité ; mais la deuxième injection change complétement la scène : inaction, engourdissement, refus d'aliments, aspect sanieux des plaies aux points d'inoculation. Ces symptômes typhoïdes se maintiennent, à un degré plus ou moins intense, pendant six jours ; au septième, l'animal commence à revenir à la santé. A ce moment on l'abat et l'on constate sur les intestins des traces de phlogose récente, avec arborisation vasculaire sur toute l'étendue des intestins grêles.

C. — Sur un chien de garde, plus fort que le précédent, et qui n'a pas été soumis à l'action du sulfite de soude, on injecte les mêmes quantités de pus altéré. A la suite de la première injection, l'animal est abasourdi mélancolique, mais le lendemain il reprend sa vivacité et son appétit. Une deuxième injection amène de l'abattement et des évacuations alvines très-liquides. Le jour suivant, l'animal reste couché dans sa niche ; il est somnolent et refuse toute sorte d'aliments. Les pulsations du cœur sont faibles et précipitées(140 à la minute), la respiration haletante(24 inspirations à la minute) ; l'état général empire de plus en plus et la mort arrive le dixième jour. Les plaies, qui avaient de prime abord pris un mauvais aspect, humide et sanieux, se recouvrent d'un exsudat infect et gangreneux. A l'autopsie, les poumons, le cœur, le foie, sont à l'état normal ; mais la muqueuse gastro-intestinale présente toutes les altérations caractéristiques de l'état typhoïde : coloration rouge veineuse de l'estomac, ulcération du duodenum, arborisation des intestins grêles, altération du gros intestin, avec production d'une espèce de bouillie rouge foncé.

Ces trois expériences (dont une contre-épreuve) démontrent clairement que le pus putride a eu une action septique, et que, dans la première expérience, le sulfite de soude a prévenu le développement de l'état typhoïde. La neutralisation du ferment morbide est donc possible, contrairement à l'opinion de Claude Bernard. Les sulfites sont d'énergiques antifermentatifs, surtout l'hyposulfite de soude, qui contient une quantité plus considérable de soufre. Aussi, le docteur Polli préconise-t-il ces médicaments dans toutes les maladies par infection miasmatique ou virulente : fièvres intermittentes, exanthèmes aigus et chroniques, fièvres typhoïdes, infections purulentes, morve, etc. Il tient également compte de l'état dynamique ou vital ; en effet, ce qui constitue le danger dans ces cas, c'est la sidération nerveuse. Quel est le praticien qui, dans une fièvre pernicieuse, oserait se dispenser d'administrer la quinine? L'arséniate de quinine est tout-puissant dans ce cas. Quelques granules (15, 18, 20, au milligramme pour l'homme, 20, 30 pour l'animal) coupent une fièvre qui a résisté au sulfate de quinine à haute dose.

Cela n'empêche que les sulfites ne puissent être employés avec succès dans les intoxications miasmatiques. La diarrhée qu'ils provoquent est d'autant moins à craindre que c'est par la surface intestinale que doit s'échapper l'agent intoxicateur. D'ailleurs, ce flux séreux sera facilement arrêté par les opiacés, principalement la morphine.

Ce que nous venons de dire des sulfites s'applique également aux hypophosphites, préconisés par le docteur Churchil, dans la troisième période de la phthisie pulmonaire, surtout l'hypophosphite de quinine, contre l'absorption du pus des cavernes et la fièvre d'accès qu'elle détermine. Le cas est ici identique aux plaies, le pus pouvant s'introduire directement dans le système circulatoire par les veines ulcérées ou déchirées.

Nous appelons l'attention des médecins vétérinaires sur la question soulevée par le docteur milanais, puisqu'ils sont mieux en mesure de la résoudre que les médecins de l'homme. L'expérimentation *in anima vili* peut conduire à l'élucidation de cet important problème.

LI

Instructions pour l'emploi des médicaments dosimétriques.

Rien n'est plus commode et plus facile que l'emploi des médicaments dosimétriques.

Rappelons d'abord la règle générale : Aux maladies aiguës un traitement aigu et aux maladies chroniques un traitement chronique; c'est-à-dire que ce qui constitue la différence de ces maladies, c'est la résistance aux médicaments. Dans les affections aiguës il y a un excès de tension qui fait que les remèdes les plus énergiques doivent être poussés activement si on veut produire la détente. Ainsi, dans les maladies spasmodiques toniques, tel que le tétanos, des doses énormes d'opium suffisent à peine à produire le narcotisme. De là un danger, au moment de la détente, le médicament accumulé pouvant produire un narcotisme mortel; ce qui n'arrivera pas avec la méthode dosimétrique, puisqu'on va graduellement. Dans les pyrexies et les inflammations, il en est de même pour l'emploi des alcaloïdes. Ici on peut pousser très-loin ces moyens sans produire de symptômes toxiques; on va jusqu'à effet, c'est-à-dire la chute du pouls et la dépression de la température animale, qu'on pourra même faire descendre jusqu'au-dessous de la moyenne physiologique : ainsi le pouls, à 60 pulsations par minute, et la température, à 36° centigrades. On comprend combien cette modération de la circulation et de la calorification doit être favorable à la résolution de la pyrexie ou de la phlogose. C'est comme dans l'application de la glace, avec cette différence qu'avec cette dernière il est difficile d'atteindre les vaisseaux profonds, tandis que les alcaloïdes sont des agents vitaux; c'est-à-dire qu'ils modèrent la circulation et la calorification sur tous les points à la fois. On peut donc dire qu'avec ces agents on est maître de la situation, à moins de circonstance particulières, telles que les intoxications pyoémiques et miasmatiques. Mais dans ces cas on a les préparations de quinine, principalement l'arséniate.

Dans les maladies chroniques il s'agit, le plus souvent, d'une dyscrasie ou diathèse contre lesquelles on ne peut agir que lentement, avec l'aide du temps; il faut donc se garder de pousser les médicaments trop activement. S'agit-il d'un arséniate (de fer, de soude, d'antimoine), quatre ou six granules par jour suffisent pour l'homme; pour l'animal, le double ou le triple. Indépendamment de la *dominante,* il faut recourir à la *variante* chaque fois qu'il y a des symptômes douleur, spasme, atonie, etc., de sorte que cette partie de la médication est purement symptomatique, la première étant causale, c'est-à-dire s'adressant à la dyscrasie ou diathèse.

Ces principes, comme on le voit, sont simples et permettent de faire une thérapeutique variée et appropriée à la marche et la nature du mal. Cela ne change en rien le fond de la médecine, mais c'est une méthode plus sûre.

LII

**Broncho-pneumonie chronique. — Emploi de l'arséniate de soude
et de la narcéine.**

Mme G..., 27 ans, souffrante, depuis deux ans, de points douloureux sous la clavicule gauche, toussant continuellement, crachant un
sang vermeil, et se plaignant d'une oppression telle, que parfois elle
passait des nuits entières sans sommeil. Je prescris : arséniate de soude
et narcéine, de chaque six granules. Depuis quatre mois cette dame, qui
habite Constantine, est retournée chez son père. Elle vient de me faire
savoir que, douleur de côté, crachement de sang et oppression, tout a
disparu. Espérons donc ! D'autant plus que, me fait-elle observer, les
règles, très-irrégulières avant son traitement dosimétrique, sont revenues
avec une régularité ponctuelle, et durant cinq jours, chaque vingt-hui-
tième jour.

D^r Du Cazal.

Réflexions. — C'est ainsi que commencent la plupart des phthisies
pulmonaires, qu'on peut encore espérer d'arrêter au début. Trousseau,
qui était un grand clinicien, mais aussi un grand sceptique, a fait une
confidence bien propre à nous encourager. « Nos essais (avec l'arséniate
de soude en fumigations) ont été faits sur des phthisiques et sur des
malades atteints de catarrhes chroniques du larynx. Chez les phthisiques,
nous avons obtenu, non pas des guérisons, mais tout au moins une
suspension des accidents, fait extraordinaire dans une maladie dont rien
ne retarde la marche fatale. Nous avons vu la diarrhée se modérer, la
fièvre hectique diminuer, la toux devenir moins fréquente, l'expectoration

prendre un meilleur caractère ; mais nous n'avons pas guéri. De nouveaux tubercules se formaient et se ramollissaient, et la mort venait, plus tard, il est vrai, mais elle venait inévitable comme toujours. »

Bien avant l'illustre pathologue — dans les temps anciens — Dioscoride avait dit :

« A l'intérieur on donne de l'arsenic aux malades qui ont du pus dans la poitrine. Mêlé au miel il rend la voix plus claire, et on le donne aux asthmatiques, en potion avec de la résine. Dans la toux invétérée, on fait respirer aux malades, à l'aide d'un tube, la vapeur d'un mélange de résine et d'arsenic. »

Nous avons eu besoin de citer ces autorités, afin de légitimer l'observation de notre confrère d'Oran. Avec la méthode expectante on arrive à un degré d'incrédulité tel, que tout succès, même relatif, paraît une infraction à la vérité. Nos adversaires (la dosimétrie étant une méthode nouvelle doit en avoir) diront : Dans les cas cités par le docteur Trousseau, la maladie a suivi son cours fatal.

Dans le cas du docteur Du Cazal, la broncho-pneumonie n'a-t-elle pas été jugulée, et la malade n'est-elle pas rentrée dans les conditions d'une parfaite santé par la réapparition de ses règles?

Reste la question de savoir comment les remèdes dosimétriques ont agi dans ce cas.

L'arséniate de soude a fourni la *dominante* du traitement, c'est-à-dire qu'il a fait office de reconstituant. Nous avons exposé, dans un article relatif à la *phthisiose,* une théorie qui n'est peut-être qu'une hypothèse, mais une hypothèse qui satisfait l'esprit, en ce sens qu'elle se rattache à la physiologie normale : nous voulons parler de la métamorphose des globules blancs du sang.

En considérant ces derniers comme des corps vivants essentiellement transmutables, c'est-à-dire comme des *germes,* on a l'explication de la plupart des homœomorphies et des hétéromorphies.

Reste le *nisus formativus,* qui nous échappe en tout état de cause, soit comme santé, soit comme maladie. En remontant à l'origine de toute formation organique, c'est-à-dire à la *cellule,* il nous serait bien difficile de dire pourquoi elle se transforme, ici en fibre osseuse, là en fibre musculaire, etc. La vie ne nous livre pas son secret; nous la voyons agir, mais sans savoir comment.

Il en est de même des transformations pathologiques. Est-il irrationnel d'admettre que le sang est le milieu commun où flottent tous les germes? Nous y admettons bien des germes venant du dehors.

Les globules blancs sont appréciables au microscope; or, chacun de ces globules est un organisme, un germe, tel que le spermatozoaire. Comme ce dernier, il n'est pas défini, il n'a pas de sexe, mais il porte en lui la force de son évolution, selon les conditions de milieu ou de terrain où il va être déposé.

Supposons un trouble de la circulation : une pyrexie, une inflammation ; le premier effet qui se produira aux points d'afflux, c'est-à-dire où la vitalité s'amasse, comme l'électricité dans un nuage (peut-être y a-t-il identité des deux phénomènes : Que sais-je ? comme disait Montaigne), le premier effet, disons-nous, de cet afflux, sera une oscillation du sang dans les capillaires, par conséquent une accumulation des globules rouges et blancs. Les vaisseaux, distendus, réagissent en vertu de leur contractilité et de leur élasticité, et pressent de toutes parts les corpuscules. Les rouges, plus volumineux, se désagrégent, mais les blancs passent à travers les pores des parois, se ramassent sur eux-mêmes, s'allongent et, par un mouvement de reptation, se répandent dans le tissu interstitiel ou conjonctif. Il est évident que là leurs conditions d'existence sont changées, et, au lieu de globules rouges, qu'ils seraient devenus, s'ils avaient continué à circuler, ils deviennent globules purulents. Fiction ! dira-t-on. Mais n'a-t-on pas la micrographie ? Autant dire que les observations astronomiques sont des billevesées.

Que si le globule blanc du sang peut devenir globule de pus, pourquoi — toujours sous l'influence du milieu ou de la vitalité — ne se transformerait-il pas en granulation grise, et celle-ci en tubercule ? Que la phthisie soit accidentelle ou héréditaire, c'est toujours par le sang qu'elle commence.

Il y a ici les conditions morales — celles-ci des plus nombreuses. — Sous l'empire d'un profond chagrin, la chylose est arrêtée, et les globules blancs ne présentent plus les conditions nécessaires à leur évolution. Ne se transformant plus, ils s'accumulent ; de là, la leucocythiose.

Tous les phthisiques commencent ainsi. Si quelques-uns ont des couleurs vermeilles, c'est à cause de la transparence de leurs tissus. A la moindre irritation, le sang s'y amasse, et ce que nous avons dit avoir lieu dans l'inflammation franche se fait ici ; mais le produit est différent ; au lieu de globules de pus, il se forme des granulations de tubercules. Pourquoi ? à cause des influences du milieu. La combustion nutritive devenue irrégulière et incomplète, les granulations subissent la métamorphose caséeuse ou albumineuse, et les tubercules sont définitivement constitués.

Au début, le phénomène est plutôt celui de l'inflammation. Et plût au ciel qu'il restât tel! il y aurait moins de victimes. N'est-il pas arrivé que des prédestinés à la phthisie tuberculeuse par une disposition héréditaire, ont échappé à leur sort par une violente inflammation? D'autres s'y sont soustraits en se faisant viveurs. Or, qu'arrive-t-il dans ce cas? C'est que, par une violente]impulsion de la nutrition, les globules blancs se transforment en globules rouges et qu'il n'en reste plus de disponibles pour les tubercules. Le contraire a lieu dans les circonstances opposées, c'est-à-dire sous l'empire d'un régime négatif. Dans nos prisons cellulaires, la société se fait, en quelque sorte, complice de la maladie ; tandis que le travail au grand air ferait échapper bien de détenus à la mort physique, comme à la mort morale.

De même, dans les couvents fermés, la phthisie règne avec une telle fréquence qu'on a pu la considérer comme contagieuse. Le fait est qu'il n'y a de contagieux que le genre de vie.

En résumé, on ne saurait ne pas reconnaître aux préparations arsenicales une influence reconstituante. Pour s'en convaincre il n'y a qu'à voir les jeunes filles de la Styrie qui, pour avoir de belles couleurs, se fardent à l'intérieur, c'est-à-dire qu'elles font usage d'une poudre composée en grande partie d'acide arsénieux. Le sang devient ainsi plus rutilant, preuve que les globules rouges augmentent. Pourquoi n'obtiendrait-on]pas un effet analogue chez les lymphatiques prédisposés à la phthisie? L'arsenic a également un effet très-marqué sur la combustion respiratoire, et ainsi le sang gagne en plasticité. Nous avons cité, dans ce *Répertoire*, le fait d'une jeune fille de dix-sept ans, atteinte de chlorose avec fleurs blanches abondantes, contre lesquelles les toniques n'avaient produit qu'un soulagement momentané. L'arséniate de soude fut administré à raison de 7 milligrammes par jour : au bout de quelques semaines la leucorrhée avait disparu et la jeune personne avait pris de belles couleurs. Or, dans la chloro-anémie, il y a manque de globules rouges dans le sang. Et on sait que les centres d'activité se déplacent aux diverses périodes de la vie : avant la puberté, c'est dans la trame médullaire des os que la transformation des globules blancs en globules rouges a lieu en grande partie ; la chloro-anémie, à cette époque de la vie, se rattache à un état de rachitisme. A la puberté, c'est dans les organes sexuels ; aussi le développement de ces organes exerce-t-il une influence décisive sur la constitution physique et morale des individus.

La jeune fille chlorotique devient hystérique, fantasque, parce que son système utéro-ovarique ne s'est pas développé. Il lui manque ce soleil pour irradier sur la constitution entière. La leucorrhée, ce sont des

espèces de règles blanches par lesquelles la nature cherche à se débarrasser de cet excès de leucocythémie. Pour combattre la chlorose il faut donc
des excitants très-énergiques : le fer n'y suffit plus, et on doit recourir aux
préparations arsenicales. Après la puberté, le champ de la globulisation
se transporte dans le système musculaire. Gare! si la conversion des
globules blancs en globules rouges n'a pas lieu. La tuberculose ne tardera pas à suivre.

Ainsi on comprend l'importance des exercices gymnastiques — indépendamment que le jeu des muscles donne lieu à un grand dégagement de calorique et d'électricité, et que les matériaux carbonés ou
hydrocarbonés sont brûlés intégralement. Quelles sont les professions
ou états sociaux, qui livrent le plus de victimes à la phthisiose? Ce
sont celles où la vie est sédentaire ou renfermée. Nos ouvriers de fabrique
deviennent phthisiques parce que, depuis leur enfance, ils sont confinés
dans des ateliers. A l'air libre cela n'aurait pas lieu. Nous nous rappellerons toujours d'un pauvre petit enfant de fabrique, qui avait eu le bras
droit arraché jusque contre l'épaule, dans un engrenage. Malgré qu'il
fût tuberculeux, il guérit contre toute attente, et ne pouvant reprendre le
travail de l'atelier, il se livra à la vie vagabonde de la rue. Sa constitution s'est fortifiée et aujourd'hui c'est un homme robuste, mais dépareillé
d'un bras. S'il était resté à la fabrique, il y a probablement longtemps
qu'il eût succombé.

Pour en revenir à l'observation du docteur Du Cazal, nous dirons
que l'arséniate de soude a constitué la *dominante* du traitement. La
variante a été empruntée dans le premier cas à la digitaline et à la
codéine.

La digitaline a empêché les hypérémies et les crachements de sang,
qui constituent la pierre d'achoppement des phthisiques : à chaque instant
le mal se précipite ou devient *galopant*, des inflammations secondaires
ou des hémoptysies actives en étant la conséquence. Les tubercules
rétrécissent le champ de la circulation et deviennent cause d'irritation,
de sorte qu'il faut moins de sang que dans les conditions ordinaires pour
produire la phlogose locale. En vain saignerait-on, l'hypérémie se reproduit, même dans l'exsanguité. Il faut donc recourir aux sédatifs vitaux,
parmi lesquels la digitaline est sans doute un des plus puissants. Dans
quelques cas de congestions aiguës on recourra avec succès à l'aconitine
et à la vératrine.

Quant à la codéine, son efficacité provient de ce qu'elle suspend moins
les sécrétions que la morphine, quoique cette dernière n'ait pas les inconvénients de l'opium en substance. Combinée avec l'arséniate de soude, la

codéine n'offre aucun danger de narcotisme et corrige ce que le sel d'arsenic pourrait avoir de trop stimulant.

On voit par là que dans le cas du docteur d'Oran, le traitement a été parfaitement réglé.

Dans les tubercules ramollis, afin de prévenir la fièvre de résorption, on se trouvera bien de l'arséniate de quinine.

Nous avons cité le fait du jeune enfant de fabrique auquel nous avons été forcé de réséquer l'extrémité inférieure de l'humérus, et auquel l'arséniate de quinine a été extrêmement utile, parce que, indépendamment de sa plaie, il avait et a encore, dans ses poumons, des tubercules à diverses périodes d'évolution.

Dans d'autres cas, quand il a des symptômes d'engouement et de paralysie pulmonaire, on donnera avec succès l'arséniate de strychnine. Nous devons dire que dans la pneumonie ou la broncho-pneumonie, c'est notre cheval de bataille. Nous avons eu dernièrement, dans notre service, un individu qui avait tenté de se suicider en se coupant le cou : le cartilage scutiforme était divisé et une partie de l'épiglotte enlevée ; la respiration était difficile parce que l'air sortait par la plaie ; aussi des symptômes de broncho-pneumonie se sont manifestés : face injectée, pouls dur et irrégulier. Après avoir pratiqué une saignée générale d'une palette et demie, qu'on renouvela dans la journée, nous avons passé la sonde œsophagienne par la narine gauche, ce qui nous servit à introduire du bouillon dans l'estomac. Dans chaque cuillerée on avait soin de dissoudre un granule d'arséniate de strychnine. Sous l'influence de ce médicament la respiration s'est relevée ainsi que le pouls.

Cet individu a succombé à une broncho-pneumonie consécutive, mais on sait que les affections traumatiques du larynx entraînent, en général, cette maladie, comme la laryngite chronique la phthisie pulmonaire. La conséquence que nous prétendons tirer de l'emploi de l'arséniate de strychnine, c'est ce que ce médicament empêche la paralysie des poumons.

Nous citerons encore ici un fait remarquable, parce qu'il se rattache également à une cause traumatique.

Le 26 mai 1870, est entré à l'hôpital civil de Gand un jeune homme âgé de 23 ans, atteint de contusion au côté gauche du thorax. Il présentait tous les signes d'une broncho-pleuro-pneumonie aiguë, siégeant au côté contusionné : élancements douloureux à chaque mouvement respiratoire, crachats visqueux, rouillés, expectoration difficile, pénible, respiration saccadée, espaces intercostaux effacés, du côté gauche ; mouvements respiratoires plus étendus du côté droit, matité considérable à gauche, œgophonie, respiration bronchique, quelques râles sous-crépitants, peau froide, face grippée et cyanosée, pouls petit, au-dessous de la moyenne physiologique.

Quoiqu'il n'y eut aucune fracture, le thorax fut enfermé dans un appareil ouaté, et je prescrivis, contre les douleurs intercostales, des granules de cicutine. Diète modérée, repos le plus absolu. Le blessé prit, le premier jour, cinq granules de cicutine; le deuxième, sept; le troisième huit. On put constater une diminution des douleurs pleurétiques. Le quatrième jour, 30 mai, il y avait une oppression très-grande ; la face restait cyanosée, la peau froide, le pouls petit, la voix éteinte ; on eût dit d'un cholérique. L'appareil immobilisateur ne fut pas enlevé, parce que j'ai la conviction que seul il peut empêcher des désordres graves. Une poitrine malade est comme une arthrocace, où il faut empêcher, avant tout, le mouvement. L'auscultation sus-claviculaire indiquait que les troubles respiratoires indiqués plus haut existaient toujours. J'ordonnai l'arséniate de strychnine. Le malade prit trois granules, encore le même jour, un d'heure en heure. Le lendemain, il y avait une amélioration sensible; la respiration était plus libre, la face moins cyanosée. L'arséniate de strychnine a été continué les jours suivants : les 1er, 2, 3, 4, 5, 6 juin. A cette époque le blessé présentait encore quelques légères douleurs à l'inspiration et une matité peu étendue, la résolution de la contusion n'étant pas encore complète. Une expectoration muqueuse abondante s'était établie; il y avait moiteur de la peau, l'appétit était bon, la langue nette, les selles normales. Il n'y avait pas de fièvre, et le malade est entré en convalescence.

Ce fait est une nouvelle preuve de l'efficacité de l'arséniate de strychnine.

Quant à l'utilité de l'arséniate de quinine et de la digitaline, nous citerons encore le fait suivant.

Le nommé F. Troch, ouvrier fileur, est entré à l'hôpital atteint de contusion au côté gauche du thorax, occasionné par la manivelle de son métier (1). S'étant trouvé en état de syncope, il était revenu à lui et avait pu regagner sa demeure ; mais dans la nuit une violente dypsnée s'était déclarée avec emphysème sous-cutané qui envahit successivement le cou, la face, les extrémités supérieures et le tronc. A l'examen de la poitrine, on voyait que la tuméfaction portait surtout sur le côté gauche, un peu au-dessous du mamelon. Sur la ligne axillaire du même côté, au

____

(1) On sait que lorsqu'un banc à broches est arrivé à la fin de sa course, le fileur lâche la manivelle, qui se déroule avec une grande vitesse et violence.

niveau de la quatrième côte, on constatait une contusion sans plaie. La pression donnait lieu à une crépitation très-prononcée, qu'on pouvait produire à volonté. La percussion du compartiment gauche du thorax rendait un son tympanique nettement prononcé. A l'auscultation, le bruit respiratoire était presque imperceptible. Le pouls était faible et effacé.

Aussitôt l'entrée du blessé, on mit des ventouses scarifiées profondes à l'endroit contus. Le sang obtenu était mêlé de bulles d'air. La tuméfaction diminua rapidement et le blessé se sentit soulagé. Les recherches faites alors pour s'assurer s'il n'y avait point de fracture de côte, n'aboutirent point. Tout ce que l'on put constater, ce fut l'augmentation de la douleur à la pression, au niveau de la contusion.

Cette première indication remplie, on appliqua l'appareil ouaté. Le reste de la journée fut assez calme. La nuit suivante fut très-bonne et le matin le pouls ne marquait plus que 80 pulsations. On fit une saignée exploratrice et on administra quatre milligrammes de digitaline. Vers le soir il y eut une légère réaction; le pouls monta à 90. La nuit fut très-agitée; au matin, il y avait encore fièvre (120 pulsations) et dérangement gastrique. Les crachats avait pris un caractère pneumonique.

Après une purgation au sel de magnésie, la digitaline fut reprise jusqu'à concurrence de cinq milligrammes. Le soir le pouls était tombé à 118 ; il y avait eu des selles séreuses abondantes et la peau était couverte de transpiration. La nuit fut calme, à part une gêne produite par l'appareil, qu'on fut obligé d'enlever. (Nous ferons remarquer que ce cas est l'exception, puisque l'immobilisation enlève la douleur quand il y a fracture.) Le matin le pouls marquait 88 pulsations ; la respiration était libre et les crachats muqueux. Vers le soir il y eut un retour de tous les symptômes pneumoniques : oppression, crachats rouillés, pouls au delà de 100, chaleur sèche de la peau. Le lendemain, ces symptômes avaient disparu. Il n'y avait donc pas à s'y tromper : c'était une fièvre larvée. On sait que les causes traumatiques, surtout la commotion et la contusion des organes internes, ont pour effet de provoquer des réactions incomplètes, qui caractérisent les algies. Nous avons donc agi prudemment en étant sobre de déplétions sanguines. C'est un point que le chirurgien surtout ne doit pas perdre de vue ; ainsi, après les grandes opérations, on voit quelquefois survenir une fièvre d'accès qui, faute d'être combattue par la quinine, tue le malade.

Dans le cas qui nous occupe ici, la digitaline a combattu les accidents inflammatoires, puis l'arséniate de quinine a eu raison des accès.

La puissance de la thérapeutique arsenicale ne saurait donc être contestée, dans la phthisie, autant que dans les cas traumatiques, elle est appelée à rendre de grands services au praticien.

On comprend l'importance des considérations dans lesquelles nous venons d'entrer. La phthisie tuberculeuse est un produit de la vie civilisée, car dans l'état de nature, cette maladie est inconnue ; et plus la civilisation marche, plus le nombre des phthisiques augmente, c'est donc à de bonnes institutions économiques et morales à y parer, puisque sans elles l'art est impuissant. La première circonstance à laquelle il faut parer, c'est à la misère physiologique ; il est triste de voir la classe ouvrière dépérir faute d'une alimentation réparatrice, c'est-à-dire d'un salaire rémunérateur. En vain opposera-t-on à cet état de choses la loi de l'offre et de la demande : cette loi est injuste, inhumaine appliquée à la vie de l'homme. Nous ajouterons qu'elle est anti-économique, puisque plus la main-d'œuvre est bas, plus le produit est avili. C'est ainsi que par la facilité avec laquelle ils se procurent des bras, les industriels se suscitent une concurrence ruineuse à eux-mêmes. D'ailleurs, ce sont les ouvriers qui sont les plus grands consommateurs en toutes choses ; pourquoi leur en faire un reproche ? Dernièrement, nous visitions une de nos grandes manufactures de coton : les magasins regorgeaient de marchandises, et le chef de la fabrique s'en plaignait amèrement. Au même instant, les ouvriers sortaient des ateliers, à l'heure du midi ; nous fîmes remarquer à notre interlocuteur que la plupart de ces hommes, femmes et enfants étaient à peine vêtus : « Ce sont là, lui disais-je, les consommateurs qui vous manquent ; pourquoi ne leur distribuez-vous pas en salaires l'argent que vous perdez en laissant vos stocks s'accumuler ? » Il ne répondit pas, se sentant pris. Oui ! tous les sudistes n'étaient pas en Amérique ! Il y a la traite des blancs contre laquelle personne ne s'insurge !

On nous pardonnera ces réflexions économo-politiques. Le médecin ne doit pas être simple spectateur des maux qu'il a sous les yeux ; il doit les signaler à qui de droit.

LIII

Insuffisance de l'allopathie.

Il n'y a pas de numéro d'un journal de médecine quelconque, où l'insuffisance de l'allopathie ne se révèle.

Cette réflexion nous a été suggérée par la relation d'un cas de péritonite rhumatismale, publié par la *Gazette des Hôpitaux*, dans son numéro du 16 mai 1873.

« Une femme, d'une bonne constitution, 35 ans, ayant eu deux années auparavant une arthrite rhumatismale qui suivit ses phases ordinaires, et dont elle guérit après quatre ou cinq semaines de traitement, fut atteinte d'une nouvelle attaque, d'intensité moyenne : fièvre modérée, pieds et genoux douloureux, légères palpitations, sans bruits anormaux.

» Malgré le traitement employé pendant une dizaine de jours, cet état n'avait subi aucune modification suivie, lorsque les douleurs articulaires cessèrent presque subitement. Ventre douloureux, tendu, urines rares et selles supprimées presque complétement, commencement d'épanchement. — Frictions mercurielles ; purgatifs, diurétiques, dérivatifs de toutes sortes, les émissions sanguines n'ayant pu être continuées, ponctions abdominales, le tout sans succès ; la péritonite continua sa marche : vomissements, hoquets, sidération nerveuse et enfin mort. »

Voilà le cas dans sa triste teneur. On ne saurait dire cependant que le traitement allopathique n'ait été consciencieusement institué.

Nous pensons qu'en semblable occurrence on pourrait, sans trop se compromettre, tenter le traitement dosimétrique, consistant à attaquer la cause par la *dominante* et l'effet par la *variante*.

Dans le cas de la *Gazette*, quelle était la cause ? Évidemment le principe arthritique rhumatismal. En ces cas, la *colchicine*, la *digitaline* et l'*asparagine*, son succédané, peuvent être d'un puissant secours en ramenant la sécrétion urinaire et en éliminant ainsi le principe morbide (remarquons que les urines étaient presque entièrement supprimées). Les tisanes diurétiques n'y suffiraient point; et on peut dire que leur abus est nuisible, parce qu'elles distendent les vaisseaux et peuvent ainsi produire une albuminurie artificielle (voir l'article *Albuminurie*).

Les purgatifs sont également dangereux dans la péritonite, à cause des rapports intimes des plans séreux et muqueux. Le seul évacuant qu'on puisse employer, c'est le Sedlitz Chanteaud, parce qu'il produit une exsudation intestinale qui soulage le système rénal. Il faut ne pas perdre de vue que, dans l'arthrite rhumatismale, les reins sont toujours engagés, comme étant plus en contact avec le principe morbide. Ce principe, nous ignorons son essence, mais on ne saurait le contester. Ce ne peut être l'urée seulement, car sa présence dans le sang donne lieu à des maladies très-diverses. La métastase arthritique ne saurait être considérée comme simplement irritative; il y a le *quid nocuum*, l'agent interne, en dehors de toute action locale ou accident. C'est, si l'on veut, du vieil humorisme; mais une doctrine nouvelle ne saurait supprimer le fait. Le fait, ici, c'est qu'aucun antiphlogistique seul ne combat ou ne détruit une maladie spécifique. Il faut des modificateurs spéciaux.

La *dominante* du traitement doit donc se déduire de la cause; nous venons de dire pourquoi, dans des cas analogues à celui de la *Gazette des Hôpitaux*, nous faisons choix de la colchicine, de la digitaline, de l'asparagine son succédané.

Quant à la *variante*, elle doit suivre pas à pas les symptômes : ainsi il y a d'abord la douleur et le spasme, qui seront atténués par la morphine et l'hyosciamine. Ces deux modificateurs de la sensibilité conviennent dans la péritonite aiguë; d'autant, qu'ils se contre-balancent. La morphine est ainsi moins stupéfiante, et l'hyosciamine moins mydriatique.

Ce premier effet produit, il faut porter son attention sur la sidération nerveuse. C'est alors que certaines préparations de quinine (notamment l'hydro-ferro-cyanate) rendent de grands services en régularisant la circulation et en empêchant les accès fébriles; car une maladie aussi violente que la péritonite ne saurait constamment se tenir au même niveau : elle oscille; et ce sont ces alternatives de prostration et de réaction qui constituent le danger. C'est comme dans les affections douloureuses du ventre en général. Nous en avons un exemple frappant dans le choléra indien : là aussi les doses fractionnées de quinine combinée avec l'acide cyanhydrique et le fer ou l'hydro-ferro-cyanate de quinine, sont très-utiles. Nous devons dire en avoir obtenu de merveilleux résultats. Nous citerons le cas suivant, que nous avons traité avec un confrère.

Femme de 45 ans, d'une forte complexion abdominale, cabaretière (les professions sont pour beaucoup dans les maladies ; or, les cabaretiers en général et les cabaretières en particulier poussent à la consommation, ce qui les prédispose aux affections du ventre, surtout avec les bières aigres et frelatées). Cette femme fut prise, tout à coup, de douleurs abdominales, ne souffrant pas le moindre contact, signe qui est ici pathognomonique. Comment couvrir de sangsues une si énorme surface ? D'ailleurs, la malade n'avait presque pas de pouls. Nous nous contentâmes de fomentations.

Dans la soirée, le pouls remonta et s'accéléra, la chaleur devint sèche, mordicante, la soif vive. Nous ordonnâmes de petits morceaux de glace dans la bouche et une potion de sirop de morphine pour la nuit. Le lendemain le pouls avait baissé et la chaleur était moindre. La malade était dans l'état de somnolence que donne la morphine ; le ventre restait tendu et douloureux à la pression.

La journée se passa sans incidents particuliers, mais vers le soir il y eut une nouvelle exacerbation. La situation se dessinait : nous prescrivîmes des paquets d'hydro-ferro-cyanate de quinine, de 2 ½ centigrammes chaque (nous étions encore à cette époque allopathe et ne connaissions que les doses énormes), à donner dès la naissance du jour, de demi-heure en demi-heure un paquet, jusqu'à notre visite du matin ; celle-ci eut lieu à huit heures, de sorte que depuis trois heures il avait été donné dix paquets.

Le moment de juger de l'effet du médicament n'était pas venu ; il fallait attendre jusqu'au soir ; cependant, la moiteur de la peau nous parut de bon augure. En effet, l'accès nocturne fut très-faible, et le lendemain la détente était générale. Nous fîmes continuer le médicament, en rétrogradant. La résolution de la péritonite eut lieu, c'est-à-dire sans désordres organiques.

C'est le propre d'une thérapeutique convenablement instituée de prévenir l'anatomo-pathologie ; aussi on ne saurait être trop actif au début des affections aiguës avec les médicaments internes.

LIV

Pleurésie diaphragmatique.

« Le rôle que joue la douleur dans les maladies est beaucoup plus important que beaucoup de pathologistes ne le pensent — a dit le professeur Trousseau. — A lui seul, l'élément douleur est une cause puissante de maladie; en combattant, en détruisant cet élément, on fait souvent cesser les accidents les plus graves..... Calmer la douleur est donc toujours la première indication, et c'est par les stupéfiants qu'on réussit le mieux. »

Un cas, d'une gravité exceptionnelle, confié à nos soins il y a quelques semaines, nous a complétement édifié sur la parfaite exactitude des paroles de l'excellent thérapeute.

Il s'agissait, en effet, d'une pleurésie diaphragmatique, survenue dix jours après les couches, à la suite d'un travail forcé et d'un refroidissement consécutif, chez une femme de 39 ans, d'un tempérament lymphatico-nerveux, mère de huit enfants.

Cette affection nous fut d'un diagnostic d'autant plus facile que sa symptomatologie était en conformité frappante avec celle que donnent de cette forme de pleurésie, M. Andral, dans sa *Clinique médicale*, et M. Guéneau de Mussy, dans les *Archives de Médecine* de 1853.

C'est ainsi que le début avait été brusque, violent, caractérisé par un frisson et des troubles fébriles assez intenses, par une douleur vive, poignante, occupant l'hypocondre droit et irradiant à l'épigastre et au flanc; la moindre pression pratiquée à deux travers de doigt de la ligne blanche, à la hauteur de la dixième côte, arrachait des cris à la malade; le refoulement de l'hypocondre droit de bas en haut, la pression dans la partie postérieure du dernier espace intercostal, ainsi que dans l'intervalle des deux points d'attache inférieurs du sterno-cléido-mastoïdien produisaient un effet non moins pénible. Indépendamment des douleurs provoquées, il se déclarait à de très-courts intervalles, dans les endroits précités et jusque dans l'épaule droite, des paroxysmes douloureux d'une violence peu ordinaire, et dont la malheureuse mère nous demandait à grands cris de chercher à la débarrasser au plus tôt, en même temps la respiration était haletante, précipitée, la toux sèche et continue, le pouls accéléré et concentré; de temps à autre, survenaient des nausées et des vomituritions, et la soif était ardente; l'écoulement lochial était complétement supprimé, mais la sécrétion lactée continuait; il y avait constipation et distension du ventre par des gaz et des matières fécales. Immédiatement, nous eûmes recours aux granules d'hyosciamine, de cicutine et d'hydro-ferro-cyanate de quinine, qui furent donnés simultanément, de quart d'heure en quart d'heure, à un cataplasme très-chaud *loco dolenti*, et un lavement laxatif. Deux heures après (il était alors huit heures du soir), nous allâmes nous assurer des résultats de la médication. Dès les quatre ou cinq premières prises des granules les élancements avaient perdu beaucoup de leur intensité et de leur fréquence, et n'occupaient plus guère que le creux épigastrique. Nous crûmes prudent de faire espacer davantage l'administration des médicaments (un de chaque, d'heure en heure) et de faire respecter le sommeil s'il survenait.

La nuit fut assez bonne; il y eut, en plusieurs fois, environ deux heures de repos, dont la malade était tirée par des élancements épigastriques, sinon légers, tout au moins supportables. Quatre ou cinq granules de chaque espèce avaient été donnés dans le cours de la nuit. A notre visite du matin, nous remarquâmes une mydriase assez prononcée, et la malade accusait des troubles visuels, en même temps qu'un peu d'ardeur à la gorge et de difficulté dans la déglutition. Nous fîmes cesser les stupéfiants et prescrivîmes, pour lever la constipation qui avait persisté jusque là, deux cents grammes d'eau laxative de Vienne. Des selles très-copieuses eurent lieu quelques heures après l'ingestion de la potion, et cette évacuation diminua sensiblement, au dire de la patiente, sa détresse respiratoire.

La première partie de la nuit qui suivit fut passée dans un calme assez satisfaisant; mais vers une ou deux heures du matin les paroxysmes douloureux reparurent avec leur violence première, au grand désespoir de la souffrante. Nous fûmes mandé vers sept heures. En présence de l'état fébrile, de la rougeur et du peu d'abondance des urines rendues, nous nous empressâmes d'associer à la cicutine la digitaline, et pour obvier cette fois à l'action mydriatique du premier de ces alcaloïdes, nous y adjoignîmes, en sus, l'iodhydrate de morphine. Ces médicaments furent donnés de quart d'heure en quart d'heure jusqu'à ce qu'un amendement très notable s'ensuivit. Nous allâmes ainsi jusqu'à huit granules de chaque; à ce moment la malade transpira et sembla disposée au sommeil Il survint en effet pour durer au moins deux heures.

Dans l'après-dîner, on continua les granules d'heure en heure seulement et nous fîmes pratiquer, du rachis à l'épigastre, en passant par l'hypocondre droit, un badigeonnage iodé, susceptible de produire rapidement la vésication. Nous préférons de beaucoup ce mode de révulsion au vésicatoire ; les malades en souffrent moins, le pansement est plus facile et les effets en sont plus certains, à raison de la propriété résolutive qui existe en plus.

La troisième nuit de la malade fut incomparablement plus calme que les autres ; il y eut, au maximum, quatre heures de sommeil paisible et réparateur. Pendant la veille, on continua la médication, qui parvint, dès le quatrième jour, à éteindre les douleurs spontanées et à permettre une respiration plus lente et plus complète. Nous substituâmes dès lors, aux granules calmants, ceux d'ergotine et d'arséniate de quinine, dans le but d'exciter l'organe utérin, légèrement engorgé, et de ramener l'écoulement lochial. Ce jour-là, l'appétit se réveilla, le sommeil revint naturellement et la convalescence fut ainsi assurée. Pendant son cours, la mère fit usage tant dans son intérêt que dans celui de son nourrisson, de la poudre zootrophique du docteur G. Polli, de Milan, telle qu'elle est consignée au *Répertoire*.

C'est en considérant la gravité du pronostic que les pathologistes s'accordent à porter sur la pleurésie diaphragmatique, que nous nous sommes cru autorisé à pouvoir consigner la présente observation dans le *Répertoire universel de Médecine dosimétrique*, et ce, avec autant de bonheur que de fierté. Nous sommes heureux que, grâce à la médecine dosimétrique, nous avons conservé une digne et laborieuse mère à sa nombreuse famille ; nous sommes fier aussi que, grâce à cette méthode, nous soyons arrivé à un résultat qu'eût été bien certainement impuissante à nous fournir l'allopathie ordinaire, cette bonne vieille médecine traditionnelle, si grandement imposante encore à un grand nombre de nos confrères, qui semble ne vouloir désormais se risquer que dans des sentiers longtemps battus, quelque tortueux qu'ils puissent être.   Dr DROIXHE (Huy).

RÉFLEXIONS. — Entre la pleurésie diaphragmatique et la péritonite il n'y a que l'épaisseur du diaphragme, et l'on vient de voir de quelle efficacité a été la cicutine et l'hydro-ferro-cyanate de quinine. Dans ces terribles affections il y a, à la fois, la douleur et la sidération nerveuse, que les deux alcaloïdes précités ont pour office de combattre.

A l'égard de la cicutine nous rappellerons les paroles de Gubler : « La cicutine n'est pas seulement hypocinétique, elle est stupéfiante ou anesthésique et trouve son emploi dans les affections éminemment douloureuses. Mais c'est, à mon avis, dans les maladies hyperesthésiques et spasmodiques de l'appareil respiratoire, qui lui sert de voie d'élimination (par exemple, dans les toux quinteuses et la coqueluche), que la cicutine est appelée à rendre de grands services. Seulement, afin de bénéficier de sa volatilité, il vaut éviter de l'associer à des acides et l'employer à l'état libre, dissoute dans l'alcool, puis diluée dans une potion.

Ainsi qu'on vient de le voir dans l'observation du docteur Droixhe, la cicutine est synergique de l'hyosciamine et de l'atropine, puisqu'elle produit la mydriase et la sécheressse du gosier ; ce dernier effet dépendra surtout du *modus administrandi* : ainsi, en granules il est très-peu marqué ; il l'est au contraire beaucoup en potion. Le conseil de Gubler n'est donc pas pratique ; d'autant que la cicutine se décompose rapidement quand elle est diluée. On a ainsi un premier effet d'intoxication, puis plus rien. Nous avons parlé de l'effet calmant et 'sthénisant de l'hydro-ferrocyanate de quinine, nous n'avons donc plus à y revenir.

Nous ferons remarquer aussi l'heureux emploi de la digitaline pour combattre la rareté et l'état ammoniacal des urines, c'est-à-dire l'urémie. Cette fois aussi, l'effet mydriatique de la cicutine a été empêché par l'iodhydrate de morphine. Puis enfin l'ergotine et l'arséniate de quinine ont été donnés comme décongestifs de l'organe utérin.

En ce moment, il est beaucoup question de détrôner le seigle ergoté pour la quinine. En médecine, comme en politique, il est peut-être plus sage de concilier. L'ergotine et la quinine peuvent se prêter un appui réciproque. Nous ferons remarquer que l'ergotine n'a pas les effets de l'ergot de seigle : si ce dernier provoque des contractions utérines, la seconde s'adresse à la contractilité vasculaire, et c'est ainsi qu'elle est à la fois un décongestif et un hémostatique.

Dans l'hémoptysie, les bons effets de l'ergotine et de la digitaline ne sauraient être contestés.

Dans le cas du confrère de Huy, l'ergotine et l'arséniate de quinine étaient donc parfaitement indiqués.

Dans le cours de la convalescence, — et la maladie ne s'étant pas assez prolongée pour suspendre la lactation, — M. Droixhe a fait usage de la poudre zootrophique du docteur G. Polli. C'est une intelligente application du système du médecin italien.

LV

La polypharmacie et la médecine dosimétrique.

A l'époque où l'on perfectionne les armes de destruction, il n'est pas hors de propos d'améliorer les armes de conservation.

Notre ambition, à nous médecins, est de prévenir et de combattre les maladies. Ambition désintéressée, s'il en fût !

La pathologie ne saurait être séparée de la thérapeutique, celle-ci confirmant celle-là ; car le diagnostic se complète par les remèdes.

Nous fûmes consulté, ces jours derniers, par un confrère pour une affection nerveuse de la face, à la fois de mouvement et de sensibilité. La paupière et l'angle des lèvres, du côté gauche, étaient paralysés, en même temps que des douleurs névralgiques irradiaient dans la tempe et le cuir chevelu. Le diagnostic anatomo-physiologique nous disait que c'étaient les septième et cinquième paires nerveuses qui étaient atteintes, cette dernière dans sa branche auriculo-temporale ; mais quelle était la cause du mal ? Jusque-là, la strychnine et l'hyosciamine avaient été données à l'intérieur, la morphine et l'atropine avaient été instillées par voie sous-dermique ; on avait également essayé de l'hydro-ferro-cyanate de quinine contre les accès, mais sans résultat. Nous nous mîmes d'accord, mon confrère et moi, pour administrer, concurremment avec les alcaloïdes précités, l'arséniate d'antimoine, la cause étant rhumatismale. Si cette médication n'aboutit point, au moins elle aura été logique.

Le même confrère nous fit part, à la fois d'un succès et d'un insuccès dans un cas de sclérose de la moelle épinière dans ses bulbes céphalique et lombaire, chez un individu adonné aux boissons alcooliques et atteint d'amblyopie et de paralysie des extrémités inférieures. L'acide phosphorique et le sulfate de strychnine avaient été administrés, l'amblyopie a cédé, mais la paralysie des membres pelviens subsiste, probablement parce que la sclérose n'existe pas au même degré aux deux extrémités de la moelle (1).

Voilà comment la thérapeutique doit être raisonnée et non à la manière des homœopathes qui ne voient dans la maladie que le symptôme, sans aucun lien avec l'organe malade, la cause de la maladie et la nature de la lésion. Ils se laissent guider par le fameux principe : *Post hoc, ergo propter hoc.* C'est le langage du vulgaire, qui ne voit que l'effet et non la cause.

A tout prendre, l'homœopathie c'est le *rien faire*, préconisé par les médecins expectants.

Hâtons-nous de dire que l'expectation a été commandée à beaucoup de médecins consciencieux par les abus de la polypharmacie, lesquels ont fait dire à l'illustre auteur de l'*Anatomie générale* (Bichat) : « La matière médicale est peut-être de toutes les sciences physiologiques celle qui peint le mieux les travers de l'esprit humain. Que dis-je? ce n'est pas une science, c'est un ensemble informe d'idées inexactes, d'observations souvent puériles, de formules aussi bizarrement conçues que fastidieusement assemblées. »

Ce jugement ne s'applique pas seulement à la pharmacopée qui avait cours au temps de Bichat; malheureusement, d'autres auteurs l'on confirmé depuis, entre autres Forget, qui dit : « En associant une foule de substances, le praticien espère qu'une d'entre elles au moins atteindra le but. C'est ce que j'appelle familièrement une décharge à mitraille, dont quelques éclats pourront par hasard frapper l'ennemi. Et s'ils frappent le malade? »

Rien donc d'étonnant que beaucoup de médecins s'abstiennent de prescrire. « Depuis longtemps, disait Hufeland, j'ai acquis la conviction que, de tous les malades guéris, le plus grand nombre ont recouvré la santé sans l'assistance du médecin et le plus petit nombre par l'aide de celui-ci. » *(Journ. de méd.)*

____

(1) On sait que la sclérose des centres nerveux consiste dans une induration de tissu ou neuroglie, suite de la cicatrisation d'un foyer apoplectique ou inflammatoire. D'autres fois elle est primitive, par une hypertrophie de la neuroglie. Celle-ci ne donne pas toujours lieu à la sclérose; on la trouve dans les diverses espèces des soi-disant hypertrophies du cerveau et de la moelle épinière, et aussi dans beaucoup d'atrophies, dans la paraplégie et dans la paralysie générale, surtout dans la paralysie des aliénés. En un mot, cette lésion anatomique (hypertrophie de la neuroglie) a été rencontrée dans les affections nerveuses les plus diverses, sans qu'on soit en état de décider si la lésion est primitive ou secondaire.

La sclérose des centres nerveux est une induration plus ou moins étendue de la substance nerveuse, qu'elle soit le résultat d'une destruction primitive des éléments nerveux (inflammation ou hémorrhagie) ou consécutives à une hypertrophie du tissu de soutien de ces éléments (hypertrophie de la neuroglie).

Évidemment c'est là la négation de l'art, qu'on regrette de rencontrer chez un esprit aussi sérieux que l'auteur de la *Macrobiotique*. Quelque grande que soit notre confiance dans la force médicatrice de la nature, nous n'oserions l'abandonner à elle-même dans une fièvre pernicieuse, pas plus que dans une diathèse quelconque. D'ailleurs, en nous fournissant les moyens antimiasmatiques et antidyscrasiques, la nature ne nous montre-t-elle pas l'emploi que nous devons en faire? Les animaux ont pour se diriger leur instinct — et on sait que lorsqu'ils sont malades ils savent trouver et choisir les plantes qui leur conviennent. Pourquoi ferions-nous moins avec notre science? Le scepticisme n'est pas dans la nature de l'homme, à preuve le fameux mot de saint Augustin : *Credo quia absurdum*. Croire est donc un besoin; mais s'éclairer est le fait d'esprits supérieurs. Le doute philosophique est légitime; mais le sage a dit : « Dans le doute abstiens-toi. » Pour nier un fait il faut que sa non-exactitude ait été démontrée; or, qui oserait dire que l'efficacité des médicaments n'existe point? Qui oserait affirmer que la quinine ne guérit pas de la fièvre intermittente et le mercure de la syphilis? Qui pourrait dire que l'art et la science ne nous réservent pas de nouveaux moyens? Consultez l'histoire de la thérapeutique, vous verrez que chaque fois qu'un nouveau remède a été introduit dans la matière médicale il y eut une vive opposition. L'empirisme et la tradition luttent contre tout progrès.

A l'origine, la pratique de la médecine se faisait dans les temples ; les maladies étant peu nombreuses et peu compliquées, on guérissait par les *simples*. Parmi les médicaments actifs usités à cette époque il faut compter l'éllébore, qu'Hippocrate voulait administrer aux concitoyens d'Héraclite, plus fous que lui, pour n'avoir su reconnaître la portée de ses études. Cependant l'immortel praticien de Cos avait plus de foi dans la diététique que dans la thérapeutique, ce qui s'explique par la manière simple de vivre d'alors. Lui aussi admettait l'existence d'une nature médicatrice, que le médecin doit aider par un régime bien ordonné.

Asclépiade de Bithynie, disciple d'Hippocrate, semble le premier qui ait connu les propriétés narcotiques de l'opium. Les progrès rapides de l'histoire naturelle révélèrent bientôt de nouveaux agents, et Aristote, qu'on doit considérer comme le père de la matière médicale, en signala plusieurs empruntés aux végétaux et aux minéraux. Mais il ouvrit en même temps la porte à l'empirisme et à la polypharmacie. Galien ne fit que renchérir sur cette promiscuité; autant Hippocrate avait été sobre de médicaments, autant il en fut prodigue. — Antagonisme d'école ! — C'est à cette époque que remonte la fameuse *Thériaque*, où entrent plus de soixante ingrédients. Ce fut le cheval de bataille des médecins, à cause de l'opium, qui en constitue le principe véritablement actif. Plus tard, on eut la teinture de crânes d'individus ayant succombé à une mort violente: *Tinctura craniorum hominum ex morte violente extinctorum.*

Les recherches des alchimistes enrichirent cependant la médecine de quelques substances actives, telles que : plusieurs sels d'antimoine, le sel de saturne, le foie de soufre, l'éther, l'ammoniaque, le précipité rouge, les acides nitrique, sulfurique, muriatique, l'alcool. Au fond de leurs creusets et de leurs cornues, ce fut la seule pierre philosophale qu'ils trouvèrent ; et il ne faut pas le regretter, puisque ce fut la source de tous les progrès ultérieurs. En effet, Paracelse vint fixer sur lui l'attention du public et des médecins par les désordres de sa vie et ses hardies recherches. Le premier, il présenta la chimie comme le vrai moyen de préparer les médicaments et combattit l'abus des mélanges compliqués et souvent inertes de la polypharmacie galénique ; il fit voir la nécessité d'isoler les quintescences, les principes actifs des *Simples ;* il remit en honneur l'opium, mais dégagé de la formule monstrueuse de la *Thériaque,* préconisa l'usage des substances énergiques empruntées au règne minéral : mercure, fer, arsenic, antimoine, étain, or, mais en termes mystiques empruntés à la théosophie et à la cabale. Il promulgua une panacée ou *arcane* pour prolonger la vie, mais ne sut se l'appliquer, puisqu'il mourut à 40 ans dans une orgie de cabaret.

Quoi qu'il en soit, Paracelse, qu'il ne faut pas confondre avec les alchimistes, marqua un progrès important dans l'histoire de la Matière médicale. Celle-ci ne tarda pas à s'enrichir de nouveaux produits, tels que : l'émétique, le quinquina, l'ipécacuanha. Ce fut l'époque des grandes luttes entre les médecins désireux d'avancer et la Faculté s'opposant à toute innovation. En même temps que se publiait l'*Antimoine justifié,* paraissait le *Rabat-joie de l'Antimoine triomphant* d'Eusèbe Renaudot. Les calembours s'en mêlèrent : on montra le tartre stibié comme un moyen de se débarrasser des moines (anti-moines), comme l'arsenic des rats. Le plus fougueux membre de la Faculté : Guy Patin, vint joindre ses sarcasmes à ceux des détracteurs de l'émétique ; il le nomma Tartre stygié, le prétendant aussi funeste que les eaux du Styx. Il fallut que Louis XIV, à qui ses médecins osèrent en prescrire une assez forte dose dans une maladie qu'il fit à Calais, s'en fût bien trouvé pour faire accepter définitivement ce précieux antiphlogistique. C'est une justice à rendre au grand roi : il ne se marchanda pas, pas plus que sa famille, dans l'essai des médicaments nouveaux ; c'est ainsi que le quinquina fut employé pour le Dauphin, son fils, contre un accès de fièvre tierce, et qu'il en paya le secret à son auteur, Talbot, quarante-huit mille livres. Il en fut encore ainsi pour l'ipécacuanha, remède dont Helvétius avait le secret, qu'il se fit payer mille louis d'or.

Le xviii° siècle vit introduire dans la médecine la digitale, que le célèbre Cullen nomma l'*opium du cœur*.

Bichat, dont nous avons rappelé le jugement sévère sur la Matière médicale, conçut l'idée de réformer la thérapeutique en étudiant l'action des substances médicamenteuses, non sur les maladies, qui sont des phénomènes complexes, mais sur les tissus. — Malheureusement, la mort prématurée du créateur de l'anatomie générale ne lui permit pas d'achever son œuvre ; toutefois, les premiers jalons en sont posés et il ne s'agit plus que de le suivre dans la voie qu'il a ouverte.

Plus heureux que Bichat, Cl. Bernard arriva au moment opportun, puisque la chimie mettait à sa disposition la plupart des alcaloïdes, des sels métalliques et des iodures. Ses travaux sont trop récents et trop connus pour que nous ayons à les rappeler ici. Disons que c'est dans cette voie expérimentale que la science médicale trouvera désormais ses progrès, mais à la condition de laisser là les formules complexes de la polypharmacie.

LVI

Traitement dosimétrique de la chloro-anémie.

Dans le courant de l'hiver de 1873, je fus consulté par une jeune artiste dramatique atteinte de chloro-anémie au point de ne pouvoir plus faire son service. La décoloration de la peau était complète; on eût dit une figure de cire; il y avait des essoufflements et des battements de cœur bruyants, au point de faire penser à une maladie organique de cet organe; les paupières, les mains, les pieds étaient œdématiés, les urines rares, mais claires, la maigreur prononcée. Je lui prescrivis des granules d'arséniate de fer et de digitaline : six à huit de chaque par jour, deux ensemble, c'est-à-dire un granule arséniate et un granule digitaline, à deux heures d'intervalle.

Le résultat de cette médication fut plus rapide que je ne m'y étais attendu, puisque, au bout de trois semaines, la chloro-anémie avait entièrement disparu et, avec elle, la langueur morale et physique.

On voit par là combien il est important, dans les maladies dyscrasiques, de faire un traitement complet, c'est-à-dire au moyen de la *dominante* et de la *variante*. Ainsi, dans l'espèce, la digitaline doit être associée à l'arséniate de fer si on veut rétablir rapidement les fonctions circulatoires et respiratoires dans leur rhythme normal. En effet, l'essoufflement et les palpitations sont ce qui inquiète le plus les malades ou les personnes de leur famille.

Ainsi que M. Bouchardat l'a fait observer, l'arsenic ranime l'appétit, favorise la nutrition et, par conséquent, l'assimilation du fer.

Qu'il nous soit permis de citer ici une observation du Nestor de la Faculté de médecine de Paris, à cause des analogies qu'elle (l'observation) présente avec le cas que nous venons de décrire.

« Une jeune fille de 22 ans, présentait tous les caractères de l'anémie confirmée : pâleur extrême, pertes abondantes et souvent renouvelées hors des époques menstruelles, anéantissement des forces. Cet état était accompagné d'anorexie à un degré prononcé, et d'insomnie. Légère matité sous la clavicule, murmure respiratoire insuffisant.

» J'ordonnai l'exercice, l'huile de foie de morue ; mais, comme nous étions à une période de chaudes journées, j'eus la pensée (ayant affaire à une malade qui n'était pas dans l'aisance) d'employer des dragées préparées avec les dépôts de la source Dominique, qui avaient été mises à ma disposition par M. Dorvault, le directeur de la pharmacie centrale. Chacune de ces dragées contenait un demi-milligramme d'arséniate de fer et cinq centigrammes de composés ferrugineux. J'ordonnai à la malade de prendre deux de ces dragées, en commençant chacun de ses principaux repas. Elle vint me voir après avoir suivi pendant dix jours cette prescription. Je ne la reconnaissais pas, tant le changement avait été considérable : elle avait retrouvé ses couleurs, son appétit, ses forces, et, chose remarquable, son sommeil était revenu et ses pertes suspendues. » M. Bouchardat ajoute : « Je sais qu'il n'est pas rare de voir ces modifications rapides se produire chez les chlorotiques sous l'influence de ferrugineux convenablement administrés, mais dans ce cas j'aurais hésité d'y recourir sans l'adjuvant arsenical, redoutant leur influence capricieuse sur l'appareil digestif et la fréquence des hémorrhagies consécutives à leur emploi. Ce fait est insuffisant pour décider une question thérapeutique aussi complexe, mais il est encourageant pour faire de nouveaux essais.

» L'emploi de l'arséniate de fer n'est pas nouveau ; on l'a vanté en Angleterre contre la cachexie cancéreuse.

» Biett l'a employé, dans les mêmes conditions, contre les dartres rongeantes d'origine scrofuleuse. Ce dermatologiste si distingué, avait recours aux pilules d'arséniate de fer dans l'eczéma, le lichen chronique, les affections squameuses : la lèpre, le psoriasis, le lupus. Chaque pilule contenait trois milligrammes d'arséniate ; il en prescrivait une chaque jour.

» M. Duchesne-Duparc a eu beaucoup à se louer du même agent pour combattre les dartres furfuracées et squameuses. Dans ma pensée, l'arséniate de fer doit rendre de bons services dans la cachexie qui suit ou accompagne les fièvres intermittentes, dans les formes les plus variées de la misère physiologique.

» On peut y songer encore pour combattre les chorées, les névralgies intermittentes, surtout celles qui sont liées à l'anémie.

» L'hydrate de peroxyde de fer étant le contre-poison le plus efficace de l'arsenic, de tous les composés arsenicaux l'arséniate de fer est celui qui doit présenter le plus de garanties d'innocuité. » *Gazette des Hôpitaux.*)

En un mot, l'arséniate de fer est le reconstituant du sang par excellence. C'est comme un assolement organique, le sang étant le milieu dans lequel tous les tissus puisent les éléments de leur reconstitution. Il ne serait pas impossible que dans les hétéromorphies cancéreuse, tuberculeuse, scrofuleuse, l'arséniate de fer, en aidant fortement à la métamorphose des globules blancs en globules rouges, n'empêchât le développement des germes morbides. La théorie que nous avons proposée à cet égard et qui est aussi celle de certains histologues, nous permettrait ainsi de sortir du vague des germes innés.

« Ces corpuscules eux-mêmes, ces monades ultimes où réside la vie, ne pourrait-on pas les considérer, à leur tour, comme susceptibles d'éprouver des modifications intérieures, et de manifester des propriétés nouvelles? Il est bien intéressant de remarquer que le même élément anatomique présente la même composition dans toutes les espèces vivantes, aux degrés les plus humbles comme aux sommets de l'échelle zoologique, c'est-à-dire que les molécules vivantes, quelle que soit la variété des systèmes divers qu'elles forment en s'associant, sont, au fond, toujours les mêmes. A quoi tiennent cette unité et cette fixité de composition des éléments dont sont ourdies les trames organiques? A ce fait, qu'ils vivent tous dans le même milieu et absorbent tous, en définitive, des matériaux nutritifs identiques.

» On pourrait croire que l'organisation exerce une action élective dans la masse des corps qui l'entourent, qu'elle a une affinité spéciale pour tels principes et de la répugnance à en assimiler d'autres. A coup sûr, certaines substances, en très petit nombre, sont essentiellement incompatibles avec la vie, du moins telle que nous la concevons; mais cela ne démontre pas que les organismes aient la faculté d'exercer un choix déterminé dans l'ensemble des ingrédients chimiques de l'air, de la terre, de l'eau. Les premiers germes et les animaux qui en sont sortis, ont pris naturellement et spontanément autour d'eux ce qu'ils ont trouvé et s'y sont habitués peu à peu. Le limon, dont une main mystérieuse les a façonnés, est une combinaison complexe de tout ce qui existe dans le milieu où ils plongent. Le hasard de la constitution originelle est devenu la loi de la constitution ultérieure; les principes immédiats, ainsi assimilés plus ou moins facilement pendant les périodes rudimentaires, se sont ensuite adaptés, sous l'empire de l'hérédité, aux conditions les plus favorables à la vie ; l'harmonie s'est graduellement faite entre la matière et la forme, et la nature des fonctions a suivi celle des organes. Du moins rien n'autorise une version contraire et tout porte à penser que, si les matériaux de la couche terrestre avaient été autrement proportionnés ou répartis, la composition des organes vivants ne serait pas celle que nous connaissons. On voit par là qu'il n'y a rien que de très-rationnel à se demander si on ne pourrait pas entreprendre de modifier directement la composition actuelle des éléments anatomiques. » (FERNAND PAPILLON, *Revue des Deux-Mondes*.)

Ne poussons pas notre ambition si loin ; cherchons seulement à maintenir ce que nous avons. Les types, tels qu'ils sont sortis de la main du Créateur, sont assez parfaits pour qu'il n'y ait à les modifier. Ce qui importe, c'est de porter remède aux mauvaises conditions d'une prétendue civilisation, où l'air qu'on respire est vicié, les aliments dont on se nourrit sophistiqués, où les mauvaises constitutions se perpétuent par l'hérédité, où le travail et le luxe épuisent l'homme prématurément. C'est déjà beaucoup que nous ayons en nous un élément essentiellement mobile et transmutable : le sang. Le sang ! ce « limon liquide » dont une main mystérieuse façonne tout ce qui y plonge.

Pour améliorer les individus il faut améliorer l'espèce, et pour cela il faudrait des pur-sangs. Hélas ! le rôle de la médecine est ici bien restreint. Que peut-elle contre les inégalités sociales, contre les exigences de castes ou de fortunes ? Empêchera-t-elle les mariages consanguins et mal assortis où les écus sont tout et les vices héréditaires rien ? Elle ne peut — nouvelle et éternelle Cassandre — qu'avertir.

Mais là où elle peut exercer son action : en diététique, en thérapeutique, elle est efficace. La preuve, c'est que, malgré toutes ses misères physiques, notre époque s'élève bien au-dessus des époques précédentes. Beaucoup de maladies anciennes ont disparu ou sont devenues bénignes ; et, à part le choléra indien, nous ne pensons pas que nous ayons à enregistrer des maladies nouvelles. La syphilis est moins fréquente, grâce aux soins de l'hygiène ; la variole disparaîtrait complétement si on veillait mieux qu'on ne le fait, à la vaccination ; les dyscrasies, en général, sont moins tenaces et moins hideuses. Reste, il est vrai, la chloro-anémie, cet étiolement dû à la vie artificielle ; mais, ainsi que nous venons de le voir, nous avons, indépendamment des agents de l'hygiène, des modificateurs thérapeutiques : et l'arséniate de fer en tête de ces derniers.

LVII

Le Codex français et la médecine dosimétrique.

« Depuis les temps les plus reculés, avant même que ces sciences eussent un nom, l'histoire naturelle, la chimie, la physique, la médecine pratique, ont servi de guides pour la recherche, la connaissance, la préparation et l'emploi des médicaments. Mais il ne peut échapper à personne que si la chimie s'estimait heureuse autrefois lorsqu'elle avait montré dans l'acide oxalique le principe significatif de l'oseille ; dans la quinine celui des quinquinas, dans l'acide cyanhydrique celui de l'eau distillée de laurier-cerise, aujourd'hui cette science va plus loin. Multipliant à l'infini les espèces par la voie des substitutions, elle offre à l'expérimentation médicale un champ sans limites et crée, pour ainsi dire, de toutes pièces, des médicaments — tels que le chloroforme — qui ne conservent presque rien de leur origine organique. La nature n'est pas épuisée ; elle fournit encore chaque jour à l'art de guérir quelque instrument nouveau ; mais la chimie, qui naguère se bornait à la suivre, la devance souvent aujourd'hui. Les études thérapeutiques n'ont-elles pas subi un changement analogue ? Attend-on, pour prévoir l'effet d'un médicament actif, que l'expérience en ait toujours été établie au lit du malade ? Non, la physiologie moderne poursuit à son tour l'étude expérimentale des remèdes et des médicaments ; elle constate leurs effets précis sur les organes et elle en tire souvent des règles certaines pour diriger l'emploi des moyens d'action : matières ou forces, que les sciences naturelles, la chimie et la physique mettent à la disposition du praticien.

» Ainsi de nouvelles perspectives s'ouvrent à l'art de formuler : l'histoire naturelle étend son domaine sur des contrées lointaines, ignorées ou à peine explorées, enrichit la thérapeutique de médicaments nouveaux ;

la chimie continue à perfectionner les moyens de préparation, de purifi-cation, de concentration des médicaments connus ; elle isole chaque jour les principes énergiques ; elle crée et multiplie à l'infini des substances qui rivalisent d'activité avec eux ; elle ne se contente plus de préparer avec sûreté les médicaments que la pratique réclame, elle en poursuit la marche dans l'économie ; elle constate les modifications qu'ils subissent pendant leur séjour dans les organes, ainsi que les formes sous lesquelles s'opèrent leur élimination ; elle apprend au praticien à prévoir dans quelles circonstances un médicament inoffensif peut devenir mortel, et comment un poison, à son tour, peut devenir inerte ; elle fournit aux doctrines médicales des faits et des vues qui permettent, dans le plus grand nombre des cas, de préciser à l'avance sur quels organes ou sur quels systèmes d'organes un médicament exercera son influence, par quels procédés généraux son élimination aura lieu et, par conséquent, quelles seront les limites et la durée probable de son action.

» A tous ces titres, une Pharmacopée au courant des découvertes que trente années d'études persévérantes et fécondes ont fait surgir, soit en France, soit dans les autres parties de l'Europe, et riche des nouveautés qui ont mérité la confiance des praticiens, doit différer de celle qui, publiée en 1837 par les soins du Gouvernement, répondait alors aux exigences de l'exercice de la médecine.

» Le Codex actuel aura le même sort et sera modifié plus tard, à son tour.

» La voie où l'art de guérir est conduit par les études réunies de l'observation clinique et de la physiologie expérimentale, lui permet, en effet, de mieux définir l'action de chaque médicament, d'en critiquer la préparation, d'en régler le dosage et l'emploi. Rangée, d'un côté parmi les sciences d'observation, la thérapeutique prend place, de l'autre, parmi les sciences expérimentales. La préparation des médicaments peut donc être soumise désormais à la méthode critique, dont celles-ci font un usage si général.

» La chimie montrera donc comment on purifie et comment on con-centre les principes actifs ; la physiologie expérimentale, à quels organes précis le médicament s'adresse, et quelles variations éprouvent ses effets, selon les formules adoptées pour sa préparation ou son emploi. Au sujet des substances énergiques, l'art de guérir pourra donc connaître, par les études du chimiste, les moyens de les obtenir pures et d'un emploi certain, d'éviter les associations qui les altèrent, de choisir celles qui favorisent leur conservation ou qui assurent leur efficacité ; les études du physiologiste lui apprendront quel est leur rôle exact, quel champ embrasse leur action, quelles limites reconnaît leur pouvoir.

„ Les médicaments d'un effet simple, d'origine physiologique, augmenteront ainsi en nombre et en importance; les médicaments complexes, transmis par la tradition, pourront perdre de leur autorité; on cherchera moins à affaiblir et à noyer l'opium, en le disséminant dans la masse de la thériaque; on voudra, au contraire, éloigner de ce produit brut toutes les matières inertes, en distinguer chaque principe actif, et définir mieux encore l'action spécifique de la morphine, de la codéine, de la narcotine, de la narcéine, etc. »

Nous avons reproduit *in extenso* l'avant-propos du rédacteur de la Pharmacopée française, parce qu'il (l'avant-propos) prouve, une fois de plus, que les meilleurs esprits peuvent parler pour une question et agir contre.

Habemus fatentem reum : ainsi, la Pharmacopée, publiée, en 1837, par les soins du Gouvernement français, répondait *alors* aux exigences de l'exercice de la médecine ; donc, elle n'y répond plus aujourd'hui, puisque le rédacteur dit : « Le Codex actuel aura le même sort et sera modifié plus tard à son tour. » C'est-à-dire qu'il faudra tout changer et que ce qui était *magistral* deviendra une vieillerie à mettre au rebut. Cependant, si le rédacteur voulait bien prendre en considération ses propres paroles, il verrait qu'il n'y a pas lieu à ces changements continuels, ou du moins qu'il suffirait d'un supplément annuel au sujet des substances énergiques, c'est-à-dire vraiment thérapeutiques ; car il serait absurde d'ajouter cette importance à un simple looch ou électuaire. Le rédacteur dit : *L'art de guérir pourra donc connaître, par les études du chimiste, les moyens de les obtenir pures et d'un emploi certain, d'éviter les opérations qui les altèrent, de choisir celles qui favorisent leur conservation ou qui altèrent leur efficacité; les études du physiologiste lui apprendront quel est leur rôle exact, quel champ embrasse leur action, quelles limites couvrent leur pouvoir. »

C'est là la voie dans laquelle la médecine dosimétrique est entrée; et les substances simples qu'elle emploie sont à l'abri des changements. Au reste, le rédacteur de la Pharmacopée le reconnaît, puisqu'il dit : « Les médicaments d'un effet simple, d'origine physiologique, augmenteront ainsi en importance et en nombre; les médicaments complexes, transmis par la tradition, pourront perdre de leur autorité. » Pourquoi alors leur maintenir leur caractère officiel et les imposer ainsi aux médecins et aux pharmaciens ?

On cherchera moins à affaiblir et à noyer l'opium en le disséminant dans la masse de la thériaque. » Pourquoi ce respect pour cette dernière au point d'en maintenir la formule ? « *On voudra au contraire éloigner*

*de ce produit brut toutes les matières inertes, en distinguer chaque pro-
cédé actif et définir mieux encore l'action spécifique de la morphine, de
la codéine, de la narcotine, de la narcéine, etc. »*

N'est-ce pas ce que fait la médecine dosimétrique? et pourquoi, dès
lors, ne pas accepter sa forme si commode? Et ici se présente une autre
question : le rôle du pharmacien se trouvant, en quelque sorte, réduit à la
délivrance du médicament, à la préparation duquel il n'est pour rien,
peut-on supprimer le pharmacien lui-même et laisser aux médecins le
soin de donner les médicaments à leurs malades? Nous ne le pensons
pas ; et cela, pour un motif moral. Il ne faut pas que le moindre soupçon d'intérêt puisse planer sur le médecin ; il faut que la prescription ait un dépositaire, afin qu'elle puisse être produite au besoin ; sans
cela, la malveillance pourrait répandre son venin sur le praticien et le
compromettre au yeux du public ou des familles.

La question n'est donc pas de savoir si le médecin n'est pas aussi apte
à préparer les remèdes que le pharmacien, puisque ce dernier prend ses
substances chez le droguiste ; mais que les médicaments soient purs et,
autant que possible, à l'état simple. D'ailleurs, en dehors de la thérapeutique il y a la diététique, et c'est de celle-là que le médecin fait le plus
souvent usage. Ainsi, dans une maladie chronique, il prescrit une décoction de quinquina, afin de soutenir les forces du malade, tout comme il
ordonne du vin ; dans un catarrhe bronchique ou intestinal, il formule un
mucilage, un looch ; dans une hydropisie ascite il prescrit une boisson
diurétique, sans y attacher d'autre importance que d'augmenter ou de
faciliter la sécrétion urinaire. De même, dans les retards de garde-robes
il donnera un purgatif salin ou huileux ; dans une affection hystérique,
un antispasmodique, etc. Dans tous ces cas, l'officine est donc une
nécessité, comme la boutique de l'épicier. Et à cette occasion, nous
voudrions qu'il fût défendu à ce dernier de vendre des substances toxiques
à côté de substances usuelles ; par exemple, le sulfate de magnésie, pour
lequel on l'a vu délivrer du sel d'oseille.

En ce qui concerne maintenant les médicaments dosimétriques, nous
dirons qu'ils peuvent être facilement contrôlés, et que, étant cachetés et
étiquetés, aucune méprise ni fraude n'est possible. C'est aux médecins à
apprécier ces avantages.

Quant aux praticiens de la campagne, les médicaments dosimétriques
leur seront une grande économie de temps, et mettront leur responsabilité à couvert, puisque le médicament est là et peut être contrôlé. Le danger à mettre aux mains d'un malade un tube d'une substance énergique,
telle que la strychnine, la morphine, est moindre qu'à la prescrire en

pilules ou en potion, puisque la moindre quantité, en ce cas, excède la dose de vingt granules au demi-milligramme ou au milligramme, c'est-à-dire le vingt-cinquième ou le cinquantième d'un grain. D'une autre part, l'expérience démontre que ces médicaments, donnés à petites doses et à des intervalles rapprochés, ont une action plus certaine que quand on dépasse la dose physiologique, quoique augmentant les intervalles. C'est que de cette manière on n'a pas l'effet toxique ou la perturbation, c'est-à-dire qu'on ne dépasse pas le but.

LVIII

Fin et moyens de la dosimétrie.

La maladie n'est pas une entité ; elle n'est que l'exagération ou la perversion du mouvement physiologique sous l'influence de causes diverses, soit internes, soit externes. Le médicament ne saurait donc avoir d'autre manière d'agir que de ramener ce mouvement à ses conditions normales.

Nous ne rechercherons pas ici la différence qu'il peut y avoir entre un médicament et un aliment. Quand Cl. Bernard a dit : « Toutes les substances qui se trouvent dans un état physique ou chimique tel qu'elles peuvent faire partie de notre sang, ne sont pas des médicaments », et qu'au contraire : « Toutes les substances qui, à raison de leur constitution physique ou chimique ne peuvent entrer dans la constitution de notre sang ne sauraient pénétrer dans notre organisme, où ils ne doivent pas rester, sans occasionner des désordres passagers ou durables, sont des médicaments », il n'a fait qu'obéir aux errements de l'École. Il en a été de même de M. Germain Sée, quand il définit le médicament : « Toute substance qui agit sur l'organisme soit en troublant les fonctions d'un organe important ou des éléments anatomiques, soit en modifiant la nutrition de l'organisme entier ou d'une de ses parties. »

Il est évident que cette définition rentre dans le vieux principe allopathique : *Contraria contrariis*, auquel les homœopathes veulent substituer la loi tout aussi surannée : *Similia similibus*.

Un médicament, pour être tel, c'est-à-dire pour répondre à la condition posée en tête de cet article, ne doit pas troubler les fonctions, mais au contraire, les ramener à leur état normal quand elles s'en sont écartées, sans substituer une maladie à une autre, ni *semblable*, ni *contraire*.

Si cette dernière condition existait, ce serait un cercle vicieux dont il serait impossible de sortir.

Un aliment peut être un médicament et vice versa. Dira-t-on que le fer, l'arsenic, l'iode, le brome, les sels de soude, de potasse, etc., dont on fait usage en médecine, ne peuvent pénétrer dans notre organisme et y rester sans y causer des désordres passagers ou durables ? Cela ne serait que pour autant qu'on les administrerait à doses trop fortes — comme les aliments pris en trop grande quantité.

Il y a cependant une différence entre les médicaments et les aliments : c'est celle des substances qui se trouvent normalement dans l'organisme, et des substances qui n'y existent point et que la nature nous donne comme un secours contre les innombrables maux qui peuvent nous atteindre. Ainsi la quinine nous guérit de la fièvre palustre et même de la plupart des affections périodiques dont les causes — miasmatiques ou non — sont répandues dans l'air, dans l'eau, dans le sol.

Il en est de même des autres alcaloïdes, qu'on ne saurait ranger dans la classe des aliments, puisque aucun végétal servant à notre nourriture n'en contient.

Si Linnée rapporte que dans quelques contrées du nord de l'Europe on mange l'aconit, cela ne peut être que les pousses jeunes. De même pour la ciguë.

On objectera que les animaux font choix de plantes médicamenteuses quand ils sont malades : cela n'est pas exact ; jamais herbivore ne touchera à une plante vireuse offensant son odorat et son goût ; il ne mange que les plantes jeunes, ne renfermant pas de principe extractif. Sous ce rapport il diffère de l'homme, qui n'a pas son instinct et se laisse prendre aux apparences. Si la pomme cueillie par Ève eût été celle du *Datura stramonium*, Adam y eût mordu tout de même. Mais il ne s'agit ici que d'un apologue.

Le mercure, qui guérit de la syphilis, n'existe également ni dans nos humeurs ni dans nos tissus. Est-il entré dans les prévisions de la nature que nous en aurions eu un jour besoin ? C'est peu probable. Toujours est-il que le mercure, comme les alcaloïdes, est un médicament non alimentaire.

On peut donc ranger les médicaments en deux catégories : ceux dont les analogues se trouvent dans l'économie, et ceux qui n'y ont aucun représentant. De ces derniers il faut être ménager, si on ne veut produire ce qu'en allopathie on entend par *contraria contrariis*. Nous ne parlons pas des homœopathes, qui seraient bien embarrassés de dire ce qu'ils donnent. Il est vrai qu'à l'instar des métaphysiciens, ils placent la force en dehors de la matière.

Maintenant, y a-t-il une classification possible des médicaments ? Nous ne le pensons pas ; nous croyons même que toute classification est nécessairement forcée. Prenons, par exemple, la classification de M. G. Sée.

1° Ceux qui agissent sur le système nervo-musculo-vasculaire : le cœur et les vaisseaux ;

2° Ceux qui modifient la nutrition ;

3° Ceux qui n'agissent que par leur élimination au travers des glandes, des muqueuses ou de la peau.

A ces trois catégories il ajoute le groupe des médicaments topiques, c'est-à-dire qui n'agissent que localement.

Commençons par la fin : les médicaments topiques.

Un topique qui ne serait que cela, autant un emplâtre sur une jambe de bois. Un vésicatoire, un caustique, sont des topiques et cependant modifient profondément la vitalité.

Quant aux médicaments généraux, il n'y en a pas qui modifient la nutrition sans modifier en même temps l'innervation.

Quant aux médicaments qui n'agissent que par leur élimination au travers des glandes, des muqueuses ou de la peau, nous pensons que c'est encore en modifiant la vitalité des systèmes sécréteur et excréteur, en l'activant, la modérant, la régularisant, que ce groupe de médicaments (puisqu'on veut en faire un) agit. La digitaline est modificateur du cœur et des vaisseaux, mais agit subsidiairement sur la nutrition et la dénutrition ; et ce n'est même qu'à ces deux derniers titres qu'on l'emploie dans les maladies chroniques.

Il y a un danger dans ces classifications : c'est dans l'application. Qui ne sait le mal que font chaque jour les purgatifs ? Nous lisions dernièrement un article de M. le docteur Constantin Paul sur l'emploi du podophyllin dans la constipation opiniâtre et contre les vers : « Nous avons voulu essayer cette substance sur nous-mêmes, à raison de six granules au centigramme, et avons trouvé, qu'en effet, elle détermine un grand mouvement intestinal, une véritable colique venteuse. » Pour l'usage diététique, elle ne vaut donc pas les sels déshydratés de Sedlitz, qui ont la propriété de ne pas déranger le corps et de le rafraîchir. Les causes de la constipation sont d'ailleurs multiples et exigent des moyens variés ; on ne lève pas la constipation *saburrale* comme la constipation *toxique* ; la constipation *choléstatique* comme la constipation *gastrique* ; la constipation *hypérémique* comme la constipation *spasmodique* ; la constipation *cérébrale* comme la constipation *paralytique* ; la constipation *hypocrinique* comme la constipation *sténotique*. C'est en cela que diffère la science de l'empirisme.

Nous terminons cet article par où nous aurions dû commencer : en déclarant qu'il nous a été inspiré par la lecture du travail de M. le docteur Blatin, professeur suppléant à l'École de médecine de Clermont-Ferrand (France) : *Recherches physiologiques et cliniques sur la nicotine et le tabac, précédées d'une introduction sur la méthode expérimentale thérapeutique.* » M. Blatin examine l'action curative de la nicotine, de la strychnine et de la fève de Calabar, et fait voir le parti qu'on peut en tirer dans les troubles du pouvoir excito-moteur de la moelle épinière. Ainsi l'isérine, ou le principe extractif de la fève de Calabar, en épuisant le pouvoir excito-moteur de la moelle épinière, convient dans les affections crampiformes et tétaniques ; la strychnine, au contraire, en excitant ce pouvoir, lève les insuffisances nerveuses et les subparalysies. Nous excluons la paralysie confirmée, de même que le tétanos traumatique, parce que ces deux états se rattachent à des désordres organiques contre lesquels l'art est impuissant.

LIX

Typhus et fièvre typhoïde.

Il est beaucoup question dans les journaux de médecine du typhus et de la fièvre typhoïde. Comme il y est peu parlé du traitement, nous allons chercher à remplir cette lacune.

Chirurgien d'hôpital depuis près de quarante ans, nous avons eu souvent à combattre des affections typhoïdes chez des malades qui étaient entrés dans nos salles pour de simples accidents.

Le poison typhoïde, c'est, le plus souvent, le miasme humain. C'est-à-dire que dans les entassements d'hommes, si ces hommes sont échauffés par les privations des choses de l'hygiène : un air pur, une alimentation saine, un sommeil réparateur, comme il arrive dans les villes assiégées, on voit le typhus accourir. L'empoisonnement peut être tellement intense que des morts subites en sont la conséquence. Pendant les siéges de Metz et de Paris, on en a vu de tristes exemples. Le miasme typhique s'élabore particulièrement dans le gros intestin. Feu le docteur Baudens en a fait la remarque. Quand un régiment est en marche, il laisse derrière lui des émanations qui persistent longtemps encore après qu'il a passé. N'est-ce pas la preuve de l'échauffement que subissent tous ces corps jeunes sous l'influence d'un régime par trop... munitionnaire ? C'est dans le gros intestin que se remarquent les lésions anatomo-pathologiques ; c'est là aussi que se forme la dyssenterie, qui a un caractère éminemment contagieux. Quant à l'état dynamique des individus, il se caractérise par une profonde prostration. C'est alors qu'on voit les hôpitaux se remplir et bientôt ne plus suffire. Tirons de ces faits une première conséquence pratique : c'est que partout où il y a des agglomérés d'hommes, il faut veiller à la liberté du canal intestinal par l'emploi du Sedlitz Chanteaud. Dans notre article : *Diététique*, nous avons insisté sur les expériences faites avec ces sels à l'Hôtel-Dieu de Paris, dans le service de M. Andral. Nous avons la conviction que si cette précaution éliminatoire était observée, on éviterait de grands malheurs.

Quant à la prostration, qui peut amener des morts subites, on y remédiera au moyen de l'acide phosphorique et du sulfate de strychnine, à raison de dix à vingt granules (de l'une et de l'autre de ces substances) par jour.

Il faut, en outre, entretenir la fraîcheur du corps au moyen de lotions vinaigrées et, autant que possible, donner un régime analeptique.

Les matières des déjections pouvant être contagieuses, elles devront être éloignées et immédiatement neutralisées au moyen du sulfate de fer ou de l'acide salicylique. La plupart des épidémies de dyssenterie proviennent de la négligence de ce soin. Les flux sanguins seront modérés et arrêtés au moyen d'injections d'eau fraîche, puis aiguisées avec du perchlorure de fer à dose styptique.

Nous arrivons à la fièvre typhoïde. Celle-ci se localise dans les intestins grêles, aux plaques de Peyer et de Brunner, mais en tant que fièvre rémittente, elle offre des exacerbations nocturnes qu'il est nécessaire de combattre par les alcaloïdes. Ainsi, entre la température du matin et celle du soir, il y a généralement une différence en moins de 3° centigrades ; c'est le moment d'employer la vératrine ou l'aconitine. Généralement, la rémission se prolonge alors davantage, au point de permettre de passer à la quinine, de préférence l'arséniate, qui agit particulièrement contre le miasme humain, comme le sulfate de quinine contre le miasme palustre. On en donne quinze à vingt granules entre le matin et le soir, c'est-à-dire pendant la période de rémission. On a soin de tenir le corps libre au moyen du Sedlitz Chanteaud, même ou plutôt quand il y a diarrhée. Il ne faut pas perdre de vue que la contagion typhique réside spécialement dans les matières intestinales ; laver toute cette surface est donc un impérieux besoin. L'eau chargée de sel traverse rapidement le tractus intestinal, entraînant avec lui les substances délétères. Il ne faut pas craindre les irritations des plaques de Brunner et de Peyer ; au contraire, les follicules, en se dégorgeant, ne risquent pas de s'altérer.

Tel est le traitement général de la fièvre typhoïde ; quant aux traitements spéciaux, ils ressortent de l'état même des symptômes. Ainsi, on combattra les congestions ou les hypostases au moyen de ventouses sèches et de rubéfiants ; on calmera les accidents nerveux au moyen du camphre et du musc, à doses fractionnées (au 25e) ; en cas de détresses nerveuses, on donnera la strychnine et l'acide phosphorique ; le subdélire (coma vigil) sera mitigé par des granules de chlorhydrate de morphine.

Le régime sera rafraîchissant, liquide d'abord : bouillon clair ; puis émulsionné, pour arriver successivement et avec de grandes précautions aux aliments solides. Une fois là, il faudra stimuler légèrement l'estomac préférablement avec la quassine.

LX

Traitement dosimétrique des maladies cutanées.

Il y a à considérer dans les affections cutanées, au point de vue du traitement dosimétrique, leurs causes, leur marche et leurs formes.

Ici se rangent l'érythème simple, l'érisypèle franc, le zona-zoster, le pemphygus, l'eczème, l'ecthyma, l'urticaire, l'herpes phlycténoïde, les aphthes fébriles, le furoncle, le charbon, la pustule maligne, etc. Ces dernières éruptions sont extrêmement dangereuses par rapport à leur cause : le plus souvent un poison animal ; aussi se compliquent-elles, dans ce dernier cas, de symptômes ataxiques ou typhoïdes ; il faut donc recourir à la cautérisation, qu'on ne saurait employer assez tôt. Quant aux modificateurs internes, ce sont les nervins et les altérants : vératrine, aconitine, digitaline, comme dans les fièvres éruptives pour dissiper le calorique morbide, l'arséniate de strychnine et l'acide phosphorique, le camphre et le musc, pour relever la vitalité, l'arséniate de quinine contre les redoublements fébriles.

Dans tout le cours de la maladie, il faut donner, chaque matin, une cuillerée de Sedlitz Chanteaud, afin d'empêcher les saburres de s'amasser.

S'il y a des irradiations douloureuses intervertébrales, comme dans le zona, il faut recourir à la cicutine ou à l'hyosciamine et à la morphine. L'expérience démontre qu'en calmant la moelle épinière on fait cesser la douleur et le spasme. Cela est tellement vrai, qu'après le zona il reste d'ordinaire une grande faiblesse des extrémités.

Les dermatoses ou maladies de peau, proprement dites, sont dues, tantôt à des parasites : gale, teigne, etc., tantôt à des diathèses : syphilitique, scrofuleuse, cancéreuse, tuberculeuse, dartreuse, arthritique, etc., et exigent autant de traitements particuliers qu'il y a de causes.

Il faut tenir compte, avant tout, de la sensibilité exagérée de la peau, car c'est de l'abus des irritants que provient souvent la ténacité de ces éruptions.

Nous croyons utile de reproduire ici les paroles d'un médecin anglais : « C'est une erreur de croire qu'une altération du sang est le *fons et origo* de toutes les affections cutanées ; un grand nombre, tels que : zona, eczéma, érythème, urticaire, pemphygus, etc., sont dues à une action nerveuse réflexe sur les fibres sensitives transmises à l'axe cérébro-spinal et partant, soit de la peau, soit de la muqueuse intestinale. »

Le médecin anglais considère le trouble de l'innervation comme devant précéder nécessairement l'apparition d'une maladie cutanée. Pour lui, les formes spécifiques sont dues à l'élément morbifique contenu dans le sang, mais agissant sur les centres nerveux et, subsidiairement, sur les nerfs de la peau. Dans l'urticaire spontané nous voyons des ampoules se former sous l'action du froid ou au moindre frottement de la peau. Dans l'urticaire produit par les moules, le même phénomène a lieu et le malade éprouve un malaise indicible.

Si l'on excepte les affections sèches ou squameuses, les maladies cutanées se présentent le plus fréquemment chez les personnes nerveuses et très-impressionnables ; quelques-unes de ces affections se rattachent à un état anémique ou à une irrégularité des règles.

Dans les maladies de la peau, comme dans toutes celles par exsudation ou sécrétion anormale, l'humorisme, tel que l'admettaient les anciens, c'est-à-dire *cum materia*, ou les humeurs peccantes, doit être, sinon écarté, du moins réduit à sa véritable signification. C'est toujours à la vitalité qu'il faut en venir, et surtout aux agents vitaux qu'il faut recourir. Les modificateurs de la nutrition n'agissent même pas autrement.

LXI

Traitement dosimétrique de l'eczéma.

S'il y a une maladie qui ressemble à une brûlure superficielle, c'est bien l'eczéma : mêmes démangeaisons cuisantes, même rougeur érythémateuse. La sérosité qui suinte à travers la peau est âcre et soulève l'épiderme en vésicules. C'est une sensation de brûlure qui n'est souvent calmée que par l'eau froide. Aussi l'irritation nerveuse, dans la forme aiguë de la maladie, est-elle extrême. Chez les jeunes enfants l'eczéma de la tête, des oreilles, peut donner lieu aux convulsions. Quoi de plus agaçant, de plus endiablant pourrait-on dire, que l'eczéma de la vulve?

Nous ne parlons pas de la forme chronique de la maladie, où les squamules, résultant de vésicules desséchées, ont amorti la sensibilité de la peau.

C'est pour une de ces premières affections (*eczema rubrum*) que nous fûmes consulté il y a quelque temps. Le malade était couvert de plaques de la tête aux pieds; le pourtour des yeux, des narines, de l'anus, du méat urétral étaient excorié, comme s'ils avait été brûlé.

Afin de calmer la cuisson, je fis oindre les parties dénudées avec une pommade do morphine; en même temps, je fis prendre au malade une cuillerée à dessert de Sedlitz Chanteaud, le matin à jeun, dans un verre d'eau.

Mais il fallait surtout attaquer le mal à sa source. Pour combattre l'irritation nerveuse, je prescrivis la cicutine, à raison de six granules par jour (au demi-milligramme) d'abord, puis en augmentant jusqu'à dix granules, jusqu'à anesthésie de la peau, c'est-à-dire cessation des cuissons. En même temps, je donnais le bromure de potassium (au centigramme), à raison de douze et puis vingt granules, deux pour un, c'est-à-

dire deux granules bromure et un granule cicutine. La peau fut adoucie
avec l'eau de son et la poudre de riz, sans aucun topique. Sur les parties
non excoriées on appliqua de l'ouate, avec une légère compression, afin
d'empêcher le malade d'y gratter. « L'eczème, dit M. Devergie, parcou-
rerait, comme les autres maladies, ses phases de développement, de
marche, de terminaison dans un temps donné, si, dès le début, il était
traité antiphlogistiquement et dans toutes les conditions d'hygiène et de
repos nécessaires, sans que le malade ne cédât aux démangeaisons qui
perpétuent cette affection. » L'immobilisation de la partie malade est
donc le meilleur moyen d'obtenir ce repos. L'eau de son, voilà pour les
soins de propreté, et la poudre de riz pour absorber la sérosité, qui est
très-irritante.

Quelle avait été la cause de l'eczème que nous avons eu à traiter ? Il
n'en existait aucune spécifique, mais le malade était d'un tempérament
lymphatico-nerveux qui prédispose singulièrement à cette affection.
C'était donc contre ce dernier qu'il fallait diriger le traitement ; c'est pourquoi nous avons eu recours à la cicutine et au bromure potassique.

Il est assez remarquable que M. Devergie, qui traite si compendieu-
sement des maladies de la peau, notamment de l'eczème, ne formule pas
de traitement interne. C'est le reproche qu'on peut faire à la plupart des
dermatologues. Ils s'occupent plus de classifier que de traiter. L'eczème
aigu doit être traité par les calmants et les antiphlogistiques. Ce n'est
que lorsqu'il est passé à l'état chronique, c'est-à-dire dur, squameux,
psoriasiforme, qu'on peut l'attaquer avec les modificateurs locaux, principalement l'huile de cade. Mais il faut que cette huile soit très-pure et
appliquée parcimonieusement avec un tampon d'ouate finement cardée.
Comme le recommande M. Devergie, la couche doit être aussi faible
que possible.

LXII

Traitement dosimétrique de la goutte .

« Quand on veut tuer la goutte, elle vous tue. » Cette vérité avait déjà
été reconnue par Hippocrate, bien qu'à son époque la dyscrasie arthritique fût moins fréquente qu'après, à cause de la vie plus sobre. — Nous
ne prétendons pas cependant que la sobriété garantisse de la goutte, car
elle tient souvent à des dispositions héréditaires qu'il n'est pas possible
d'éviter.

Il faut distinguer la goutte — ou sa manifestation arthritique, laquelle
ne peut être empêchée, sous peine d'accidents formidables — de son principe, qui peut être atténué, au point d'être rendu insensible.

« La goutte occulte, dit Hufeland, peut naître de deux manières et,
par conséquent, être de deux espèces.

» 1° Par rétrocession de la goutte déjà développée à l'extérieur, et qui
se rejette sur les parties internes (*arthritis retrograda*) Ce phénomène a
lieu, tantôt d'une manière subite, au milieu d'un accès fébrile de goutte,
et presque toujours alors par l'effet d'un refroidissement (*podagra retropulsa*) dont le résultat ordinaire est l'apparition d'une maladie aiguë ou inflammatoire : gastrite, apoplexie, catarrhe suffocant, aliénation mentale ;
tantôt d'une manière lente. Et ici se rapporte aussi la non-manifestation
d'un accès de goutte qui a l'habitude de survenir ; la connaissance de ces
manifestations arthritiques repose sur celle qu'on a d'accès de goutte que
le sujet éprouvait auparavant, et après la disparition desquels elles ont
éclaté.

» 2° Par obstacle au développement et au dépôt de la goutte à l'extérieur
par sa rétention dans des systèmes internes (*arthritis atonica*). Le plus
souvent la goutte reste dans les viscères et les vaisseaux du bas-ventre

qui sont à proprement parler son officine; d'où il résulte des maladies chroniques des organes digestifs et abdominaux, particulièrement l'hypochondrie et autres affections nerveuses (ce qui fait qu'un seul accès de podragre enlève souvent ces dernières). Cependant toutes les maladies chroniques peuvent aussi provenir de la même source; ce qui arrive très-fréquemment pour les exanthèmes et ulcères chroniques (arthritiques). En pareil cas il est beaucoup plus difficile de reconnaître le caractère arthritique de la maladie. Les principaux signes sont : descendance de parents goutteux, douleurs passagères de goutte, effet salutaire de la sueur, ou sédiment calcaire dans l'urine; influence puissante exercée sur la maladie par l'époque de l'année, le temps et surtout les variations barométriques de l'atmosphère. J'ai souvent remarqué que la goutte occulte se décelait par une sorte d'engourdissement dans un point limité de la peau, ou par une sensation analogue à celle que produirait une pelleterie ou une étoffe de laine en contact avec cette partie. »

Il est nécessaire de dégager les descriptions des vieux médecins (du reste basées sur l'observation) des explications humorales dont ils les entourent, d'autant que ce sont ces explications ou images, qui frappent surtout le vulgaire et l'induisent en erreur. Ainsi, quant à la prétendue rétrocession de la goutte, elle consiste plutôt dans le déplacement de l'irritation arthrtique, suites d'imprudences, d'écarts de régime ou d'un traitement perturbateur, comme avec les diurétiques et les drastiques. Là est, en effet, le danger des médicaments anti-goutteux.

Quant à l'obstacle au développement ou au dépôt de la goutte à l'extérieur, par sa rétention dans les systèmes internes, notamment les viscères et les vaisseaux du bas-ventre, cela veut dire que l'abdomen est le foyer de la goutte. Aussi Hufeland le reconnaît-il quand, à l'article *Pathogénie de la goutte*, il dit : « La cause prochaine de la goutte est une dyscrasie particulière des humeurs et une anomalie de la nutrition tenant à la faiblesse de la digestion et au mauvais état de la chylification. » Cela est tellement vrai, que les goutteux digèrent généralement mal et que la nutrition ne leur profite pas. Les uns sont maigres, les autres replets. Ce dernier mot dit tout, puisqu'il montre que les matériaux de la nutrition sont détournés de leur destination naturelle. La plupart des goutteux (les riches) cherchent un remède à leur mal dans les raffinements de la table; quoique viveurs, ils sentent que les excès de table leur sont nuisibles.

Cela étant, quel est le régime qui convient aux goutteux ? Assurément un régime naturel. Les gens de la campagne (à moins d'appartenir à la classe des rentiers ou des hommes d'affaires) ont rarement la goutte, parce qu'ils sont sobres : la maladie n'a donc pu, dans cette catégorie de la société, s'établir héréditairement.

D'ailleurs, on exagère les legs de famille : on hérite des goûts des parents comme de leur écus, et ce sont souvent ces derniers qui constituent le danger.

Il n'est donc pas impossible à un goutteux, en menant une vie active et sobre, de se débarrasser de cet hôte incommode. Mais il est un autre moyen : c'est d'éliminer insensiblement et journellement les principes goutteux par l'emploi du Sedlitz Chanteaud.

En outre, il devra activer ses digestions par les granules de quassine ; comme aussi la diurèse par la colchicine : cinq à six granules de cette dernière, par jour, aux approches de la goutte, suffiront. Il importe d'empêcher l'acide urique de se former outre mesure, et ainsi d'attaquer les tissus blancs, en provoquant des incrustations d'urate de chaux : pour cela ils feront usage du benzoate de lithine, conjointement avec la quassine : 4 à 5 granules de chaque, aux repas.

Voilà quels nous paraissent les moyens, non de guérir la goutte, mais de l'éliminer insensiblement. Tous les remèdes anti-goutteux qui ne sont pas basés sur la physiologie sont nuisibles, sinon mortels.

Quant aux accès de goutte, il faut les mitiger par la strychnine, l'aconitine, la digitaline.

LXIII

Médecine dosimétrique expérimentale.

Il y a une vingtaine d'années, Cl. Bernard disait : « Il faut analyser les actions complexes des médicaments et les réduire à des actions plus simples et exactement déterminées..... Les expériences sur les animaux permettent seules de faire convenablement des analyses physiologiques qui éclaireront et expliqueront les effets médicamenteux qu'on observe chez l'homme. Nous voyons, en effet, que tout ce que nous constatons chez ce dernier se retrouve chez les animaux et *vice versâ*, seulement avec des particularités que la diversité des organismes explique ; mais au fond la nature des actions physiologiques est la même. Il ne saurait en être autrement, car sans cela n'y aurait jamais de science physiologique, *ni de science médicale*. »

C'est en suivant ce courant d'idées que l'illustre professeur du Collége de France est parvenu à déterminer l'action de divers principes extractifs : entre autres ceux de l'opium et du curare. Avant ces expériences, on en était à se demander : « Pourquoi l'opium fait-il dormir ? » Il aurait fallu plutôt demander pourquoi il ne fait pas dormir, car on sait aujourd'hui qu'indépendamment de principes narcotisants, il renferme des principes convulsivants ; contrairement au curare, qui épuise l'incitabilité nerveuse.

Ces études, reprises par d'autres expérimentateurs, ont fait voir que certains principes, toxiques pour l'homme, ne le sont pas, au même degré, pour les animaux : ainsi la narcéine fait mieux dormir les bêtes que la morphine, tandis que c'est le contraire chez l'homme.

La morphine ou la narcéine, jointe au chloroforme, donne des phénomènes très-curieux : ainsi l'anesthésie chloroformique se prolonge chez les animaux après qu'on leur a donné de l'opium ; le même résultat a été

obtenu chez l'homme : Nussbaum ayant pratiqué une injection hypoder-
mique d'acétate de morphine à un malade qu'il opérait et qui était soumis
à l'action du chloroforme, vit que l'opéré ne se réveilla pas comme d'ordinaire et dormit tranquillement pendant onze heures. Durant ce sommeil,
il était insensible à la douleur. Nous avons vérifié ce fait dans notre
pratique et l'avons appliqué dans divers cas où nous avons reconnu
qu'en associant de faibles doses de chloroforme à un sel de morphine,
on détermine, pour plusieurs heures, une insensibilité complète, sans
qu'il y ait nécessairement sommeil.

Un autre expérimentateur, M. Rabuteau, a exécuté l'expérience
suivante : « Un chien, auquel on avait donné cinq centigrammes de
narcéine, et qui fut ensuite endormi par le chloroforme, ne sentait plus
rien au réveil; il marchait dans le laboratoire, reconnaissait la voix qui
l'appelait, mais était totalement privé de sensibilité : on pouvait le
pincer, le piquer, lui marcher sur les pattes, sans qu'il manifestât la
moindre souffrance. Cet état extraordinaire chez un animal parfaitement éveillé, dura plusieurs heures. Le lendemain, la sensibilité était
revenue.

On a argué du danger qu'il y aurait à employer en même temps la
morphine et le chloroforme chez l'homme; ce danger est entièrement
supprimé quand on administre le chloral et la morphine. Une expérience
déjà longue, nous permet de confirmer l'efficacité de cette combinaison.
La quantité de chloral est alors très-faible, comparativement à celle qu'il
faut quand on administre ce moyen hypnotique seul : on sait, en effet,
que cet aldéhyde trichloré ne diffère de l'alcool ordinaire que par du
chlore en plus et de l'hydrate en moins ; aussi produit-il des symptômes
d'ébriété avec mal de tête et dérangement des voies digestives.

On connaît les beaux travaux de M. Martin Damourette sur la cicutine, et on comprend ainsi les bons effets que les anciens médecins ont
su tirer de la plante récoltée à l'état sauvage, qui nous fait presque
complétement défaut aujourd'hui. Sous ce rapport la médecine gagne
tout à employer les alcaloïdes.

Une question sur laquelle les thérapeutistes auront dorénavant à fixer
leur attention, et qui ne pourra être résolue que par l'expérimentation,
c'est l'antagonisme de certains principes actifs des végétaux : ainsi l'*hyosciamine* et l'*atropine* dilatent la pupille, la *curarine* la resserre, ainsi
que la *morphine*. On peut quelquefois obtenir de la combinaison de ces
deux moyens des effets neutres ou curatifs, sans devoir recourir à l'explication des *Contraria contrariis* ou des *Similia similibus*.

Ainsi, certains spasmes douloureux se détendent facilement quand on emploie simultanément l'atropine et la morphine. C'est ce que les anciens avaient compris, en associant la belladone à l'opium.

Puisque nous en sommes sur le chapitre des alcaloïdes, nous demanderons si on aurait osé en faire emploi chez l'homme sans les expériences sur les animaux ? Veut-on *voir* l'action de la digitaline sur le cœur, on n'a qu'à prendre une grenouille : une quantité de cet alcaloïde, quelque faible qu'elle soit, ralentit et arrête les mouvements du cœur de ce batracien, au point qu'on s'est servi de cette expérience pour découvrir la présence de l'alcaloïde dans un mélange qui ne donnait plus lieu à aucune réaction chimique.

Parmi les médicaments héroïques nous devons placer l'acide arsénieux et ses sels : où en serions-nous sans les expériences sur les animaux (1) ? Ici encore, c'est la médecine vétérinaire qui a montré la voie à la médecine humaine. Il en sera de même, désormais, pour tous les progrès de la thérapeutique. Chaque substance nouvelle que découvre ou *crée* (2) la chimie organique, et dont plusieurs recèlent certainement des vertus médicinales, doit être expérimentée sur des animaux avant de pouv oir l'être sur l'homme. Nous citerons un produit nouveau qui, grâce à la médecine vétérinaire, restera acquis à la médecine humaine : nous voulons parler du *camphre bromé*, qui a toutes les propriétés du camphre et du brome, sans aucun de leurs inconvénients. Un jeune taureau destiné à l'engraissement, mais qui, étant en chaleur, ne faisait que maigrir, était dangereux à approcher ; nous conseillâmes l'emploi du camphre bromé, à raison de six granules par jour, chaque fois dans un bol miellé. L'effet fut prompt, car le surlendemain l'animal était parfaitement calme. Il engraissa à vue d'œil. En médecine humaine, le camphre bromé rendra les mêmes services dans tous les éréthismes nerveux puisant leur source dans la moelle épinière. On sait que le bromure de potassium a été préconisé, en France et en Angleterre, dans l'épilepsie ; malheureusement, cette terrible névrose est presque toujours au-dessus des ressources de l'art parce qu'elle tient à une sclérose (voir plus loin l'article sur cette maladie). En médecine, le scepticisme est né de l'action incertaine des médicaments allopathiques ; ce serait tomber dans le même danger que d'admettre pour les médicaments dosimétriques une vertu curative absolue. Mais de ce que la digitaline ne guérit pas une affection organique du

(1) Nous exprimerons ici un regret : c'est qu'il est fâcheux que les Écoles de médecine vétérinaire soient tenues à l'écart des Universités ou des Écoles de médecine humaine. Ces établissements se prêteraient un mutuel secours.

(2) Nous soulignons le mot *créer*, parce que la science est parvenue à imiter la nature et à créer ainsi des produits analogues : des essences, par exemple, pour lesquelles l'industrie n'a plus recours aux fleurs.

cœur, faudrait-il conclure que cet alcaloïde n'exerce aucune action sur cet organe ? Le grand point est de bien déterminer les indications. Dans les cas qu'on ne peut guérir, il faut s'appliquer à soulager le malade et non l'abandonner à la maladie, comme la proie à l'hydre. Il faut donc étendre la thérapeutique au lieu de la circonscrire ou de l'annuler, comme font les médecins expectants, ces tristes sceptiques, qui assistent d'un cœur sec à la désorganisation de l'organisme vivant, comptant se rattraper sur l'anatomie pathologique.

La médecine vétérinaire nous est donc, à nous médecins, plus nécessaire que jamais, puisque c'est d'elle seule que peuvent venir les progrès de l'art de guérir. L'étude des effets des médicaments sur l'organisme sain est très-compliquée, alors même qu'on se sert des substances simples. Il en est de même dans l'état pathologique : il ne s'agit pas seulement d'analyser les symptômes apparents des maladies, de discerner les parties atteintes et de déterminer le genre d'altération qu'elles ont éprouvé, il faut rechercher et établir les changements survenus dans la composition immédiate des sécrétions, des excrétions, ainsi que les voies et les modes d'élimination de la substance active et, avec elle, du principe morbide. Il faut donc que la médecine humaine s'appuie sur la médecine vétérinaire, laquelle est d'autant mieux à même de résoudre ces questions que son champ d'observation est plus nettement tracé. Les maladies des animaux sont généralement plus franches que celles de l'homme, à cause du genre de vie des premiers et des écarts moins considérables de la vie naturelle ; les agents thérapeutiques ont donc une action bien plus certaine. Nous ajouterons que les doses, même pour les grands animaux, ne diffèrent pas tant qu'on pourrait le croire des doses usitées pour l'homme. Mais, en fût-il ainsi, il n'y aurait aucune difficulté, puisque, en dosimétrie, il est de règle d'aller graduellement jusqu'à effet utile. L'exemple du camphre bromé, que nous venons de citer, prouve qu'avec des doses relativement restreintes on peut, chez les grands animaux, obtenir des effets plus certains qu'avec des doses exagérées. Sans tomber dans l'homœopathie, il y a un juste rapport entre la maladie et le remède, où il ne faut rester en deçà, ni aller au delà. Ce rapport existe dans le degré de tension de la fibre organique et la nature chimique des corps médicamenteux : ainsi, il y a une loi constante de dynamicité qui veut que l'action du médicament soit répétée à des intervalles d'autant plus rapprochés que la maladie est plus aiguë. Qu'on remarque bien que nous ne disons pas la masse du médicament, celle-ci étant plutôt un obstacle : un milligramme d'un médicament très-divisé produit plus d'effet que tout un gramme en masse compacte. Les allopathes se trompent avec leurs remèdes grossiers : telles pilules, tels bols traversent le tractus intestinal, où ils occasionnent des dérangements, et se retrouvent intacts à leur sortie. C'est comme avec les aliments mal préparés.

Il n'y a donc aucun danger à donner les alcaloïdes les plus énergiques, tels que l'aconitine, la vératrine, l'atropine, puisque la dose, en une fois, n'est pas toxique et que l'acuité du mal y oppose une résistance plus grande.

Dans les maladies chroniques la règle est l'inverse, c'est-à-dire que les intervalles entre les prises du médicament doivent être plus longs; mais ici on choisit généralement les substances qui, par leur composition chimique, ont une énergie très-grande sous un volume restreint : ainsi des sels métalliques solubles, dont l'action est en raison directe du poids atomique du métal contenu dans le sel. Ce poids étant en raison inverse des chaleurs spécifiques, on peut formuler la loi suivante : « Les métaux sont d'autant plus actifs que leur chaleur spécifique est plus faible. » La loi est la même pour les métalloïdes de la famille de l'oxygène ; elle est inverse pour ceux qui sont congénères du chlore et pour ceux de la classe de l'arsenic. Cette loi, due aux persévérantes recherches de M. Rabuteau, a été confirmée par les faits, et il est facile d'en apprécier l'intérêt pratique. Lorsqu'un médecin aura désormais à choisir entre divers sels, il lui suffira pour en reconnaître immédiatement les activités respectives, et, par suite, pour en déterminer les doses, de consulter une table des poids atomiques. Lorsqu'un physiologiste voudra éprouver l'action d'un composé métallique, il pourra en prédire l'intensité relative et régler en conséquence ses expérimentations. Quand, il y a quelque années, on essaya sur des animaux l'influence des sels de thallium, un des métaux que l'analyse spectrale venait de révéler, on fut tout surpris de constater que ces sels, si ressemblants d'ailleurs avec ceux de soude et de potasse, étaient néanmoins fortement toxiques : c'est que le poids atomique du thallium est très-élevé : sa puissance toxique est donc en parfait accord avec loi de M. Rabuteau.

Mais ce n'est pas tout; la science nous permet de suivre les métamorphoses que les substances médicamenteuses subissent au sein de l'organisme vivant. Ainsi, en 1868, un chimiste allemand, M. Libreich, partant de ce fait que le chloral peut être dédoublé, par les alcalis, en chloroforme et en acide formique, pensa qu'un semblable dédoublement peut avoir lieu dans l'organisme vivant aussi bien que dans une cornue de laboratoire; il tenta l'expérience, et la nature lui répondit affirmativement. Le chloral se décompose, en effet, dans l'économie, au contact des alcalis du sang; il y engendre du chloroforme, mais avec une telle mesure et une telle lenteur que le sommeil provoqué peut durer plusieurs heures. Ce sommeil, moins profond et plus calme que celui avec le chloroforme, a de plus cet avantage de pouvoir être prolongé sans inconvénient avec de nouvelles doses du composé anesthésique.

On voit dans quelles voies nouvelles des recherches analogues feront entrer la thérapeutique. Mais ici il faut le laboratoire vivant, c'est-à-dire l'animal.

LXIV

De l'action excito-motrice des alcaloïdes.

On s'occupe beaucoup, en ce moment, de l'action excito-motrice du sulfate de quinine dans les métrorrhagies, en remplacement du seigle ergoté.

C'est d'un bon augure pour la thérapeutique ; cela prouve que les médecins veulent enfin sortir du rôle expectant où les incertitudes de la polypharmacie les avaient obligés de se retrancher.

Seulement on peut se demander pourquoi l'expérimentation ne se diversifie pas, et pourquoi, au lieu de se borner à un alcaloïde, elle ne s'étend pas à toute la série des mêmes agents, dont plusieurs, à n'en pas douter, donneraient des résultats encore plus satisfaisants ?

Et d'abord faut-il abandonner, proscrire l'ergot de seigle, comme il paraît qu'il y a tendance ?

Nous pensons que ce serait une imprudence qu'on aurait à regretter dans les inerties complètes de la matrice, où le col de la matrice est béant comme une gueule de pompe ; de même que dans les fortes hémoptysies, où le malade lance du sang à flot.

Le sulfate de quinine abat le molimen ou fièvre hémorrhagique : sous ce rapport nous citerons des exemples de fièvres hémorrhagiques empruntés à la grande épidémie de fièvre pernicieuse de 1826. A cette époque nous étions interne à l'hôpital civil de Gand (il y a plus de 50 ans) et, étant au service de médecine, nous avions à enregistrer chaque soir les entrants : c'étaient, la plupart, des individus venant du canal de Terneuzen, qu'on creusait en ce moment, et qui avait été cause de la terrible épidémie, régnant alors également dans la Nord-Hollande, à Groeningue.

Beaucoup de ces malades étaient hémoptysiques et inscrits comme tels : le lendemain, l'hémorrhagie avait disparu, pour reparaître le surlendemain ou le troisième jour, selon le type de la fièvre. On administrait le sulfate de quinine à haute dose et l'hémoptysie ne se reproduisait plus.

Il en fut de même des accès comateux, qui prenaient également la forme hémorrhagique ou apoplectique quand ils n'étaient pas coupés à temps.

Ceci dit, voyons quels sont les sels qui pourraient être également expérimentés.

En tête nous plaçons l'arséniate de quinine, surtout chez les personnes très-épuisées : on en fait prendre deux granules de quart d'heure en quart d'heure et on voit jusqu'où il faut aller.

Dans les cas d'inertie complète de la matrice, on pourra recourir à l'arséniate de strychnine, également à la dose de deux granules par quart d'heure.

L'hydro-ferro-cyanate de quinine a, je pense, des chances de succès; quoiqu'on prétende que c'est un produit mal défini, il a des effets que ne donne pas toujours le sulfate de quinine : ainsi il calme les poussées ou douleurs abdominales qui vont jusqu'à simuler la péritonite. Même dans cette dernière, pendant la période de sidération, il est très-utile pour modérer la réaction.

C'est ainsi que nous le donnons, au début du traumatisme, chez les individus exténués par la souffrance ou des pertes sanguines.

L'aconitine produit le même effet, et on sait combien Chassaignac insistait sur l'emploi de l'alcoolature d'aconit avant d'opérer; ou ce qu'il nommait l'*entraînement chirurgical*.

Ce que nous venons de dire de la quinine s'applique à tous les alcaloïdes : aconitine, vératrine, digitaline, etc. Tous ont une action excito-motrice; ils resserrent les vaisseaux et leur permettent ainsi de résister aux coups de piston rapides et violents du cœur.

LXV

De la médecine dosimétrique au point de vue des constitutions médicales.

D'où est venu ce mot : *Constitution médicale?* De ce qu'on a remarqué que sous l'influence de certains états atmosphériques les maladies régnantes changent de caractère, quelle que soit leur localisation ; ainsi une bronchite n'est pas toujours semblable à elle-même : tantôt spasmodique, tantôt congestive ; tantôt se généralisant, comme la grippe, l'*influenza*, désignation qui se rappporte également à la constitution médicale Cette remarque est fort ancienne puisqu'elle remonte à Hippocrate.

C'est de ces changements que sont venues les versatilités apparentes de la médecine — ou les systèmes. — Successivement, on a *saigné, purgé, stimulé, débilité*, et le public, qui ne voit que la superficie des choses, a cru qu'il en était de la médecine comme de la mode qui chaque année change.

Le fait est que la médecine, elle, n'a pas changé ; c'est la nature seule qui change. — *Dona mobile*, comme disent les Italiens d'à présent. Ou plutôt la nature observe les lois qu'elle a faites — comme les rois honnêtes la constitution qu'ils ont juróe. Sous co rapport, nous en sommes comme au temps d'Hippocrate, c'est-à-dire qu'en médecine il n'y a rien d'absolu ; elle subit la loi des *constitutions médicales ;* seulement, au lieu d'être dans l'ignorance la plus complète de la cause de ces changements, la science nous met, en quelque sorte, dans le secret de la nature, et nous permet d'appliquer les remèdes qu'elle-même (la nature) a soin de nous indiquer. Car il n'y a qu'à jeter les yeux autour de nous : partout nous voyons le remède à côté du mal.

Nous sommes loin du temps où l'air était regardé comme un *élément* nous en connaissons la composition chimique ; mais, en dehors de l'oxygène et de l'azote qui en assurent la composition invariable, la physique expérimentale y fait découvrir un principe tout aussi important, peut-être plus vital : nous voulons parler de l'*ozone*.

On sait qu'en 1785, un savant hollandais, le professeur Van Marum, directeur du Teyler's Genootschap, à Harlem (1), a, le premier, établi par des expériences directes que lorsqu'on renferme de l'oxygène dans un tube de verre, et qu'on y fait passer une série d'étincelles électriques, il se produit la même odeur que lorsque la foudre tombe. Ces expériences restèrent sans suite et dans l'oubli jusqu'en 1840, où le professeur Schoenbein (de Bâle), frappé de l'odeur de l'oxygène provenant de la décomposition de l'eau par la pile, la compara (l'odeur) à celle qui émane du plateau d'une machine électrique en mouvement. Il donna le nom d'*Ozone* (Όζειν) à cet oxygène amené à *un état particulier*, soit sous l'influence des décharges électriques, soit en le faisant passer à l'état d'air humide sur du phosphore, à la température de 20 à 25° centigrades.

Le savant suisse constata, en outre, qu'on ne recueille d'oxygène odorant qu'en prenant pour électrodes du platine ou de l'or, tandis qu'avec les métaux oxydables on n'obtient que de l'oxygène ordinaire. L'ozone se distingue donc par son pouvoir oxydant ; à la température ordinaire, il oxyde la plupart des substances organiques et inorganiques.

On reconnaît la présence de l'ozone dans l'air au moyen de l'ozonomètre de Schoenbein. On sait que cet instrument consiste en une bande de papier qu'on a plongée dans un mélange de colle d'amidon et d'une petite quantité d'iodure de potassium. L'ozone décompose ce dernier sel, et l'iode, devenu libre, bleuit le papier. La moindre quantité d'ozone peut ainsi être constatée dans l'air, à cause de la sensibilité du réactif. Or, la quantité d'ozone répandue dans l'air exerce une grande influence sur la santé ; ainsi on a observé que certaines épidémies coïncident avec une augmentation ou une diminution de ce principe. S'il est en excès — ce qu'on reconnaîtra à la nuance bleu-violet foncé de l'ozonoscope — il impressionne vivement les voies respiratoires, et les bronchites se multiplient jusqu'à former une épidémie de grippe. C'est ce qui résulte des observations faites, à Berlin, par le professeur Schoenbein, pendant une épidémie de cette nature. Dans les épidémies de choléra indien observées

---

(1) Teyler était un riche négociant qui affecta une partie de son immense fortune, acquise par son travail (il n'y a que cette source pure qui inspire les sentiments généreux), à la création d'un établissement scientifique qui porte aujourd'hui son nom, et qui est installé dans la demeure même qu'il habita. Teyler fut mieux inspiré que ces rois d'Égypte qui se firent construire des pyramides pour tombeaux, et dont le nom rappelle la souffrance du peuple qu'ils ont foulé, pressuré.

en Europe, l'ozone a fait complétement défaut dans les localités où la maladie sévissait. Il en a été de même dans les épidémies des voies gastriques et celles de miasmes palustres; en sorte qu'on peut considérer l'ozone comme un des excitants les plus énergiques de la vitalité. Cet excitant vient-il à manquer, toute résistance vitale cesse et nous sommes livrés sans défense aux maladies épidémiques (1).

A cet égard rien de plus explicite que les expériences faites dans les hôpitaux. En 1855, un chimiste (Bérigny) plaça des papiers ozonométriques dans les salles des blessés et des fiévreux à l'hôpital militaire de Versailles (les fenêtres restant ouvertes tout le jour) et d'autres papiers de même espèce dans la cour. Les premiers papiers, exposés pendant 12, 24, 36, 48 heures et même quinze jours, n'ont révélé aucune trace d'ozone; les autres, placés aux quatre angles de la cour, en ont fourni des indices prononcés. Les papiers réactifs retirés des salles et mis en expérience dans la cour, s'y sont montrés aussi sensibles à l'ozone que des papiers nouveaux exposés simultanément dans la cour. Dans une salle vaste et bien aérée, qui depuis un mois était restée vide, le papier ozonométrique s'est comporté comme dans la cour.

Un autre chimiste, — M. James, — à Sedan, a obtenu des résultats semblables : tandis qu'il constatait la nuance 8 avec l'ozonomètre, dans son jardin, il n'obtenait que la nuance 6 dans la cour de l'hôpital militaire, et, malgré l'ouverture des fenêtres, nulle trace d'ozone dans les salles de cet établissement, qui est isolé et situé dans l'endroit le plus élevé de la ville.

L'ozone a une propriété désinfectante analogue a celle du chlore : les chairs putréfiées perdent leur odeur et se purifient complétement dans une atmosphère ozonisée.

On ne saurait ne pas reconnaître l'importance de ces observations, ni assez engager les médecins et les autorités publiques à les multiplier. Dans chaque appartement, dans chaque salle publique, dans les cours, les squares, les rues, il devrait y avoir des ozonoscopes pour se renseigner sur l'état épidémique de l'atmosphère et prendre les précautions voulues. Il est nécessaire de fournir à l'air ambiant le plus de chlore possible, afin, en temps d'épidémie, de tuer les organites qui y sont répandus et qui, à un moment donné, produisent des maladies infectieuses, contaminantes ou contagieuses (2). Le régime et le traitement doit être à l'avenant de ces constatations : excitant ou déprimant.

(1) Peut-être l'ozone tue-t-elle les microbes par son pouvoir oxydant.

(2) Il nous paraît qu'on doit établir une distinction entre les maladies par *infection* et les maladies par contagion, ces dernières d'autant plus dangereuses que rien ne révèle leur existence, si ce n'est

Et c'est ainsi que dans certaines épidémies on a vu réussir tantôt les saignées, tantôt les toniques. Il en sera de l'ozonomètre comme du thermomètre et du baromètre : on saura quand il faut se tonifier et quand, au contraire, il faut se rafraîchir. En un mot, on sera juge de son régime, car on n'a pas toujours un médecin à côté de soi, et d'ailleurs il est ridicule de faire des demandes oiseuses (comme le *Malade imaginaire*, « Combien il faut mettre de grains de sel dans un œuf à la coque »).

Nous disions que l'ozone a une propriété désinfectante analogue à celle du chlore : de là l'utilité de ce dernier dans les appartements et les salles publiques où l'ozone disparaît avec une grande rapidité, même quand les fenêtres restent ouvertes, comme on vient de le voir par les expériences faites dans les hôpitaux militaires de Versailles et de Sedan ; à plus forte raison des sels de chlore et d'iode ; aussi n'avons-nous pas hésité à recommander, surtout par les temps de choléra, les sels de chlore au tri-chlorure d'iode. A cause de l'importance du sujet, on nous permettra d'entrer ici dans quelques détails sur la composition de ces sels. — C'est le composé solide, volatil, facilement décomposable, qui prend naissance lorsqu'on fait absorber à de l'iode pur et sec tout le chlore gazeux avec lequel il est susceptible d'entrer en combinaison. Le premier produit que l'on obtient est liquide et d'un rouge brun qui, vu en masse, paraît noir. C'est un proto-chlorure pouvant tenir en dissolution une portion plus ou moins grande d'iode. Mais à mesure que l'absorption du chlore s'effectue, on voit la masse se solidifier, devenir cristalline et passer par des teintes diverses : brune hyacinthe, rouge brique, rouge orangé, et enfin jaune rougeâtre. C'est le composé cristallin jaune rougeâtre qui renferme le plus de chlore. Si l'on a d'abord pesé l'iode et que l'on pèse ensuite le produit obtenu, on trouve que ce dernier renferme 1 équivalent d'iode pour 3 de chlore : c'est donc un tri-chlorure d'iode. L'iode permet ainsi de solidifier et d'obtenir sous un petit volume une très-grande quantité de chlore, pouvant au besoin se dégager facilement par la décomposition spontanée du produit. Mais l'iode n'est pas seulement dans ce cas un simple agent de condensation ; il possède des propriétés analogues à celle du chlore : il est, comme lui, un désinfectant, ce qui n'a rien d'étonnant, puisque ces deux corps appartiennent à la même famille naturelle : celle des *chloroïdes*, laquelle comprend le chlore, le brome, l'iode et le fluor. Les vases qui renferment le perchlorure d'iode, après qu'on les a ouverts et fermés un certain nombre de fois, se tapissent de longs et

---

la propagation de la maladie même. On peut dire que les maladies infectieuses se corrigent souvent elles-mêmes par l'intensité des gaz putrides : ainsi dans la première épidémie de choléra, les ouvriers équarisseurs, boyaudiers, vidangeurs, ont été préservés.

larges prismes d'un rouge hyacinthe magnifique qui, en raison des circonstances dans lesquelles ils se forment, paraissent constituer un composé intermédiaire entre le proto-chlorure liquide et le tri-chlorure solide jaune orangé. C'est le tri-chlorure ou perchlorure, c'est-à-dire le composé le plus chloruré, qu'on doit faire servir à la préparation des *sels de chlore*. Une couche légère de sel inactif et indécomposable (sulfate potassique grabelé) s'oppose à une vaporisation trop rapide du produit chloré, en même temps qu'elle permet d'éviter la déperdition de ce produit, lorsque les flacons, étant débouchés, viennent à être accidentellement renversés.

La dénomination de *sels de chlore* n'a point pour but de tenir secrète la nature du produit, mais en rappelle, au contraire, la composition, comme les flacons aux cristaux de sulfate de potasse imprégnés d'acide acétique, connus sous le nom de *sels de vinaigre*. Il ne s'agit donc nullement d'un *remède secret*, mais d'un moyen dont les effets peuvent être constatés scientifiquement.

Pour résumer cet article, nous dirons que la médecine vient d'entrer dans une phase nouvelle ; au lieu des dénominations vagues de : *miasmes*, *effluves*, nous connaissons les agents morbigènes, ainsi que les moyens de nous y opposer(1). Rétablir l'atmosphère dans ses conditions normales n'est pas en notre pouvoir ; la nature est un milieu tellement vaste que nos moyens artificiels ne pourraient le remplir ; mais nous pouvons neutraliser les *mauvaises influences*, en attendant que l'équilibre se rétablisse. C'est ce que nous faisons par les moyens externes ou les inhalations de chlore, et les moyens internes ou l'administration des alcaloïdes, des arséniates, comme aussi des chloroïdes tels que l'iode et le brome. C'est à la médecine à entrer franchement dans cette voie expérimentale, laissant là l'empirisme, ce mauvais conducteur qui n'a pas même l'instinct du *chien de l'aveugle*.

(1) Dans ces derniers temps on a fait jouer un grand rôle aux bactéries et vibrions dans la production des maladies infectieuses, mais la science n'a pas dit son dernier mot sur ce point.

LXVI

Emploi de la strychnine et de l'électricité dans le choléra.

Nous avons traité dans notre livre sur le *Choléra indien*, des secours
à donner aux cholériques par l'électricité et la strychnine ; l'importance
de cette médication physico-vitale, nous engage à y revenir ici. Toute
crainte quant à la réapparition du fléau indien n'est pas dissipée ; la question reste donc à l'ordre du jour (1).

Ce fut en 1822 qu'un observateur judicieux, — Segalas, — dans le
Journal de physiologie expérimentale, fit remarquer l'analogie d'action
qui existe entre la strychnine, la brucine et l'électricité. Chose remarquable, sans avoir connaissance l'un de l'autre, et en même temps, le
docteur Mandt, à Saint-Pétersbourg, faisait usage de l'extrait alcoolique
de noix vomique, dans l'épidémie cholérique de 1853-54, et nous, nous
employions, à Gand, dans cette même épidémie, les courants galvano-
électriques.

Nous croyons utile et opportun de reproduire ici ces expériences peu
connues. Avec les facilités d'application que présentent les appareils
actuels, l'électricité deviendra un des moyens de secours les plus prompts
et les plus efficaces.

Première expérience. — *Choléra au 1er degré.* — Un ouvrier de
fabrique entrait à l'hôpital à l'heure de notre service. Son allure indiquait une profonde souffrance ; il se traînait plutôt qu'il ne marchait, se
tordant le ventre dans ses mains crispées. Sa physionomie avait cette
expression particulière à laquelle on reconnaît le fléau asiatique. Sa

(1) Nous aurions tort de nous appuyer sur l'époque avancée de l'année pour croire que le choléra
va prendre ses quartiers d'hiver. — En 1853 la maladie parut en automne et continua à sévir
pendant les premiers mois de 1854.

voix était brisée, la peau commençait à perdre sa chaleur et son élasticité. Les veines superficielles avaient cependant encore leur rénitence et le sang sa circulation. Le malade nous dit avoir été pris dans la matinée de diarrhée, mais que déjà, depuis plusieurs jours, il avait éprouvé un dérangement de ventre, avec coliques et légères crampes. Il est évident que le choléra débutait chez cet individu, et que, peut-être, quelques heures encore, il eût été trop tard. Il fut immédiatement mis au lit et électrisé. (Comme les effets ont été plus marqués dans les cas suivants, nous les décrirons avec ces derniers.) Il ne fallut guère que quinze à vingt minutes pour rappeler la chaleur. Dans le courant de la journée la réaction s'établit franchement; l'urine coula en abondance, signe certain que le mal avait cessé. La convalescence fut régulière. Il n'y eut pas de congestions

Deuxième expérience. — *Choléra au 2me degré.* — Un ouvrier de fabrique (12 ans), d'une constitution chétive, est amené à l'hôpital vers onze heures du matin. Le mal s'était déclaré par des crampes et des vomissements. La diarrhée existait de la veille. L'état algide était déjà avancé et il y avait commencement de cyanose. Les veines superficielles, sans rénitence, marbraient la peau, qui était sans élasticité.

Le malade fut immédiatement emmailloté tout nu, et soumis à l'électricité. A en juger par ses cris et ses contorsions, la sensation dut être fort vive et exigea de grands ménagements dans l'application des excitateurs, qu'on ne laissa agir, chaque fois, que pendant une demi-minute, avec des temps de repos de quatre à cinq minutes. L'excitation portée sur les nerfs pneumogastriques, et diaphragmatiques, à leur entrée dans la poitrine, détermina une respiration haletante, comme après une longue course. Sur les muscles abdominaux elle provoqua de profondes expirations, qui eurent pour effet de dégager les poumons déjà engoués. Sous l'influence des courants électriques les muscles des membres inférieurs furent agités de mouvements de flexion et d'extension, au point qu'on eut de la peine à maintenir le malade dans son maillot. Cette agitation fut favorable à la réaction, et celle-ci fut complète au bout d'une heure et demie, sans aucune congestion. Le malade fut ensuite changé de linge et placé dans un lit bien bassiné. Les urines ne tardèrent pas à couler abondantes et limpides. Un honorable confrère, feu le docteur Van Overloop, a vu le malade le lendemain et n'a pu s'empêcher d'admirer une convalescence si prompte.

Troisième expérience. — *Choléra au 3me degré.* — Le sujet de cette observation est une nourrice de l'hôpital des enfants, femme de 23 ans, d'un tempérament sanguin et habituellement haute en couleur. Elle avait ressenti les premières atteintes du mal le matin même; l'algidité et la cyanose étaient complètes. Le sang ne circulait plus dans les veines. La voix était éteinte et il y avait à peine assez de force pour produire quelques crampes et vomissements. La malade fut traitée de la manière habituelle; on eut soin surtout de faire agir l'excitateur sur la moelle épinière et le centre épigastrique. A chaque application la malade se plaignit d'une vive cuisson. Des attouchements réitérés provoquèrent de fortes contractions musculaires, la respiration devint haletante, la voix reprit momentanément son timbre. Au bout de peu de temps (une demi-heure), une chaleur halitueuse commença à se développer, d'abord au cou et à la région du cœur; en même temps les crampes disparurent. La malade fut alors laissée tranquille, et on lui donna à boire par petites gorgées. La chaleur et la transpiration se maintinrent, mais la réaction ne fut pas franche; il était évident que la circulation ne se rétablissait pas et que la stase veineuse se maintenait sur différents points. La malade, quoique présente, était dans cet état délirant propre au cerveau embarrassé de sang noir. La diarrhée reprit et, avec elle, la température s'abaissa de nouveau. On appliqua des synapismes aux extrémités inférieures et des fomentations froides sur le front. Une potion opiacée et éthérée fut administrée à l'intérieur. La somnolence ayant augmenté, nous fîmes appliquer deux sangsues dans chaque narine. On était alors au troisième jour de la maladie. Presque immédiatement après que le sang eût commencé à couler, la malade tomba dans un affaissement profond et expira dans cet état d'indifférence propre au choléra.

L'autopsie fit voir les méninges exsangues et brillantes de sécheresse. Le cerveau était dans son état normal; nulle part ni épanchements ni exsudations inflammatoires. Les poumons étaient gorgés de sang noir dans les parties déclives. Les plèvres, comme les méninges, étaient sèches. Il en était de même du péritoine. Les glandes de Peyer et de Brunner légèrement hypertrophiées. La vessie vide et contractée sur elle-même. Un sang sirupeux et gluant remplissait les veines; vu au microscope, il avait complétement perdu sa composition globulaire.

Ces lésions sont celles que le choléra laisse toujours à sa suite. Comme dans le typhus et les autres fièvres graves, on ne saurait y voir la cause de la maladie, mais plutôt ses effets plus ou moins immédiats. La stagnation du sang dans tous les points de la périphérie et sa décomposition générale sont surtout caractéristiques.

QUATRIÈME EXPÉRIENCE. — *Choléra au 3me degré, choléra sec.* — Une jeune fille est amenée à l'hôpital, sans crampes, vomissements, ni déjections alvines. La sidération nerveuse avait eu lieu en quelques heures. La voix était complétement éteinte. Il y avait absence à peu près complète de pouls et de sensibilité. L'électricité parvint à ramener momentanément la chaleur, mais la réaction ne se soutint point. La malade s'éteignit presque sans donner des signes de respiration.

RÉFLEXIONS. — Pour l'intelligence des cas qu'on vient de lire, nous distinguerons dans le choléra confirmé, quatre degrés, selon les centres vitaux atteints.

Premier degré. — La circulation ni le sang ne sont altérés et on peut espérer une prompte réaction. La peau n'a pas perdu son élasticité ni sa turgescence. Les veines sont rénitentes et on peut y refouler le sang.

Deuxième degré. — Les symptômes du premier degré ne sont plus aussi marqués. La sensibilité générale est conservée, le sang est encore fluide, ce dont on peut s'assurer en piquant une veine. La caloricité a diminué, mais il n'y a pas encore cyanose.

Troisième degré. — La cyanose existe et le sang ne circule plus. La sensibilité et la contractilité se manifestent encore par des crampes, des vomissements et cris plaintifs. Les sécrétions albumino-séreuses indiquent comme une expression de tous les liquides blancs à travers les pores du corps. C'est une albumine décomposée, ressemblant à une décoction de riz.

Quatrième degré. — La sidération nerveuse est complète. La circulation et la respiration n'existent plus qu'à l'état latent. Il y a absence de crampes et de vomissements. La voix est complétement éteinte. Il ne se fait plus aucune déjection. S'il fallait une comparaison pour caractériser ce quatrième degré, on la trouverait, pour certains reptiles, dans leur engourdissement hybernal. Cependant ici le corps de l'animal a conservé sa turgescence et la léthargie n'est qu'apparente. Chez le cholérique, au contraire, le corps, au toucher, donne la sensation du cadavre, et on s'effraye de cette décomposition du vivant du malade.

Que si nous apprécions maintenant le traitement par l'électricité, nous voyons avec quelle rapidité il a amené la réaction dans le premier et le deuxième degré de la maladie. C'est ce que feront également les moyens externes employés avec énergie et persévérance. Dans le troisième degré, la réaction a également été obtenue assez promptement, mais elle ne s'est pas soutenue. Dans le quatrième degré, il n'y a eu qu'une lueur de réaction.

La conséquence de ceci, c'est que l'électricité, à elle seule, ne suffit point et qu'il faut, la réaction étant commencée, soutenir cette dernière au moyen des *alcaloïdes* et des *arséniates*. Nous nous sommes déjà expliqué sur ce point. Ainsi l'acide phosphorique et l'arséniate de strychnine sont nécessaires pour relever le cholérique de la sidération nerveuse. De même il faut prévenir le retour des accès par la quinine, principalement l'*arséniate* et l'*hydro-ferro-cyanate*, donnés dès que la réaction s'est faite, pour empêcher cette dernière de tomber. Il y a une distinction à établir : si la prostration persiste, si le pouls et la respiration ne se relèvent point, surtout s'il y a anxiété précordiale, il faut donner l'acide phosphorique et l'arséniate de strychnine à intervalles rapprochés : de quart d'heure en quart d'heure un granule de chaque, puis de demi-heure en demi-heure, jusqu'à réaction complète, et, aussitôt après, l'arséniate et l'hydro-ferro-cyanate de quinine, de chaque un granule (ensemble), d'abord de quart d'heure en quart d'heure, puis de demi-heure en demi-heure, ainsi que nous l'avons dit dans nos *Instructions pour le choléra confirmé*. On continuera ces moyens jusqu'à détente complète, c'est-à-dire jusqu'à diaphorèse et diurèse. Pour provoquer ces dernières, on donnera la colchicine et la digitaline, si, comme nous l'avons dit, l'état du pouls le permet.

Encore un mot sur l'utilité, ou plutôt la nécessité de l'électricité en médecine. Nous ne dirons pas qu'entre ce fluide et le fluide nerveux il y a identité ou même analogie : s'il en était ainsi, nous serions maîtres de la vie et la fable de Prométhée serait une réalité ; mais on ne saurait nier que l'électricité ne soit l'excitant vital le plus énergique. Sans elle la vie sur le globe ne serait pas possible. Dans le précédent article, nous avons signalé l'absence d'ozone (ou du moins sa diminution notable) dans l'atmosphère en temps de choléra ; en nous en rapportant à la théorie de MM. Pasteur et Dumas, nous pouvons admettre (par supposition) que ce sont les cellules cholériques qui, comme celles de la levûre, s'emparent, au profit de leur propre respiration, de tout l'oxygène nécessaire à la combustion de l'électricité et sa conversion en ozone. Ce n'est sans doute qu'une hypothèse, mais qui mérite examen. L'électricité ambiante ou naturelle pourrait être remplacée par l'électricité artificielle. Quoi qu'il en soit, c'est un monde quasi vital que la science ouvre ; à nous, médecins, d'y pénétrer hardiment. Trop longtemps la médecine s'est bornée à un rôle platonique ; il est grandement temps qu'elle entre dans le domaine de la réalité.

LXVII

L'allopathie, l'homœopathie et la médecine dosimétrique.

Jusqu'ici deux systèmes se sont partagés la médecine, ou plutôt l'art de guérir — car il faut séparer la fin des moyens — : l'allopathie et l'homœopathie ; l'une prétendant traiter par les *semblables*, l'autre par les *contraires* : c'est-à-dire que pour vous guérir d'une maladie on vous en donne une autre. Il est vrai qu'on ajoute : « La maladie que nous allons vous donner et qui doit dissiper celle que vous avez, ne durera pas, de sorte que vous serez débarrassé de l'une et de l'autre. »

Les allopathes se disent les descendants directs d'Hippocrate ; or, le père de la médecine a dit : « Dans le traitement de toute maladie suivez les indications de la nature. » Ainsi cette dernière exprime-t-elle le besoin d'évacuer par haut, il faut donner un vomitif ; par bas, un purgatif. C'est également le principe des homœopathes. Quant au principe il il n'y a donc pas de différence entre les deux doctrines, et il ne pourrait y en avoir, puisqu'il s'agit des lois invariables de la nature. La différence et le désaccord n'existent que par rapport aux moyens employés. Ainsi les allopathes agissent par des masses, les homœopathes par des quantités infinitésimales. De quel côté est la raison ? Ni de l'un, ni de l'autre. Il est certain, en effet, que les allopathes dépassent souvent le but : ainsi ils ont adopté des doses *maxima* et *minima,* et sans tenir autrement compte des individualités, c'est-à-dire de ce que chaque malade présente de spécial : son irritabilité, ses idiosyncrasies, ils leur appliquent uniformément la même mesure, selon qu'ils les ont classés dans la catégorie des forts ou des faibles ; aussi en résulte-t-il souvent une *indigestion de remède,* dont il faut quelques jours et même quelquefois fort longtemps pour se remettre. Les homœopathes ont vu ce côté faible de la place, et ils en ont profité pour y entrer. Ils se sont dit : « Atténuons le médicament, divisons-le en quantités infinitésimales, et il passera inaperçu. » (L'ombre d'un laquais qui, avec l'ombre d'une brosse, nettoie l'ombre d'un carrosse.) (1) » Bien habile serait l'homœopathe qui prouverait, — non par les sens, — mais chimiquement, fût-ce par l'analyse spectrale, qu'il y a quelque chose dans ce qu'il donne à ses malades avec tant d'importance. Aussi deux homœopathes ne peuvent se rencontrer sans rire — comme autrefois les augures, à Rome.

Il y aurait quelque chose d'extravagant dans un système médical qui prétendrait tout guérir. L'horloger consciencieux met au rebut une montre quand ses rouages sont usés. Seulement, on ne rebute pas ainsi un malade inguérissable : il faut lui laisser voir qu'on cherche à le guérir, surtout ne pas augmenter ses maux par des remèdes grossiers ou désagréables. C'est en cela que s'entendent merveilleusement les homœopathes, et ce qui fait leur force.

Mais il y a une foule de cas où il faut les remèdes que la nature nous donne, mais que, comme l'or pur, elle enfouit dans une gangue grossière. Ainsi personne ne doute que l'opium ne fasse dormir ; mais l'opium est un produit brut, un suc épais du pavot blanc ; aussi occasionne-t-il des effets très-divers : il calme et excite. Ce dernier effet est surtout marqué chez les enfants, qui peuvent être ainsi pris de convulsions. Qui ne sait que le sirop diacode, que des pharmaciens délivrent sans prescription, comme remède sans importance, produit des effets désastreux chez les tout jeunes enfants qu'on veut endormir pour se débarrasser de leurs cris, et qui s'endorment ainsi dans l'éternité ? Faut-il pour cela supprimer l'opium ? A Dieu ne plaise ! La science du chimiste est parvenue à dégager de ce suc ses différents principes, dont le physiologiste a déterminé ensuite l'action sur les animaux ; puis le médecin les a appliqués à l'homme malade. Ainsi l'art de guérir a fait la conquête de la *morphine*, de la *codéine*, de la *narcéine*, qui calment sans exciter. Niera-t-on que ce ne soit un immense bienfait de pouvoir ainsi calmer la douleur ? La science a fait un autre miracle en supprimant momentanément les apparences de la vie au moyen des anesthésiques. Ce que nous venons de dire de la *morphine*, de la *codéine*, de la *narcéine*, s'applique à tous les principes extractifs des végétaux ou alcaloïdes : à la *quinine*, qui coupe une fièvre intermittente ou fait cesser une névralgie ; à la *digitaline*, qui calme les mouvements désordonnés du cœur ; à l'*hyosciamine*, à l'*atropine*, qui font cesser les spasmes ; à la *cicutine*, qui calme les douleurs

_____

(1) Ch. Perrault, *L'Énéide travestie.*

lancinantes des cancers; à l'*aconitine*, à la *vératrine*, qui font tomber une fièvre aiguë; à la *strychnine*, qui réveille la contractilité musculaire à la manière de l'électricité; à la *caféine*, qui dissipe la migraine; à la *quassine*, qui donne du ton à l'estomac, etc.

Mais il est bien d'autres agents que la médecine ancienne ne connaissait pas ou n'osait employer à cause de leur activité : l'arsenic, l'iode, le brome, etc., et qui aujourd'hui, dans la main du médecin prudent, constituent ses armes les plus puissantes.

Ce sont précisément ces principes simples ou extractifs qu'emploie la médecine dosimétrique, mais pas à la manière des polypharmaques, qui se montrent à leur égard timides autant qu'ils sont exagérés dans leurs formules complexes où il y a de tout, hors ce qui devrait s'y trouver; ni à la façon des homœopathes qui, sous ce rapport, sont restés en arrière de la science en faisant usage de mythes.

A ceux qui ont confiance dans ce système nous dirons : « Usez-en; seulement faites bien attention de ne pas être dupes de votre crédulité. » Rien n'est plus trompeur que l'imagination, rien qui se confonde davantage avec l'erreur.

Mais revenons à la médecine dosimétrique. De celle-là on ne saurait dire qu'elle a recours à des mythes, puisque les substances qu'elle emploie sont reconnaissables aux phénomènes subjectifs, c'est-à-dire aux effets qu'elles exercent sur les organes. Ainsi, voulez-vous vous assurer que ce qu'on vous donne pour de la quassine est, en réalité, le principe extractif du quassia amara, mordez sur un granule, diluez-le dans la salive et vous serez aussitôt comme inondé d'amertume. Il va sans dire que lorsque vous prendrez la quassine comme remède vous avalerez directement les granules Chanteaud qui, pour plus de précaution, c'est-à-dire pour que le goût ne soit pas désagréablement impressionné, sont argentés. Les médecins polypharmaques ne s'arrêtent point à ce détail; ils pensent que plus leurs médicaments sont désagréables à prendre, nauséeux, plus ils font d'effet. Nous le pensons comme eux; mais ce n'est pas cet effet là qu'ils devraient produire.

Au point de vue de la dose ou de la quantité de médicament administrée au malade, la médecine dosimétrique procède en parfaite connaissance de cause; non-seulement elle sait ce qu'elle donne, mais combien elle donne, et cette mesure est adaptée, non à la force du médicament, mais à l'impressionnabilité du malade.

Les polypharmaques noient leurs remèdes afin d'être sûrs de ne pas nuire; les homœopathes les font passer à l'état de mythe; le médecin dosimétrique, au contraire, prend le principe actif des substances médicamenteuses dans ce qu'elles ont de plus pur, et il les dose d'une manière mathématique, en rapport avec leur activité même, puis il se sert de cette espèce d'étalon pour arriver à la juste mesure qui doit exister entre le mal et le remède. Comme la goutte d'eau qui fait déborder le verre, il arrive que c'est à un dernier granule que l'effet se produit d'une manière instantanée. Prenons une fièvre aiguë où la chaleur et le pouls sont au maximum, pour laquelle on administre l'*aconitine* et la *vératrine* : il arrivera qu'après un certain nombre de granules : 12, 15, 20, aucun effet ne se dessine, mais au 21ᵉ la fièvre tombe comme par enchantement et tous les symptômes s'apaisent. Certes, c'est là un immense résultat, d'autant qu'on n'a produit aucun trouble dans l'économie, rien qui ressemble aux *semblables* des homœopathes, ni aux *contraires* des allopathes. Il s'est fait une sédation, et c'est là ce qu'a voulu la nature en nous donnant les calmants.

Voilà pour les maladies aiguës ; viennent maintenant les maladies chroniques. Ici le mal a déteint sur l'organisme et produit ce qu'on a nommé la diathèse ; or, ce sont tantôt les fluides, tantôt les solides qui sont atteints. Prenons pour exemple un rhumatisme, affection si commune et si souvent rebelle aux efforts de l'art. Au fond, de quoi s'agit-il ? De la transpiration arrêtée par le froid humide. Les principes excrémentitiels — c'est-à-dire ceux qui auraient dû être rejetés par l'action de la peau et des reins — sont retenus dans l'économie et vicient le sang. Ces principes, qui sont parfaitement connus aujourd'hui, constituent ce que les anciens ont nommé les *humeurs peccantes*, et qui ont donné si beau jeu à la verve satirique de Molière. Il est évident que ces matières charriées partout avec le sang, doivent produire de l'irritation, tantôt sur un point, tantôt sur un autre ; aussi la maladie n'est-elle pas d'abord localisée, elle est dans le sang ; car la lésion locale n'est qu'un effet de l'altération des humeurs. Mais le mal, en se localisant, finit par absorber le mal général, opération que l'art imite en établissant un point d'afflux par un vésicatoire, un séton, un cautère ; mais la maladie n'en exige pas moins des modificateurs spéciaux. Or, ces modificateurs ont pour but d'agir sur le sang, d'en augmenter la virtualité et d'aider ainsi les organes à expulser les principes morbides. Quand on va prendre les eaux minérales fait-on autrement ? Les eaux alcalines ont pour effet d'augmenter les sécrétions urinaire et cutanée et, par conséquent, éliminent les *matières peccantes* dont nous venons de parler. Mais il faut en même temps reconstituer le sang : c'est ce que font les arséniates. Il faut aussi dissiper les mouvements fébriles résultant de l'irritation locale ou de l'altération générale : c'est ce que font les médicaments dosimétriques. On voit que si l'humorisme ancien peut se concilier avec les données de la science moderne, seul il ne suffit point pour combattre les affections qui en dépendent. Voilà pourquoi les rhumatisants, faute d'un traitement spécial, sont obligés de recommencer chaque année leur cure. Nous pourrions en dire autant de toutes les maladies chroniques ou diathésiques. Nous préférons renvoyer nos lecteurs à notre *Manuel pratique de la médecine dosimétrique*, où ce sujet est longuement traité.

LXVIII

Pharmacodynamie expérimentale.

Les médecins essayent rarement les médicaments sur eux-mêmes ;
aussi leur est-il difficile de se rendre compte des effets subjectifs. Les
animaux sur lesquels on expérimente ne peuvent dire ce qu'ils éprouvent ;
ce n'est donc qu'objectivement qu'on peut reconnaître les effets des principes médicamenteux, c'est-à-dire leur action toxique. On pourrait objecter
le danger qu'il y a à prendre soi-même des substances énergiques, telles
que les alcaloïdes. Nous répondrons que ce danger existe également
pour les malades. Mais, évidemment, ces dangers ont été exagérés, car
en prenant certaines précautions, c'est-à-dire celles qu'indiquent la médecine dosimétrique, laquelle ne donnant que ces principes actifs a dû se
familiariser avec eux, aucun accident ne saurait se produire.

Éprouvant des tranchées abdominales, comme il en règne en automne,
surtout en temps d'épidémie, l'idée nous prit d'essayer de l'hyosciamine.
Nous en prîmes deux granules au demi-milligramme. A cause de l'exi-
guïté de la dose, nous n'y ajoutâmes presque pas d'importance, et cependant ces deux granules nous révélèrent presque tout un monde pharmacodynamique.

Voyons d'abord ce que disent les auteurs. J'ouvre les *Commentaires*
de Gubler, à l'article *Jusquiame noire*, et j'y lis :

Action physiologique. — A doses faibles et fréquemment répétées la
jusquiame procure du calme et prédispose au sommeil, sans produire
d'accélération du pouls, sans diminuer les sécrétions ni amener la constipation. A dose forte, elle fait dormir, *mais il semble que le sommeil
soit la conséquence de la cessation des douleurs et des spasmes plutôt
que l'effet direct de l'action médicamenteuse.*

Pour l'hyosciamine, cela n'est pas douteux dans notre esprit : Après avoir pris les deux granules en question, les coliques ou tranchées abdominales cessèrent comme par enchantement, et nous éprouvâmes un grand bien-être. Nous eûmes — une demi-heure après — une garderobe que nous attribuâmes à la cessation du spasme douloureux de l'intestin. Il y eut également une abondante émission d'urine. Il nous parut que allions avoir un bon sommeil — comme après avoir pris la morphine. — Ce fut tout le contraire, puisque nous passâmes une nuit blanche, et eûmes ainsi tout le loisir de ruminer le présent article. (C'est assez notre manière de travailler quand nous ne dormons point.)

Nous avons omis de dire qu'avant de nous coucher, nous étant mis à lire, nous constatâmes un trouble de la vue et une irisation de la lumière où prédominaient le jaune et le bleu, et en même temps, la dilatation des pupilles. L'action subjective et objective de l'hyosciamine était donc évidente. Le pouls était parfaitement calme. Pendant la nuit, nous dûmes nous lever plusieurs fois pour lâcher l'eau.

Il résulte de cette expérience que l'hyosciamine agit à la manière de la digitaline plutôt que comme la morphine. Cette dernière resserre les pupilles et les canaux excréteurs ; l'hyosciamine et la digitaline, au contraire, dilatent les pupilles et loin de suspendre les sécrétions, les favorisent ou les rétablissent dans leur cours normal.

Ainsi s'expliquent les bons effets que les auteurs disent avoir obtenus de la jusquiame noire. Monro raconte qu'une jeune fille atteinte de phthisie confirmée, prit tous les soirs, en se couchant, et pendant plusieurs mois, six grains d'extrait de jusquiame. « ce qui lui procurait du repos sans la constiper ni l'échauffer et sans l'incommoder, comme l'opium le fait souvent ».

Les auteurs ont remarqué que ce moyen, au lieu de resserrer le ventre, en entretient la liberté.

Le docteur Fottergill cite également les bons effets de la jusquiame noire dans certaines aliénations mentales. Il commençait par une dose de cinq grains d'extrait, soir et matin, et l'augmentait jusqu'à trente grains et plus par jour ; cependant il observa qu'au delà de cette dose, il avait des vertiges et de la stupeur.

La jusquiame unie à la colocynthe ou à d'autres puissants cathartiques a été trouvée très-utile dans la colique des peintres. Le célèbre Stoll l'a préconisée dans ces cas.

J. Frank en a obtenu de bons effets dans l'hypochondrie. Le docteur Reiling a publié, en 1807, dans le *Journal de Médecine* de Hufeland, l'histoire d'un tic douloureux guéri par l'extrait de jusquiame.

Tels sont aussi les différents cas dans lequels on peut employer l'hyosciamine. On nous demandera : pourquoi pas l'extrait de la plante? Nous avons déjà répondu à cette question en faisant voir qu'aujourd'hui ces extraits sont inertes ou à peu près, à cause des plantes employées. En effet, la jusquiame se récolte à l'état sauvage; voilà pourquoi ses principes sont à peu près nuls. D'ailleurs l'hyosciamine se détruit vite dans l'extrait aqueux, à plus forte raison dans les décoctions et les infusions. Ou bien quand on tombe sur une plante vireuse, il peut en résulter des accidents très graves. Il en est de même avec la belladone : ainsi nous avons vu un empoisonnement se produire par un simple lavement de feuilles de cette plante. Ces inconvénients n'existent point avec les principes extractifs ou alcaloïdes. On sait ce qu'on donne et combien l'on donne.

Nous avons vu à quelle faible dose l'action antispasmodique ou mydriatique de l'hyosciamine devient sensible, et que, contrairement à la morphine, elle ne constipe ni n'échauffe. Dans les cas aigus on donnera l'hyosciamine pour détendre les vaisseaux et rétablir les sécrétions, et, dans ce dernier but, on l'associera à la digitaline.

Dans les spasmes douloureux, tels que crampes, coliques, son effet, congénère à celui de l'atropine, est aussi prompt que salutaire. Cela est surtout vrai pour les coliques minérales ou toxiques : de plomb, de cuivre d'antimoine ; mais, au préalable, il faut évacuer l'intestin, ou, s'il n'y a pas de temps à perdre, combiner le mydriatique avec un évacuant, de préférence l'huile de ricin, afin de ne pas augmenter l'irritation intestinale; les drastiques,. dans ce cas, pouvant être fort dangereux.

Il en est de même dans les coliques miasmatiques, en tête desquelles il faut placer la *colique cholérique* et celle dite *des pictons*, dont quelques auteurs ont fait à tort celle des peintres : *colica pictorum* au lieu de *colica pitonum*. On sait que cette dernière a été signalée d'abord dans le Poitou, en 1639; depuis, elle a été constatée dans le nord de l'Espagne et la Normandie. Cette maladie est endémique dans plusieurs pays tropicaux, notamment à Cayenne, à O'Taïti, aux Antilles et à Madagascar. Elle a été décrite en 1837 par Ségond, sous le titre de : *Essai sur la névralgie du grand sympathique, maladie connue sous le nom de : colique végétale, de Poitou, de Devonshire, de Madrid, de Surinam, et sous ceux de Barbiers, de Beriberi, etc.*(Paris, 1837). Dutrouleau en a rendu compte dans les *Archives générales* (décembre 1855 et janvier 1866). MM. Fonssagrive et Lecoq, dans la *Gazette des Hôpitaux* (1856, n° 5). Dejardin, *ibid.* (n° 16). Rochard, dans l'*Union médicale* (1856, n°s 4-5). Hirsch, dans son *Histor. Géogr. Patholog.* (Erlangen, 1862, t. II, p. 261), où tous les travaux antérieurs sont résumés et complétés.

Si nous parlons ici de cette maladie c'est à cause de son analogie avec le choléra indien. Ce lien de parenté peut être établi géographiquement, puisque de l'Inde la maladie peut s'être étendue à l'île de Madagascar et, de là, au littoral africain et à l'Espagne. Car c'est surtout par voie de mer qu'elle a été importée et elle est le fléau des navires revenant de ces ports.

Dans les différents genres de coliques, c'est la névrose du grand sympathique qui prédomine, le système nerveux cérébro-spinal n'en subissant l'influence que par mode réflexe. L'agent étiologique seul diffère. Ainsi dans la colique de plomb, de cuivre, nous avons le corps de délit dont il est facile d'avoir raison. Dans les coliques végétales, au contraire : *choléra* et *coliques des pictons*, il s'agit d'un agent miasmatique sur lequel la science ne s'est pas définitivement prononcée, mais qui semble être de la nature des *organites* ou proto-organismes. Nous ne pourrions que répéter ici ce que nous avons dit à l'occasion du choléra. (Voir notre livre *Le choléra indien*.)

Pour en revenir à l'hyosciamine, disons combien elle est utile dans ces spasmes douloureux et tellement déprimants que le pouls et la chaleur descendent rapidement au-dessous de la moyenne physiologique, au point de produire une espèce d'asphyxie nerveuse, laissant la connaissance intacte.

Nous ferons ici une remarque quant à la distinction qui doit être faite entre la colique *métallique* et la colique *végétale* : c'est que, comme l'a très-bien établi M. Fonssagrive, indépendamment de l'absence des altérations des gencives et de la rétraction du ventre propres à la colique saturnine, dans ces deux coliques la contractilité électrique des muscles persiste après la mort. C'est à tel point que dans les épidémies intenses de choléra indien, comme furent celles de 1832 et 1849, nous avons vu des cadavres agités encore de mouvements convulsifs. Quel motif de prendre toutes les précautions pour s'assurer de la mort réelle et surtout de ne pas abandonner trop tôt les tentatives de ressuscitation ! Si nous avons insisté sur ce point dans notre article sur les expériences avec l'électricité et les strychnées, ce n'est pas seulement au point de vue spéculatif, mais dans un but essentiellement humanitaire. Un artiste aussi bizarre qu'humouristique, Wiertz, a représenté le choléra sous la forme d'un affreux cholérique soulevant de ses mains crispées le couvercle de sa bière et cherchant à déplacer des cercueils empilés au-dessus de lui. On a vu là une exagération d'artiste : *Multa licent musicis pictoribus atque poetis;* mais on frémit à la possibilité du fait.

———

LXIX

Traitement dosimétrique des accidents traumatiques et des inflammations.

La fièvre qui accompagne les accidents traumatiques et les inflammations, peut-elle être maintenue dans de justes bornes et quels sont les moyens à employer à cet effet? Voilà des questions que — dans les hôpitaux surtout — on n'ait à résoudre journellement. Quant aux lésions traumatiques, nous dirons que leur gravité dépend de la fièvre même et que, par conséquent, conjurer cette dernière ou la maintenir dans les limites normales, c'est enlever à l'accident son danger. On ne saurait dire qu'il y ait ici quelque chose de fatal, d'inévitable; nous citerons les opérations les plus considérables : l'ovariotomie, la herniotomie, qui, bien conduites, d'après les indications d'un diagnostic sérieux, ne laissent aucun champ à l'imprévu : la fièvre est à peu près nulle, la chaleur animale ne monte guère au delà de 38° centigrades et le pouls ne donne pas plus de 90 pulsations par minute. Aussi le résultat est-il généralement heureux. On peut en dire autant de beaucoup d'amputations et désarticulations, quoique ici il faille tenir compte des circonstances qui ont nécessité ces mutilations. Ce sont, ou des cas chroniques, ou des cas aigus. Dans les premiers, il y a fièvre de consomption, car on ne se décide à enlever un membre que lorsqu'il est devenu un danger pour la vie du sujet. On peut dire que ces cas sont infiniment moins nombreux aujourd'hui qu'autrefois, parce que les affections qui les déterminent, sont mieux traitées, grâce aux moyens d'immobilisation (nous entendons surtout les accidents du système squeletteux : luxations, entorses, fractures). Quoi qu'il en soit, la fièvre traumatique, dans les cas chroniques, peut être redoutable à cause de l'anémie et de l'épuisement du sujet. Il arrive également que la fièvre de consomption continue après l'ablation du membre, parce que d'autres foyers d'inflammation persistent, comme il arrive si souvent dans les tuberculoses.

Quoi qu'il en soit, toute fièvre traumatique doit et peut être combattue au début. Nous citerons ici le cas d'un jeune garçon atteint d'une arthrite suppurée, suite de plaie pénétrante du genou gauche, par un coup de canif.

Qu'y avait-il à faire? Aller au plus pressé : fendre largement, des deux côtés, l'articulation pour donner issue aux liquides et aux gaz, lever l'étranglement et réduire la plaie par instrument piquant aux conditions infiniment plus simples d'une plaie par instrument tranchant et, par conséquent aussi, à une solution de continuité déjà ancienne substituer une solution récente ; en un mot, écarter toutes les circonstances locales qui donnent aux plaies pénétrantes des articulations leur gravité. On sait que les anciens chirurgiens considéraient ces plaies comme entraînant, dans la majeure partie des cas, l'amputation. Pour Ambroise Paré c'était à cause de la lésion des aponévroses et des tendons ; pour Brasdor, à cause de la dépravation des humeurs par l'air ; pour Bichat, à cause de l'étranglement, comme dans les phlegmons profonds ; pour les chirurgiens de nos jours, à cause de la phlébite et de l'infection purulente. Il est évident que ces différentes circonstances peuvent coïncider ou se suivre ; ce sont donc celles-là qu'il faut s'attacher à lever. Or, l'expérience démontre qu'une plaie large et directe est moins dangereuse qu'une plaie étroite et anfractueuse. Ce n'est pas tant l'air qui passe à travers une articulation qui est à craindre, que l'air qui y stagne et vicie le pus et la synovie. Voilà pourquoi nous n'avons pas balancé à ouvrir l'articulation de chaque côté, en agrandissant d'abord la piqûre, puis en engageant un stylet boutonné derrière la rotule et en nous en servant comme conducteur pour pratiquer l'ouverture opposée. Un tube à drainage fut laissé dans le trajet de cette double plaie pour faciliter l'écoulement des liquides. Le genou, après avoir été bien exprimé, fut pansé avec de l'huile phéniquée et tout le membre immobilisé par un appareil gypso-ouaté, laissant l'articulation accessible en avant et sur les côtés. Nous ajouterons que le pansement ne fut renouvelé qu'au bout de cinq jours, puis tous les deux ou trois jours, selon l'abondance de la suppuration, l'immobilisation étant maintenue.

Ces soins locaux pris, restait à obvier à l'état général. Le petit malade était en proie à une forte fièvre : le thermomètre placé dans la région axillaire indiquait 41° centigrades et le pouls donnait 130 pulsations par minute ; la peau était sèche et mordicante, les urines rares et fortement uratées; il y avait, en outre, cette odeur ammoniacale ou de nid de souris, qui indique un état ataxique. Et, avec tout cela, le petit sujet était très-épuisé; l'artère n'offrait aucune résistance. Évidemment, on ne pouvait songer à faire subir au blessé de nouvelles soustractions sanguines (celle produite par la plaie ayant été assez abondante), ni le débiliter par une diète prolongée. Il fallait, tout d'abord, faire tomber la chaleur et le pouls morbides.

Les organiciens diront que cela n'était pas possible en présence d'une lésion aussi grave. Nous avouons avoir peu l'habitude de raisonner en présence du danger, préférant agir et nous disant ensuite comme le bon Ambroise Paré : « Je le pançay et Dieu le guérit. » Nous fîmes donc administrer des granules dosimétriques d'aconitine et de vératrine, au demi-milligramme, ensemble, de chaque un granule, de demi-heure en demi-heure, jusqu'à sédation des symptômes fébriles. A la huitième prise, c'est-à-dire après l'ingestion de huit granules aconitine et huit granules vératrine, il y eut des symptômes de contro-stimulisme et le pouls et la chaleur tombèrent brusquement, au point que le malade pâlit. On cessa alors l'administration des granules; il était deux heures de l'après-midi; la médication avait été commencée à neuf heures et demie du matin. Nous fîmes donner un peu de vin d'Oporto, par cuillerées à café, et dès que l'estomac fut remis, du fort bouillon froid, par cuillerées à bouche. Vers la soirée — comme le malade n'avait pas dormi les nuits d'avant — on lui donna, de trois quarts d'heure en trois quarts d'heure, un granule au milligramme de chlorhydrate de morphine, jusqu'à concurrence de quatre; puis, à l'entrée de la nuit, une potion avec un gramme de chloral. Le malade eut, en effet, quelques heures de sommeil, quoique assez agité. Le lendemain, de bon matin, le thermomètre indiqua 38° centigrades, et ne tarda pas à remonter à 39°. Nous fîmes reprendre l'aconitine et la vératrine et, cette fois, il fallut aller à dix-huit granules de chaque (huit milligrammes aconitine et huit milligrammes vératrine), à cause de la tolérance qui s'était établie. On avait commencé l'administration à sept heures et demie du matin; à quatre heures, le malade était en plein contro-stimulisme. Dans l'intervalle de l'administration des granules on avait continué à donner du consommé froid par petites gorgées. L'état nauséeux ayant fait suspendre cette alimentation, on donna quelques cuillerées à café de vin d'Oporto; puis, les nausées ayant cessé, du bouillon froid. Pour le repos de la nuit on fit comme la veille, c'est-à-dire qu'on fit prendre au malade quatre granules de chlorhydrate de morphine, puis la potion de chloral. La nuit fut bonne. Le surlendemain, le pouls et la chaleur se maintinrent à 38 1/2 centigrades et 90 pulsations. Ce ne fut que plus avant dans la journée qu'ils tendirent à remonter. Aucun médicament apyrétique ou contro-stimulant ne fut donné ce jour-là, sinon, vers la soirée, la morphine et le chloral, afin de maintenir le sommeil; ce qui eu lieu en effet. Nous étions alors au quatrième jour de l'entrée du malade, et quoique la fièvre fût notablement moindre, elle persistait cependant avec des exacerbations, mais peu marquées. Nous fîmes administrer l'arséniate de quinine jusqu'à concurrence de douze granules : un granule au milligramme d'heure en heure. Dès ce moment, la chaleur se maintint à 38° centigrades — un peu en deçà, un peu au delà. — On pouvait donc considérer cet état comme très-satisfaisant, d'autant que le genou s'était amendé au point de ne plus faire souffrir le malade quoique le moindre mouvement fût encore douloureux. — L'arséniate de quinine fut donc continué une huitaine de jours, ce médicament n'apportant aucun trouble dans la digestion. Mais la fièvre était entrée dans sa période de consomption, c'est-à-dire que le corps du petit malade continuait à brûler et que les sécrétions étaient rares et ammoniacales. Il était évident que l'équilibre entre les mouvements de composition et de décomposition n'existait point et que la dénutrition l'emportait sur la nutrition. Le chiffre de l'urée dans les urines était très-considérable, ainsi que nous l'avons dit dans un précédent article. Ayant reçu de Paris de l'arséniate de caféine, préparé par M. Chanteaud, sur ma demande, ce produit n'étant pas avant dans le commerce, nous résolûmes d'en faire l'essai d'après les idées mises en avant par M. Gasparin sur l'action anti-dénutritive du café. Ayant relaté les effets que nous avons obtenus de ce précieux médicament, nous n'avons plus à y revenir. Qu'il nous suffise, donc de dire qu'aujourd'hui, après six semaines de séjour à l'hôpital, notre petit malade est en pleine convalescence; et il est probable qu'il ne conservera de son grave accident qu'un peu de raideur du genou.

Maintenant qu'il nous soit permis de faire quelques réflexions. Que serait-il arrivé si nous n'étions parvenu à enrayer la fièvre et à calmer l'irritation nerveuse cérébro-spinale? Peut-être, de ce dernier côté, des convulsions toniques; car, comme le fait très-bien observer Vidal de Cassis : « le tétanos peut aussi faire périr le blessé en trente-six ou quarante-huit heures; et c'est ordinairement à la suite des plaies des petites articulations, comme celles des phalanges ». Mais les grandes articulations ne sont pas à l'abri de cette terrible complication. Nous devons cependant faire cette remarque : que le tétanos est moins à craindre quand les articulations sont largement ouvertes que lorsqu'une plaie étroite y pénètre. Les plaies de fabrique sont très-fréquentes dans notre service, au point d'en avoir au delà d'une centaine par année, et cependant le tétanos s'y fait remarquer rarement. Quoi qu'il en soit, le danger existe et il est nécessaire de se prémunir contre lui. La morphine et le chloral sont donc indiqués ici, de la manière que nous venons de dire : c'est-à-dire le chloral en un haustus de un à trois grammes, après trois ou quatre granules de chlorhydrate de morphine. Nous rappellerons à cet égard un précédent article du *Répertoire*.

Voilà pour les accidents nerveux cérébro-spinaux ; quant à la fièvre, il est évident que si on l'avait laissée marcher elle eût fini par tout consumer, comme ces incendies où l'on n'a pas même le moyen de faire la part du feu. La fièvre est due à une irritation du système nerveux vasomoteur ou du grand sympathique ; c'est donc ce dernier qu'il faut calmer ; or, autant la morphine convient dans les irritations nerveuses cérébro-spinales, autant l'aconitine et la vératrine sont indiquées dans les irritations du système ganglionnaire du grand sympathique. Comme on l'a vu dans le fait que nous venons de produire, le pouls et la chaleur tombent, et même, en continuant, descendraient au-dessous de la moyenne physiologique. La possibilité de juguler une pyrexie aiguë ne saurait donc être mise en doute. Nous venons de parler des incendies où l'on ne sait faire la part du feu : c'est exactement le cas de la médecine expectante, ou celle qui se contente des émissions sanguines — indépendamment que tirer du sang n'est pas toujours possible, et que se borner à donner de l'eau est illusoire. Cette abstention et ces soustractions n'ont de valeur qu'en présence de la médecine incendiaire, qu'on a raison de répudier ; mais de là à proclamer la négation de la thérapeutique, il y a loin.

Dans la fièvre traumatique récente les mêmes règles que celles que nous venons d'exposer doivent guider la conduite du médecin ; ici encore la jugulation de la pyrexie est une question de vie ou de mort. On parle des complications des accidents traumatiques comme si elles ne pouvaient être évitées ; et cependant la septicémie, la pyoémie, les inflammations viscérales seraient moins fréquentes si la fièvre était combattue de prime abord comme il convient de le faire. A vrai dire, l'anatomo-pathologie est une science qui coûte trop cher, puisque du lit du malade elle mène à l'amphithéâtre. En voyant ces désordres, on est en droit de demander : Qu'a-t-on fait pour les prévenir ? Pour notre part, ce luxe nécroscopique nous sourit médiocrement. Peut-on le prévenir ? Oui ! en s'y prenant à temps ; en instituant une médication énergique et non en soustrayant les forces du malade, mais en les relevant.

LXX

Emploi dosimétrique de l'arséniate de caféine dans le nicotisme (1).

On connaît l'action déprimante du tabac sur les systèmes nerveux et musculaire; les vertiges, les tremblements qu'il détermine chez les personnes qui n'en ont point l'habitude. Il n'est pas démontré, également, que beaucoup d'asthmes ou dyspnées ne soient dus, en grande partie, à cette action. Nous-même nous avons dû, à diverses reprises, cesser de fumer à cause de ces troubles. Nous ajouterons que, n'étant pas fumeur endurci, cette privation, chaque fois, nous coûta peu. Toutefois, comme il est difficile de résister à cette tentation, nous avons cherché si, parmi les médicaments dosimétriques, il n'y en a pas qui neutralisent l'action stupéfiante du tabac, et nous nous sommes arrêté à l'arséniate de caféine, dont, dans un précédent article du *Répertoire,* nous avons fait connaître l'effet dénutritif. Ainsi que nous le ferons voir, le tabac fait manger moins, de sorte que l'arséniate de caféine rétablirait ainsi l'équilibre.

Depuis, nous avons employé ce modificateur dans diverses formes de nicotisme chronique : asthmes, dyspnées, dyspepsies, congestions cérébrales, amblyopies, névroses intermittentes, etc., et nous devons déclarer que nos malades s'en sont bien trouvés.

(1) Par cet article nous ne prétendons nullement blâmer l'usage du tabac, que nous distinguons de l'abus, c'est-à-dire cette passion effrénée où le fumeur méconnaît même ses instincts ; car il n'entre point dans les dispositions naturelles de l'homme de s'abrutir. Il est vrai que Beaumarchais fait dire à son Antonio — le jardinier toujours ivre : « Boire quand on n'a pas soif et faire l'amour en toute saison, voilà ce qui nous distingue des autres bêtes » — ce qui n'est ni vrai, ni juste, puisque les animaux ont un régime naturel. C'est précisément parce que l'homme est un être intellectuel — quoique pas toujours intelligent — qu'il est sensuel ; il a donc besoin d'excitants que les animaux ne connaissent point. On pourrait retourner le mot de l'auteur du *Mariage de Figaro* et dire : Jouir avec modération, voilà ce qui nous rapproche des brutes. »

Nous allons entrer dans quelques détails sur ces affections, surtout au point de vue du diagnostic différentiel.

Asthme nicotique. — On s'étonnera, peut-être, de nous voir attribuer l'asthme au tabac alors qu'on voit souvent cette névrose céder à l'effet de ce remède ou de son congénère : le *Datura stramonium;* mais nous ferons remarquer qu'il s'agit de nicotisme, c'est-à-dire un véritable empoisonnement. Ce qui distingue l'asthme nicotique de l'asthme ordinaire, c'est l'insuffisance des pneumo-gastriques; les poumons sont paralysés et, en même temps, la glotte est contractée, à cause de l'antagonisme des nerfs laryngés (1). La respiration est prise entre une paralysie et un spasme, et ce n'est que par un effort suprême de tous les muscles inspirateurs que l'air pénètre. Cette inspiration pénible est suivie d'une expiration sifflante, due à l'élasticité des poumons, mais surtout à la contraction énergique des muscles expirateurs. A ces symptômes dyspnéiques se joignent souvent des symptômes cardiaques, tels que : palpitations intermittentes du cœur. Le commémoratif, et surtout l'habitude existante, mettent facilement sur la voie de ces affections. Comme elles prennent souvent la forme d'accès, on y opposera avec avantage l'arséniate de quinine combiné avec l'hyosciamine. Quand la gêne de la respiration et les palpitations sont continues, on donnera l'arséniate de caféine, qui est un neutralisant de la nicotine.

Faut-il supprimer complétement l'usage du tabac? La chose serait plus facile à dire qu'à exécuter. Il en est comme des spiritueux, qu'on doit quelquefois continuer à ceux qui s'en sont fait une seconde nature. Dans nos prisons, la plus grande peine qu'on ait pu infliger aux détenus, c'est l'interdiction du tabac. Encore y a-t-il des circonstances où l'administration est obligée de fermer les yeux.

Apepsie nicotique. — Ce que nous venons de dire de l'asthme nicotique s'applique à la dyspnée de même espèce. C'est un fait reconnu : que les grands fumeurs sont petits mangeurs. Le tabac calme et finit par supprimer la faim; il y a anoxerie; les digestions se font mal, et il survient un état de dyspepsie. On observe, en outre, ce genre de consomption due à une perte exagérée de la salive. On sait que le célèbre médecin Van Swieten, étant consulté pour un cas de ce genre, ordonna à son

---

(1) Les nerfs laryngés supérieurs partent du pneumo-gastrique à la partie supérieure du cou et reçoivent des filets du spinal, ce qui en fait des nerfs constricteurs de la glotte. Les nerfs laryngés inférieurs se détachent du pneumo-gastrique dans la poitrine, d'où ils remontent au larynx. Ils sont dilatateurs de la glotte, se distribuant aux muscles crico-aryténoïdiens. On comprend que l'équilibre fonctionnel des nerfs laryngés supérieurs et inférieurs étant détruit, la glotte reste fermée ou entrebâillée, c'est-à-dire fermée quand ce sont les nerfs laryngés supérieurs qui ont cessé d'agir, fermée quand ce sont les inférieurs.

malade l'abandon de la pipe. Nous doutons que ce fût un fumeur endurci ; ou plutôt, c'était un fumeur exténué, auquel l'arséniate de caféine eût peut-être rendu son embonpoint. Dans un cas de consomption moins avancé, nous avons obtenu pareil résultat sans exiger de notre client un sacrifice qui eût été au-dessus de sa bonne volonté : nous lui avons donné l'arséniate de caféine et fait abandonner les cigares de Manille qui, comme on sait, sont sophistiqués par l'opium.

Congestions cérébrales nicotiques. — *Amblyopies.* — Il y a ici un fait statistique qui doit fixer notre attention : les hommes qui fument beaucoup sont sujets aux congestions cérébrales ; les femmes qui prennent beaucoup de café en sont presque indemnes. La congestion cérébrale nicotique est comme l'asthme du même nom : elle est de nature paralytique ou hypostatique, et, par conséquent, son traitement, sans exclure les déplétions sanguines, ne saurait se baser uniquement sur ce moyen. Il faut des *excitants neutralisateurs*, tels que l'acide phosphorique et le sulfate de strychnine, l'arséniate de caféine, etc. La congestion n'est pas, d'ordinaire, accompagnée de mal de tête, le tabac ayant pour effet de diminuer la réceptivité cérébrale, comme, pour l'estomac, la faim.

Nous ferons les mêmes remarques pour la *mydriase* ou l'*amblyopie nicotique*. Ici l'ophthalmoscope permet de suivre, pas à pas, la congestion, ainsi que le genre de lésion qu'elle détermine. Le tabac dilate la pupille, tout comme l'atropine et l'hyosciamine, et rend ainsi la vue vague. Un fumeur enragé (une passion qu'on ne sait maîtriser n'est-ce pas une véritable rage?) dont nous suivions les faits et gestes, finit par perdre complétement la faculté accommodatrice de l'œil : vers la fin, il se servait d'une loupe microscopique pour lire son journal, le seul aliment intellectuel qui lui fût possible. Le célèbre ophthalmologue Mackensie affirme que la plupart des amaurotiques par qui il était consulté, avaient l'habitude de fumer ou de chiquer avec excès. Cette observation a été confirmée par Sichel : « Je n'ai pas vu, dit-il, de cas d'amaurose où l'on eût pu attribuer l'action fâcheuse du tabac à une idiosyncrasie, à l'inexpérience du fumeur, à son manque de méthode ou à l'habitude d'avaler la fumée, à la sputation fréquente ou à la dyspepsie et au marasme consécutif; mes observations ont été recueillies sur des fumeurs expérimentés, se livrant depuis longtemps à leur habitude, n'en éprouvant aucun autre mauvais effet; souvent ce sont des hommes bien constitués, robustes et sanguins (1). On

______

(1 On ne saurait admettre chez le fumeur invétéré de constitution sanguine, puisqu'il y a, au contraire, déglobulisation rouge du sang. Ce sont, en général, des individus apathiques, sans aucune des passions que donne le sang. Les matelots ou *loups de mer* en sont les prototypes. Le scorbut, qu'on a attribué au sel, est dû, en grande partie, à l'excès de tabac. Remarquons que nous disons

ne peut constater chez eux aucune maladie autre que l'affaiblissement de la mémoire, quelquefois un certain degré d'hébétement général, consécutif à l'action stupéfiante de la fumée du tabac. »

Sur trente-sept cas d'amaurose double idiopathique, le docteur Hutchinson a trouvé trente-deux fumeurs avérés (*Ann. d'ocul.*, 1864). Le docteur Woodworth a également publié trois cas, dont voici le résumé :

1er CAS. — Un employé du chemin de fer, fumant toute la journée ; il ne tarda pas à remarquer que sa vue baissait, et bientôt devint incapable de remplir ses fonctions.

2e CAS. — Un clerc de notaire, qui s'était mis à fumer à dix-sept ans, augmenta sa ration de deux à trois pipes par jour ; il en était arrivé ainsi à consommer une livre et demie de tabac par semaine. Sa vue baissa progressivement et il en fut à ne pouvoir plus lire que des caractères de 6 à 7 millimètres.

3e CAS. — Un boucher, âgé de 28 ans, se présenta à *London royal ophthalmic Hospital*. Cet homme, fort et robuste, ayant toutes les apparences de la santé, déclarait ne s'être jamais adonné avec excès aux boissons alcooliques et n'avoir été atteint de syphilis ; ses occupations n'étaient pas de celles qui peuvent causer une fatigue de la vue. Depuis huit ou neuf ans il s'était mis à fumer ; peu à peu, il avait fumé davantage, et il en était venu à consommer journellement quinze grammes de très-fort tabac. Sa santé générale n'avait pas paru affectée par cet excès, mais depuis neuf mois sa vue avait commencé à s'affaiblir et s'était altérée de plus en plus. Il pouvait à peine, de l'œil gauche, lire le caractère n° 18 (canon), et du droit, le n° 16 (gros romain) ; les objets volumineux éloignés n'étaient plus vus qu'indistinctement ; les deux pupilles étaient largement dilatées et les iris se contractaient d'une manière imparfaite. A l'examen ophthalmoscopique, des deux côtés, le disque du nerf optique était en partie atrophié, la moitié interne de chacun de ces disques était blanche et la moitié externe rouge et hypérémiée (1).

Nous pourrions étendre ces détails, mais indépendamment que les bornes de ce Répertoire s'y opposent, ce serait empiéter sur l'excellent travail de M. Blotin, auquel nous renvoyons le lecteur : *Recherches*

excès, car le tabac pris modérément active la digestion en augmentant la sécrétion de la salive ; pourvu qu'on ait soin de ne pas rejeter cette dernière. Le tabac entretient ainsi la fraîcheur de la bouche et, chez beaucoup de personnes, facilite les garde-robes. On voit donc que nous faisons à la plante de Nicot la part la plus large possible. Nous n'excluons pas même sa puissance morale ; avec le tabac, l'homme n'est jamais seul. Mais ce n'est pas une raison de s'abrutir en fumant avec excès.

(1) Par contre, on pourrait citer une foule de fumeurs qui ont conservé la vue bonne jusqu'à un âge fort avancé. Il est toujours dangereux de commettre des abus, surtout de spiritueux, mais il est rare que les fumeurs soient en même temps ivrognes.

physiologiques et cliniques sur la nicotine et le tabac (Paris, 1870).

M. Blotin ne s'est pas occupé de la partie thérapeutique de son sujet, bien que son mémoire soit précédé d'une excellente « *Introduction sur la méthode thérapeutique expérimentale* ». C'est afin de remplir cette lacune que nous avons écrit le présent article. Nous avons voulu donner ainsi au public fumeur (tout le monde fume aujourd'hui) un modificateur thérapeutique pour parer aux effets d'une habitude que nous sommes loin d'approuver et dont nous faisons, pour notre part, notre sincère *Mea culpa*. Nous ne parlons pas aux fumeurs abrutis, pas plus que nous ne voudrions morigéner les fumeurs d'opium : à quoi bon faire la leçon à des gens qui ne vous comprendraient plus ? A côté du poison nous avons voulu placer le contre-poison, et aux pécheurs endurcis — mais non repentants — nous disons : « Vous vous plaignez de dyspnée, de palpitations, de vertiges, de digestions difficiles, de tremblements musculaires, d'affaiblissement de la vue, de perte de mémoire ? « Stopez ! », comme disent les Anglais. Fumez modérément, mais surtout assurez-vous de la qualité du tabac, car on le frelate avec de l'ammoniaque, qui est un énergique poison. Soyez fumeur gourmet : fumez moins et de meilleur tabac, et votre jouissance sera plus relevée ; imposez-vous certaines mesures que vous ne dépasserez que par extraordinaire, car les vœux forcés ne doivent pas entrer dans nos habitudes sociales ; soyez un être de raison et non de vocation ; et puis, pour les maux que vous éprouvez, allez consulter votre docteur ; il vous prescrira un moyen inoffensif et cependant salutaire. »

Pour l'emploi de l'arséniate de caféine dans les maladies aiguës de consomption on peut aller jusqu'à quinze et vingt granules par jour. Dans les cas ordinaires, ou sans fièvre, dix à douze granules par jour suffiront. Au reste, tout ici est individuel.

LXXI

De la fièvre des opérés.

On aurait tort d'attacher au mot *fièvre* une idée de force ou sthénie. Cette idée, qui a longtemps régné dans l'École, a fait bien des victimes. Parce qu'on voyait la température animale s'élever, le pouls s'accélérer, la figure de l'opéré prendre une animation extraordinaire, on était tenté de croire à une exubérance des forces vitales, alors que tout, au contraire, contribuait à les déprimer; aussi la diète à laquelle on condamnait les opérés, était-elle absolue. Qu'en résultait-il? C'est que la susceptibilité nerveuse, à laquelle il faut rapporter toute réaction, n'en devenait que plus considérable. Aussi ce n'est que depuis qu'on nourrit les amputés qu'on en perd moins.

Les différentes guerres que nous avons eues dans ces derniers temps, ont permis de faire d'utiles rapprochements. Ainsi, dans la guerre de Crimée il y a eu infiniment moins de mortalité parmi les Anglais que parmi les Français; c'est que chez les premiers le régime alimentaire a été plus substantiel que chez les seconds. L'Administration a été ici pour beaucoup : ainsi, tandis que dans l'armée française tout ce qui est relatif au régime du soldat est subordonné à l'Intendance, dans l'armée anglaise les Chefs de corps ont à cet égard une grande latitude. Il faut lire la relation « *La Guerre de Crimée* » par le docteur Baudens, pour être convaincu de ce fait. Voici un passage que nous extrayons de ce livre remarquable (article *Aliments*) : « En 1847, la cherté des vivres a doublé le nombre des malades; le cinquième (!) des effectifs régimentaires était dans les hôpitaux et infirmeries; 92 scorbutiques sont entrés au Val-de-Grâce,

(1) On pourra nous reprocher de revenir si souvent sur le même sujet, mais il y a des choses qu'on ne saurait assez redire, car il y a des gens qui ont des oreilles et ne veulent point écouter.

et quoique les congés de convalescence fussent littéralement prodigués, le nombre des décès s'est élevé à 29 sur 1000, au lieu de 14. Pendant cette même année les Corps d'élite — la garde municipale, les sapeurs-pompiers — qui pouvaient reporter sur leur nourriture une partie de leur haute paye supplémentaire, ont échappé aux maladies qui sévissaient sur la troupe de ligne, réduite à la simple solde. De même, en 1855, le scorbut a pris, au camp de Saint-Omer, des proportions assez graves pour nécessiter la présence d'un médecin inspecteur, et la maladie n'a cédé que devant des améliorations exceptionnelles dans le régime alimentaire. On constate, en Algérie et en France, que les soldats occupés à un travail en plein air, au nivellement et à l'empierrement des routes, sont mieux portants ; outre l'influence efficace et incontestable du travail physique sur la santé, le fait s'explique par la rétribution que les soldats reçoivent pour ces travaux, et dont une partie profite à l'alimentation. »

Et plus loin : « Beaucoup de capitaines commandants ont une fâcheuse tendance à réaliser des économies sur les dépenses de l'ordinaire, économies qui se traduisent finalement par une mortalité plus grande. Je m'étonne aussi qu'on confie à un caporal le soin d'acheter les vivres ; un caporal est rarement inseusible aux séductions des fournisseurs. »

Que de tristes réflexions suggèrent ces remarques d'un homme aussi au courant des besoins du soldat que l'était le docteur Baudens !

Venant au régime des ambulances en Crimée, le docteur Baudens dit : « Les ambulances anglaises étaient d'une remarquable propreté, qualité qui ne se rencontrait point dans les nôtres. Cette différence tient en partie à la position plus haute et plus indépendante du médecin militaire anglais, qui exerce une plus grande autorité pour l'exécution des mesures hygiéniques. Le régime alimentaire s'écartait de celui de nos ambulances (en plus) ; le thé, la viande rôtie, les puddings, y tenaient une large place. Le médecin pouvait ordonner de la bière, des vins de toutes sortes, du rhum, du cognac, et tout ce qu'il jugeait convenable. Dans les magasins d'approvisionnement de ces ambulances, j'ai vu même du vin de Champagne ; on s'en servait pour arrêter certains vomissements. »

Ici, encore, on pourrait faire de douloureux rapprochements avec *certains* hôpitaux civils, où le régime des malades est stéréotypé, sans être toujours sain ni abondant. Hâtons-nous de dire que l'hôpital civil de Gand, sans être sous ce rapport un Eldorado, se trouve, quant au régime des malades, dans une situation exceptionnelle, puisque la nourriture n'y est pas réglementée dans le sens strict du mot. Les bonnes sœurs chargées des distributions, n'y regardent pas de si près ; elles ont acquis l'habitude de juger des aptitudes gastriques de leurs pensionnaires. Le régime pourrait être plus varié, mais, du moins, il est suffisant. Dans nos salles de chirurgie on peut dire que les malades mangent à leur faim ; aussi observe-t-on rarement des indigestions suite de larcins ou d'aliments importés par les parents. Admettons qu'il y ait çà et là un estomac surchargé : un jour de jeûne et un purgatif salin en ont raison, et le malade n'est pas tenté de recommencer.

Les vaisseaux sanguins étant tenus dans un état constant de plénitude, on observe moins de fièvres, et celles-ci cèdent facilement à un alcaloïde défervescent, tel que l'aconitine ou la vératrine.

Aussi ne laisse-t-on jamais subsister une exagération physiologique ; toute température animale excédant 37° centigrades, tout pouls dépassant 80, 90 pulsations par minute, sont immédiatement refrénés par l'alcaloïde ; aussi les complications inflammatoires sont-elles fort rares.

Ajoutons à cela les soins avec lesquels se font les pansements. Ceux-ci sont pratiqués d'après la méthode désinfectante de Lister dont le *Répertoire* a déjà eu occasion d'entretenir ses lecteurs. La réunion par première intention est aussi la règle et les longues suppurations l'exception.

Nous nous rappelons le temps où l'on pataugeait littéralement dans le pus ; l'atmosphère des salles en était imprégnée, et c'était presque l'exception qu'un opéré échappât. C'était une grande douleur pour les chefs de service, mais qu'y pouvaient-ils ? Ils étaient obligés de traiter leurs malades dans des sépulcres blanchis, car ces hôpitaux, si somptueux au dehors, étaient des foyers d'infection au dedans. Qu'y a-t-il de plus sacré cependant qu'un hôpital ? N'est-ce pas là que l'homme du peuple vient expier les services qu'il rend à la société ? Songe-t-on à sa douleur d'être éloigné des siens ? Et si après avoir subi une opération il succombe à une infection contractée à l'hôpital, n'est-ce pas aux Administrations à mettre tout en œuvre pour que de pareils accidents n'aient plus lieu ? Nous sommes à l'aise pour traiter cette question, puisque nous avons eu le bonheur d'avoir vu nos idées suivies dans la construction de notre nouvel hôpital. Que toutes les Administrations hospitalières qui ne se sont pas placées encore à la hauteur de leur devoir, viennent visiter cet établissement modèle, et elles en rapporteront cette consolante idée : qu'il est facile de faire le bien si on le veut. Quand Joseph II vint en France faire visite à son beau-frère Louis XVI, et qu'on lui eût montré l'Hôtel-Dieu d'alors, où les malades étaient huchés les uns sur les autres, il ne put s'empêcher d'en tirer un fâcheux pronostic pour le sort de la monarchie. En effet 89 n'était pas loin !

LXXII

Un programme de concours de médecine dosimétrique.

Pour répandre la méthode nouvelle il faut des apôtres, c'est-à-dire des hommes de foi, n'ayant en vue que l'intérêt de la science et de l'humanité. C'est pourquoi nous avons proposé à la Société de médecine dosimétrique de Paris la création d'un concours triennal dont voici le programme.

Le but est de fixer la valeur pratique des principaux médicaments dosimétriques, tant expérimentalement que cliniquement, c'est-à-dire d'étudier leur action dans l'état physiologique et dans l'état pathologique.

Sous ce rapport tout — ou à peu près tout — est à faire. En ce qui concerne les alcaloïdes, il y a des auteurs qui prétendent que ce sont des hyposthénisants ; d'autres, qu'ils sont hypersthénisants. Ainsi l'observation clinique, contradictoirement à quelques expériences faites sur des animaux, a fait admettre à Traube, Hirtz, Coblentz, Wonderlich, Oulmont et autres, qu'à doses modérées la digitaline abaisse la température, de même que les rhytmes respiratoire et circulatoire ; le phénomène ne deviendrait d'ordinaire apparent qu'au bout d'un ou deux jours d'administration ; fréquemment il précède la manifestation circulatoire ; en outre, il persiste après qu'on a cessé l'usage du principe actif. A. Duméril, Demarquay et Lecointe ont presque toujours vu la température s'élever d'un à deux degrés sur des chiens. Il y aura donc à préciser dans quelles circonstances ces phénomènes opposés se produisent. Pour les uns, la digitaline est un hyposthénisant de la circulation centrale ; pour les autres un hyposthénisant, un galvanisateur des systèmes cardiaque et vaso-moteur.

La question à examiner a une grande importance, puisqu'elle se subordonne l'administration de la digitaline dans les affections aiguës et dans les affections chroniques du cœur, la vie du malade pouvant en dépendre.

Il n'est pas indifférent également de quelle digitaline on fait usage. On sait que la digitaline cristallisée de M. Nativel a été présentée comme plus active que la digitaline amorphe de MM. Homol et Quevenne ; or, il semble résulter des expériences faites à l'École vétérinaire de Cureghem (Bruxelles) et présentées à l'Académie royale de médecine de Belgique, que ce serait tout le contraire qu'il faudrait admettre. Qui des deux a raison? C'est ce que de nouvelles expériences devront déterminer.

Ce que nous disons de la digitaline s'applique à la cicutine quant à son action hypocinéthique qui la rapprocherait des opiacés, et son action anesthésique qui devrait nous rendre réservés dans son emploi contre les affections anémiques ou chloro-anémiques.

Mais la cicutine — comme la ciguë elle-même — est loin de répondre toujours aux effets qu'on en attend : ce produit doit donc être étudié à nouveau, surtout pour la cicutine cristallisée, comme il en est de la digitale.

Les mêmes remarques s'appliquent à l'aconitine, qui a une action si marquée sur la calorification, mais dont l'action s'exerce également sur les nerfs de sentiment, puisqu'elle produit des bourdonnements d'oreilles, la dilatation de la pupille, ce qui la rapproche de l'hyosciamine et l'éloigne de la digitaline et de la morphine. Il sera important de faire voir que l'aconitine, en même temps qu'elle abaisse la température animale, diminue le calibre des vaisseaux ; il y aura ici à faire une étude importante des nerfs *frigorifiques* et *constricteurs* et des nerfs *calorifiques* et *dilateurs*.

La strychnine — qu'on peut considérer comme l'excitant vital par excellence — que d'incertitudes ne règnent encore sur son action pharmacodynamique ? Il faudra l'étudier à nouveau, *faire voir* comment elle décongestionne et refroidit, par conséquent son action sur les nerfs *constricteurs et frigorifiques*.

L'aconitine et la strychnine deviendront ainsi la base du traitement des affections aiguës et remplaceront la saignée dans tous les cas où il n'existe point d'embarras mécaniques de la circulation et de la respiration.

Il faudra également étudier l'action de la strychnine dans les névralgies congestives, où sa combinaison avec l'hyosciamine rend de si grands services.

Il en est de même de la caféine (principalement du sulfate et de l'arséséniate) dans les fièvres de consomption ; il faudra déterminer son action décongestionnante et réfrigérante sur les parenchymes. La saignée, dont on a fait tant et de si longs abus, se retrouvera réduite à ses seules indications, c'est-à-dire en tant que moyen mécanique. Les générations actuelles souffrent de tout le sang qui a été enlevé à leurs ascendants ; il y aura une étude intéressante à faire sur la manière dont les soustractions sanguines augmentent le plasma du sang tout en l'appauvrissant de ses globules, de sorte que les inflammations exsudatives, loin d'être conjurées, sont au contraire rendues plus dangereuses. La question de la jugulation des maladies aiguës se présentera ainsi tout naturellement, surtout quant à leur terminaison par exsudation ou suppuration.

Nous pourrions étendre ici nos indications à tous les alcaloïdes, en tant qu'agents excito-moteurs.

Nous passons aux médicaments dosimétriques reconstituants, c'est-à-dire agissant sur la crase lymphatique et sanguine, par conséquent sur les globules blancs et les globules rouges.

Ici se présenteront en première ligne les médicaments métalliques et les métalloïdes.

La science possède des moyens d'expérimentation dans le microscope, puisqu'il nous *fait voir* quelles sont les modifications survenues dans le nombre et la rutilance des globules sanguins à la suite de l'emploi de ces médicaments. Ainsi les arséniates présenteront un vaste champ de recherches : pourquoi on les recommande dans la tuberculose pulmonaire, ou plutôt contre la phthisiose. On sait qu'en augmentant l'état sanguin on diminue l'état lymphatique ; il y aura donc une étude à faire sur les globules blancs et les globules rouges, et surtout sur la sortie des premiers à travers les parois des vaisseaux et leur cheminement dans le tissu connectif où ils vont constituer les granulations miliaires, source de la plupart des hétéromorphies. Il y aura à examiner ici, sur des animaux vivants, les phénomènes qui se produisent dans les congestions. La question étant résolue *de visu*, on pourra remonter à l'origine de la plupart des diathèses, et, par conséquent, aux moyens d'y remédier. La médecine pratique sortira ainsi de ses incertitudes et de son impuissance.

L'étude de l'arséniate de strychnine permettra de saisir l'influence du modificateur vital sur le modificateur antidyscrasique, car il serait démontré ainsi, d'une part que l'acide arsénioux diminue le nombre des globules blancs, et de l'autre, que grâce au resserrement des pores des vaisseaux ces globules peuvent moins franchir les barrières que la nature a posées entre le courant circulatoire et le courant purement oscillatoire. Les anciens ne connaissaient que ce dernier ; de là, leur théorie des fluxions, dont il faut aujourd'hui retrancher toute une moitié. Mais il n'en resterait pas moins acquis à la science que la plupart des maladies organiques où par hétéromorphie, se sèment, et que les germes sont renfermés dans le sang, où il nous serait donné de les circonscrire, tandis qu'en passant dans le tissu connectif, les globules blancs s'y développent, comme des semences jetées dans un terrain qui ne leur est pas propre.

Ce que nous disons de l'arséniate de strychnine peut s'appliquer à l'arséniate de quinine : comment ce dernier combat la diathèse palustre, et jusqu'à quel point celle-ci se rattache à des agents miasmatiques, ou simplement à un état chloro-anémique.

Le même travail devra se faire pour les iodures, qui agissent si puissamment sur l'absorption, parce que formant avec les médicaments métalliques des composés solubles, ils les entraînent hors du courant circulatoire. Il faudra donc suivre ce passage et *faire voir* comment le chyle et la lymphe se modifient sous leur action ; c'est-à-dire la transformation, les métamorphoses des globules rouges dans les ganglions mésentériques, puis dans le foie, les poumons, puis, enfin, dans la rate, où ils se décomposent, en restituant leurs principes colorants au foie — comme du vieux fer se revivifie dans la fonte.

Il est un ordre de médicaments dont l'action devra être étudiée avec soin : ce sont ceux que le docteur italien Giovanni Polli a nommés *zootrophiques,* et au moyen desquels on constitue une sorte *d'assolement animal.* Il est démontré que les animaux n'ont pas la même force d'assimilation que les végétaux, et que ce sont ces derniers qui s'approprient les substances terreuses pour nous les rendre sous forme d'aliments. Les substances terreuses peu ou point solubles, telles que les phosphates, peuvent-elles être assimilées par l'organisme animal ? Il y aura lieu de tenir compte ici de l'énorme dépense d'acides digestifs, et, par conséquent, du cercle vicieux où l'on risque de tourner quand on prescrit les phosphates à des sujets dyspeptiques. Il faudra également tenir compte de l'élimination de ces substances par les urines et la plupart des sécrétions, et de la fatigue inutile qu'elles imposent à ces organes. Vaut-il mieux, dans ces cas, employer l'hypophosphite de strychnine, à la fois comme modificateur vital et antidyscrasique ?

Il y aura une étude spéciale à faire sur les parasiticides. L'étude du sulfure de calcium devra ici venir en première ligne, à cause de son action sur les oïdiums animaux. Cette étude devra se faire surtout au point de vue des affections diphthéritiques.

Il en est de même de l'acide phénique, dont l'emploi s'est tant étendu de nos jours. De même encore de l'huile de térébenthine, car on sait qu'aucun parasite ne résiste à l'action anesthésique des huiles essentielles, même les plus vigoureux, tels que l'acare. Il y aura ici à faire de curieuses observations microscopiques.

On peut dire que nous sommes dévorés par les parasites ; une foule pénétrent dans nos tissus avec nos aliments. Nous ne parlerons pas du tœnia, devenu de plus en plus fréquent depuis que nous faisons un plus grand usage de viandes saignantes — même que la viande crue de bœuf ou de mouton, a été préconisée dans les maladies de rachitisme ou la tuberculose. On sait, en effet, que ces viandes contiennent souvent des œufs ou germes du tœnia, de sorte que la viande crue de cheval — animal qui n'est sujet ni à la tuberculose ni à la ladrerie, ni aux diverses espèces de tœnias qui affectent les espèces bovine et ovine — conviendrait mieux pour l'usage thérapeutique.

Nous citerons encore les parasites parenchymateux, principalement les trichines, dus à l'usage de la chair de porc. Un grand nombre de douleurs dites rhumatismales, tiennent à la présence de ces parasites et au rongement incessant qu'ils exercent dans les muscles. Or, on sait que la térébenthine en douches à vapeur, comme le pratique le docteur Brémond, calment ces douleurs. Ne serait-ce pas parce que la térébenthine va tuer les parasites jusque dans leurs gîtes ? Ce sera là un point important de thérapeutique à résoudre.

Nous pourrions passer en revue bien d'autres médicaments dosimétriques, entre autres l'acide benzoïque et les benzoates, pour appeler l'attention des concurrents sur les modifications qu'ils impriment aux urines.

Il s'agira ici de vérifier les expériences d'Alexandre Ure sur l'augmentation de l'acide hippurique, et les assertions contradictoires de Keller et Bouchardat, qui sont d'avis que la métamorphose de l'acide benzoïque ne s'opère pas nécessairement aux dépens de l'acide urique. D'un autre côté, il sera intéressant de rechercher si l'acide benzoïque se transforme aux dépens des matières protéiniques du sang ; de sorte qu'on aurait ainsi l'explication des effets thérapeutiques de cet acide et de ses sels dans toutes les maladies par excès de matière azotées, notamment la la goutte et le rhumatisme.

Parmi les médicaments dosimétriques nouveaux se présente le camphre bromé. Ce corps singulier a besoin d'études nouvelles pour qu'on sache au juste comment le brome se comporte par rapport au camphre, et si celui-ci ne serait pas le véhicule par lequel le brome s'introduit plus facilement dans l'économie. Ce corps simple deviendrait ainsi l'égal de l'iode dans le traitement des maladies scrofuleuses et tuberculeuses. On sait, en effet, qu'il se rencontre dans les eaux réputées par leurs propriétés fondantes, résolutives et antistrumeuses, et l'adjonction du camphre lui donnerait des qualités calmantes que ne présente point l'iode, à moins de l'iodoforme, qui est un hydriodure de carbone, de même que le camphre est un aldéhyde, par conséquent ayant une action stupéfiante ou calmante fort marquée.

Nous n'étendrons pas ce programme plus loin, persuadé que les concurrents le sauront remplir mieux que nous ne pouvons le leur indiquer.

Une objection sera faite : c'est que ce programme est trop vaste; mais il s'agit d'un prix triennal, et il est probable que plusieurs concurrents s'associeront pour se faciliter leur tâche. Tous les membres de la Société pouvant prendre part au concours, il se rencontrera facilement dans son sein des hommes qui, par la spécialité de leurs études, pourront faire un travail qu'on attendrait vainement des efforts d'un seul concurrent; et à la Société reviendra l'honneur d'avoir jeté les bases d'une thérapeutique expérimentale et clinique.

LXXIII

Des indications posologiques en dosimétrie.

DISCOURS PRONONCÉ A LA SOCIÉTÉ DE THÉRAPEUTIQUE DOSIMÉTRIQUE,
DANS SA SÉANCE DU 5 AVRIL.

Messieurs,

Les indications posologiques sont généralement mal comprises en allopathie, puisqu'aux maladies aiguës elle oppose des doses faibles.

Il est vrai qu'agissant avec des médicaments grossiers, elle a peur du « pavé de l'ours ». Aussi beaucoup de médecins prescrivent pour la forme et s'en tiennent uniquement à l'expectation, laissant ainsi leurs malades mourir faute d'une médication énergique.

Prenons une maladie aiguë quelconque : la pneumonie, par exemple. Qu'est-ce qui tue ici le patient? Évidemment l'engouement, la paralysie pulmonaire. Tandis que si l'on recourait de prime abord à la strychnine et surtout si on la poussait jusqu'à relèvement complet des forces vitales, on éviterait la catastrophe. On ne laisserait pas — tout au moins — s'établir les lésions anatomo-pathologiques, dont les organiciens se prévalent comme étant une excuse de leur impuissance.

Ce que nous venons de dire de la pneumonie peut s'appliquer à toutes les affections aiguës, car, qu'est-ce que l'inflammation? Un trouble, un défaut d'antagonisme entre les nerfs modérateurs et les nerfs excitateurs. La fièvre qui est due à cette rupture d'équilibre produit subsidiairement des échauffements ou un incendie qui dévore tout l'organisme si on ne sait l'arrêter à temps : non en faisant la part du feu, mais en l'étouffant sous l'énergie du remède.

Ainsi, sous l'influence d'une cause physique ou morale, le cœur précipite son action et lance le sang, avec une force incompatible avec l'état physiologique, vers le point ou l'organe dont cette excitation est partie.

Ce sont les nerfs excitateurs qui l'emportent sur les nerfs modérateurs ; ou, pour préciser le fait anatomo-pathologique, c'est le pneumo-gastrique — le représentant de la sphère animale — qui est vaincu par le grand sympathique — le représentant de la sphère végétative.

Quelques physiologistes, de nos jours, admettent l'action modératrice du pneumo-gastrique et l'action excitatrice du grand sympathique sur le cœur. Le *Répertoire* de 1872-1873 a fait connaître le fait d'un individu ayant un engorgement de la région maxillo-cervicale droite, suite d'une nécrose de la mâchoire inférieure : la déglutition était devenue presque impossible, et on se disposait à faire l'ablation de l'os, quand, dans la nuit qui précéda, le malade fut pris d'une fièvre fort intense, le pouls battant jusqu'à 180 fois par minute et la respiration étant très-gênée et accélérée. Le malade succomba dans la journée du lendemain. A l'autopsie, on trouva le nerf pneumo-gastrique comprimé par la tumeur. Le grand sympathique, situé sous le feuillet profond de l'aponévrose cervicale, avait échappé à la compression. On peut donc admettre que l'influx du pneumo-gastrique sur le cœur ayant été brusquement suspendu, l'antagonisme entre l'innervation myélo-cérébrale et celle du grand sympathique a été détruit et le cœur s'est mis à galoper, comme l'aiguille d'une horloge dont le ressort se détend.

Que faut-il donc faire? Affaiblir l'organisme en général, comme on le fait en allopathie par les déplétions sanguines et la diète? Mais on ne fait ainsi qu'augmenter, de plus en plus, le défaut d'équilibre des forces de la vie et pencher la balance du côté de la mort. Il faut, au contraire, opposer un frein énergique au coursier qui s'emporte, c'est-à-dire au cœur affolé.

Voilà pourquoi, au début des maladies aiguës, en dosimétrie on emploie la strychnine (sulfate, arséniate, hypophosphite) et on y ajoute les calmants appropriés : aconitine, vératrine, hyosciamine, morphine, quinine, cette dernière surtout combinée avec l'arsenic et le fer (arséniate, hydro-ferro-cyanate) (1).

(1) En médecine dosimétrique on ne se borne pas à un seul médicament, mais on en donne autant qu'il y a d'indications à remplir. Or, il y a les indications générales et les indications particulières. Ainsi, s'agit-il de la fièvre? il faut l'abattre par les incitants et les défervescents (strychnine, vératrine, aconitine, etc.). Mais il faut, en outre, combattre les symptômes douleur et spasme par la morphine, l'hyosciamine, l'atropine, et rétablir les sécrétions par la digitaline, la colchicine, la scillitine. Supposons une broncho-pneumonie, dont chaque hiver tant de malades meurent, il est évident qu'il faut avant tout rétablir l'équilibre physiologique.

La dosimétrie est donc un traitement purement vital ; la lésion mécanique ou physique ne doit

Vous le voyez Messieurs, dans l'inflammation il faut fortifier l'organisme en général, en même temps qu'on détournera l'influx nervoso-sanguin du point où il tend à s'amasser et à produire ainsi des désordres irréparables.

Nous arrivons à la posologie (ce qui est le point important, puisque en deçà on n'obtient nul effet, et qu'au delà, on risque d'empoisonner le malade; car il ne faut pas perdre de vue qu'avec des médicaments aussi énergiques que ceux employés en dosimétrie, le *quantum satis* doit être plus rigoureux qu'en allopathie, où l'on mesure à l'œil, tant sont banales ses prescriptions. Qu'importe un gramme de plus ou de moins dans une potion qu'on sait inoffensive?)

C'est pour cela qu'en dosimétrie on procède par petites doses, répétées à des intervalles suffisamment rapprochés pour que la lésion anatomopathologique n'ait point le temps de s'établir (en laissant le temps normal pour l'absorption : quinze minutes en moyenne). On doit aller jusqu'à effet thérapeutique utile, n'importe : la quantité employée. Ainsi, au début de la pneumonie nous avons donné jusqu'à 20 et 30 granules de vératrine avant d'obtenir la défervescence. Notre estimable confrère, M. le docteur Brémond, nous a donné la relation d'une pneumonie chez un jeune homme de 16 ans, où il fallu aller jusqu'à 48 granules d'aconitine, avant d'obtenir la résolution des phénomènes pneumoniques.

En combinant la strychnine avec les alcaloïdes défervescents, l'effet de ces derniers sera bien plus prompt que si on les donne seuls. Dernièrement, dans un rhumatisme articulaire aigu du genou, j'ai administré le sulfate de strychnine et la vératrine : un granule de chaque de quart d'heure en quart d'heure. Au bout de la dixième dose, la fièvre a cédé, et le rhumatisme s'est trouvé ainsi réduit à une gonarthrite simple, dont un badigeonnage iodé et un appareil ouaté ont eu raison. Or, qu'arrive-t-il si souvent quand on laisse marcher la fièvre, sous prétexte qu'elle est le résultat, la suite nécessaire de l'arthrite? C'est que l'inflammation se déplace sur les organes homœologues, par conséquent, le plus souvent

occuper le médecin que pour autant qu'elle puisse être levée par des moyens physiques, tels que la saignée, la compression méthodique, comme on le fait en chirurgie. Mais même ici la médication doit avant tout être vitale. Dans les plaies pénétrantes de la poitrine, par exemple, avec lésion du poumon, on saigne pour arrêter l'hémorrhagie et on comprime méthodiquement le thorax, mais en même temps on donne la strychnine pour relever les forces du blessé, l'aconitine; la vératrine pour combattre la fièvre, la digitaline, l'hyosciamine pour dissiper le spasme du cœur et des gros vaisseaux; l'arséniate de fer pour parer à l'anémie, etc. Toutes ces indications doivent être remplies, sinon à la fois, du moins fait à fait de l'apparition des symptômes, de manière à ne pas perdre du temps, car en médecine le temps c'est la vie. C'est donc une erreur de croire que parce qu'on a employé un médicament et qu'on n'a pas réussi ainsi à arrêter la maladie, ce médicament est impuissant; c'est le médecin plutôt qui l'est, parce qu'il ne sait point remplir toutes les indications.

sur le péricarde. C'est cependant ainsi qu'on pratique la médecine en allopathie, où l'on court après la maladie, sans (hélas!) pouvoir la rattraper,
et où, comme fiche de consolation, on se rejette sur l'autopsie. On nomme
cela « confirmer son diagnostic » !

Il ne s'agit donc nullement de doses *maxima* ou *minima*, mais d'aller
jusqu'à effet *curatif*; et on le peut avec d'autant plus le sécurité que l'on
procède graduellement : pour les médicaments très-actifs, un demi-milligramme à la fois. Nous ferons d'ailleurs remarquer que sans acception
d'âge ou de sexe, la résistance au remède dépend de l'intensité de la
maladie. Ainsi l'aconitine qui, sur un individu sain, peut déterminer
l'aconitisme au deuxième ou au troisième granule, pourra, dans l'état
pathologique aigu, être donnée à des doses relativement énormes avant
de produire le ralentissement de la circulation et de la respiration. Nous
ajouterons que la tolérance s'établit fait à fait, et qu'ainsi il ne saurait y
avoir de danger, à moins que l'effet étant produit, on le dépasse. C'est
pour cela qu'il faut s'arrêter aussitôt ou aller en rétrogradant. Nous
supposons un état aigu à 40° centigrades de chaleur : dès que le thermomètre appliqué à l'aisselle, marque 39° centigrades, au lieu de continuer
à donner le médicament tous les quarts d'heure (la vératrine, par exemple),
on ne le donnera plus que toutes les demi-heures, et successivement
toutes les heures. A défaut de thermomètre, on a pour guide le calme
du malade et la détente générale produite par la chute de la fièvre,
surtout la moiteur de la peau et la chute du pouls.

De tout ceci il résulte qu'il ne faut pas avoir peur d'employer des alcaloïdes aussi puissants que la strychnine, l'aconitine, la vératrine au début
des maladies aiguës; pas plus qu'on en a à donner la quinine dans les
fièvres intermittentes, *car toute fièvre doit être coupée*. En chirurgie la
gravité des accidents dépend de la fièvre dite traumatique; mais celle-ci
n'est pas fatale puisqu'elle peut être conjurée. Chassaignac instituait
ce qu'il nommait l'*entraînement chirurgical*, au moyen de l'alcoolature
d'aconit donnée deux ou trois jours de suite, avant l'opération. Feu
le docteur Hélot père, à la Maternité de Rouen, prenait la même
précaution quand il prévoyait un accouchement laborieux. Il en est de
même en médecine, où les fièvres, quelles que soient leurs localisations
— pneumonie, méningite, pleurésie, cardite, etc. — peuvent être prévenues. Nimeyer cite des cas de pneumonies amenées à résolution sans
fièvre, par l'application de la glace et la vératrine à l'intérieur, jusqu'à
la dose de 10 centigrammes par jour.

Qu'on ne vienne donc pas arguer de la fatalité de la fièvre. Si les
anciens lui ont dressé des autels, c'est qu'ils n'avaient point les moyens

de la conjurer. Ils imploraient la déesse Fièvre (*Febris diva*) comme ils imploraient les déités infernales, de leur faire le moins de mal possible ; mais aujourd'hui nous n'en sommes plus là, et le médecin qui invoquerait la nature sans employer les remèdes que celle-ci lui donne, ferait comme les dévotes toujours prêtes à brûler une chandelle au premier saint de carrefour venu.

Sans doute, Messieurs, nous devons avoir foi dans la force médicatrice de la nature, mais pour lui venir en aide. C'est pour cela que la strychnine est nécessaire au début des affections aiguës, parce qu'il faut aller au-devant de la paralysie des vaisseaux et des parenchymes. La strychnine — surtout l'arséniate — est l'incitant vital par excellence ; c'est elle qui réveille cette force latente dont parle Barthez, et que les anciens ont également appréciée quand ils ont dit que dans les maladies adynamiques la puissance nerveuse est liée dans les ganglions abdominaux. « *Potentia nervosa ligata in gangliis abdominalibus.* » C'est donc cette force qu'il faut dégager au moyen de la strychnine, de l'aconitine, de la vératrine, de l'hyosciamine, qui agissent sur le système vaso-moteur et le calment. Qui ignore les bons effets de ces médicaments dans la gastralgie aiguë, laquelle, sans cela, tournerait en gastrite ? N'en est-il pas de même des grandes inflammations ? Qu'est-ce qu'une méningite, une pleurésie, une péri ou endocardite, une péritonite ? Des névralgies des séreuses splanchniques ; par conséquent, il faut les traiter comme telles, si l'on ne veut voir se produire des épanchements, des exsudats, des suppurations qui rendent si souvent ces maladies mortelles, en leur permettant de franchir ce Rubicon qu'on nomme « anatomie pathologique ».

La découverte des alcaloïdes a été un des grands faits de la médecine contemporaine ; c'est par là que celle-ci se distingue de la médecine des anciens, qui n'avaient à leur disposition que des moyens thérapeutiques fort restreints ; nous serions donc coupables de lèse-humanité de ne pas employer les agents que la chimie et la pharmacodynamique ont mis à notre disposition. Parmi ces agents il faut ranger en première ligne la strychnine, qui est à la force vivante individualisée, ce que l'électricité est à la nature entière : c'est-à-dire l'incitant de la vitalité ; et sans la force vitale nous ne pouvons rien. On s'est fait de la strychnine une idée fausse, parce que jusqu'ici on l'a mal employée ; ainsi si on la donne dans la paralysie, sans avoir égard à la nature de cette dernière — comme dans les ramollissements nerveux, par exemple — on provoque des secousses électriques, qui ne sont pas dans son mode d'action quand, au contraire, on l'emploie dans les maladies purement dynamiques ou vitales, et sur-

tout quand on procède graduellement, dosimétriquement. Dans ces conditions, elle ne donne lieu à aucune secousse ni ébranlement, toute
son action se borne à tonifier les tissus, à augmenter la résistance vitale.
Depuis que nous en faisons usage, nous avons pu en constater les bons
effets. C'est le roi des modificateurs vitaux.

LXXIV

Importance du régime salin pour l'enfant.

Parmi les préjugés les plus nuisibles à la longévité, il faut placer celui qui empêche de donner du sel aux enfants pour les gorger de matières féculentes. Nous avons eu souvent occasion de pratiquer la taille sur des enfants de cinq à huit ans, pour des calculs durs non broyables — du genre de ceux qu'on a nommés *calculs mûraux*, parce qu'ils ressemblent à une mûre, étant rougeâtres et mamelonnés à leur surface. Ces calculs sont hérissés de pointes qui irritent fortement la vessie ; par conséquent, ils nécessitent l'opération de la taille ; or, la chimie fait voir que ces pierres sont formées d'oxalate de chaux.

L'acide oxalique n'existe pas normalement dans l'économie animale ; il est le produit de la combustion incomplète du sucre, lequel. au contraire, existe constamment dans le sang ; c'est un produit de sécrétion, parce que le foie en forme sans cesse, en vertu de son ferment propre ou glycogène. Quand ce sucre s'amasse en trop grande proportion il est éliminé par les urines et peut constituer ainsi la maladie qu'on désigne sous le nom de *diabète,* maladie qui conduit au marasme parce que la nutrition est enrayée.

Quand le sucre est brûlé incomplétement il en résulte des acides, tels que l'acide lactique, l'acide butyrique, l'acide oxalique, qui donnent à la constitution ces acescences se traduisant en scrofules et rachitisme. On voit déjà les conséquences de l'abus du sucre dans l'élevage des enfants : les glandes s'obstruent de matières grasses ou caséeuses dont la fonte produit des abcès froids laissant des traces indélébiles ; les os se ramollissent et se déforment, les muscles restent flasques.

Mais afin d'être fixés sur ce point, il fallait l'établir expérimentalement.

De concert avec le professeur de physiologie de notre Université (1), nous fîmes une série d'expériences sur de jeunes chiens, et voici les résultats que nous avons obtenus.

Plusieurs de ces animaux furent nourris presque exclusivement de sucre — les pauvres bêtes, si elles avaient eu la faculté de la pensée, auraient cru qu'on les gâtait. On les gâtait, en effet, dans le sens physique du mot, comme on gâte les enfants auxquels on prodigue les sucreries. — En peu de temps, nos petits chiens tombèrent dans le marasme, et leurs urines démontrèrent la présence de l'acide oxalique. On ne prolongea pas l'expérience ; grâce à un régime reconstituant et salin, nos intéressantes victimes reprirent en peu de temps leur santé et leur gaîté.

Le problème était donc résolu : le sucre peut donner la pierre aux enfants, ramollir leurs os, les rendre scrofuleux. La mère, avec son lait, donne du sucre à son enfant, mais ce sucre est le plus pur qui existe, puisqu'il est brûlé intégralement, tandis que le sucre de canne — et à plus forte raison de betterave — subit des degrés d'oxydation intermédiaires entre l'acide carbonique et les acides lactique, butyrique, oxalique, dus à des combustions incomplètes. Que dire de ces affreuses loques qu'on place dans la bouche de l'enfant sous prétexte de suçon ? Est-il étonnant que ces pauvres petits aient des aigreurs, des coliques, des diarrhées ?

Si nous examinons maintenant les effets du sel, nous trouvons tout le contraire. Un chimiste belge distingué, M. Berger, a étudié l'action du chlorure de sodium sur l'économie (*Du rôle biologique du chlorure de sodium. Journal de pharmacologie de Bruxelles,* janvier 1870) et il prouve que sans la présence du sel dans le plasma du sang, la fibrine, l'albumine, la musculine, l'ostéine — c'est-à-dire les sucs nutritifs du sang et de nos tissus — se solidifieraient, et les globules sanguins se dissoudraient. Ces globules se décomposent dans une solution d'albumine pure, comme dans de l'eau distillée, tandis que l'eau albumineuse contenant $^1/_{1000}$ seulement de sel de cuisine, conserve parfaitement ces globules, sans qu'ils s'altèrent. Quand on supprime à l'homme, dans sa nourriture, le chlorure de sodium, il devient pâle, chlorotique, œdémateux, l'appétit disparaît, la sécrétion de la salive et du suc gastrique diminue. Le sang salé absorbe plus d'oxygène, stimule l'acte chimico-physique de la nutrition des tissus et provoque l'expulsion, par les reins, par les poumons et par la peau, des principes azotés de la nutrition régressive (2).

Pour l'intelligence de ce fait il faut se rappeler qu'il y a en nous deux

(1) Feu le docteur Poelman.

(2) C'est le chlore du sel qui sert à former l'acide chlorhydrique de la digestion.

mouvements : celui de composition et celui de décomposition. On a nommé le premier *nutrition progressive*, le second *nutrition régressive*, parce que l'un importe les matériaux de la nutrition dans les tissus, et que l'autre les exporte. Chez les enfants, c'est le mouvement de composition qui prime le mouvement de décomposition, parce que tous leurs tissus sont encore à faire. Mais pour que cette composition puisse avoir lieu, il faut que les éléments minéraux et terreux soient tenus en solution par l'albumine du sang, c'est-à-dire sous forme d'albuminates solubles; aussi dans le régime alimentaire des enfants qui ont fait leurs premières dents, faut-il faire entrer des viandes jeunes ou albumineuses, parce quelles se rapprochent davantage de leur propre composition. C'est pour cela également que le sel est nécessaire aux enfants. Certes nous ne voulons pas tomber dans un excès contraire, en supprimant complétement le sucre, mais il ne faut point en abuser. « User, ne point abuser », tel est le précepte d'Hippocrate, et l'expérience des siècles a fait voir que la sagesse a parlé par sa bouche.

On trouvera, peut-être, que nous retombons constamment dans des redites scientifiques ; mais nous faisons comme ces compositeurs de musique, qui pour bien imprimer une phrase dans l'oreille de leurs auditeurs, la reproduisent de mille façons. Il est vrai que rien n'est souvent plus prolixe qu'un musicien, et que ce qui ne peut se dire se chante.

Nous espérons cependant que notre thème sera médité par les mères. Qu'y a-t-il, en effet, de plus important que l'élève des enfants ? On argue de la faiblesse de constitution des enfants, comme si cela n'était le résultat d'un mauvais régime. Nous sommes de l'avis d'un spirituel médecin, le docteur Munaret, qui voulait qu'on fît des concours d'enfants, comme on fait pour les espèces domestiques.

LXXV

**De l'accouchement forcé pour remplacer l'opération césarienne
et de l'emploi des incitants vitaux dosimétriques.**

Un cas intéressant s'est présenté à l'hôpital civil de Gand.

Il s'agit d'une femme à terme qui y fut transportée dans un état d'anéantissement pouvant faire croire à un empoisonnement par les narcotiques. D'après le peu d'explications qu'elle put donner, elle avait pris « quelque chose pour dormir ». Ce furent les termes dont elle se servit. La peau froide, le pouls presque disparu, annonçant une mort imminente, un des chirurgiens auxiliaires — M. le docteur Biebuyck — fut averti de se tenir prêt pour l'opération césarienne. Cet honorable praticien se rappelait avoir lu, dans le temps, qu'un médecin italien, pour un cas analogue, avait institué l'accouchement forcé. Il résolut d'essayer la même manœuvre avant d'ouvrir le ventre. Peu d'instants après, la femme expirait. Le doigt indicateur et successivement toute la main furent engagés dans la matrice ; le col présenta une grande résistance et se resserra sur le poignet de l'opérateur, tout comme pendant la vie. La poche des eaux ayant été rompue, il amena un enfant mort, comme il l'avait diagnostiqué. Les choses se passèrent comme dans un accouchement naturel.

De ce cas on peut tirer plusieurs conclusions :

1° Que l'accouchement forcé doit être tenté avant de passer à l'opération césarienne ;

2° Qu'il ne faut pas attendre que la femme soit morte pour pratiquer cette délivrance et qu'on pourra ainsi prévenir la mort de l'enfant ;

3° Que l'utérus est l'*ultimum moriens* chez la femme enceinte et qu'on peut profiter de cette circonstance pour la rappeler à la vie ;

4° Que dans les maladies graves qui menacent la vie de la femme (du cerveau, du cœur, des poumons), on devra recourir à l'accouchement forcé, l'enfant étant viable, afin de soulager la mère et de prolonger sa vie;

5° Que cette opération faite pendant la vie, n'offre pas plus danger que les manœuvres ordinaires de l'accouchement;

6° Que l'opération césarienne, qui permet bien rarement de sauver l'enfant, est une opération qui répugne aux familles, parce qu'elle laisse après elle le doute sur la mort réelle de la femme.

Quant aux cas analogues au cas actuel, nous demanderons — le soupçon d'empoisonnement par un narcotique étant admis — s'il ne faudrait recourir immédiatement au tannin pour neutraliser l'alcaloïde, à la caféine (sulfate, arséniate), pour dissiper l'engorgement du cerveau, et à la strychnine (sulfate, arséniate), comme incitant de la vitalité générale?

Généralement, on a recours à ce dernier agent dans les paralysies — comme un emplâtre sur une jambe de bois. — C'est donc au fort des affections aiguës qu'il faut l'administrer. Dans le cas dont il s'agit ici, on aurait pu donner ensemble les trois médicaments, certain que chacun serait allé à son adresse. C'est pourquoi les médicaments dosimétriques doivent remplacer les vieilles formules des Codex officiels, où la plupart des principes actifs ne figurent même point, ou avec une posologie vicieuse. Ainsi il y a tel alcaloïde — la vératrine, par exemple — dont la dose est portée jusqu'à un demi-centigramme, à la fois, dose énorme puisqu'elle peut être mortelle, tandis qu'avec les médicaments dosimétriques pareil malheur n'est jamais à craindre. En effet, avec des médicaments énergiques, le dosage au demi-milligramme est aussi exact que possible, on pourrait dire mathématique; de sorte que c'est, en quelque sorte, une pesée de précision, le médicament se donnant coup sur coup et à petites doses, jusqu'à ce que l'équilibre fonctionnel soit rétabli.

Dans des cas analogues à celui qui nous occupe en ce moment, on donne les éthers; mais les éthers sont des anesthésiques et non des incitants vitaux; c'est encore là un point que la vieille allopathie n'a pas compris. Elle prodigue ces moyens et ne fait ainsi qu'entretenir la nervosité des malades; tandis qu'en donnant les incitants vitaux elle tonifierait et calmerait à la fois; car tout est là : augmenter la résistance vitale et non la détruire. L'administration des alcaloïdes au début et dans le cours des affections aiguës restera une des grandes conquêtes de la médecine contemporaine; on peut dire une victoire de l'art sur la maladie et la mort.

LXXVI

De l'emploi de la digitaline.

On sait que le célèbre Cullen a défini la digitale : *l'opium du cœur*. Mais cet opium-là peut avoir le même résultat que celui du cerveau : c'est-à-dire stupéfier le cœur et produire la mort.

Cela s'observe surtout dans les maladies organiques de cet organe ; aussi n'est-il pas étonnant que divers médecins en soient venus à faire leur *mea culpa* devant des Corps savants, qui, naturellement, leur ont donné l'absolution, comme ayant péché par ignorance. Mais maintenant que les voilà avertis, pareille excuse ne serait plus valable.

Le calme du cœur produit par la digitale est donc en rapport avec le degré d'excitation et de résistance vitale de cet organe. Il est évident que lorsque cette dernière est considérablement diminuée, comme dans les anévrismes passifs — qu'on confond trop souvent avec les hypertrophies, à cause des troubles circulatoires et respiratoires — il est évident, disons-nous, qu'un infusé ou une alcoolature de digitale — dont il est si difficile de graduer les effets — pourra, dans certaines circonstances, accélérer la mort.

Ce danger n'existera jamais avec la digitaline ; aussi, à part quelques cas d'infiltrations aiguës, où il faut débarrasser promptement la circulation, doit-on recourir à l'alcaloïde plutôt qu'à la plante en substance.

Une autre conséquence de cette action dépressive de la digitaline, c'est que, dans les cas chroniques, il faut toujours la combiner à un agent tétanisant et à un agent minéralisant : arséniate de strychnine, arséniate de fer.

Quand on a recours à la digitaline, il existe presque toujours quelque chose du côté du cœur ; il faut donc avoir égard au degré de résistance et d'élasticité de l'artère, ainsi qu'au rythme des pulsations. Si l'artère mollit sous le doigt, si le pouls est irrégulier, c'est qu'on a affaire à quelque lésion organique ; et il faut, dans ce cas, employer les précautions mentionnées plus haut ; ce soin est surtout nécessaire quand il existe des symptômes précordiaux.

Il faut se méfier de ces soi-disant névroses, et ne pas perdre un temps précieux en antispasmodiques : eau de laurier-cerise, assafœtida et autres *tuti quanti* allopathiques. Il faut aller droit au but, c'est-à-dire donner la digitaline, avec l'arséniate de strychnine ou l'arséniate de fer, selon les indications spéciales. Quant aux doses, on ira jusqu'à effet : au soulagement. On pourra ainsi donner jusqu'à dix, quinze, vingt granules de l'un et l'autre médicament, dans les vingt-quatre heures. La diurèse amène bientôt la détente, et on pourra diminuer graduellement les doses, sauf à les augmenter de nouveau, si les symptômes précordiaux l'exigent.

Dans les affections aiguës du cœur — péricardite, cardite, endocardite — à cause de la petitesse du pouls, l'emploi immédiat de la digitaline est encore indiqué, mais ne contre-indique point la saignée, parce que, aussitôt après, le pouls se relève ; on avisera alors à donner la digitaline, soit seule, soit combinée à la strychnine pour rétablir l'organe dans son rythme normal ; la cicutine pour abattre les douleurs lancinantes ; l'hyosciamine contre le spasme ; la colchicine pour augmenter la diurèse. Il y a là toute une gamme de traitement que le médecin doit savoir saisir presque au bond, car le temps presse. Un large vésicatoire sera également très utile.

Quant aux doses auxquelles on doit donner les alcaloïdes dans ce cas : c'est jusqu'à effet.

Nous avons rapporté, dans le *Répertoire*, le cas qui nous est arrivé à nous-même. Nous trouvant à Bordeaux, et ayant été surpris par une pluie d'orage, à la fin d'une journée suffocante, nous fûmes pris d'un violent frisson qui nous força de nous mettre au lit. Un point cardiaque aigu nous saisit, retentissant vers l'épaule gauche ; la respiration devint anxieuse, saccadée ; le pouls se resserra et se ralentit, une sueur froide nous couvrit, en partie par la gêne de la respiration, en partie par l'anxiété morale. Heureusement nous avions notre pharmacie de poche — qui ne nous quitte jamais en voyage — ainsi qu'un flacon d'ammoniaque. Nous fîmes sur la région du cœur une large friction avec parties égales d'ammoniaque et d'eau de Cologne, de manière à établir une puissante révulsion, et prîmes, de quart d'heure en quart d'heure, un granule de sulfate de strychnine, un granule de digitaline et un granule de cicutine. Nous continuâmes ce traitement toute la nuit. Au matin, les symptômes précordiaux avaient disparu. Nous pûmes donc nous dispenser de la saignée. Par contre, nous prîmes une forte portion de sel de Sedlitz, afin de dégager complétement la circulation et la respiration. Dans la journée, nous pûmes nous lever et vaquer à nos occupations.

Notre cas offre donc un exemple de jugulation d'une péricardite commençante. Malheureusement, il n'en est pas toujours ainsi. Les malades ignorant la gravité de leur cas, ni eux ni les assistants ne croient à la nécessité d'appeler le médecin; quelques heures se passent et, avec elles, la possibilité d'une jugulation. La maladie doit donc parcourir ses phases organiques; et si le malade en échappe, c'est comme le cerf emportant à son flanc la flèche fatale : *Hœret lethalis arundo* — pour nous servir de la belle expression du poëte.

Quand on donne la digitaline comme diurétique, il convient de l'associer à son congénère, l'hyosciamine, afin de vaincre le spasme des voies urinaires. D'ailleurs, l'hyosciamine est indiquée dans la plupart des cas qui exigent l'emploi de la digitaline, notamment la dyspnée, l'anxiété précordiale, l'asthme aigu, l'angine de poitrine, soit primitifs, soit consécutifs à des lésions organiques. Mais il faut également activer le soufflet organique, c'est-à-dire les mouvements respiratoires, au moyen de la strychnine.

Nous considérons donc l'union de la digitaline, de l'hyosciamine, de la strychnine, comme très-importante. C'est le cas de répéter avec les anciens : *Omne trinum perfectum.*

Les urines rendues sous l'influence de la digitaline sont aqueuses, comme les urines nerveuses; bientôt cependant elles se troublent et se chargent d'un abondant dépôt ammoniacal. C'est que les principes azotés ont été retenus dans l'économie pendant la crise.

Si l'on compare maintenant l'action constante et sûre de la digitaline, à l'action incertaine, souvent violente de la digitale, on en concluera que c'est à la première qu'il faut recourir dans la plupart des cas où ce médicament est indiqué.

LXXVII

Traitement dosimétrique des fièvres éruptives : scarlatine, rougeole, variole.

Tout le monde connaît cette redoutable trinité morbide, qui a envoyé aux sombres bords plus de victimes que la guerre, la faim et la peste. Toutes trois sont contagieuses au plus haut degré, parce qu'elles sont dues à des virus qui, quoique la forme de l'éruption ne soit pas la même, sont peut-être identiques. L'éruption peut même ne pas avoir lieu, et cependant la maladie exister, comme on l'observe dans les *variolæ sine variolis*, comme disait le célèbre médecin hollandais Boerhaave.

La maladie est donc plutôt *intérieure* qu'*extérieure*; et c'est la fièvre qui en constitue le danger ; de là, nécessité de modérer cette fièvre. La chaleur morbide s'élève quelquefois à 40, 41, 42, et même 43° centigrades : comme dans la scarlatine; aussi, cette dernière se termine-t-elle souvent par la gangrène. De là, aussi, nécessité de soutenir la vitalité par les *incitants qui n'irritent point*.

Ça été longtemps une difficulté en médecine : de soutenir les forces vitales sans les épuiser, comme on fait, par exemple, quand on applique des rubéfiants pour déplacer une irritation. Aujourd'hui la science nous a fait connaître les incitants vitaux, pris en général dans la classe des alcaloïdes, les antifébriles par excellence. Saigner peut être un danger, car de cette manière on épuise d'emblée toutes les ressources de l'économie.

Les hydrosudophates emploient l'eau froide, médication qui présente aussi des dangers, à cause de l'inégalité des réactions. C'est donc aux calmants vitaux qu'il faut en venir. Les médicaments dosimétriques offrent sous ce rapport de précieuses ressources. Dans une épidémie de rougeole qui faisait de nombreuses victimes dans le quartier, nous fûmes appelé dans une maison où cinq enfants présentaient, à la fois, des prodromes de la maladie. — On sait que la rougeole, d'ordinaire, débute assez brusquement par une forte fièvre, avec abattement et mal de tête, une toux sèche, pénible, par quintes, et la sensation d'une barre dans la poitrine. Un signe particulier, qui manque bien rarement, ce sont les larmes dans les yeux, surtout au moment de la toux. Le malade éprouve des picotements de la pituitaire, qui.le font éternuer ; il est courbaturé et comme brisé par la fatigue ; la langue est blanche, large, humide ; chez les tout jeunes enfants il survient souvent des convulsions, qui cessent quand apparaissent les taches circulaires rouges.

Tous ces phénomènes prodromiques existaient avec une grande violence chez les petits malades, à notre arrivée ; et, comme nous l'avons dit, l'épidémie faisait de grands ravages dans le quartier. C'était au commencement des médicaments dosimétriques ; naturellement, les avis étaient partagés à leur sujet : les uns n'y voyaient que des substances homœopathiques, c'est-à-dire, inertes ; les autres, au contraire, les présentant comme de grands poisons. Le père des enfants, qui est un homme intelligent et qui d'ailleurs voyait l'imminence du danger, nous dit que si nous jugions convenable d'employer notre méthode, il en prenait la responsabilité morale vis-à-vis de la famille. Nous administrâmes donc l'aconitine et la vératrine : toutes les demi-heures un granule, jusqu'à ce que la fièvre fût tombée ; ce qui eut lieu, chez deux de ces enfants — les plus âgés : 8 et 10 ans — au dixième granule, et chez deux autres — les plus jeunes : 6 et 7 ans — au douzième granule. Ce qui fait voir que, contrairement à ce qui est admis, il faut des doses plus fortes pour de jeunes enfants que pour d'autres plus âgés. Au reste, comme on procède graduellement, il ne saurait y avoir de danger. Chez deux des petits sujets, il fallut recourir à l'émétine pour dégager la poitrine. Au bout de douze heures, la fièvre étant tombée, l'éruption se fit sans encombre, et tout péril avait disparu.

Ceci prouve une chose : c'est que dans les fièvres éruptives qui s'annoncent d'une manière violente, le médecin ne doit pas rester spectateur de la crise, mais, au contraire, agir avec énergie ; et il le peut avec les médicaments dosimétriques, puisqu'ils ne jettent aucun trouble dans l'économie. La fièvre étant abattue d'emblée, tout se réduit à une éruption bénigne.

Il en est de la scarlatine comme de la rougeole, c'est-à-dire qu'elle n'a ce degré de violence que parce qu'on laisse le feu s'amasser. La fièvre débute ordinairement par un mal de gorge plus ou moins violent, accompagné de mal de tête, parfois de frissons et saignement de nez, envies de vomir, douleur des reins, courbature. Quelquefois, l'invasion de l'éruption a eu lieu tout d'un coup par des taches rouges, sans élevure au-dessus de la peau, et qui disparaissent sous une pression légère du doigt, pour reparaître aussitôt le doigt retiré.

Dans cette fièvre, les médicaments dosimétriques réussissent admirablement et ont pour effet de rendre la convalescence moins longue. L'aconitine, la vératrine font tomber la fièvre; l'hyosciamine dissipe le spasme; et contre les accès on a l'hydro-ferro-cyanate de quinine. (Ceci bien entendu regarde le médecin seul, mais il faut que les parents soient avertis qu'il y a une médication à la fois énergique et sans danger, afin qu'ils appellent le docteur à temps.)

Dans la variole, les premiers symptômes sont : fièvre, envies de vomir, et souvent vomissements, une douleur plus ou moins violente dans les reins, quelquefois douleurs générales, abattement, tendance à l'assoupissement, et une constipation opiniâtre; la langue sale, rouge à la pointe, mal de gorge plus ou moins intense, sueurs, parfois délire. On voit l'analogie entre toutes ces maladies, se dessiner ici; aussi le traitement est-il le même : rafraîchir les malades par des lavements doux et, au besoin, les sels de Sedlitz; éponger le corps avec de l'eau vinaigrée; entretenir une température modérée et un bon air dans l'appartement; appeler le médecin dès le commencement et ne pas le contrarier dans les moyens qu'il mettra en usage. S'il est intelligent, il ne balancera pas de recourir aux médicaments dosimétriques, puisque ce sont ces derniers qui ont le plus facilement et le plus promptement raison de la fièvre.

Une question se présente ici. Tous les enfants doivent-ils avoir les fièvres éruptives? Il est évident que non, puisqu'un grand nombre qui ne les ont jamais eues, jouissent d'une excellente santé. On peut, au contraire, se garantir de l'infection virulente — quelle qu'elle soit — par la vaccination.

LXXVIII

Des décompositions putrides et des maladies ataxiques.

On a fait, dans ces derniers temps, jouer un rôle considérable aux micro-organismes dans la production des maladies putrides ou ataxiques. Le fait est que ces infiniment petits pénètrent partout : dans l'eau, dans l'air, et jusque dans nos propres fluides : sang, lymphe, urine, etc.

La pluie qui tombe après un temps sec, contient toujours des corpuscules organiques, qu'elle a entraînés sur son passage. Ce sont ces corpuscules qui, pendant les chaleurs de l'été, font prendre à l'eau de nos réservoirs une odeur infecte, dont il faut la débarrasser en la filtrant.

L'air confiné prend une odeur toute spéciale, à cause de la décomposition des micro-organismes qu'il renferme, ainsi que des matières animales dues à la transpiration, aux déjections, aux suppurations (comme dans les hôpitaux où l'air n'est pas incessamment renouvelé par une machine à vapeur). Enfin les micro-organismes envahissent l'économie entière par le système lymphatique et le système veineux, et en se décomposant produisent également des maladies ataxiques, comme on le constate dans le typhus et les fièvres typhoïdes. Il en est de même dans les plaies suppurantes : les micro-organismes ayant envahi un organisme profondément débilité, incapable de résistance et préparé en quelque sorte aux fermentations ; la fièvre septicémique se déclare et le blessé meurt sous l'action combinée de la plaie et du virus qu'elle a engendré par la décomposition de ses éléments. Pour qu'il y ait septicémie, il faut que les lymphatiques et les veines leur livrent passage. Une surface suppurante, quelle que soit son étendue (par exemple une brûlure au deuxième degré), ne donne jamais lieu à l'infection purulente.

L'alcool, la glycérine, l'iode, l'acide phénique, tuent les micro-organismes et les empêchent de pénétrer dans l'économie. Par conséquent, ce sont de bons désinfectants. Les alcaloïdes (la quinine, par exemple) dont on saupoudre les plaies, produisent les mêmes résultats ; de même aussi, quand ils sont absorbés, ils vont tuer les micro-organismes au sein de l'économie. En outre, les alcaloïdes produisent la sédation du système nerveux vaso-moteur, augmentent le ton des tissus et leur permettent de résister à l'envahissement des parasites.

Les conséquences de ce que nous venons de dire sont faciles à déduire. Il faut veiller, avant tout, à la pureté de l'air et de l'eau, puisque c'est par eux que les micro-organismes pénètrent dans l'économie. Les spiritueux pris en quantité raisonnable (une goutte matin et soir) sont utiles en temps d'épidémie, comme antimiasmatiques. La quinine (surtout l'arséniate et l'hydro-ferro-cyanate) produit le même résultat. Il faut la donner à doses fractionnées, mais coup sur coup, sans avoir égard aux accès — à part celui de froid, où toute absorption est suspendue. Ceci nous conduit à rappeler ce que le *Répertoire* a dit sur le traitement du choléra et des fièvres pernicieuses : c'est-à-dire qu'il ne faut pas attendre, pour donner la quinine, qu'il y ait apyrexie. Il est souvent alors trop tard ; et si l'on veut rattraper le temps perdu en donnant de fortes doses d'alcaloïde (deux ou trois grammes, comme on le fait malheureusement presque partout), on produit des surcharges qui ne font qu'ajouter à l'intensité de la fièvre. Il faut donc — une fois le stade de froid passé — donner une petite dose de quinine, en granules, afin de n'avoir point l'inconvénient de l'amertume, et la répéter de quart d'heure en quart d'heure ou de demi-heure en demi-heure, jusqu'à ce que la fièvre soit tombée. Dans les cas graves, on fera bien d'ajouter à la quinine la strychnine ; par exemple, l'arséniate, afin d'augmenter l'action médicamenteuse. Il en est de même de l'hydro-ferro-cyanate de quinine, qui est un fébrifuge très-puissant, malgré ce qu'en disent quelques médecins qui ne l'ont pas suffisamment employé. Dans la Basse-Italie, où règnent des fièvres pernicieuses — notamment dans la campagne de Rome — l'hydro-ferrocyanate de quinine rend de grands services ; et nous nous sommes également assuré de son efficacité dans les fièvres de nos polders.

Dans les cas de chirurgie, il faut donner aux blessés la quinine ; panser les plaies avec l'alcool, la glycérine, l'acide phénique, et au besoin saupoudrer les surfaces suppurantes de quinine, comme on le fait sur les vésicatoires. On obtient ainsi le double effet de la préservation interne et de la préservation externe (1).

(1) Cet article fait voir que dans toutes les fièvres graves il y a des proto-organismes, mais ne prouve pas qu'ils en soient cause. Il faut donc la décomposition putride, qui même a la faculté de tuer les microbes, mais qui agit comme destructeur de la vitalité,

LXXIX

De la nécessité des incitants vitaux dosimétriques.

DISCOURS PRONONCÉ A LA SOCIÉTÉ DOSIMÉTRIQUE DE MÉDECINE DE PARIS,
DANS LA SÉANCE DU 6 JUIN 1876.

Messieurs,

Une École de l'antiquité avait pour formule le : *Strictum* et le *Laxum*, et pour précepte : *Tendre* et *Détendre*.

C'était, peut-être, réduire le corps vivant aux conditions d'une machine — et à ce titre Vaucanson aurait pu se croire créateur.

Créateur, soit ; mais *Animateur* (veuillez nous pardonner ce néologisme), non.

Nous devons tendre nos ressorts quand ils sont relâchés et les relâcher quand ils sont trop tendus. Nous vous dirons plus loin comment nous entendons cet excès de tension.

La nature, quand rien ne la contrarie, comme chez les animaux à l'état sauvage (nous ne savons pourquoi le mot *sauvage*, qui indique quelque chose de brutal, de désordonné, en regard de ce que nous croyons être la *civilisation*, c'est-à-dire la raison, la perfection, quand c'est si souvent le contraire), la nature, disons-nous, entretient l'équilibre des forces, d'où dépend la santé générale.

Mais il n'en est pas de même dans la vie civilisée, où l'élément moral prend une si grande extension sur l'élément animal — au point de le détruire.

Non que nous vivions tous de la vie de l'âme ; beaucoup d'entre nous, au contraire (le mot « nous » doit se prendre ici dans un sens général et non se circonscrire à un groupe d'hommes déterminé ; ainsi nous avons trop de respect pour cette assemblée pour que dans notre esprit il puisse être question d'elle en ce moment); donc, beaucoup d'entre nous pourraient s'appliquer cet apophthegme plein de cynisme de l'auteur du *Mariage de Figaro* : « Boire sans soif, et faire l'amour en tout temps, il n'y a que ça qui nous distingue des autres bêtes. »

Des autres bêtes? Nous ne savons pour qui — des animaux ou de nous — ce reproche est injurieux.

Il est certain que les animaux, s'ils n'ont pas notre esprit (ce qui pour le bon La Fontaine n'était point prouvé), n'ont pas nos passions, nos intempérances de toute espèce : ils vivent selon le vœu de la nature; voilà pourquoi ils ne connaissent pas ou presque pas, la maladie. Voilà aussi pourquoi ils vivent la somme de vie que la nature a assignée à chaque espèce (car il n'a pu entrer dans son plan de les faire vivre éternellement; à côté de la reproduction elle a placé la destruction, sans que ce soit le: « Ote-toi de là que je m'y mette »; la nature ne connaît point les révolutions intéressées. Dans la dispensation du capital vital, elle a été vraiment juste et paternelle, puisqu'elle a donné à chaque être le temps et le moyen d'accomplir sa mission ici-bas.

C'est nous, qui prétendons être faits à l'image de notre Créateur (ce qui doit souvent en donner une singulière idée), c'est nous qui avons changé tout cela, puisqu'à la vie naturelle nous avons substitué une vie artificielle, toute de convention.

Toutefois, gardons-nous de la misanthropie de l'auteur du *Contrat social*, et de faire de la vie sauvage notre idéal; il pourrait nous pousser de la laine sur le dos, et, plus que jamais, nous risquerions de nous voir appliquer le

« Sic vos non vobis vellera fertis oves. »

Mais laissons là ces considérations mélancoliques et revenons à nos moutons : au *strictum* et au *laxum* des anciens.

Nous disons donc, que la corde vitale, à force d'être tendue, se relâche. Et c'est ici, Messieurs, que nous croyons nécessaire de revenir sur ce que nous avons eu l'honneur de vous dire dans une précédente séance, de l'*incitation* et de l'*excitation* vitale.

In et *ex* peuvent se traduire ici en recette et en dépense; ce que Barthez nommait la force latente ou en réserve, et la force en action ou le capital roulant. Or, à force de dépenser ce dernier, nous sommes obligés d'entamer notre réserve. C'est donc cette dernière que nous devons augmenter sans cesse; tout en restreignant la dépense journalière afin d'équilibrer notre budget vital.

Nous devons donc, non tendre sans cesse la corde — ce qui la ferait rompre — mais la tenir à ce juste degré de tension où seulement elle peut donner des résultats efficients.

Les philosophes qui ont voulu se charger de ce soin et s'appliquer à eux-mêmes le diapason moral, ont fait voir que la philosophie seule ne suffit point, puisque la plupart d'eux ont été affectés de tristes infirmités en dépit de leurs beaux préceptes de morale. Ils ont négligé le corps pour l'âme; et la nature s'en est vengée, le corps n'étant plus alors qu'une guenille percée à jour et laissant voir, à travers, l'orgueil de son propriétaire.

C'est donc au précepte d'Hippocrate qu'il faut revenir : « User et ne pas abuser. » Mais même à ce titre, nous nous usons parce que, avant tout, nous voulons jouir; c'est-à-dire que du *strictum* nous tombons dans le *laxum* (soit dit dans un sens général).

La conséquence de ceci, c'est que nous avons beaucoup plus besoin d'*incitants* que d'*excitants* vitaux.

Voici comment nous entendons l'incitation vitale.

La vie ne saurait se séparer des forces générales de la nature, puisqu'elle en est, en quelque sorte, la finale. Elle commence au mouvement moléculaire des corps pour ne s'arrêter qu'à la pensée; la pensée, cette émanation divine que nous aurions tort de confondre avec le mouvement de la matière (1) — l'âme avec la sensation — la nutrition avec l'intuition — la conscience de nous-même et de tout ce qui nous entoure, avec l'instinct réduit aux actes purement corporels.

La vie ne saurait donc s'abstraire des forces générales, telles que la chaleur, l'électricité; ou plutôt ce sont ces forces qui en règlent l'exercice, car sans chaleur et électricité la vie ne serait pas possible.

L'opération de la machine vivante est donc de produire constamment ces deux incitants de la vie, afin de parer aux pertes ou soustractions que lui fait subir l'air ambiant, — ce qu'un physicien philosophe (Maupertuis) nommait la *force déperdatrice*.

Or, la nature nous donne un incitant vital puissant dans la strychnine — au point d'accumuler le fluide nerveux dans nos tissus, comme le font voir les secousses ou décharges bio-électriques. Mais c'est évidemment le résultat de l'abus du médicament, car prise dosimétriquement, la strychnine est un incitant et non un excitant vital; elle réveille la force latente sans provoquer outre mesure la force en action.

Et veuillez remarquer ici la valeur pratique de la distinction des inci-

---

(1) Penser, fait affluer le sang au cerveau, mais cette excitation n'est pas la pensée. A preuve les ivrognes.

tants et des excitants vitaux : la noix vomique ou son alcaloïde — la strychnine — peut être un incitant ou un excitant, selon la manière dont on l'emploie : pour tendre ou détendre la fibre organique. Ainsi on peut donner la strychnine dans le spasme, comme dans la paralysie; dans l'apepsie, comme dans la gastralgie. De là, la nécessité d'une posologie exacte, et la nécessité, non moins grande, de la physiologie expérimentale et de la clinique. Le médecin n'est pas un guérisseur, un donneur de remèdes plus ou moins hypothétiques; en médecine, il n'y a pas de panacées, mais des indications à remplir.

Vous apprécierez maintenant, Messieurs, si j'ai raison de préconiser l'arséniate de strychnine comme incitant vital. — Au reste, je prêche d'exemple. L'arséniate de strychnine tient toutes les fonctions en éveil et ne surexcite aucune d'elles aux dépens des autres.

Messieurs, c'est une grave et déplorable erreur de tout vouloir de l'irritation; d'épuiser constamment le principe vital sans en provoquer la rénovation. C'est cette erreur que la médecine dosimétrique a pris à tâche de combattre, et elle ne donnera merci à l'allopathie que lorsque celle-ci sera revenue au principe d'Hippocrate : le vitalisme, dont on s'est si prodigieusement écarté, à la poursuite du spectre de l'anatomie pathologique. Elle (l'allopathie) a fait ainsi une médecine dans la médecine, c'est-à-dire qu'elle crée ou plutôt laisse se produire une foule de maladies dont le père de la médecine ignorait l'existence — et on ne saurait dire que l'humanité s'en portât plus mal. Il y avait alors moins de princes de la science, mais plus d'adeptes au cœur droit; plus de croyants dans les lois immuables de la nature et non dans l'alchimie du physiologisme moderne, qui est incapable de produire même un fétu de paille.

Messieurs, je vous remercie de l'attention que vous avez bien voulu me prêter; il m'est impossible de me présenter devant vous sans vous parler de cette dosimétrie qui est devenue la pensée de toute ma vie et qui fait que je ne me donnerai de repos que lorsqu'elle sera bien comprise de tout le monde. Le repos n'est pas fait pour l'homme qui pense : l'immobilité c'est l'aiguille ne marquant plus l'heure sur le cadran de la science de la vie. Partie d'un point elle est forcée d'y revenir, parce que c'est alors seulement que sonne midi, c'est-à-dire que la lumière, par son éclat, fait disparaître l'erreur.

C'est pourquoi il faut marcher, marcher toujours, sans s'embarrasser des obstacles dont la route est semée.

———

LXXX

Paralysie intestinale; emploi de l'hyosciamine, de la strychnine et des sels de Sedlitz.

Le présent article nous a été inspiré par la mort récente, et tout à fait inattendue (1), d'une femme qui fut, à la fois, un grand cœur et un grand esprit. — Nous avons nommé *George Sand*.

L'illustre écrivain de tant d'œuvres charmantes et profondes, a succombé, en quelques heures, à une obstruction abdominale que rien n'a pu lever : ni le sondage intestinal, ni l'eau de Seltz — dont on a employé jusqu'à douze bouteilles !

Ceci nous conduit à rappeler le mode de cathétérisme institué récemment à l'hôpital civil de Gand, par l'introduction de la sonde œsophagienne jusque dans l'S du côlon (on pourrait avoir des sondes *ad hoc*). La seule difficulté est de doubler l'espèce de cap que forme la saillie sacro-lombaire ; mais avec un peu d'habileté cet obstacle peut être vaincu.

Nous rappellerons également différents articles du *Répertoire*, constatant, dans des cas d'obstruction allant jusqu'au *miserere*, l'efficacité de l'hyosciamine et de la strychnine. Il s'agit, en effet, de vaincre un double obstacle : le spasme et la paralysie. Ces deux symptômes ont existé chez *G. Sand*, puisque, dès ses premières visites, son médecin a reconnu une paralysie intestinale avec d'horribles coliques, au point que la malade demandait à mourir.

Mais ce qui ressort clairement du douloureux événement qui vient de priver notre siècle d'une de ses gloires littéraires, c'est la nécessité de ne pas laisser s'accumuler les matières résiduelles, et de procéder chaque matin à un lavage complet du tube intestinal au moyen du sel de Sedlitz.

---

(1) George Sand, malgré ses 72 ans, était encore dans toute la force de son tempérament et de son génie.

Les personnes à tempérament torpide et à ventre volumineux, feront bien de prendre le soir, au moment de se coucher, trois ou quatre granules de jalapine ; au besoin, un ou deux granules d'arséniate de strychnine, et, le lendemain matin, une cuillerée à café de sel de Sedlitz Chanteaud dans un verre d'eau.

En cas de sécheresse et de spasme de l'intestin, on fera usage d'un ou deux granules d'hyosciamine dans une cuillerée à potage d'huile de ricin bien fraîche. On pourra fractionner la dose en deux. On est quelquefois obligé d'y ajouter la strychnine (sulfate). Ainsi, dans un cas relaté au *Répertoire* de cette année (1876), il s'agissait d'une colique saturnine qui avait provoquée une hernie étranglée entéro-épiploïque de la ligne blanche et rendu l'opération nécessaire. Immédiatement après la réduction de l'intestin, nous fîmes donner au malade une cuillerée à bouche d'huile de ricin, avec deux granules d'hyosciamine. Ce moyen fut répété quatre fois dans la nuit, mais sans résultat. Le lendemain, à l'hyosciamine nous fîmes ajouter la strychnine ; et au bout d'une heure la débâcle se produisait. Cela prouve que, dans les obstructions intestinales, il faut tenir compte, à la fois, du spasme et de la paralysie : il y a rupture de l'équilibre physiologique, il faut donc recourir à ces deux modificateurs pour le rétablir. En allopathie on procède par les *contraires*, sans se douter que souvent on augmente ainsi l'obstacle. Quelquefois on a recours aux drastiques les plus violents, tel que l'huile de croton. Dernièrement un malade, victime de cette médication incendiaire, est venu me consulter ; il avait pris jusqu'à six gouttes d'huile de croton qui avaient provoqué une espèce de brûlure ; aussi, lorsque les garde-robes eurent été rétablies par l'huile de ricin et l'hyosciamine, il se fit une véritable exfoliation de l'épithélium de l'intestin.

Ce qui frappe en lisant les matières médicales allopathiques, c'est que les médicaments dont on a constaté les effets violents sur la peau, on les donne à l'intérieur ; mais si l'intestin se défend par une abondante sécrétion de mucosités, il se révolte et se crispe ; de là une cause active qui vient s'ajouter à une cause souvent passive. Un médecin allopathe s'étonnait de n'avoir pu lever une constipation malgré tous les purgatifs ; je lui conseillai de recourir à l'hyosciamine et à la strychnine ; et, à son grand étonnement, comme à l'immense satisfaction de son malade, l'effet fut obtenu. Rien de plus routinier que de prendre ses indications dans les livres écrits, au lieu de consulter le livre de la nature. N'y a-t-il pas, en effet, l'œil du médecin ? et celui-ci doit-il frapper en aveugle, au risque d'atteindre le malade au lieu de la maladie ?

LXXXI

Une déclaration importante.

Dans une de ses dernières leçons au Collége de France, Cl. Bernard a fait une déclaration importante. Il a montré expérimentalement que l'économie ne peut être assimilée à un bocal, et il a prouvé que les phénomènes physico-chimiques purs qui se passent dans l'économie vivante sont tous sous la dépendance des phénomènes vitaux, et que pour modifier ceux-là il faut s'adresser à ceux-ci ; que lorsqu'on agit, même chimiquement, sur l'économie, celle-ci n'intervient pas directement, mais seulement par l'intermédiaire des phénomènes vitaux, qui sont les seuls et grands régulateurs, par les mains desquels, pour ainsi dire, tout doit passer. « Si donc on veut faire de la thérapeutique réelle — conclut l'éminent professeur — il faut agir vitalement. Il y aurait dans ce sens toute une révolution à faire. » Et il termine humouristiquement par cette vérité, qui a l'air d'une boutade : « Mais il n'y a pas de révolution à faire en thérapeutique, *parce que la thérapeutique n'existe pas.* »

Nous avons recueilli cette déclaration parce qu'elle confirme, une fois de plus, la nécessité de la réforme que le *Répertoire de thérapeutique dosimétrique*, depuis quatre ans, poursuit sans relâche, et qui gagne chaque jour du terrain. Les universitaires vont se trouver ainsi placés entre le public que nous aurons gagné par l'argument sans réplique de la guérison, et l'enseignement de l'École ou le *Magister dixit.*

Dans cette détresse, l'École sera bien aise de trouver une thérapeutique toute faite — quoique faite en dehors d'elle. Aussi faut-il donner à la dosimétrie une base essentiellement scientifique. Il faut la grouper en un corps de doctrine qui en fasse une puissance telle, qu'on ne puisse l'escamoter brin à brin, mais qu'on reconnaisse publiquement son territoire et ses droits.

Le *Traité général de médecine dosimétrique* auquel je travaille en ce moment, sera en quelque sorte l'*Organon* qu'il faudra s'occuper activement à répandre et à commenter. L'École comprendra alors qu'il y a là toute une révolution en thérapeutique — non à faire, mais faite; et faite sans elle.

LXXXII

De la fièvre et des moyens de la combattre.

LECTURE FAITE A LA SOCIÉTÉ DE THÉRAPEUTIQUE DOSIMÉTRIQUE DE PARIS, DANS SA SÉANCE DU 5 JUILLET 1877 (1).

Chez l'homme sain, la moyenne de la température du corps est 37° c. et une fraction; mais cette température varie d'après les diverses circonstances physiologiques, physiques ou chimiques où nous nous trouvons. Elle varie également d'après la profondeur des organes. Ainsi sous la langue, dans le rectum, dans le vagin, la température est plus élevée de quelques dixièmes de degré que dans les parties superficielles.

Les expériences sur des animaux font voir que la chaleur est moins grande dans le ventricule gauche du cœur que dans le ventricule droit, à cause du rafraîchissement du sang dans son passage à travers les poumons. Le sang qui vient de la veine cave inférieure est également plus chaud que celui de la veine cave supérieure.

Le sang, au moment où s'accomplissent les grandes fonctions, telle que la digestion, est plus chaud que pendant la période du repos. En surexcitant les organes la chaleur augmente équivalemment. Les passions excitantes — telle que la colère — élèvent la chaleur animale; les passions déprimantes — telle que la frayeur — la font descendre.

Les agents miasmatiques dépriment également la chaleur animale, mais la réaction est en raison de cette dépression et peut atteindre le plus haut degré de l'échelle thermométrique.

(1) Cet article est l'introduction du *Manuel de la fièvre.*

De ces faits tirons déjà ces conséquences : 1° que l'abdomen est la source la plus fréquente de la fièvre. La poitrine vient en deuxième ligne, puis la tête ; 2° que si la fièvre consiste dans une élévation de la chaleur animale, cette élévation est subordonnée aux conditions vitales de l'organisme. Or, la vitalité tend à maintenir une chaleur constante de 37° c., et chaque fois qu'il y a augmentation de cette dernière, il y a perte de vitalité, c'est-à-dire asthénie.

Nous insistons particulièrement sur ce point, parce qu'il nous permet déjà d'entrevoir quel devra être le traitement de la fièvre : c'est-à-dire relever la vitalité, et non l'abaisser.

Nous sommes ainsi loin des idées de l'École physiologiste, qui prétend toujours saigner. Il est vrai que la saignée locale diminue la chaleur dans la partie enflammée, mais si l'irritation n'est pas enlevée du coup, la réaction n'en est que plus vive, et si on continue à faire couler le sang on déprime la vitalité au point de faire naître un état adynamique et même ataxique.

Brown produisait le même effet par une médication tout à fait opposée ; c'est-à-dire que par ses médicaments irritants il affaiblissait la vitalité et amenait l'adynamie.

Bouillaud, par ses saignées coup sur coup, empêchait la maladie de se résoudre naturellement.

La réaction qui a lieu à la suite des dépressions de la vitalité, n'est jamais franche, c'est-à-dire qu'elle affecte le type rémittent. Ainsi quand la fièvre s'est maintenue pendant quelque temps au summum (40, 42° c.), il survient une brusque dépression thermométrique (1 à 2° c.) qui peut même aller jusqu'au-dessous de la moyenne physiologique (36, 35° c.). Cela dépend de la cause morbide et du degré de résistance de l'individu.

D'où la conclusion pratique : qu'il ne faut jamais débiliter l'organisme quelle que soit sa force apparente, et que les saignées, soit générales, soit locales, ne font que parer à l'état mécanique de la maladie. Nous supposons un effort musculaire, ou une entorse : on applique des ventouses scarifiées, puis la compression méthodique, et tout est fait ; il ne s'agit plus alors que de laisser la partie en repos pendant quelque temps, pour que la guérison soit complète. Ce traitement est applicable, jusqu'à un certain point, aux affections internes : ainsi la pleuropneumonie survenant brusquement chez un individu parfaitement sain, on fait une saignée générale, si l'oppression l'exige, on applique des sangsues ou des ventouses, quelquefois un rubéfiant, puis, on immobilise le thorax au moyen d'un bandage ouaté. Il est rare que la pleuropeumonie ne soit enlevée ainsi, comme avec la main.

Mais si la pneumonie est de nature miasmatique, ou due à des causes déprimantes, la saignée ne fait qu'augmenter la faiblesse générale et, par suite, l'engouement du poumon (1).

En vain continue-t-on de saigner ; la gêne de la respiration va en augmentant et arrive ainsi au degré de la lipothimie.

Rasori, dans ces cas, donnait le tartre émétique à haute dose, comme contro-stimulant ; mais le résultat était le même : c'est-à-dire l'affaiblissement de l'organisme et la non-résolution de la maladie, qui passait ainsi à l'état chronique — à la grande joie des organiciens.

Il faut donc recourir aux agents vitaux, c'est-à-dire qui ramènent la chaleur animale à la moyenne physiologique, sans perte matérielle pour l'organisme ; et cela, par les médicaments dosimétriques.

Parmi ces médicaments nous plaçons en première ligne la strychnine et ses sels (sulfate, arséniate), parce qu'elle a pour effet de relever et de soutenir la vitalité en augmentant le *ton* des tissus.

On doit partir de ce fait que toute sthénie tend à l'asthénie : le célèbre Boerhaave l'avait parfaitement établi dans sa théorie iatro-mécanique. « Les corpuscules sanguins (et il en admettait de divers calibres), attirés sur un point par l'irritation, en vertu de la loi : *Ubi stimulus ibi affluxus*, s'engagent dans des capillaires qui ne leur sont pas propres ; de là, resserrement ou spasme de ces derniers, stase sanguine, dilatation et paralysie des vaisseaux, avec chaleur, rougeur, tumeur, ou tous les caractères de l'inflammation ; puis, transsudations et organisation de l'exsudat par suite de la présence des corpuscules blancs ou leucocythes. »

On voit que cette théorie est la même que celle que nous enseigne l'École. *Nil novum sub sole.*

Dans l'ophthalmie nous voyons les phénomènes inflammatoires se passer sous nos yeux : les membranes de l'œil s'injectent, et à une forte loupe on distingue des capillaires qui n'étaient pas apparents dans l'état sain, parce qu'ils ne reçoivent que des globules blancs ; un spasme douloureux s'empare de la partie, qui devient rouge, chaude et gonflée. Si l'inflammation n'est pas arrêtée dans cette phase initiale, l'exsudation et la suppuration ont lieu, et l'œil peut être perdu par suite de ramollissements gris et d'ulcères perforants. N'est-ce pas là l'histoire de l'ophthalmie subaiguë ?

(1) Déjà, en 1814, Laënnec décrivait la pneumonie épidémique, et faisait remarquer que cette affection pouvait être occasionnée par les miasmes délétères suspendus dans l'air, pénétrant avec lui dans la circulation et se fixant de préférence sur les poumons. En 1826, nous avons assisté à une épidémie de fièvres larvées, qui s'attaquaient indistinctement à tous les organes, et dont la quinine seule avait raison. Ces considérations étiologiques sont donc extrêmement importantes au point de vue du traitement, et on comprend que le médecin ait ainsi la vie de son malade dans la main.

L'École organicienne suit, à l'ophthalmoscope, les progrès de ces désordres, mais ne fait rien pour les combattre. Les sangsues, il est vrai, soustraient un sang brûlant, et si on exerçait ensuite une compression méthodique — comme le faisait Juncken après l'opération de la cataracte — l'ophthalmie serait conjurée. Mais souvent ces moyens mécaniques sont insuffisants si on n'a pas eu recours, de prime abord, aux moyens internes : au sel de Sedlitz pour dégager la circulation abdominale et empêcher l'état bilieux qui complique presque toutes les inflammations ; à l'aconitine, à la vératrine comme défervescents, à l'hyosciamine pour faire cesser le spasme, à l'hydro-ferro-cyanate de quinine pour empêcher la rémittence de la fièvre.

Nous venons de faire l'histoire de toutes les inflammations, car les mêmes phénomènes histologiques s'y présentent. Ainsi, on ne combattra pas autrement une méningite, une pleurésie, une gastrite, c'est-à-dire par l'emploi simultané des moyens physiques et des moyens vitaux.

DE L'ÉTAT DES SÉCRÉTIONS DANS LES FIÈVRES ET LES INFLAMMATIONS.

Généralement, au début des fièvres et des inflammations, les sécrétions sont suspendues à cause du spasme des petites filières par lesquelles ont lieu ces sortes d'élaborations. Les matériaux excrémentitiels se trouvent ainsi retenus dans l'économie. De là, ces états pathologiques généraux qui, sous les noms d'*urémie*, d'*ammoniémie*, viennent compliquer l'état local.

Nous devons insister un instant sur ce point.

Parmi les accidents urémiques, on remarque la prostration physique et morale, la somnolence, le coma, les troubles cérébraux, l'affaiblissement musculaire, la dyspnée, les vomissements, un redoublement de la fièvre, tous les accidents enfin d'une intoxication. Il en est de même dans l'ammoniémie. C'est qu'en effet, les principes azotés sont retenus dans le sang. Nous devons en dire autant des chlorures. La première indication est donc d'agir sur le sang au moyen des sels neutres, notamment par le sel Chanteaud, qui a pour effet de provoquer une abondante transsudation intestinale, en attendant que la diaphorèse et la diurèse soient rétablies. Mais il faut venir en aide à ces dernières par la digitaline et la colchicine, qui auront également pour effet de modérer et de régulariser la circulation.

DES VARIATIONS DE LA TEMPÉRATURE MORBIDE DANS LE COURS DE LA FIÈVRE ET DES INFLAMMATIONS.

Ordinairement cette température présente une exacerbation d'un cinquième de degré centigrade vers le soir. C'est la différence que présente la température du corps dans l'état de santé. Il faut donc la mettre sur le compte de l'exacerbation nocturne et continuer à donner les alcaloïdes *jusqu'à défervescence complète, n'importe la dose et le temps qu'il faudra employer*. — Sous ce rapport le médecin pèche souvent par manque de persévérance. Il doit être aussi tenace que la fièvre elle-même.

Voilà pour le type continu de la fièvre; il suppose une lésion locale déjà plus ou moins prononcée. Mais n'importe, il faut continuer avec l'aconitine, la vératrine, la strychnine, afin de s'opposer à la propagation de l'inflammation, comme on fait d'un incendie. Ce qui n'empêche point d'insister sur les moyens locaux, surtout les révulsifs.

Mais si la variation nocturne ou matinale de la température du corps dépasse d'un degré centigrade, c'est qu'il y a une grande dépression vitale qui empêche la réaction. C'est le type rémittent qu'on remarque surtout dans la fièvre typhoïde, et plus prononcé encore dans le typhus et les exanthèmes aigus.

Ainsi nous supposons une fièvre avec 40° c. : vers le soir il y aura 41 degrés, plus un cinquième, lequel devra être mis sur le compte de l'état nocturne. Au matin, la chaleur du corps sera revenue à 40° c., mais dans la journée elle tendra de nouveau à augmenter et même à dépasser la température du jour précédent, si on n'a rien fait pour l'arrêter. Cette surélévation pourra ainsi aller à 42°5 et même 43°5, au point de mettre la vie du malade en danger. Ce n'est pas tant ici la lésion locale qui le tuera, mais l'extinction de la vitalité. Il faut donc mettre en usage les alcaloïdes les plus puissants, tels que l'arséniate de strychnine et l'arséniate de quinine : un granule de chaque, tous les quarts d'heure.

Si, vers le soir, la température n'excède point 40°5, c'est que la fièvre ne tardera pas à entrer dans sa période de décroissance. Il faut donc continuer avec la quinine le lendemain matin, profitant de la légère rémission qui a lieu à ce moment.

Dans la fièvre typhoïde, comme le tube intestinal est généralement encrassé, ainsi que le montre l'état de la langue, on procédera chaque matin au lavage par le sel Chanteaud, puis on reprendra avec l'arsé-niate de strychnine et l'arséniate de quinine, jusqu'à la tombée de la nuit. La température ne s'élevant que d'un cinquième de degré centi-grade, on arrête de nouveau la médication jusqu'au jour, et on se contente de donner des boissons légèrement toniques. Le surlendemain on recommence. Il est rare que la fièvre typhoïde ne soit jugulée le troisième ou le quatrième jour.

Quand la fièvre persiste, c'est qu'il y a des lésions internes, le plus souvent dans l'abdomen (entérite folliculeuse) quelquefois dans la tête ou la poitrine (méningite, pleuro-pneumonie tuberculeuse), qu'il faut combattre par les moyens locaux, tout en continuant à soutenir la vitalité par les arséniates de strychnine, de caféine, de quinine, de soude, d'antimoine, de fer, selon les symptômes.

Grâce à la dosimétrie, on a ainsi toute une gamme thérapeutique et on n'en est pas réduit à faire de l'expectation, c'est-à-dire à regarder un homme qui se noie sans lui venir en aide.

LXXXIII

**De la symptomatologie au point de vue de la thérapeutique,
et vice-versa.**

CONFÉRENCE FAITE A L'INSTITUT DOSIMÉTRIQUE DE PARIS,
LE 3 FÉVRIER 1877.

Messieurs,

Permettez-moi de vous lire les quelques notes que j'ai couchées, ce matin, par écrit. Les idées que j'ai à vous faire connaître sont tellement en dehors des précédents scientifiques, que si je me livrais à l'improvisation, vous croiriez à une exagération de ma part. D'ailleurs, il s'agit de faits qui n'ont pas besoin de luxe oratoire; un simple énoncé suffit. Messieurs, le but de cette conférence est de faire voir que les médicaments doivent servir de pierre de touche au médecin, et, par conséquent, qu'il ne doit jamais s'en tenir à l'expectation. Mon sujet étant ainsi nettement défini, je puis l'aborder sans préambule.

Prenons d'abord les cas aigus. Ici un doute peut se présenter : la maladie est-elle *sthénique* ou *asthénique*, et partant, faut-il débiliter ou fortifier le malade ?

La question sera bientôt résolue en administrant un incitant vital, tel que la strychnine (sulfate, arséniate). Presque aussitôt la réaction se fait, et si elle s'élève trop au-dessus de la moyenne physiologique, rien ne sera plus facile que de l'y ramener par l'aconitine et la vératrine, qui sont les *défervescents* par excellence.

Nous supposons une pneumonie aiguë : sans doute le poumon est engoué, par perte de contractilité et d'élasticité; il ne faut donc pas laisser la maladie en venir à ce point où l'organe ne pourra plus revenir sur lui-même, mais il faut resserrer son tissu par la strychnine, afin d'en exprimer le sang — comme une éponge. — Que si on y établit le vide par des saignées coup sur coup, le sang s'y engouffre, et on ne fait qu'augmenter l'oppression, c'est-à-dire l'anhématose.

Messieurs, c'est là un point extrêmement important, puisqu'il domine la thérapeutique des maladies aiguës tout entière.

Qu'il me soit permis de vous citer un exemple. Il y a quelques jours, un individu est amené dans mon service, à l'hôpital civil de Gand, pour une fracture de côtes avec emphysème sous-cutané ; la dyspnée est extrême et la suffocation imminente. J'immobilise le thorax avec un appareil ouaté et fais donner, tous les quarts d'heure, un granule d'arséniate de strychnine et un granule d'acide phosphorique. Ce traitement est continué jusqu'à réaction, c'est-à-dire pendant douze heures. Le pouls s'étant élevé à 100 pulsations et la chaleur à 40° centigrades, j'administre la vératrine : un granule tous les quarts d'heure, et successivement toutes les demi-heures, toutes les heures. Au bout de vingt-quatre heures, le danger était conjuré, et le malade respirait librement.

Comme vous le voyez, je ne me suis pas attaché à la lésion locale, mais à l'état général ou vital. La lésion locale, c'est-à-dire la fracture de côte avec déchirure des cellules pulmonaires superficielles, a été immobilisée, comme on immobilise une entorse, une luxation, la fracture d'un membre ; aucun accident inflammatoire n'est survenu, pas plus que dans ces dernières lésions quand on a soin d'appliquer de prime abord l'appareil ouaté et de prévenir la fièvre traumatique par la strychnine, l'aconitine, la vératrine, l'hydro-ferro-cyanate de quinine.

Vous me demanderez si je ne saigne jamais ? Je répondrai : Rarement, depuis que j'ai à ma disposition les médicaments défervescents. Rarement aussi j'ai recours au tartre émétique ; et jamais à l'alcool.

Voilà ma profession de foi thérapeutique.

Mais, direz-vous, vous perdez plus de malades que vos confrères ?

Voici encore ma réponse.

Dans le cours de l'année qui vient de s'écouler, sur deux cent soixante-dix-sept blessés graves, j'ai eu quatre morts, et dans ce nombre, un, atteint de phlegmon diffus de la région thoracique gauche, et mort à la douzième heure de séjour ; un, à la suite de phlébite provoquée par le cathétérisme pratiqué en ville, après trente heure heures de séjour ; le troisième, par suite de brûlures générales, la dixième heure de séjour ; le quatrième par suite de brûlures générales, la dixième heure de séjour (1).

(1) Le mouvement général des malades dans notre service, dans le cours de 1876, a été de cinq cent trente-neuf.

Ces malades ont donc à peine pu être mis en traitement.

Mais, penserez-vous, les autres cas étaient peu graves ? jugez-en par l'énoncé suivant :

A. Plaies de tête compliquées d'érésipèle, de perte de substance et de dénudation des os correspondants, avec commotion cérébrale, coma profond, persistant pendant plusieurs jours, délire nerveux, hémorrhagie intra-crânienne, méningite débutante, etc.

Personne ne prétendra que ce cas ne fût fort grave et même mortel dans l'occurrence. Le danger a été conjuré par la strychnine, la vératrine (contre la fièvre), l'arséniate de caféine (contre le coma), la digitaline (contre le délire nerveux). Les soins locaux se sont bornés aux pansements antiseptiques de Lister et à l'application de la glace. Aucune déplétion sanguine n'a dû être faite.

B. Anthrax profonds et étendus, de la nuque et du dos, avec menace de myélite et de pneumonie hypostatique.

Les anthrax ont été débridés jusqu'au delà des aponévroses, et on a donné à l'intérieur la strychnine (arséniate), et, subsidiairement, la vératrine. Pansement de Lister.

Vous savez, Messieurs, que les anthrax de la nuque et du dos sont souvent mortels par suite de l'extension de l'inflammation à la moelle épinière et aux poumons. C'était le cas ici ; il a donc fallu relever la vitalité afin de borner l'inflammation.

C. Brûlures de la face, du cou, du tronc et des membres par une explosion de poudre. Délire nerveux, commencement de méningite, de cardite, pleuro-pneumonie. Pansements à l'huile phéniquée et administration de la digitaline et de l'aconitine.

Remarquez que je n'ai pas employé contre le délire nerveux le laudanum, comme l'enseigne l'École, mais bien la digitaline et l'aconitine, qui sont les véritables antihyperesthésiques du cerveau. J'ai donné un granule de chaque toutes les demi-heures, et à la douzième prise, le délire a été calmé, et le malade s'est endormi tranquillement dans une transpiration profuse.

J'appelle votre attention sur ce traitement dans les inflammations débutantes du cerveau et de ses membranes.

D. Plaie par arme à feu du bras droit et de la région thoracique correspondante, avec emphysème sous-cutané et crachats hémoptoïques. Même traitement que plus haut. La pénétration des grains de plomb dans le poumon n'a donné lieu à aucun accident. Il est probable qu'ils seront expulsés plus tard par expectoration. Le traitement des plaies pénétrantes de la poitrine est extrêmement important ; il faut fermer hermétiquement la plaie pour empêcher l'accès de l'air, et donner les alcaloïdes défervescents, tels que l'aconitine la vératrine. La saignée est rarement nécessaire.

E. Fractures de la jambe et du fémur, avec plaie pénétrante et dénudation des fragments; menace de pyoémie. Le traitement interne a consisté dans l'administration de la strychnine au début, de la vératrine dans la période de fervescence, de l'hydro-ferro-cyanate de quinine dans la période d'accès. L'infection purulente a été empêchée par les pansements désinfectants de Lister.

F. Phlegmons profonds des membres supérieurs et inférieurs. L'extension des phlegmons a été empêchée par les incisions étendues, et la fièvre de suppuration arrêtée par la vératrine, l'arséniate et l'hydro-ferro-cyanate de quinine.

G. Fracture du sacrum et de la branche ischio-pubienne, avec déchirure du périnée, dysurie et hématurie; puis, une variole intercurrente. L'ischurie et l'hématurie ont été combattues par l'hyosciamine, l'hydro-ferro-cyanate de quinine et la strychnine (arséniate); la variole, par l'aconitine et la vératrine. Le malade a dû être sondé pendant les premiers jours qui ont suivi l'accident.

Ce cas est, sans doute, un des plus graves qui puisse se présenter, puisqu'il aurait pu amener une péritonite mortelle. La variole arrivant à la suite, eût pu avoir également des conséquences funestes.

H. Fièvre typhoïde au troisième septénaire, envoyé du quartier de médecine pour de vastes escharres au sacrum et aux trochanters. L'infection miasmatique a été combattue par des lavages journaliers du canal intestinal avec le Sedlitz Chanteaud. La strychnine, la vératrine, l'hydro-ferro-cyanate de quinine ont eu raison de la fièvre, et la digitaline a fait cesser l'urémie.

Ce fait répond à cette opinion — fort erronée selon moi — que la fièvre typhoïde ne peut être jugulée. Mon expérience m'a démontré, au contraire, que par le traitement que je viens d'indiquer, cette jugulation est parfaitement possible. Le médecin aura égard à l'état du pouls et de la chaleur; c'est-à-dire que dans la période initiale ou de prostration il donnera la strychnine (de préférence l'arséniate), puis, la réaction étant faite, la vératrine, tant que la chaleur tend à s'élever; mais dès qu'il y a oscillation, c'est-à-dire qu'entre la température du matin et celle du soir il y a une différence, ne fût-ce qu'un quart de degré centigrade, immédiatement il passera à la quinine (arséniate, hydro-ferro-cyanate, salicylate). La quinine, dans ce cas, empêche la congestion abdominale et prévient les entérorrhagies si fréquemment mortelles.

Messieurs, de tous les problèmes médicaux le plus important est, incontestablement, celui du traitement de la fièvre typhoïde et du typhus, deux entités morbides qu'il ne faut pas confondre, puisque l'une est, de sa nature, adénoïde, l'autre, exanthématique. Dans l'une et l'autre affection il faut se guider d'après la symptomatologie pour y adapter le traitement, c'est-à-dire ne pas se borner à une seule médication, mais faire la médecine des indications. Or, c'est encore l'état vital qui prime ici l'état organique. En combattant la prostration nerveuse on empêche la paralysie des vaisseaux et les désordres congestifs qui en sont la conséquence. Voilà, Messieurs, ce que tout médecin doit faire et non se ranger sous la bannière lugubre de l'École organicienne, qui n'a déjà fait que trop de victimes.

I. Sept amputations, dont trois secondaires; l'une de ces dernières pratiquée en pleine résorption purulente. La fièvre traumatique a été bornée par l'aconitine, et la fièvre de suppuration par l'hydro-ferro-cyanate de quinine. Tous les pansements ont été faits d'après la méthode de Lister (1).

Messieurs, il fut un temps — et malheureusement ce temps néfaste je l'ai connu — où, dans les hôpitaux, on n'osait presque plus pratiquer d'amputations, tant la mortalité y était grande : cinquante et même soixante pour cent. Aujourd'hui on peut dire qu'on peut amputer impunément. — Non qu'il faille abuser de ce moyen extrême; c'est comme la guerre, qu'il ne faut faire qu'à la dernière extrémité, pour la défense et l'honneur du pays, et non dans des vues d'ambition.

Quelles étaient les causes de cette épouvantable mortalité ? D'abord l'imperfection des procédés opératoires; surtout qu'on ne pouvait faire l'hémostase, au point que l'opéré perdait presque tout son sang — la bande d'Esmarch est venue parer à ce danger —; ensuite, parce qu'on ne préparait pas le malade.—Hippocrate a dit cependant de ne pas débiliter les malades par la diète; — enfin, parce qu'on ne savait ou n'osait donner les alcaloïdes. C'est par une pratique diamétralement opposée que les chirurgiens qui savent s'appliquer ces règles de conduite, sauvent leurs opérés, tandis que les autres les perdent.

Messieurs, je terminerai cette énumération par l'histoire d'une hernie de la ligne blanche abdominale, opérée par un étranglement, et où l'importance de la thérapeutique pour la symptomatologie a été des plus manifeste.

Il s'agit d'un individu maniant habituellement des sels de plomb; il avait été ainsi atteint d'une profonde intoxication saturnine, pour laquelle

(1) Ces opérations ont été faites par le docteur Biebuyck, notre habile et intelligent chirurgien auxiliaire.

il était en traitement à l'hôpital de Gand ; or, voyez les inconvénients des traitements stéréotypés de l'allopathie : on avait donné au malade des purgatifs drastiques avec l'opium, ce qui le calma si peu, que, dans un violent accès de crampes, il se fit une hernie marronnée au-dessus de l'ombilic, présentant tous les caractères de l'étranglement. Le soir même où cet accident s'était produit, on me fit quérir pour pratiquer la kélotomie ; il n'y avait pas, en effet, un instant à perdre, puisque le malade était froid et presque sans pouls. — Après l'opération, je prescrivis l'hyosciamine : un granule toutes les demi-heures, dans une cuillerée d'huile de ricin. J'espérais aussi rétablir les garde-robes : par la cessation du spasme intestinal. Mais, Messieurs, je n'avais raisonné juste qu'à demi, car, le lendemain, à ma visite, mon opéré n'avait pas été à la selle. Une idée toute *symptomatologique* me vint alors, en songeant à la nature de la paralysie saturnine. Cette paralysie, comme vous le savez, atteint les extenseurs de l'avant-bras avant les fléchisseurs, de sorte qu'il y a, en même temps, paralysie et contracture. Je me dis qu'il devait en être de même pour l'intestin dans la colique de plomb, c'est-à-dire paralysie des fibres longitudinales et contracture des fibres circulaires, et, partant, que l'hyosciamine seule n'avait pu vaincre l'obstacle. J'ajoutai donc le sulfate de strychnine : un granule de chaque, dans une cuillerée à café d'huile de ricin. Au bout de quelques heures, la débâcle avait lieu. Messieurs, combien de cas analogues je pourrais vous citer ; ainsi, dans la gastralgie, l'estomac est ballonné, douloureusement distendu par les gaz dyspeptiques : on donne la morphine contre la douleur et l'hyosciamine contre le spasme, mais le résultat n'est obtenu que lorsque à ces modificateurs de la sensibilité on ajoute le modificateur de la motilité, c'est-à-dire la strychnine.

Messieurs, qui oserait dire, après cela, que la thérapeutique est impuissante, et la symptomatologie un vain fantôme — comme ces spectres que l'imagination effrayée de nos pères voyait errer autour des tombeaux ? Ah ! c'est plutôt l'anatomie pathologique qui est ici le spectre qu'il faut écarter de la médecine. Mais un symptôme ne marche jamais seul : dans ce lugubre cortége il faut distinguer le principal de l'accessoire, au risque d'intervertir les rôles : c'est-à-dire que ce qui n'est d'abord qu'une souffrance ne devienne lésion organique. Je vous citerai les cardiopathies, parce que les médecins y sont particulièrement sujets. Ici, ce ne sont pas seulement les troubles du cœur auxquels il faut avoir égard, mais aux troubles consensuels, et aux causes diverses qui les peuvent produire.

Pour se rendre compte de la cardiopathie en général, il faut se remémorer les différentes causes qui peuvent la produire. Ainsi, il y a la cardiopathie *hypersthénique*, due à des émotions vives, à des exercices violents, à une vie plantureuse (comme chez les belles fourchettes) — la cardiopathie *hyposthénique*, suite de passions déprimantes : chagrin, misère — les cardiopathies *asthénique, rhumatismale, goutteuse, dyspeptique, anémique, organique, etc.* Toutes ces causes ont pu exister à un moment donné : ainsi la cardiopathie peut d'abord être hyperesthénique, puis devenir hyposthénique. On sait que Corvisart a écrit son immortel ouvrage sur les maladies du cœur à la suite de la terrible époque de 92, et que, aujourd'hui encore, nos hommes politiques payent un large tribut aux affections du cœur. A ces causes premières peut se joindre l'élément rhumatismal, dyspeptique ; puis, enfin, la maladie devenir organique.

Que faut-il conclure de tout cela ? C'est qu'une cardiopathie ne doit jamais être négligée au début. Prétendre que c'est une névrose du cœur c'est ne rien dire, ou du moins rien qui conduise à un traitement efficace. Ainsi, que font l'eau de laurier-cerise, la valériane, le camphre et tous les antispasmodiques, si ce n'est augmenter la faiblesse du cœur ? Il faut associer la digitaline à l'arséniate de fer, à l'arséniate de strychnine, s'il y a des symptômes dyspnéiques.

. La digitale, comme a dit le célèbre Cullen, est l'opium du cœur, mais comme tel, elle affaiblit son ressort; il est donc très-dangereux d'y recourir quand il y a hyposthénie. On augmente ainsi la tendance à la syncope, et celle-ci peut être mortelle. Je pourrais en citer des exemples.

Ce qu'on nomme une *légère hypertrophie* du cœur, est, à tout prendre, un affaiblissement des muscles de cet organe — qui subissent si souvent la dégénérescence graisseuse. On comprend combien la digitale donnée seule, est préjudiciable dans ces cas.

Pendant vingt années que nous avons enseigné l'anatomie, il nous est passé bien des cœurs par les mains ; or, à part les morts accidentelles, nous avons trouvé rarement un cœur sain. Presque toujours les parois étaient amincies ; la véritable hypertrophie, *même légère,* est donc l'exception. A plus forte raison dans la chloro-anémie. Voilà pourquoi la digitaline doit toujours être combinée à la strychnine et les ferrugineux.

Dans la cardiopathie *goutteuse,* le pouls est petit, la face pâle, bouffie ; c'est encore dans le cœur qu'il faut chercher la cause de cet affaiblissement général. Aussi ne saurait-on, dans ces cas, se passer de strychnine, de ferrugineux et de digitaline.

Dans la cardiopathie *dyshémique,* suite de fièvres graves : variole, rougeole, scarlatine, fièvre typhoïde, pendant la période de convalescence on voit quelquefois la mort survenir brusquement (la duchesse de Nemours, une des filles de Louis-Philippe, est morte ainsi). Ce sont des concrétions fibrineuses qui, chassées dans les vaisseaux pulmonaires, forment bouchon ou embolie et interceptent la circulation. Afin de prévenir cet accident, il faut encore recourir à la digitaline et à la strychnine.

Dans la dégénérescence graisseuse du cœur les mouvements de cet organe sont irréguliers, avec suppression de quelques mouvements systoliques, peau froide et pâle, sentiment de défaillance avec conservation de l'intelligence, dyspnée, constriction ou plutôt poids dans la région sternale ou précordiale, mais sans aucun retentissement dans l'épaule et le bras gauches. On comprend que les lavements de camphre, de valériane, d'assa-fœtida et autres antispasmodiques n'apportent aucun soulagement, ou du moins qu'un soulagement momentané. A une époque avancée, on donne la digitaline et l'arséniate d'antimoine; c'est la voie dans laquelle il faut entrer tout d'abord; malheureusement, l'idée de la névrose prévaut, et on revient aux antispasmodiques. C'est également dans ces cas qu'on abuse de bromure de potassium, sous prétexte qu'il y a état névrosique.

Je me résume en disant que les véritables modificateurs vitaux du cœur sont la digitaline et la strychnine, la première comme *modératrice*, la seconde comme *incitatrice*, afin de rétablir l'équilibre entre la sensibilité et la myotilité. L'art ne fait ainsi qu'imiter la nature, puisque le cœur a un système nerveux *modérateur,* qui est le pneumogastrique, et un système *incitateur,* qui est le grand sympathique. Dès que la première influence s'arrête ou diminue, le cœur précipite son action. On peut s'en assurer en comprimant le nerf pneumogastrique gauche dans la région du cou. Et à cette occasion, je vous citerai les faits suivants. A l'époque de la fenaison, un ouvrier faucheur s'était couché sous une charrette chargée de foin; le lendemain, le véhicule ayant été mis en mouvement sans qu'on se fût aperçu du dormeur, une des roues lui passa sur le cou, au côté gauche, et produisit un vaste épanchement de sang. Le blessé fut transporté dans mon service, et mourut après avoir présenté les mouvements du cœur tellement précipités, qu'il avait été presque impossible de les compter. L'autopsie fit voir que le nerf pneumogastrique était compris dans le caillot. Le cœur, privé de son modérateur, s'était donc affolé. Dans l'autre cas, il s'est agi de la section du pneumogastrique, dans l'extirpation d'une tumeur du cou. La mort survint de la même manière que dans le cas précédent. On peut donc admettre que la strychnine porte spécialement son action sur le pneumogastrique et la moelle allongée, et la digitaline sur le grand sympathique. De là, l'efficacité de ces deux agents associés, dans toutes les affections striduleuses ou asthmatiques. Dans l'asthme cardiaque il y a donc perturbation dans les fonctions plexus qui servent à la respiration et à la circulation; malheureusement, le médecin allopathe ne va pas au delà de cette appréciation — peut-être toute hypothétique dans son esprit — et il ne songe pas qu'au delà du diagnostic il y a la thérapeutique. Il est vrai que, jusque dans ces derniers temps, les médecins n'étaient pas familiers avec ces deux puissants agents : la strychnine et la digitaline. Il a fallu que la dosimétrie vînt leur apprendre à s'en servir; et, aujourd'hui, nous ne pensons pas qu'aucun médecin hésiterait à venir en aide à un cardiopathique qui étouffe.

Messieurs, je viens de prononcer un mot qui effarouche encore les esprits routiniers : la dosimétrie; mais le nombre en est chaque jour plus restreint. Les médecins comprennent la nécessité de sortir du dédale de la polypharmacie, pour en venir à une thérapeutique physiologique, car la thérapeutique n'est réellement que cela. Et comme j'avais l'honneur de vous le dire en commençant, les médicaments doivent servir de pierre de touche — comme font les physiologistes pour interroger les organes. En voici un exemple, qui m'a été fourni par un confrère — car beaucoup de médecins veulent bien m'honorer de leur confiance, et je tâche d'y répondre le mieux et avec tout l'empressement possible. Ce confrère se plaignait de symptômes dyspeptiques et anémiques; il se croyait atteint d'une lésion organique, soit du cœur, soit de l'estomac. Il se plaignait surtout d'étouffements qu'augmentaient les gaz ou la tympanite. Nous convînmes d'un traitement composé de strychnine, d'arséniate de fer, de quassine, avec emploi journalier de Sedlitz Chanteaud. En peu de temps, tous les troubles dyspnéiques et gastriques disparurent. Au fond, où était la lésion organique? Il est heureux pour le confrère que nous n'ayons eu à le constater.

Voici encore un fait de diagnostic par les médicaments — je pourrais vous en citer jusqu'à demain — : Une femme chloro-anémique présentait un fort ballonnement du bas-ventre, au point de faire croire à une affection de l'utérus ou des ovaires, et que déjà on parlait d'opération. Afin d'éclairer le diagnostic, je lui donnai l'hyosciamine et le sulfate de strychnine. Sous l'influence de ce traitement, le ballonnement du ventre disparut : c'était une physométrie ou pneumatose utérine. On sait que c'est de l'acide carbonique, preuve que c'est un phénomène physiologique concentré sur un point : l'utérus. Or, normalement, l'acide carbonique est exhalé par tous nos pores, principalement par la peau, et il s'amasse dans les cavités internes dès qu'il y a spasme ou resserrement, comme chez les personnes nerveuses ou chloro-anémiques. Il faut donc détendre le spasme et faire cesser le subparalysie; c'est ce qu'ont fait, à la fois, l'hyosciamine et la strychnine.

Il y a une foule d'exemples de déplacements fonctionnels; nous citerons l'*hématidrose*, parce que ce phénomène a fait dernièrement du bruit en Belgique. C'est, comme vous savez, une exsudation sanguine par la peau : aux mains, aux pieds, au front, au sein. Les âmes pieuses ont vu là un miracle ou des stigmates. Le fait est que c'est un phénomène naturel — quoique extra-physiologique — dépendant d'une chloro-anémie ou d'une dyshémie. Ici encore la strychnine, l'arséniate de fer, l'ergotine, serviront de pierre de touche, en ramenant les règles à leur endroit normal.

Je pourrais encore vous parler du magnétisme animal et de tous les phénomènes extatiques, mais ce serait abuser de votre temps.

Messieurs, je croirai avoir atteint mon but si ce que je viens d'avoir l'honneur de vous exposer vous semble digne d'attention. En tous cas, croyez que j'ai parlé en homme convaincu.

LXXXIV

Traitement de la fièvre typhoïde.

La fièvre typhoïde qui continue à régner épidémiquement à Paris, a ramené la question du traitement par l'eau froide. M. le docteur Féréol vient de faire connaître à la Société médicale des hôpitaux les résultats obtenus par ce traitement. Il a repris une à une les observations des trois dernières années de sa pratique. En 1873, le traitement par les moyens ordinaires a donné une mortalité de 27 pour cent; devant un pareil résultat il n'a pas cru devoir continuer dans ses errements allopathiques, et il s'est décidé pour l'eau froide, au moins dans les cas les plus graves. Le docteur Féréol considère comme indiquant les bains froids, d'abord l'hyperthermie avec symptômes graves : ataxie, délire continu, contractures, mouvements convulsifs, élévation exagérée des pulsations cardiaques. Quant à l'adynamie, aux congestions pulmonaires et autres formes thoraciques, il ne s'en préoccupe pas. Voici maintenant les résultats qu'il a obtenus en 1874, 1875 et 1876. Sur 153 malades atteints de fièvre typhoïde, traités dans son service à la *Maison municipale de santé*, la mortalité générale a été de 29 contre 124 guérisons, soit 18.95 pour cent, chiffre inférieur de 13 à celui de 1873.

Ce chiffre de 18.95 pour cent — comme le fait observer avec beaucoup de raison la *Gazette des Hôpitaux* — est loin d'être triomphant; cependant il est inférieur de 2 pour cent à celui relevé par M. Jaccoud, sur près de cinquante mille malades. Qu'est-ce que cela prouve? D'abord qu'on ne sait pas prévenir la maladie par de bons moyens diététiques, et ensuite qu'on ne sait pas la combattre par une thérapeutique adéquate à la nature et à l'intensité des symptômes.

Nous allons maintenant rappeler les conditions principales du traitement dosimétrique de la fièvre typhoïde.

1° Lavage par le Sedlitz Chanteaud ; lotions au chloral et au borax.

2° Antithermiques : lotions froides à l'éther acétique ou à l'acide salicylique.

3° Nervins : acide phosphorique, strychnine (sulfate, arséniate).

4° Antipyrétiques : aconitine, vératrine.

5° Antipériodiques : quinine (arséniate, hydro-ferro-cyanate).

6° Calmants : morphine, codéine, narcéine, hyosciamine, etc.

7° Diurétiques : digitaline, colchicine, asparagine.

8° Digestifs : quassine.

9° Reconstituants : arséniates de soude, de fer.

1° *Lavages.* — 2° *Antithermiques.* — Le lavage par le Sedlitz Chanteaud — tous les matins une cuillerée à café dans un verre d'eau — a deux buts : 1° celui d'entraîner la matière typhique ; 2° celui de rafraîchir le corps. On sait que les sécrétions intestinales, dans la fièvre typhoïde, sont âcres et fétides et renferment des matières animales en voie de fermentation. Les éliminer chaque matin, est donc un point capital, comme on ferait d'un évier. La comparaison est peut-être grossière, mais juste. Le lavage par le Sedlitz Chanteaud est donc un soin auquel on ne saurait manquer, sous peine de voir la maladie se prolonger par un empoisonnement continu. Le Sedlitz Chanteaud ne produit aucune irritation du tégument interne ; au contraire, il le rafraîchit, puisque par une abondante exhalation séreuse il diminue l'ardeur ou le calorique morbide. Car c'est surtout à l'intérieur que le corps brûle ; ainsi le thermomètre engagé dans le rectum, sur des animaux atteints de fièvre typhoïde, a donné une augmentation de un ou deux degrés centigrades en plus sur le calorique externe.

Les lavements au chloral et au borax sont, à la fois, calmants et antiseptiques. D'après les indications du docteur Hébert, il faut 10 grammes d'hydrate de chloral, 5 grammes de borax sur 250 grammes d'eau. Deux cuillerées de cette préparation, pour un lavement ordinaire, suffisent. Ces injections peuvent être répétées différentes fois dans la journée, et font cesser le ténesme qui incite au dévoiement. En même temps, le malade se sentant rafraîchi, retrouve son repos. Les lotions sur tout le corps doivent se faire à l'éther acétique et à l'acide salicylique, avec une éponge, de manière à tenir la peau constamment fraîche. On ne saurait assez insister sur ces moyens afin d'éviter la putridité, car toute la maladie est dans ce fait. On peut ainsi se dispenser des bains froids, très-difficiles à faire supporter par le malade, à cause du frisson.

3° *Nervins : acide phosphorique, sulfate de strychnine.* — Ces moyens doivent s'employer, tantôt au début, tantôt au cours de la maladie, selon le degré de prostration. C'est donc au médecin à en juger. On est quelquefois obligé de les combiner aux défervescents, quand, en même temps qu'une température très-élevée : 41, 42° c., il existe une grande prostration; que le pouls est petit et très-accéléré, 120, 130 pulsations. On s'en trouvera surtout bien en cas de contractures et de convulsions — ce qui peut paraître de prime abord étrange, mais le médecin se souviendra que cette extrême réceptivité nerveuse est une preuve de faiblesse, par conséquent qu'il faut les nervins.

4° *Antipyrétiques : aconitine, vératrine.* — On sait avec quelle rapidité ces alcaloïdes font baisser la température animale. C'est à tel point, qu'il faut certaines précautions pour ne pas amener le frisson. Toutefois, tant que la température se maintient à 40° centigrades, on ne risque rien d'aller graduellement, c'est-à-dire dosimétriquement : tous les quarts d'heure ou toutes les demi-heures un granule, soit de vératrine et d'aconitine. On arrivera ainsi à une défervescence très-rapide, à moins qu'il n'existe dans l'intestin un foyer d'irritation, tels que l'engorgement ou l'ulcération des glandes mucipares — ce qu'on reconnaîtra à une exfoliation de la muqueuse. Dans ce cas, il faut insister sur les lotions rafraîchissantes et même les bains froids, jusqu'à ce que l'irritation soit calmée.

5° *Antipériodiques : quinine (hydro-ferro-cyanate).* — La quinine est indiquée dès que la chaleur et le pouls commencent à osciller, c'est-à-dire si entre la température du matin et celle du soir on observe une différence appréciable, mais surtout s'il y a aggravation des symptômes. Donnée dosimétriquement, la quinine n'occasionne aucun trouble du côté de la tête. Un ou deux granules par demi-heure et successivement par heure.

6° *Calmants : morphine, hyosciamine.* — Ces deux alcaloïdes trouvent leurs indications dans l'agitation, l'insomnie, les spasmes (surtout cardiaques), soit seuls, soit combinés à la strychnine, afin de rétablir l'antagonisme musculaire, qui est toujours détruit dans les maladies graves, ou plutôt les grandes dépressions de la vitalité. Rien n'est souvent plus difficile à distinguer si la contracture est un fait de paralysie ou de convulsion; mais il importe peu, puisque par les moyens que nous venons d'indiquer l'équilibre se rétablit. Le médecin est le mécanicien de la machine humaine; il la modère, l'incite selon les cas; son levier, ce sont les médicaments dosimétriques.

7° *Diurétiques.* — La diurèse est toujours profondément troublée dans la fièvre typhoïde; quelquefois complétement suspendue. Il faut donc la rétablir le plus tôt possible dans ses conditions physiologiques afin de prévenir l'urémie qui entretient la maladie par suite de l'altération du sang. La digitaline et ses succédanés, tels que l'asparagine, la colchicine, sont donc d'indication précise dans ce cas. Il est inutile — et d'ailleurs nuisible — de gorger les malades de boissons ou tisanes, qui ne font qu'augmenter la gêne de la circulation. (Nous renvoyons à notre dictionnaire de symptomatologie dosimétrique.) On peut porter la digitaline, jusqu'à huit granules par jour, en l'associant à l'arséniate de fer.

8° *Digestifs : quassine.* — Dès qu'on est parvenu à ramener le calme et le sommeil, il faut nourrir les malades, mais avec une grande précaution, c'est-à-dire tant qu'il existe de la chaleur mordicante à la peau. La digestion sera préparée par la quassine, dont on donnera jusqu'à cinq et six granules par jour, toujours une demi-heure avant de donner les aliments, qui doivent consister principalement en albumineux et farineux légers, avec du vin coupé pour boisson.

9° *Reconstituants.* — Enfin arrive le moment où il faut reconstituer le sang par les arséniates : les préparations qui conviennent le mieux sont l'arséniate de soude et l'arséniate de fer, parce qu'ils s'adressent surtout aux pertes du sang. La dose moyenne est de quatre à six granules par jour.

Tel est le traitement que nous soumettons de nouveau à l'appréciation de nos confrères. Institué à temps et d'une manière méthodique, on peut dire que, huit fois sur dix, il coupera court à la maladie. Malheureusement, les malades réclament tardivement les soins du médecin. Pendant des semaines entières ils se traînent portant les germes de la maladie. Ils ne dorment ni ne mangent plus, sont pâles, prostrés, sans se douter de leur mal. Si, dès le commencement, ils s'étaient confiés à un médecin dosimètre, on peut dire que la maladie se serait arrêtée sur place. Un lavage à fond au Sedlitz Chanteaud et quelques granules d'acide phosphorique et d'arséniate de strychnine auraient eu pour effet d'empêcher l'évolution du mal; mais, par malheur, c'est presque toujours le contraire qui a lieu, c'est-à-dire que le mal, après une incubation de quelques semaines, fait une explosion formidable, à laquelle il est bien difficile à l'art de remédier. Toujours l'éternel

> « Principiis obsta, sero medicina paratur
> » Cum mala per longas invaluere moras. »

Les lésions anatomo-pathologiques s'enchevêtrent tellement qu'il n'y a plus moyen de s'y reconnaître ; et on ne sait où donner de la tête, car il faudrait être de tous côtés à la fois. Les allopathes voudraient bien en rendre la dosimétrie responsable, mais évidemment ce n'est ni juste ni raisonnable. Ce sont comme les gens qui se fâchent quand on veut leur apprendre à faire mieux qu'ils n'ont fait jusque-là. Là est tout le motif de la résistance de l'École à la méthode dosimétrique.

LXXXV

La médecine dosimétrique au point de vue des constitutions médicales.

SUITE DE LA CONFÉRENCE FAITE POUR LES MÉDECINS DE CHERBOURG ET DES ENVIRONS ; A LA MAISON DE VILLE, LE 8 FÉVRIER 1877 (1).

Messieurs,

Un philosophe de l'antiquité (Bias, si je ne me trompe) avait l'habitude de dire : *Omnia mecum porto*, c'est-à-dire sa philosophie ; cet adage n'est pas applicable au médecin, quoique la philosophie lui soit bien nécessaire dans son ingrate profession. Il faut, lorsqu'il se trouve au loin, qu'il ait sur lui ses médicaments, afin d'être prêt à toutes les éventualités. Or, les voyages sont nécessaires pour étudier les constitutions médicales — ainsi que le fit le père de la médecine, Hippocrate. C'est lui qui, dans ses écrits immortels : « De l'air, les eaux et le sol » nous fit connaître l'influence des circumfusa sur la nature et la marche des maladies. Plût au ciel que ces enseignements n'eussent pas été perdus de vue ; on eût évité ainsi bien de maux à l'humanité. Depuis quo j'ai pris ma retraite, je consacre la fin d'une carrière qui compte déjà près d'un

---

(1) Cette partie de la conférence n'a pu être prononcée, à cause du temps qu'a pris l'exposé de la méthode dosimétrique, l'heure du départ me pressant. J'espère que mes confrères de Cherbourg et des environs, accueilleront cette suite de la conférence avec la même bienveillance que la partie que j'ai eu l'honneur de leur exposer de vive voix ; en se rendant à l'invitation que je leur ai faite par l'entremise de mon excellent confrère, M. le docteur Lafosse, chirurgien en chef de l'Hôtel-Dieu de Cherbourg, ils ont donné une preuve de courtoisie et aussi de conscience médicale. Les médecins doivent chercher à s'éclairer entre eux, le dédain est le fait d'un orgueilleux, et l'indifférence celui d'un ignorant — quelquefois de l'un et de l'autre.

demi-siècle, à voyager, c'est-à-dire à m'instruire. Je suis arrivé, en effet, à ce point culminant de la profession où l'on désapprend les erreurs de son éducation. *Vita brevis, experientia longa*, a dit le père de la médecine ; je cherche, autant que possible, à allonger la première, afin de raccourcir la seconde. Voilà, très-honorés confrères, le motif de ma présence parmi vous. Si je viens de faire un voyage de près de deux cents lieues, c'est que, parlant dans un des principaux ports militaires de la France, j'ai l'espoir que ma parole sera entendue dans tous les autres établissements maritimes et pourra être utile à ceux que leur profession amène constamment au delà des mers. Permettez-moi donc de vous entretenir un instant de la médecine dosimétrique au point de vue des constitutions médicales.

Les maladies diffèrent, sinon dans leur forme, du moins dans leur nature, suivant les circonstances extérieures, et par conséquent aussi, dans leur traitement. C'est ainsi que le célèbre médecin italien Baglivi, a dit : *Aliter enim in morbis curandis tractandi sunt Itali, sub adusto climate et sobre viventes, aliter Galli, Hispani, Angli, Germani, aliique sua quique utentes aeris temperie, et suo quique victus genere.* »

En effet, les maladies ne sont pas les mêmes au nord et au midi ; à l'est et à l'ouest ; dans les climats chauds et les climats froids ; aux bords de la mer et dans l'intérieur des terres. C'est donc à rechercher l'influence de ces conditions climatériques que nous devons nous attacher, afin d'en déduire le traitement, et non aux conditions, purement symptomatologiques.

Qu'il me soit permis de faire ressortir ici, en passant, combien le reproche fait à la dosimétrie, d'être une médecine purement machinale, est injuste, puisque cette méthode est, avant tout, vitaliste, et cherche à prévenir les lésions organiques. Hippocrate était en anatomie pathologique d'une ignorance absolue ; il ne savait même de l'anatomie normale que ce que des débris d'ossements lui avaient permis de connaître ; quant à l'anatomie des organes internes, il y était tellement étranger que dans sa théorie des fluxions il admet que les vapeurs qui s'élèvent de nos tissus vont se condenser dans la tête pour pleuvoir ensuite, à travers la lame criblée de l'ethmoïde, à la surface des muqueuses, afin de les lubrifier. C'était, comme vous le voyez, très-ingénieux, mais fort peu scientifique. Et cependant personne ne niera qu'Hippocrate n'ait été un grand médecin, précisément parce qu'il étudia les maladies, non au point de vue matériel ou anatomo-pathologique, mais au point de vue vital ou physiologique.

Je sais, Messieurs, que le médecin n'est pas toujours maître de choisir son terrain, obligé qu'il est souvent d'accepter la bataille là où son ennemi — c'est-à-dire la lésion organique — la lui offre ; aussi est-ce à prévenir ces lésions qu'il doit spécialement s'attacher. Voyez la fièvre typhoïde — dont je viens de constater de nombreux cas dans cette courte excursion — : on ne saurait douter qu'au début elle ne soit vitale — ou plutôt antivitale. J'ai vu aux consultations publiques de l'Institut dosimétrique de Paris, se présenter des malades qui se traînaient depuis plus de trois semaines, pâles, prostrés, ne dormant plus, digérant péniblement la plupart constipés ; en un mot, se trouvant, sans s'en douter, dans la période prodromique de la maladie. Il suffisait souvent, dans ces cas, de relever la vitalité par la strychnine (arséniate) et de faire le lavage du canal intestinal par le Sedlitz Chanteaud, pour faire avorter la maladie. J'insiste particulièrement sur ce lavage, parce que c'est dans l'enduit muqueux de la muqueuse intestinale que se tiennent les microbes (vibrions ou bactéries) auxquels on a fait jouer un si grand rôle dans la production de la fièvre typhoïde. Cette fièvre, malgré sa forme rémittente, rentre dans la catégorie des fièvres d'accès, car on la voit prendre souvent cette forme en dehors de tout état anatomo-pathologique. Que si on la laisse marcher, elle prend le type continu, c'est-à-dire qu'elle se localise, tantôt sur les séreuses, tantôt dans les parenchymes, et se convertit en fièvre de consomption. C'est ainsi que dans certains cas, je me sers avec succès, de l'arséniate de caféine, afin de diminuer la combustion ou la métamorphose régressive des tissus, en même temps que je cherche à relever les forces digestives par la quassine et à ramener le sommeil par l'aconitine, de préférence à la morphine. Que s'il existe de la diarrhée par suite du relâchement de l'intestin, je recours de nouveau à la strychnine, combinée avec l'hyosciamine, s'il y a des tranchées abdominales.

Voici maintenant où je veux en venir : Dans toute maladie il faut, avant tout, relever la vitalité, donner des forces au malade et non lui en enlever. Cela est difficile avec les médicaments grossiers de l'allopathie ; aussi Broussais a pu avoir facilement raison contre son adversaire, Brown ; mais sa doctrine est tombée parce qu'elle était antivitale, ou plutôt antiphysiologique.

Messieurs, puisque je suis ici dans un grand port de mer, qu'il me soit permis de dire un mot des précautions à prendre dans les voyages lointains. Je ne parle point de l'influence de la mer sur les maladies, parce que cette influence est plutôt salutaire. Pour s'en convaincre, il suffit de parcourir les rues de votre ville où, à chaque pas, on rencontre de jeunes marins tous florissants de santé Ce seraient donc les constitutions chétives qu'il faudrait embarquer; on diminuerait ainsi le nombre de poitrinaires. Il est vrai que la profession de marin a ses maladies propres — entre autres le scorbut — mais ces maladies ont considérablement diminué depuis que l'hygiène navale a été améliorée et la durée des voyages raccourcis. Le scorbut ne tient pas à l'air marin, mais à l'insalubrité des installations des navires et au mauvais état des vivres et de l'eau. Il faut ajouter le tabac et l'eau-de-vie, dont l'abus entraîne de si fâcheuses conséquences. Quant aux indispositions du bord, ce sont surtout des dérangements des voies digestives, qu'il sera facile de prévenir par l'emploi régulier du sel de Sedlitz deshydraté Chanteaud. Restent les maladies accidentelles, telles que les pleurésies, les pneumonies, les rhumatismes aigus, etc., dont on aura raison par les alcaloïdes, tels que l'aconitine, la vératrine, comme défervescents; l'hyosciamine, la morphine, la codéine, la narcéine, comme calmants, etc. Le service pharmaceutique du bord sera donc singulièrement facilité par l'adoption des médicaments dosimétriques, tant au point de vue de leur administration qu'à celui de leur conservation et de la certitude de leur action. En effet, on sait que la plupart des principes actifs des médicaments composés se perdent dans leur préparation, soit en alcoolatures, soit en extraits.

C'est surtout dans les climats lointains que le voyageur rencontre des dangers, à cause des agents morbifiques propres à ces climats. Je trouve ainsi l'occasion de parler de deux fléaux exotiques qui, par moments, se déversent sur les contrées avoisinantes et même éloignées, sans qu'il soit toujours possible d'expliquer ces brusques transports. Vous avez compris qu'il s'agit du choléra et de la fièvre jaune ou *vomito negro*. Le premier appartenant à la catégorie des fièvres algides; le second, à celle des fièvres chaudes, mais l'un et l'autre dus à des agents miasmatiques endémiques, inhérents à l'eau, à l'air, au sol. Je n'ai pas à décrire ces terribles maladies, que beaucoup d'entre vous ont pu étudier sur les lieux mêmes. Pourquoi ont-elles été déclarées généralement mortelles? C'est parce qu'on n'a pas su en reconnaître la nature et qu'on ne possédait pas les moyens propres à les combattre. On a eu seulement égard à l'état symptomatologique : ainsi, on a eu successivement recours aux réchauffants et même aux brûlants, aux évacuations sanguines, aux vomitifs, aux purgatifs, sans tenir compte de la vitalité, qui est toujours profondément altérée par l'intoxication miasmatique.

On connaît les lettres de Victor Jacquemont sur l'Inde anglaise. Ce fut lui qui donna les premiers indices sur le choléra, et, comme il était tant soit peu médecin, sur la manière de le traiter. Or, ce traitement consiste dans l'emploi de l'ipéca, du calomel, de l'opium, de l'ammoniaque (sous-carbonate), le tout pêle-mêle, sans aucun égard à l'état vital du malade. Ce qu'on voulait, c'était réchauffer. Lors de l'épidémie qui régna en 1834 en Belgique, un médecin eut recours à l'huile essentielle de menthe, au point de brûler la muqueuse. Les malades qui résistaient à cette médication incendiaire succombaient ensuite à une gastro-entérite, qui prenait fort souvent la forme typhoïde. On voit par là que l'allopathie a bien des péchés sur la conscience, elle qui veut juger les autres méthodes de traitement du haut de sa grandeur... magistrale!

Le choléra est une intoxication miasmatique, tout comme la fièvre pernicieuse ou algide de Torti. Et, en effet, ces deux fièvres règnent souvent concurremment — on pourrait dire, parallèlement. Dans mon ouvrage sur le choléra indien, publié en 1855, j'ai fait connaître le traitement institué par le docteur Mandt, dans la double épidémie qui régna à Saint-Pétersbourg, en 1833, et dont le docteur Everard, de son vivant médecin de la famille royale de Hollande, et qui se trouvait en ce moment dans la capitale russe, a rendu compte. Ce traitement consiste dans l'emploi d'extraits alcooliques de noix vomique, de veratrum album, de bryone; d'acide phosphorique, de camphre, de musc, d'arsenic, soit ensemble, soit séparément, d'après les symptômes. Mandt prenait un vingtième de grain de chacune de ces substances, et les triturait longuement avec vingt grains de sucre de lait, afin — disait-il — de les dynamiser. On reconnaît là l'homœopathe, quoiqu'il ne sortît point de la réalité du médicament. Il est évident que cette médication, n'étant pas incendiaire, dut produire de bons effets, comme on en obtiendra également — mais d'une manière bien plus certaine — avec les médicaments dosimétriques, surtout si on les donne préventivement. L'arséniate de strychnine et l'arséniate de quinine, donnés à la dose de dix à douze granules par jour, ont pour effet d'empêcher l'intoxication miasmatique. C'est ainsi que dans les polders de la Zélande, où règnent des fièvres palustres fort rebelles, j'ai obtenu de ces doses, relativement faibles, des effets qu'on demande vainement à des doses élevées ou massives de sulfate de quinine seul. La strychnine est un puissant auxiliaire de la quinine, et doit constituer la base d'un traitement antifébrile. C'est ce que fait remarquer également le docteur Everard, par rapport à la noix vomique. L'emploi en a été fait par lui chez plusieurs cholériques : il prescrivait un vingtième de grain de noix vomique, et deux à quatre grains de sulfate de quinine, dans un lavement amylacé, toutes les deux heures, et jusqu'à huit doses consécutives. Appliqué sur quatre cholériques gravement atteints, cette médication réussit à merveille. Après vingt-quatre heures de ce traitement, l'état de ces malades avait changé fort favorablement. Encouragé par ce premier essai, il l'appliqua à vingt autres cholériques. Cette fois on posa les lavements aussi vite que les moyens externes : frictions, maillot, etc., avaient ramené la chaleur; en un mot, après que les déjections alvines fussent en grande parties arrêtées. Un mieux sensible ne tarda point à se faire apercevoir sur un grand nombre, et ce qu'il y eut de remarquable, c'est que les symptômes typhoïdes firent complétement défaut chez la plupart des malades qui avaient été soumis à ce traitement.

Le docteur Everard conclut de la manière suivante : « Les résultats de ce traitement, ceux qui sont dus au traitement du docteur Mandt, l'étude comparative des deux maladies (fièvre pernicieuse et choléra), ne me laissent aucun doute sur les rapports qui existent entre elles. Nous pourrions encore ajouter, à l'appui de notre opinion, les observations faites dans plusieurs localités du Caucase, de la Perse et de la Turquie. J'ai eu occasion de recevoir de plusieurs médecins qui ont accompagné les armées russes dans ces contrées, en particulier du docteur Pellikan, médecin en chef, les renseignements les plus précis sur les fièvres qui ont fait des ravages affreux parmi les troupes. Ces fièvres sont si rapidement mortelles, que la nuance entre les formes qu'elles revêtent, et celle du choléra, est presque nulle. La mortalité est peut-être plus grande encore, car le génie intermittent, moins violent dans le premier accès, continue à frapper, et tue la plupart de ceux qui n'ont point succombé dans les premiers jours. Dans le traitement de ces fièvres graves qui règnent au Caucase, le sulfate de quinine est porté à des doses énormes *et encore il manque le plus souvent son effet.* »

On voit qu'il est non-seulement superflu mais dangereux d'administrer la quinine à haute dose. On augmente ainsi la fièvre au lieu de la faire tomber. Qu'il me soit permis de vous citer, à ce sujet, un fait arrivé à un de mes amis qui, s'étant rendu à l'inauguration du canal de Suez, profita de cette occasion pour visiter la haute Égypte. La cange sur laquelle il se trouvait, portait une vingtaine de passagers qui tous, lui compris, furent pris de fièvre. Plus ils prenaient de quinine, plus la fièvre augmentait. Mon ami avisa un bain turc et s'y fit transporter. On l'y soumit à toutes les opérations usitées dans ces sortes de bains, et deux jours après, son corps se couvrit de gros boutons ou furoncles, dont quelques-uns anthracoïdes (qu'on nomme *boutons du Nil*). C'est ce qui le sauva d'une grande maladie, peut-être du typhus ou de la peste. Il est certain que si mon ami s'était pourvu d'une petite pharmacie de poche, contenant les principaux alcaloïdes, et de quelques flacons de Sedlitz Chanteaud, il n'eût pas couru pareil danger. C'est grâce à cette précaution que je parcours d'énormes distances sans être jamais échauffé. Tous les matins, au petit jour, je fais cette opération — que je nommerai *religieuse* — de procéder au lavage intestinal. Pourquoi pas? Les mahométans ne font-ils pas, par esprit de religion, leurs ablutions matinales? Le corps est-il tellement misérable qu'il faille le laisser sans soins, ou se borner aux soins extérieurs? Molière a dit :

> Oui mon corps est moi-même et j'en veux prendre soin.
> Guenille si l'on veut, ma guenille m'est chère.

Dans mon récent voyage d'Italie — en vingt et un jours j'ai parcouru la péninsule dans toute sa longueur — je prenais cinq à six granules d'arséniate de quinine et deux d'arséniate de strychnine, par jour, pour soutenir mes forces et prévenir la fièvre ; et j'en ferai de même dans tous mes voyages, afin de n'avoir pas à craindre les maladies endémiques.

Je viens de vous citer le choléra indien ; qu'il me soit permis de vous dire également un mot de la fièvre jaune ou *vomito negro*. Vous savez, Messieurs, que cette maladie est propre à l'Amérique centrale, principalement au Brésil, où règnent également les fièvres pernicieuses, surtout dans les contrées d'alluvion. Voilà ce qui doit mettre sur la trace de la nature de cette terrible maladie et de son traitement. Il est évident que c'est une fièvre miasmatique ou d'accès, malgré son apparence de fièvre chaude. L'injection foncée de la peau, la céphalalgie intense, la gêne de la respiration, les hémorrhagies intestinales sont évidemment le résultat de la paralysie des nerfs vaso-moteurs et de l'altération du sang. La nature fait de violents efforts pour rejeter le miasme ; de là, les vomissements incoercibles. Mais si on procédait au lavage intestinal par le Sedlitz Chanteaud, si on rafraîchissait le sang par les limonades végétales, surtout si on calmait le spasme intestinal par l'hyosciamine, on éviterait ce formidable appareil de symptômes et ces terribles souffrances. Dans la période congestive — qu'on chercherait vainement à combattre par les déplétions sanguines — on emploiera avec succès l'aconitine et la vératrine, qui sont les défervescents par excellence.

Je n'ai pas été au Brésil, et crains de ne pouvoir y aller jamais ; mais parmi vous, s'il en est qui se rendent dans ces régions tropicales, je leur dirai : « Essayez les moyens que je viens d'avoir l'honneur de vous indiquer, et j'ai la conviction que le succès couronnera votre tentative. » À guérir les maladies ordinaires il n'y a pas de mérite ; à s'attaquer à des maladies réputées mortelles le mérite est fort grand. C'est à ce triomphe que le médecin doit surtout s'attacher. Mais pour cela il ne doit pas rester encroûté dans la routine et accepter des traitements stéréotypés. C'est, malheureusement, l'histoire de l'École, quand elle a tracé un sillon, de l'approfondir de plus en plus, jusqu'à s'y embourber. Ainsi, dans la fièvre typhoïde on compte les septenaires sur ses doigts; dernièrement, à propos d'un homme politique connu, les journaux annonçaient que monsieur un tel était atteint d'une fièvre typhoïde; mais que comme elle n'était pas entrée dans son troisième septenaire on ne pouvait rien dire de sa terminaison. Messieurs, c'est là une vieille guitare dont on joue depuis trop longtemps; il faudrait au moins changer l'air. Or il n'y a pas de fièvre, quelque grave qu'elle soit, qui ne puisse être coupée; la fièvre typhoïde est particulièrement dans ce cas. S'il n'en était ainsi, verrions-nous dans la statistique, ici une mortalité de 18 à 20 p. c.? là 10 p. c.? ailleurs zéro? Car la routine n'est pas tellement absolue qu'elle puisse s'imposer à tous les esprits. C'est l'histoire de l'esprit humain, de tout temps : il se heurte aux obstacles, recule, mais revenant à la rescousse, il finit par triompher. Voyez Galilée, condamné par l'Inquisition pour avoir dit que la terre tourne autour du soleil : *E pur se muovo!* — Voyez Benjamin Franklin, bafoué par la Société royale de Londres pour son paratonnerre; Fulton, éconduit par le premier consul, Bonaparte, et obligé de transporter son invention en Amérique. La dosimétrie a eu aussi ses mauvais jours, mais aujourd'hui chacun comprend que là est le progrès.

Messieurs, je termine en vous disant : Merci! pour votre bienveillant accueil. Merci! pour les malheureux que la dosimétrie aura délivrés du brouet noir de la polypharmacie.

LXXXVI

Un mot sur la thérapeutique vitale.

CONFÉRENCE FAITE A ROUEN, AU LOCAL DES SOCIÉTÉS SAVANTES,
LE 7 FÉVRIER 1877.

Après avoir exposé les principes de la méthode dosimétrique, j'ai continué dans les termes suivants :

Messieurs,

On pourrait s'étonner que dans la méthode que nous venons d'avoir l'honneur de vous exposer, tout soit vital; mais quoi d'étonnant puisqu'il s'agit de dérangements dynamiques? Il peut y avoir lésion matérielle, mais alors, il n'y a plus rien à faire. Si en chirurgie on réduit une fracture; si on fait une amputation, on extirpe une tumeur, il n'en est pas de même en médecine, pour les organes internes. — Mais même en chirurgie, les soins externes une fois donnés, c'est à combattre les troubles vitaux que nous devons nous appliquer. Ainsi, un accident chirurgical quelconque ne devient grave que par la fièvre, et les moins considérables peuvent être mortels si on néglige la thérapeutique médicale. Sous ce rapport il ne faut pas faire de différence entre une entorse, par exemple, et une pneumonie. Jadis l'entorse devenait un cas d'amputation parce qu'on négligeait la compression et l'immobilisation. Et aujourd'hui encore, si on voit fréquemment pratiquer des amputations ou des résections, c'est que ces premiers soins ont été négligés. Il en est de même de la pleuropneumonie, si on n'immobilise pas le

thorax, et si on ne relève la vitalité par la strychnine. C'est là une vérité
thérapeutique qui, malheureusement, en dehors de la dosimétrie, n'est
pas comprise. Aussi combien n'y a-t-il pas de pneumonies qui, dans les
mains du médecin allopathe, s'élèvent à tous les degrés de l'échelle
anatomo-pathologique? Cela est tellement vrai qu'on a déclaré ces
terminaisons naturelles, comme s'il y avait des lois en dehors de l'ordre
naturel.

Ce que nous disons des inflammations s'applique aux fièvres miasmatiques. Ainsi on prétendait — on prétend encore dans certaine École —
que la fièvre typhoïde ne peut être jugulée, et que, fatalement, elle
doit parcourir ses périodes ou septenaires. C'est là, Messieurs, un pont-
aux-ânes sur lequel les adeptes de la dosimétrie n'ont garde de passer,
parce que l'expérience journalière leur démontre qu'il en est de la fièvre
typhoïde comme de toute exagération du processus physiologique, qu'on
peut ramener au point normal par les alcaloïdes défervescents. Il est
vrai que les fièvres rémittentes se distinguent par la longueur de leur
incubation, mais on peut abréger cette dernière et combattre la réaction
fébrile par les excito-moteurs. Cela est tellement vrai, que la fièvre
intermittente abandonnée à elle-même, devient rémittente ou typhoïde,
pour passer à l'état inflammatoire quand on laisse les désordres anatomo-pathologiques s'établir. Ainsi le célèbre voyageur Livingstone,
presque au terme de son aventureux voyage dans l'Afrique centrale, est
mort d'une maladie organique du foie, suite de fièvres intermittentes
qu'il avait contractées en traversant des contrées marécageuses, et qu'il
n'avait pas su couper faute de moyens appropriés — parce que la chose
à laquelle on songe le moins c'est la santé! Nous pourrions citer
de nombreux faits de ce genre, car, malheureusement, dans l'École
organicienne, ils sont à peu près la règle. — Avec les médicaments
dosimétriques cela n'arrivera plus.

Empruntons encore un exemple à la thérapeutique chirurgicale : une
amputation. On sait combien cette opération présentait de mortalité; on
a même admis, à son occasion, toute une catégorie de fièvres : pyoémiques, septicémiques, zymotiques... Or, toutes ces fièvres, dont on a
fait la micrographique avec un soin des plus louables, ont disparu
partout où l'on sait appliquer le principe de la défervescence. Dans
notre service, à l'hôpital civil de Gand, sur sept amputations, tant pri-
mitives que secondaires, pratiquées dans le courant de l'année 1876, il
n'y a eu aucun mort. Comment se fait-il que pour la fièvre typhoïde un
médecin accuse ici 19 p. c., là 10 p. c. de mortalité (c'est un des heureux!), tandis qu'un autre médecin, sur trente typhoïdes graves, n'a

pas eu un seul décès? C'est que ce dernier est entré franchement dans la voie de la médecine dosimétrique, ou de la jugulation des maladies aiguës. C'est là, Messieurs, où je veux en voir venir tous les médecins; et je ne déposerai la plume que lorsque tous l'auront fait. Il ne saurait y avoir ici de parti pris, car, tous, nous avons le même intérêt : guérir nos malades et le plus tôt possible. C'est déjà assez de l'incurie du public, pour ne pas y ajouter des impuissances que le médecin se crée à lui-même quand il se contente d'être « un inutile naturaliste, passant sa vie à classer et à dessiner les maladies de l'homme, mais ne faisant point de thérapeutique », ainsi que l'a si bien dit le docteur Amédée Latour. Avec les médicaments incertains et souvent contradictoires de l'allopathie, cela se comprend; mais avec les médicaments simples et mathématiquement dosés de la dosimétrie, la médecine expectante n'a plus de raison d'être; ce serait, je ne dirai pas une hérésie thérapeutique, mais un crime de lèse-humanité.

Dans l'appréciation des symptômes ou accidents morbides il ne faut pas s'arrêter aux périodes classiques, parce que ces dernières sont plutôt le fait de l'expectation que de la maladie même. Ainsi le danger de la pneumonie est tout dans la fièvre et non dans la lésion anatomo-pathologique qui en est la suite, alors qu'on peut l'empêcher en s'y prenant vite et bien ; comme en chirurgie on est parvenu à restreindre les cas d'amputation. Or, pense-t-on qu'il est plus difficile d'empêcher une hépatisation pulmonaire qu'une arthrocace? et d'empêcher cette dernière de passer à la carie et à la suppuration? On dira qu'on ne peut agir mécaniquement sur un organe interne; mais on ne peut pas plus atteindre le centre d'un organe externe, tel qu'une articulation. On applique un caustique pour borner l'inflammation et empêcher les mouvements; ne peut-on en faire de même sur le thorax? Tout gît dans la jugulation de la fièvre; empêcher cette dernière — c'est-à-dire l'incendie d'éclater — c'est prévenir la lésion organique; et la maladie passera alors comme non avenue, ainsi que Nimeyer en a cité des exemples. C'est ce que nous faisons dans les pneumonies traumatiques, si fréquentes dans notre service à l'hôpital civil de Gand.

Il est un autre point sur lequel je désire attirer votre attention : ce sont les diathèses. On a représenté la médecine par un serpent qui se mord la queue, parce qu'elle est éternelle, comme le temps, c'est-à-dire que plus elle avance et plus elle se rapproche de son point de départ. C'est ainsi que nous revenons aux saines doctrines du père de la médecine, c'est-à-dire au vitalisme. Mais durant cette longue période de temps qui nous sépare d'Hippocrate, il y a eu l'humorisme, auquel nous revenons également en ce moment ; mais un humorisme scientifique, qui nous y fait voir les produits de la métamorphose régressive des tissus ; aussi devons-nous étudier avec soin les troubles physiologiques occasionnés par la rétention des principes excrémentitiels dans l'économie, tels que la *glycosurie, l'azoturie, l'acétonurie, la chylurie,* la *lithurie, la lipurie,* etc. Ce sont là, à proprement parler, les *matières peccantes* dont les anciens, faute de connaissances chimiques nécessaires, n'ont pas su déterminer la nature, mais qu'ils avaient admises par une espèce de prescience, dont nous aurions tort de nous moquer.

Nous avons opéré un autre retour aux idées des anciens en rapportant à la fièvre la plupart des inflammations, puisque c'est la fièvre qui en constitue le danger. Ainsi il y a la fièvre cérébrale, la fièvre pulmonaire, la fièvre gastrique, comme on admet la fièvre puerpérale, bien qu'il s'agisse d'une localisation dans l'utérus et ses enveloppes. Cela ne veut pas dire qu'il y a des effets, sans cause ; mais la cause, au début, est vitale ou dynamique. Quand un individu est pris de frisson suivi de chaleur morbide, on ne sait pas encore — à moins d'un accident traumatique — sur quel organe la localisation du processus morbide va se faire. Dans les fièvres épidémiques — comme les fièvres larvées — chez tel individu c'est sur la tête ; chez tel autre sur la poitrine ; chez un troisième sur le ventre, avec les symptômes propres à chacun des organes affectés. Je pourrais vous citer l'épidémie de fièvre pernicieuse qui a régné, en 1826, en Hollande et en Belgique. Nous étions alors interne à l'hôpital civil de Gand ; et, le soir, en inscrivant les malades entrés dans la journée, nous désignions leur maladie d'après son siége apparent, ainsi : méningite, cérébrite, pleurésie, pneumonie, cardite, péritonite, etc. (car la fièvre revêtait toutes les formes). Le lendemain, en voyant ces désignations, le chef de service nous demandait si nous avions perdu la tête, car de ces maladies il n'y avait plus trace. Nous répondions que nous avions inscrit les symptômes tels qu'ils existaient à ce moment. Heureusement que nous avions affaire à un chef sagace, qui reconnut là le génie épidémique et qui nous donna carte blanche de donner la quinine dès que nous nous serions assuré de l'intermittence. A côté de ce chef il y en avait un autre qui était Broussaïste — comme on l'était à cette époque — c'est-à-dire voyant des inflammations partout. Le fait est que la fièvre abandonnée à elle-même donnait lieu aux lésions anatomo-pathologiques les plus graves ; aussi ce praticien eut-il l'occasion d'écrire un livre intitulé : *Études cliniques sur la méningite,* appuyé sur plusieurs centaines d'autopsies, tandis que son confrère n'eut pas cet honneur, puisqu'il guérit la plupart de ses malades. A quoi tient la gloire ! Vous voyez, Messieurs, combien il est important de s'attacher au fond des maladies et non à leur forme.

Vous remarquerez, Messieurs, que j'ai fait de la strychnine (sulfate ou arséniate) la base du traitement des maladies aiguës ; il n'y a là rien d'étrange puisqu'il s'agit de prévenir la paralysie des nerfs vaso-moteurs. Parce que l'économie déploie un grand appareil de forces, ce n'est pas une raison de croire qu'elle est forte en réalité ; au contraire, elle s'épuise dans cette lutte suprême et, l'attaque passée, c'est à peine si elle peut encore se soutenir ; aussi les convalescences sont-elles interminables et souvent suivies de rechutes. Nous ne prétendons pas exclure la saignée, mais nous la considérons comme un moyen ayant ses indications spéciales et dont il ne faut pas abuser. Nous pratiquons une petite saignée quand le pouls est serré, pour donner, comme on dit, de l'air au tonneau. Quant aux larges saignées, elles sont toujours préjudiciables, parce qu'elles laissent un grand vide à leur suite. Que si, au contraire, on resserre préalablement les vaisseaux par la strychnine, une saignée relativement moindre suffira dans la plupart des cas.

L'emploi des alcaloïdes dans les maladies aiguës est donc toute une révolution en médecine. Et qu'on ne dise point qu'il n'y a dans cette pratique rien de nouveau : si on le fait, c'est d'une manière timide et par conséquent inefficace. Ainsi avec des alcaloïdes tels que l'aconitine, la vératrine, on n'ose aller jusqu'à effet utile ; on s'arrête en chemin, sauf à déclarer qu'il est impraticable. La méthode dosimétrique, au contraire, va en éclaireur ; elle donne de petites doses (un ou un demi-milligramme), et elle s'arrête dès que l'effet thérapeutique a été obtenu. On dira qu'on fait la même chose en médecine ordinaire, avec les potions, les opiats, les pilules, etc.; mais indépendamment de la répugnance des malades à prendre ces médicaments grossiers, il y a l'incertitude qui pèse sur eux. Le pharmacien a-t-il bien dosé ? et, l'eût-il fait, les ingrédients qu'il a employés renferment-ils les principes actifs, et dans la proportion voulue ? On peut en douter quand on voit — ainsi que l'a fait remarquer M. le docteur Debout, un pharmacologue émérite — la plupart des principes actifs se perdre dans la manipulation ou la conservation des substances médicinales. Ainsi, il y a longtemps qu'on prescrit l'alcoolature d'aconit, et ce n'est que dans ces derniers temps qu'on s'est aperçu que l'alcoolature faite avec les feuilles est inerte et qu'il faut les racines si on veut en obtenir les effets pharmacodynamiques. Mais, même dans ce cas, la plante était-elle sauvage ou cultivée ? à quelle époque et dans quelles conditions a-t-elle été récoltée ? Voilà autant de questions qu'il est impossible de résoudre *a priori*. Et cependant le temps presse, et l'on peut se trouver loin de toute officine : n'est-il pas évident que pour ces éventualités le médecin doit avoir toujours ses médicaments avec lui?

Messieurs, je crois pouvoir m'arrêter ici. Si quelques-uns d'entre vous avaient des objections à faire, je suis prêt à y répondre.

Après cet exposé des principes de la méthode dosimétrique, personne n'a pris la parole. On ne saurait admettre que ce fut indifférence, après l'empressement avec lequel on s'était rendu à la convocation. L'indifférence dans une question aussi importante, aussi vitale peut-on dire, ne s'expliquerait pas. De deux choses l'une : je suis dans le vrai ou je suis dans le faux. Dans le premier cas, c'est un devoir pour tout médecin consciencieux de me soutenir; dans le cas contraire, c'est un devoir non moins impérieux de m'arrêter, car il n'appartient à personne de bouleverser des idées reçues, sans de graves motifs. Si un fanatique venait proclamer une foi nouvelle, il faudrait le mettre dans une maison de fous; il doit en être de même en médecine, qui est également une foi. Or, nous avons foi dans les principes d'Hippocrate, c'est donc à nous à les défendre; mais autre chose est la pratique : on peut errer de bonne foi, en employant une manière de traiter soit insuffisante, soit impuissante. Je crois avoir démontré que l'allopathie l'est à ce double titre. Quant à l'homœopathie c'est un mythe ridicule; il ne reste donc d'autre alternative : ou de ne rien faire, ou d'entrer dans la voie si simple et si efficace de la dosimétrie.

LXXXVII

Macrobiotique ou art de prolonger la vie.

SOURCES DE LA CHALEUR ANIMALE ET DE L'EMPLOI DOSIMÉTRIQUE DE LA STRYCHNINE (SULFATE, ARSÉNIATE, HYPOPHOSPHITE) ET DE L'ACONITINE.

On sait aujourd'hui que le foyer du calorique animal n'est pas unique, mais qu'il se répartit dans tous les tissus, en raison directe de leur activité. A ce titre c'est le tissu musculaire en action qui, après le sang, en fournit la plus grande quantité — ainsi que l'électricité animale. Quant au sang, le fait n'est pas douteux, puisque ce sont ses globules rouges qui transportent l'oxygène. Les preuves du pouvoir thermogène de la contraction musculaire sont nombreuses et journalières : ainsi l'exercice, la marche, la course, augmentent la chaleur et sont le meilleur moyen de la produire. Cette augmentation s'étend jusqu'aux organes internes : les poumons, l'estomac, etc. L'indolence, le manque de mouvement rendent frileux. Cl. Bernard a fait voir que la chaleur augmente de 1 à 2° centigrades dans la veine parotidienne d'un cheval, pendant la mastication ; enfin, Becquerel et Breschet ont constaté, à l'aide d'aiguilles thermo-électriques, que dans le tissu musculaire en général, mais surtout dans les bras, après quelques minutes de contractions énergiques, la chaleur augmente de 1 degré centigrade et quelques dixièmes. On peut s'en assurer par la simple sensation, en contractant fortement les muscles de la main.

Il ne faut pas perdre de vue que la production du calorique animal, comme de toute chaleur, est due à une combustion, et, par conséquent, donne lieu à un dégagement proportionnel d'acide carbonique ; c'est cet acide carbonique qui, n'étant pas exhalé en temps, produit une sorte d'alanguissement ou d'asphyxie si on se trouve dans un milieu insuffisamment oxygéné, et qu'on n'est pas au degré d'incitation vitale voulu. Voilà pourquoi dans les prisons, les cloîtres, dans tous les lieux où l'homme se sent privé de sa liberté, les maladies de langueur sont si nombreuses. L'influence du système nerveux est ici toute-puissante : ainsi toute diminution de l'influx nerveux diminue la somme de calorique, et sa suppression l'anéantit complétement. Dans la fièvre, le calorique animal est augmenté parce que le cœur précipite son action et lance ainsi plus de sang à travers nos tissus. Mais il ne faut pas perdre de vue que les vaisseaux capillaires, surtout veineux, se paralysent sous cette impulsion incessante, se laissent distendre, et qu'ainsi il se produit un effet analogue à celui qui résulte de la compression ou de la section des nerfs, c'est-à-dire une véritable asphyxie. On pourrait donc comparer la fièvre à un foyer qui manque de tirage et qui donne plus de fumée que de chaleur. Aussi la fièvre, après avoir été franche pendant quelque temps, devient asphyxique ; de même que les fièvres miasmatiques où la réaction ne peut se soutenir, prennent le type rémittent ou intermittent.

Il résulte de ce que nous venons de dire que pour maintenir le juste équilibre qui doit exister entre la combustion et la décombustion, il faut soutenir la virtualité de nos tissus par les incitants vitaux, parmi lesquels nous plaçons en première ligne la strychnine.

Nous avons déjà eu occasion de dire que pour empêcher les glaces de l'âge, nous prenons chaque soir quatre granules d'arséniate de strychnine, et autant d'aconitine et de digitaline, pour peu que nous nous sentions fiévreux, c'est-à-dire surexcité par les impressions morales ou physiques de la journée ; et les résultats que nous en obtenons sont vraiment remarquables : d'abord, repos parfait de la nuit — ce que ne nous donnait point la morphine — ; ensuite, abondante diurèse au matin, et une exonération facile du canal intestinal grâce au sel de Sedlitz Chanteaud une ou deux cuillerées à café dans un verre d'eau. Quant à l'effet général, nous ne sentons pas la fatigue, nos muscles étant fermes, et nous n'éprouvons pas le besoin de nous tenir dans une place chaude, surtout quand nous travaillons ; au contraire, une température relativement basse nous rend plus dispos. Nous ne connaissons ni les refroidissements, ni les rhumatismes, ni toutes les infirmités de l'âge. Jamais aussi nous ne nous ressentons de l'estomac, ce qui est un grand point, puisqu'il n'y a pas de plus lourd boulet qu'un estomac paresseux. Notre activité cérébrale, loin de diminuer par l'âge, ne fait qu'augmenter, comme le prouve l'immense publicité à laquelle nous tenons tête sans aucune fatigue. Nous ne pensons pas également que notre lucidité d'idées s'en ressente — quoique sur ce point nous ne prétendions pas être notre propre juge.

Nous avons dit que nous ajoutons l'aconitine à la strychnine quand nous nous sentons fiévreux ; c'est que, en effet, l'aconitine est le défervescent par excellence, en incitant les nerfs vaso-moteurs. C'est également un excito-moteur, qui vient en aide à la strychnine pour faire revenir les vaisseaux sur eux-mêmes. Ce point est extrêmement important, puisqu'il prouve que dans toutes les fièvres, inflammatoires ou non, le traitement, au début, doit consister dans l'emploi de la strychnine et de l'aconitine. En cas de congestion de tel ou tel organe — comme dans la pneumonie — on y ajoute la vératrine et, en cas de spasme, l'hyosciamine. Dans les fièvres d'accès, il est nécessaire de recourir à la quinine (arséniate, hydro-ferro-cyanate), parce que l'action excito-motrice de cet alcaloïde est plus prononcée encore.

On voit par là que la médecine est l'art de diriger les mouvements vitaux ; et ce serait se tromper grossièrement que de rester simple spectateur dans ces cas. L'expectation, comme nous l'avons déjà dit, est la négation de l'art ; et il devrait y avoir pour le médecin qui n'agit point en présence du danger, un tribunal, comme il y a des conseils de guerre pour juger le général qui serait resté inactif devant l'ennemi. Mais ce tribunal chacun l'a en soi, c'est-à-dire sa conscience.

LXXXVIII

Maladies des femmes et leur traitement dosimétrique.

(LU A LA SOCIÉTÉ DE THÉRAPEUTIQUE DOSIMÉTRIQUE DE PARIS,
DANS SA SÉANCE DU 5 AVRIL 1877.)

On a eu raison de dire que, physiquement — comme, jusqu'à un certain point, moralement — la femme est ce qu'elle est à cause de son utérus. *Fœmina est quod est propter uterum.* Toutes ses souffrances, comme toutes ses jouissances, doivent être rapportées à cet organe. Les ovaires — qu'on a assimilé aux testicules de l'homme — sont des organes temporaires : dans la première période de l'existence féminine, ils dorment, dans la dernière ils se flétrissent. L'utérus seul reste, mais c'est parce qu'il n'agit plus que la femme souffre. Telles sont les nombreuses maladies qui résultent de la menstruation. — Nous en citerons immédiatement un exemple que nous empruntons à l'ouvrage de West : *Leçons sur les maladies des femmes.*

« Une jeune dame, dont la santé n'avait jamais été fort robuste, commença, vers l'âge de 22 ans, à avoir des menstrues irrégulières et peu abondantes, et à souffrir en même temps d'un prurit à la vulve. Pour combattre ces symptômes on eut recours à diverses applications locales, et plus d'une fois on lui infligea le supplice de l'examen, qui ne fit découvrir qu'un peu de rougeur anormale aux petites lèvres. A la fin, comme sa santé générale ne faisait que décliner, elle se confia aux soins d'un autre médecin, qui s'assura que son urine contenait du sucre. Le prurit — comme la démangeaison du canal de l'urètre chez l'homme — était la conséquence et le symptôme d'un diabète, dont la pauvre femme finit par mourir. »

On le voit, la conclusion n'est pas encourageante. Pourquoi la pauvre femme finit-elle par mourir? Probablement parce qu'on n'avait pas institué de traitement convenable. On sait que le diabète se rattache à la plupart des grandes névroses, et partant à l'hystérie.

West cite un autre exemple, non moins concluant.

« Il y a quelques années une femme fut reçue à l'hôpital Saint-Barthélemy, à Londres, dans un état de souffrance extrême ; son attitude exprimait l'anxiété ; elle était étendue sur son lit, les genoux relevés, redoutant le plus léger attouchement ; son abdomen ne pouvait endurer la plus petite pression. On avait cru à une péritonite ; on l'avait par conséquent saignée, avant son admission à l'hôpital, et on lui avait administré du mercure jusqu'à salivation abondante ; le tout sans aucune amélioration. Cependant sa peau transpirait, son pouls était souple et d'une fréquence normale. On apprit qu'après de vagues souffrances utérines pendant un mois, elle avait été prise tout à coup de violente douleur accompagnée d'efforts expulsifs aussi intense que dans le travail. Cette douleur s'était calmée ; puis elle s'était jetée sur la vessie en provoquant un fréquent usage d'uriner. La douleur avait aussi quitté cet organe ; puis elle s'était manifestée dans l'épaule, où on l'avait énergiquement combattue, croyant qu'il s'agissait d'une inflammation de l'articulation scapulo-humérale. Cette douleur ayant cessé, les cruelles souffrances de l'abdomen étaient revenues. Un bain de siége produisit un soulagement immédiat et une forte dose d'opium procura quelques heures d'un sommeil tranquille. Le jour suivant, il n'existait plus de douleur qu'au-dessus du pubis, et elle s'évanouit bientôt sous l'action des topiques calmants. Le fer et un régime substantiel activèrent la guérison de ce cas de péritonite hystérique. »

Nous citons, à notre tour, un fait. Il y a plus de trente-cinq ans — il n'était pas encore question alors de médecine dosimétrique — une femme d'une forte complexion, cabaretière de son état, fut prise de douleurs violentes dans le bas-ventre, qui s'étendirent bientôt à tout l'abdomen, avec tous les symptômes d'une entéro-péritonite (nous les considérions comme tels) lorsqu'une légère moiteur de la peau et une rémission dans les symptômes, nous mit sur la voie. Nous administrâmes l'hydro-ferro-cyanate de quinine, à très petites doses, répétées à courts intervalles : toutes les demi-heures cinq centigrammes, et dès le lendemain toute trace de péritonite s'était évanouie. Ce fut là le point de départ de nos idées dosimétriques.

Le savant traducteur de l'ouvrage du docteur West, M. le docteur Mauriac, fait à ce sujet des réflexions que nous croyons devoir reproduire ici, parce que nous ne partageons pas sa manière de voir quant à la nature de l'hystérie.

« Il n'est pas inutile de dire quelques mots des manifestations hystériques abdominales ; elles simulent quelquefois si complétement les inflammations graves du péritoine ou des viscères qu'il recouvre, que l'erreur est difficile à éviter. Les manifestations hystériques abdominales sont liées plus étroitement que celles des autres parties du corps à des désordres douloureux de la menstruation ou à des lésions douloureuses de l'utérus. Leurs symptômes, peu nombreux, sont d'une constance et d'une uniformité qui contrastent avec la mobilité ordinaire des troubles nerveux, si bien qu'au premier abord on est tenté de les rapporter à la maladie fixe et matérielle d'un organe. A leur degré le plus simple, ils consistent en coliques, tension et ballonnement du ventre, surtout pendant la digestion : borborygmes, éructations, dyspnée gastrique, palpitations, constipation habituelle et opiniâtre, etc. A un degré plus élevé, et qui peut devenir alarmant, on observe une tympanite excessive, avec une hyperesthésie si grande de la peau que le simple toucher cause de vives douleurs, comme dans la métro-péritonite la plus aiguë. L'anxiété respiratoire devient extrême, le cœur précipite son action, le pouls, très-petit, donne 120 à 140 pulsations par minute ; les traits s'altèrent, le nez s'effile, les yeux s'excavent ; enfin la face prend l'aspect hippocratique, les extrémités se refroidissent ; en un mot, la malade offre à peu près tous les accidents d'une péritonite au dernier degré. On trouvera dans le remarquable ouvrage de M. le docteur Briquet sur l'hystérie, l'histoire d'une jeune fille qui était si gravement et si dangereusement atteinte de cette forme d'hystérie abdominale, que plusieurs praticiens ne lui donnaient plus que vingt-quatre heures à vivre — pronostic fatal qui ne se réalisa pas. — Deux autres symptômes sont à signaler : la rétention complète d'urine, tenant, tout à la fois, à la paralysie des parois du corps de la vessie et au spasme du col ; puis la constipation invincible, avec constriction des sphincters de l'anus, et insensibilité du côlon et du rectum. Ce qui nous intéresse le plus dans cette hystérie abdominale, c'est qu'elle coïncide souvent avec des troubles aménorrhéiques, des douleurs dans le haut des fesses et dans les annexes de l'utérus, des irrégularités habituelles dans le retour des périodes menstruelles, etc. C'est là ce qui rend dans beaucoup de cas, le diagnostic difficile. J'ajoute en terminant que ces troubles nerveux abdominaux peuvent persister pendant des mois et même des années, et qu'il est facile de les prendre, surtout chez les jeunes filles d'une constitution lymphatique et prédisposées à la tuberculose par leurs antécédents, pour une péritonite chronique. La persistance de la constipation, et le bon état relatif de la santé générale, fourniront les principaux éléments du diagnostic. »

Ce sont là des vérités que le *Répertoire de thérapeutique dosimétrique* n'a pas cessé de répandre depuis cinq ans : « Le trouble de la fonction ou l'altération de la sensibilité précède toujours le changement de texture ou la lésion anatomo-pathologique. » Et remarquons qu'ici les organiciens n'ont pas d'excuse, puisque, comme dans les faits que nous venons de citer, les troubles fonctionnels peuvent subsister pendant des mois et même des années, sans que la texture soit atteinte. Mais, en attendant, les pauvres malades souffrent et consument leur vie dans un état souvent pire que la mort!

Mais où nous ne sommes plus de l'avis du traducteur, c'est quand il dit: « L'hystérie est une névrose de l'encéphale ; elle irradie ses manifestations dans tous les points du système nerveux, et elle n'a pas pour foyer, pour point de départ, pour siége exclusif et pour cause première l'utérus et le système génital, puisqu'on l'observe chez les jeunes filles longtemps avant que les fonctions dévolues à ce système soient entrées en activité; qu'elle existe aussi chez les femmes privées d'utérus, ou dont les autres parties des organes sexuels sont plus ou moins congénitalement altérés par atrophie; enfin qu'après la ménopause — quoique rarement il est vrai — l'hystérie peut se produire sous l'influence de causes variées, propres à ébranler plus ou moins profondément le système nerveux, sans se rattacher directement à l'activité sexuelle qui décline ou est éteinte. »

Le docteur Mauriac cite l'autorité du professeur Scanzonni, qui dit: « Dans les nombreux cas d'hystérie on ne peut constater la moindre trace d'une lésion des organes génitaux. »

Enfin, M. le docteur Mauriac appelle la statistique à son aide; mais la statistique, dans la question de l'hystérie, n'est pas plus concluante que dans toutes les autres. Ainsi, sur 189 sujets morts, ayant présenté pendant leur vie des symptômes plus ou moins graves d'hystérie, le traducteur de West en cite :

36 où on n'a constaté aucun désordre organique ou fonctionnel des organes sexuels — 35 qui avaient été affectés de catarrhe chronique du vagin et de la matrice — 31 qui avaient souffert de métrite chronique — 11 de cancer utérin — 9 de tumeurs fibreuses de la matrice — 6 de polypes utérins — 31 d'antéflexion de la matrice — 7 de rétroflexion — 1 d'atrésie utérine — 7 de prurit de la vulve — 9 d'ovarite chronique — 3 de tumeurs ovariques — 7 de menstruation profuse, sans lésion organique caractérisée — 5 d'aménorrhée.

Il ne cite aucun cas de lésion de l'encéphale. Il eût été cependant important de noter ce fait. Le traducteur de West n'est donc nullement fondé à dire : « Les recherches les plus modernes, basées sur une observation rigoureuse, ont fait justice de l'antique doctrine étiologique de l'hystérie. Personne, aujourd'hui, ne voudrait se faire le défenseur des banalités saugrenues qui ont régné dans la science à ce sujet depuis et même avant Hippocrate. » On ne s'attaque pas impunément à un pareil génie. Hippocrate, aujourd'hui comme de son temps — car il n'a fait qu'être l'interprète de l'observation de la nature — est encore notre maître à tous, la source d'où découle toute vérité pratique. S'il ne fut pas un savant en anatomie et en physiologie, cela prouve que la médecine est, avant tout, affaire de tact. Quand nos savants seront parvenus à se mettre d'accord sur leurs doctrines, alors on pourra dire qu'il existe une science moderne. Jusque-là il n'y a — et il n'y aura — que des opinions personnelles. Qu'on lise l'admirable ouvrage de feu le docteur Spring : *Symptomatologie ou traité des accidents morbides*, et à chaque page on aura la preuve de ce que nous venons d'avancer. Nous citerons l'article *Fièvre*, où les opinions relatées sont si divergentes. Ainsi on connaît les célèbres expériences de Cl. Bernard sur la section du grand sympathique ; or, voici un autre expérimentateur, le professeur Schiff, qui tend à prouver que la température fébrile, loin de s'élever davantage dans les vaisseaux dont on a coupé ou paralysé les nerfs, y reste même inférieure à celle que l'on constate dans ceux dont les nerfs sont à l'état d'intégrité. Puis sont venus les auteurs qui ont admis des *nerfs dilatants*; d'autres, des *nerfs empêchants*. En vérité ! cela ne rappelle-t-il pas le fameux : « Voilà pourquoi votre fille est muette ! » ? Il est vrai que Sganarelle était médecin malgré lui.

Ne nous targuons donc pas trop de ce qu'on nomme la science moderne qui varie à chaque nouvel arrivant — ou plutôt occupant — car le public sera toujours pour celui qui occupe chaire ou trône.

LXXXIX

Il faut aller jusqu'à effet physiologique.

En médecine dosimétrique on peut dire que c'est la foi qui sauve : c'est-à-dire qu'il faut avoir confiance dans les médicaments simples pour aller jusqu'à effet utile. Dans les Matières médicales classiques il est tellement question d'effets toxiques qu'on n'ose aller jusque-là, et qu'on s'arrête ainsi en chemin, se déclarant vaincu par la maladie quand on touche au succès. Ainsi combien de fois, dans les pyrexies aiguës, n'arrive-t-il pas qu'on donne douze, treize, quatorze granules de vératrine, et qu'un granule de plus, la fièvre tombe, comme dans une pesée de précision un dernier milligramme fait trébucher la balance, ou comme la goutte d'eau fait déborder le verre? Il en est de même dans les spasmes aigus : ainsi dans le spasme nerveux de l'intestin, se présentant avec tous les caractères de l'étranglement interne, on donnera douze, quinze, vingt granules d'hyosciamine avant que la débâcle s'opère. Quelquefois, comme nous en avons cité des exemples dans le *Répertoire*, à l'hyosciamine il faut combiner la strychnine, condition *sine quâ non* de réussite; car en médecine il importe surtout de bien saisir les indications. Il n'y a pas de remèdes spécifiques (comme, par exemple, l'atropine contre les sueurs, puisque dans certains cas elle les provoque, au contraire).

Dans le delirium tremens nous donnons la digitaline afin de calmer le cerveau par le cœur; car c'est là encore une considération importante : que les calmants directs ne vont pas toujours à leur adresse. Il y a quelques jours un malade a été transporté dans notre service pour un phlegmon prérotulien. Étant habitué aux boissons fortes, cet individu a été pris d'un violent délire nerveux. L'élève de garde lui a fait administrer une potion de chloral (4 grammes) qui n'a fait qu'ajouter à l'excitation. Le lendemain on a donné la digitaline, et au douzième granule, le délire tombait comme par enchantement. Il resta un état de cyanose, dû probablement au chloral, qui avait agi comme anesthésique (car on sait que le chloral au contact des alcalis du sang, principalement la soude, se transforme en chloroforme). Quelques granules d'arséniate de strychnine ont dissipé cet état.

Un jour, la digitaline avait été poussée (par suite d'un malentendu jusqu'à vingt granules, la personne chargée du soin du malade ayant donné un tube entier; le lendemain, le délire était complètement tombé.

Un vétérinaire distingué — M. Vigan (du Havre) — nous écrit que dans les cas très-aigus, chez les grands animaux, il commence par donner quinze ou vingt granules (aconitine, vératrine) à la fois, pour continuer ensuite par cinq granules tous les quarts d'heure, jusqu'à ce que la fièvre tombe. Il ne faut donc pas se faire des alcaloïdes l'idée que ce sont de violents poisons. Cela dépend évidemment des cas et de la manière dont on les administre. Ainsi M. Bouchardat nous dit qu'un centigramme de digitaline injecté dans les veines d'un chien est suffisant pour donner la mort; mais on introduit ainsi directement le médicament dans le torrent circulatoire, tandis qu'en le faisant absorber par l'estomac l'action est beaucoup plus lente. Il n'y a pas, d'ailleurs, de médicament qui se décompose plus vite dans l'économie que la digitaline, mais pas également dont l'action diurétique soit aussi manifeste. Ainsi avec quatre granules de cet alcaloïde nous produisons sur nous-même une abondante diurèse, sans que les urines en présentent la moindre trace. C'est que la digitaline n'est pas un alcaloïde, mais plutôt un glycoside.

Il faut également, quand on emploie la digitaline, distinguer l'âge du malade, son impressionnabilité, le degré d'avancement de la maladie pour laquelle on l'administre; ainsi M. Bouchardat nous dit qu'un homme de cinquante ans, affecté d'anciennes apoplexies, et dont le pouls ne s'élève guère jamais au-dessus de 48 pulsations, en a présenté plusieurs fois 36 seulement après l'administration de pilules d'un demi-centigramme de digitaline. Ce mode d'administration peut présenter du danger, non d'une manière absolue, mais relativement à l'individu lui-même. Ainsi dans la méprise que nous avons citée plus haut, on a donné à la fois un tube de vingt granules, c'est-à-dire pas même un demi-centigramme; mais quelle différence entre les individus dans ces deux cas : le premier déjà âgé, ayant le pouls habituellement lent, atteint d'apoplexies anciennes; le second, jeune, au fort d'un délire nerveux ayant fait aller le pouls jusqu'à 130 pulsations par minute. Toutefois, nous n'approuvons pas cette posologie forcée; nous pensons, au

contraire, qu'il faut toujours aller graduellement, mais jusqu'à effet physiologique. Nous insistons sur le mot « physiologique », parce qu'on a
le tort de considérer les alcaloïdes énergiques comme des poisons pour
les malades, tandis qu'ils ne le sont, en réalité, que pour la maladie. La
médication a pour but de ramener les organes à leur rythme normal;
voilà pourquoi nous ne sommes réellement puissants que dans les états
purement dynamiques.

XC

Unification de la médecine.

Il y a six ans, j'ai fait connaître la nouvelle méthode dosimétrique par un organe spécial : le *Répertoire de thérapeutique dosimétrique*, aujourd'hui : *Répertoire universel de médecine dosimétrique*.

Depuis lors, un grand nombre de médecins, tant de France que de l'Étranger, ont adopté cette méthode, sinon exclusivement, du moins d'après les vues d'un sage éclectisme.

Mais il n'en est pas moins vrai qu'il y a schisme dans la profession médicale, non-seulement dans les principes, mais dans les moyens d'action, c'est-à-dire dans le mode d'administration des médicaments.

La jugulation des maladies aiguës se dresse devant tout médecin comme une inéluctable nécessité : la vie ou la mort des malades. *Be or not to be!*

Voici donc les questions qu'il faut résoudre :

1º *Peut-on par les moyens de la médecine dosimétrique arriver à la jugulation des maladies aiguës : pyrexies ou inflammations ?* Voilà ce que diront, si oui ou non, les nombreux médecins, de tous pays, qui ont expérimenté la méthode nouvelle. Il est évident qu'il faut ici des faits bien observés, car il serait indigne de médecins sérieux de venir perdre leur temps en discussions oiseuses. La preuve de cette jugulation possible étant faite, la médecine dosimétrique deviendra la loi de tous. Alors aussi il n'y aura de lésions organiques que celles que la négligence des malades à faire venir le médecin aura laissé s'établir, et le médecin aura le droit de prononcer la terrible sentence : « Trop tard ! »

2º *La vertu des médicaments réside-t-elle dans l'ensemble de leur composition, ou dans leurs principes immédiats, chacun avec leur modalité*

propre? La solution de cette question est d'autant plus importante qu'il
y aujourd'hui une École qui se dit plus catholique que le Pape et qui
voudrait nous ramener au brouet noir de Lacédémone ; une École qui
prétend que la quinine n'est pas le quinquina, pas plus que la morphine,
l'opium, et autres balivernes qui, si elles étaient acceptées, nous enfon-
ceraient plus avant dans le bourbier du galénisme. Les vertus des principes immédiats étant constatées, on n'aura plus le droit de venir déclarer
ces principes des poisons, afin d'effrayer les malades et d'entretenir leur
foi dans les médecines noires — comme des moribonds dans la crainte
de l'enfer.

3° *Quelle est la manière d'agir des principes immédiats : par catalyse
physiologique ou chimique ?* De la manière dont cette question sera résolue dépendra celle des doses massives de l'allopathie et des doses fractionnées de la dosimétrie. La catalyse chimique, c'est la cornue humaine ;
la catalyse physiologique, c'est l'organisme répondant aux appels qu'on
lui fait par les médicaments ; c'est la pointe d'épingle provoquant des
mouvements directs ou réflexes. Nul ne saurait contester l'importance
de cette question ; il y a assez longtemps que les pauvres malades
souffrent de ce qu'on peut nommer l'indigestion des médicaments.

4° *Les principes immédiats peuvent-ils être administrés en même
temps, sans se contrarier mutuellement ; et en quoi cette administration
simultanée diffère-t-elle de la polypharmacie galénique?* L'action élective des médicaments simples ou principes immédiats, est aussi importante que celle d'une lettre jetée à la poste, qui n'arriverait pas à destination. Aussi la nature a-t-elle prévu le cas : ainsi les mydriatiques
vont tout droit aux sphincters organiques qu'ils détendent — de là leur
action antispasmodique si prononcée ; les strychnées vont aux fibres longitudinales ; la digitaline a pour points de retentissement le cœur, les
reins (probablement parce que la tension intravasculaire est diminuée) ;
la morphine s'adresse au cerveau ; la codéine, la narcéine, plus directement aux expansions nerveuses périphériques, etc. Cela étant, on ne
pourra confondre la dosimétrie avec la polypharmacie galénique, véritable
bouteille à encre ; semblable à la sèche qui trouble la transparence de
l'eau pour échapper à ses ennemis. La sèche, c'est ici la polypharmacie,
qui voudrait se soustraire à tout examen et ainsi troubler son milieu.

5° *Sur quels principes doit reposer le traitement des maladies organiques et jusqu'à quel point le médecin doit-il intervenir dans ces cas?*
C'est un fait malheureusement avéré : que dans les maladies chroniques
on bourre les malades de médicaments. Le médecin qui ne prescrit pas
une bouteille au moins tous les deux jours, semble manquer à ses devoirs.

Et, chose étrange ! ce même médecin ne donne rien (sinon pour la forme) dans les maladies aiguës. Ce sont encore là des errements (pour ne pas dire erreurs) d'École contre lesquels une sage thérapeutique doit s'élever. C'est pourquoi la dosimétrie a formulé ces deux règles fondamentales : « Aux maladies aiguës un traitement aigu ; aux maladies chroniques un traitement chronique. » Il faut réagir contre ce que nous avons nommé l'indigestion des médicaments. Car, chose curieuse, ces mêmes médecins qui sont si prodigues de potions, sont à cheval sur la diète. Ils devraient plutôt retourner leur formule : « Toutes les heures une cuillerée » au profit de l'alimentation.

6° *Peut-on guérir les maladies diathésiques et par quels moyens ?* Cette question vise directement l'empirisme ; sagement résolue, elle fera trêve à ces prétendus spécifiques, dont l'annonce trompeuse occupe la quatrième page des journaux. Le traitement antidiathésique nécessite la connaissance ou du moins la recherche des causes et des effets ; et c'est en cela que la loi de la *dominante* et de la *variante* du traitement, formulée par la dosimétrie, est si importante.

7° *Le Codex dispense-t-il les pharmaciens de tenir les médicaments dosimétriques ? Les médecins, dans les cas pressants, peuvent-ils délivrer eux-mêmes les médicaments dosimétriques ? Y a-t-il nécessité d'unité de poids dans la prescription des médicaments ?* Ces questions intéressent au plus haut point la profession. Il est évident que le Codex est un joug imposé aux médecins et dont se prévalent les pharmaciens autoritaires. Il faut que cet abus cesse, et que le pharmacien soit le subordonné du médecin. Quant à la question de savoir si les médecins peuvent délivrer des médicaments dosimétriques dans un cas pressant, elle ne saurait faire doute. Que veut la loi ? Que dans un cas donné on puisse constater ce que le médecin a prescrit. Celui-ci est intéressé à ce contrôle, qui, par moments, doit le sauver de la calomnie. Mais les médicaments dosimétriques ne sont pas des remèdes secrets (que cependant la loi tolère), ce sont des préparations magistrales, portant les noms d'un pharmacien et d'un médecin. Il ne saurait donc y avoir aucun doute ni suspicion à leur sujet. Toutefois il est bon que le médecin ne puisse être inquiété pour avoir sauvé la vie à son malade. Quant à l'unité de poids, elle est trop importante au point de vue des erreurs, pour qu'il soit nécessaire d'y insister.

8° *Quelle est la part que la dosimétrie prendra au développement de la médecine vétérinaire et quelle sera l'influence de cette dernière sur la marche de la médecine humaine ?* Avant l'apparition de la médecine dosimétrique, la médecine de l'homme et la médecine vétérinaire marchaient complétement isolées; il est vrai que toutes deux elles étaient enfoncées dans la même ornière : celle du galénisme. Nous laissons de côté l'homœopathie — qui ne fut qu'une vaine tentative. Toujours est-il qu'on ne savait attaquer la maladie que par la violence. La plupart du temps on tuait le malade pour avoir raison du mal — comme l'ours de la fable. On ne savait pas ce que c'était que ramener les organes à leur état physiologique par des moyens doux et on proportionnait la force des médicaments à la taille des individus. Ainsi pour nos grands animaux domestiques, c'était par kilogrammes qu'on procédait. Il ne faut pas s'étonner que les propriétaires d'animaux malades préférassent, la plupart du temps, les faire abattre que de les soumettre à un traitement coûteux et incertain. Quand la dosimétrie apparut, les médecins vétérinaires instruits et sagaces comprirent qu'il y avait là une révolution pour leur art et ils se mirent à expérimenter, seul moyen de s'éclairer. Les résultats répondirent à leur attente et ils n'hésitèrent pas à les publier. Mais ici il y avait également l'École; de là, hésitation d'un grand nombre de médecins vétérinaires. Mais d'autres, plus hardis, jugèrent qu'il fallait, non pas : *jurare in verba magistri* — mais examiner par soi-même. Et au fait, un médecin ne doit pas être tenu en laisse. Les médecins qui ont expérimenté la dosimétrie doivent déclarer si réellement elle mérite l'ostracisme dont on prétend la frapper, et si — comme on l'a demandé malicieusement mais bêtement, — si « avec de petits granules on peut guérir de gros animaux ».

Il n'est malheureusement que trop vrai que nous abusons des forces de nos animaux de travail. Quand on leur a donné la pitance accoutumée, il semblerait que tout est dit; mais on n'a pas fait attention qu'un animal surmené ne peut, par cela même, tirer bénéfice des aliments qu'on lui donne, et qu'il faut avant tout soutenir la vitalité en même temps qu'on entretient la fraîcheur du sang. Voilà pourquoi nous voulons qu'on introduise dans le régime de nos bêtes de somme l'arséniate de strychnine et le sel vétérinaire Chanteaud, seuls moyens, avec l'hygiène générale, d'éviter les maladies épizootiques qui causent tant de dommage à la richesse privée et publique.

Les médecins vétérinaires qui veulent faire de la dosimétrie ont maintenant des guides sûrs, et il serait superflu de leur recommander le Manuel de MM. Landrin et Morice. La voie de la discussion est donc ouverte et les médecins vétérinaires qui voudront y prendre une part active trouveront, dans le Congrès international des 5, 6 et 7 août prochain, le moyen de s'éclairer eux-mêmes tout en éclairant les autres. Nous sommes persuadé que ceux auxquels leurs occupations le permettront, ne manqueront pas à l'appel. Il y aura des séances spéciales pour les médecins vétérinaires, auxquelles pourront assister les médecins de l'homme, afin d'établir les rapports qui doivent exister entre ces deux arts de guérir.

Voilà les questions à la sanction desquelles les médecins de tous pays sont invités à concourir. L'occasion est belle et le temps ne saurait être mieux choisi que celui où Paris convoque toutes les intelligences dans son sein (1).

Nous sommes persuadé que nos confrères répondront à notre appel. En tous cas, ce programme ne les lie pas, et ils pourront y introduire tels changements qu'ils jugeront convenables.

(1) Cet article complète le programme du Congrès international de médecine dosimétrique du mois d'août 1878.

**De la nécessité de nourrir les malades et de la possibilité
de le faire seulement par la méthode dosimétrique.**

Hippocrate a dit : *Corpora impura plus nutrias plus lædas;* ce qui
n'implique nullement la nécessité de laisser les malades s'épuiser dans la
diète et les privations ; il faut, au contraire, les mettre, le plus prochainement possible, dans la possibilité de se nourrir.

Voilà pourquoi il est nécessaire de veiller à l'état de la langue et, au
moindre signe de saburre, d'administrer un purgatif; quelquefois un
émétique, ou les deux ensemble (catharto-émétique).

C'est faute de cette précaution que les maladies s'aggravent souvent,
au point qu'une simple indisposition peut prendre un caractère sérieux.

En dehors des évacuants directs on insistera sur le lavage journalier
du tégument muqueux au moyen du Sedlitz Chanteaud. Nous avons déjà
eu maintes occasions de faire observer que ce sel étant parfaitement
neutre, alcalinise le sang et augmente son avidité pour l'oxygène. Or, la
plupart du temps les malades se trouvent dans un air renfermé, soit à
cause de leur sensibilité au froid, soit parce qu'on craint la suppression
de la transpiration.

Nous ferons remarquer qu'on se trompe à cet égard. La transpiration
forcée se fait toujours par expression ; les glandes sudorifères n'y sont
pour rien, puisque la fièvre a pour effet d'arrêter les grandes sécrétions,
tant rénale que cutanée. A gorger les malades de tisanes fades il y a cet
autre inconvénient : de produire l'albuminurie, c'est-à-dire de dépouiller
le sang d'une partie essentielle de son plasma. L'effet contraire aura
lieu si on fait prendre au malade, par petites gorgées, de l'eau rendue
légèrement saline par adjonction de sel Chanteaud : une ou deux cuillerées à café par litre d'eau ou de tisane. Cette boisson peut être édul-

corée et convertie en limonade au moyen de jus de limon. Du moins, de cette manière, on entretient la densité du sang.

On fera tomber la fièvre, le plus prochainement possible, au moyen de l'aconitine et de la vératrine ; de même qu'on rétablira la sécrétion urinaire par la digitaline : un granule de chaque toutes les demi-heures.

Ce résultat une fois obtenu, c'est-à-dire la température étant à peu près redevenue normale, et quelle que soit la localisation de la maladie — sur le cerveau, le cœur, les poumons — on donnera des aliments plastiques : bouillons, laitages (sous toutes les formes), du vin coupé et, pour pouvoir ensuite passer à une alimentation solide, on stimulera l'estomac par quelques granules de quassine.

La quassine est un médicament qui se range à côté de la strychnine. On sait en effet qu'elle a pour effet de tuer les mouches par une sorte de tétanos. Elle provoque l'action péristaltique de l'intestin et fait affluer la bile dans le duodénum, de manière à préparer la digestion. C'est là un point très important. Mais il faut attendre que l'état bilieux soit dissipé, et, s'il persiste, recourir à l'émétique ; à moins de contre-indication.

Les premières voies étant alors dégagées, on peut hardiment nourrir les malades. Si tant de rechutes ont lieu par suite d'écarts de régime, cela dépend de ce que les malades sont mal nourris ou qu'on les tient à une diète trop sévère, à laquelle ils cherchent à se soustraire. Dans notre service à l'hôpital civil de Gand, les malades n'abusent point des aliments parce qu'on leur en donne à volonté. Il est vrai que le régime pourrait être meilleur, et que l'Administration trouverait de l'économie à le varier le plus possible. Le docteur Baudens, dans son livre : *La Guerre de Crimée*, insiste sur ce point : « La nécessité, dit-il, d'une nourriture variée est un fait acquis à la pratique. Quant aux vues théoriques par lesquelles on a tenté de rendre compte de cette nécessité, elles ne semblent plus d'accord avec les faits observés dans les dernières années. La nécessité de varier l'alimentation n'a rien perdu de son importance ; l'explication seule des effets de cette alimentation devrait être abandonnée. On se fondait sur des vues forts séduisantes, qui, reconnaissant aux végétaux la faculté de se nourrir d'éléments chimiques (oxygène, azote, hydrogène) ou de leurs composés (eau, acide carbonique), et de fabriquer avec ces éléments ce que la chimie organique appelle des principes immédiats (amidon, sucre, gluten), refusaient aux animaux le pouvoir de fabriquer ces principes. On pensait donc qu'ils devaient les emprunter tout formés à leurs aliments, et que leur rôle se bornait à se les assimiler. Or, il est démontré aujourd'hui par les beaux travaux de Cl. Bernard sur la production de sucre par le foie chez les animaux exclusivement nourris de viande, que ceux-ci peuvent, tout comme les végétaux, créer des principes immédiats. D'autre part en montrant que loin de s'échauffer dans le poumon, le sang s'y rafraîchit, l'illustre physiologiste a rendu inadmissible l'hypothèse qui ferait de cet organe le siége d'une combustion provenant de la combinaison de l'oxygène de l'air avec le carbone du sang veineux.

» Les légumes conservés, ayant perdu leur eau de végétation et peut-être d'autres éléments gazeux que l'analyse n'a pu découvrir, ne remplacent pas suffisamment les légumes frais. A l'armée d'Orient l'imperfection de l'hématose s'est produite par des suffusions sanguines et par le scorbut. Pour ce qui regarde l'habitation et même l'alimentation, l'expédition de Crimée peut être comparée à un voyage de long cours ; l'armée était comme confinée sur un vaste navire et subissait l'influence d'une grande navigation. »

Ces considérations sont applicables aux hôpitaux, où les malades sont également comme sur un navire. Il faut donc que les conditions de l'hygiène y soient bien observées ; et les dépenses qu'on fera pour cela viendront en défalcation de celles qu'entraînent l'apothicairerie. Les hôpitaux où il se fait une grande consommation de médicaments, sont, en général, défectueux sous le rapport du régime intérieur ; le médecin doit lutter à force de drogues contre les circonstances insalubres qui l'entourent. Il y a cependant des médecins dont toute l'ambition consiste à formuler d'une manière savante. *Ignorante,* pourrait-on dire, car avec la vieille pharmacie on ne sait ce qu'on donne, ni pourquoi on le donne. Dans notre service d'hôpital, nous sommes parvenu à abolir complétement les potions ; à moins de la convalescence, où nous prescrivons çà et là une décoction de quinquina. Encore est-ce rare. Or, notre mortalité est descendue le plus bas possible. Il n'est donc pas nécessaire de droguer les malades — qui, du reste, ne le demandent pas. Dans les services où l'on fait encore de la polypharmacie, on remarque que les fioles disparaissent, et on en trouve les débris dans les fosses d'aisance, preuve que les malades se dispensent d'en avaler le contenu. On comprend que ces drogues, le plus souvent repoussantes à la vue et à l'odorat, doivent enlever aux malades l'envie de manger, surtout si le menu n'a rien d'attrayant par lui-même. Ceci est surtout vrai dans le cours des maladies chroniques, telles que la phthisie pulmonaire. Il en est de même des grands blessés, qu'on a quelquefois tant de peine à faire manger. Dans la guerre américaine de la Sécession, le Nord a fait des sacrifices énormes pour ses hôpitaux, et l'initiative privée est venue en aide au Gouvernement. Ainsi il y a eu des ambulances dirigées par des femmes, où les malades étaient nourris comme dans les premiers hôtels ; aussi le chiffre de la mortalité a-t-il été très-restreint, comparativement à celle des ambulances du Sud, où l'argent faisait défaut. La même observation a été faite dans la guerre de Crimée, quant au régime des soldats anglais et celui des soldats français. Les médecins anglais avaient toute latitude ; tandis que les médecins français étaient liés par l'Intendance. De même, dans les hôpitaux, les médecins sont obligés de se tenir dans les limites du règlement pour tout ce qui concerne le régime de leurs malades. Et cependant la première condition est de fournir à l'économie les éléments de réparation nécessaires. Comment voudrait-on qu'une plaie avec perte de substance se cicatrisât rapidement si l'alimentation est insuffisante ? De même une pneumonie ne passera pas à résolution si le malade est affaibli. On argue de la fièvre ; mais celle-ci est plutôt un signe de faiblesse que de force ; d'asthénie et non de sthénie. La faim ou la privation d'aliments, amène également la fièvre ; tandis qu'un individu bien nourri résiste aux miasmes auxquels les individus faibles succombent. C'est ce qu'on observe dans les épidémies.

En somme, la dosimétrie aura pour effet d'introduire un changement radical dans la manière dont les médecins traitent leurs malades : ils seront moins rigoureux sur la diète et n'éterniseront pas ainsi une maladie que la nature ne demanderait pas mieux que de la terminer dans un bref délai. Nous connaissons un médecin, gai compère, qui n'impose point à ses malades de privations qu'il ne connaît point pour lui-même, et qui n'en est pas plus malheureux pour cela. Au contraire, ses clients le voient toujours venir avec plaisir, et l'appellent même quand ce n'est pas nécessaire. Il en est quitte alors à échanger avec eux de gais propos. C'est un esprit vraiment pantagruélique, que la mort n'oserait pas regarder en face. D'autres médecins semblent au contraire l'appeler (la mort), tant ils se montrent rigoristes sur les moindres détails du régime. Il est vrai que leurs médecines noires y sont pour beaucoup.

XCII

Jugulation des maladies aiguës.

Sous peu les médecins n'auront plus d'autre devise que : *Et nunc delenda Carthago est* : c'est-à-dire cette hideuse anatomie pathologique qui transforme le médecin en équarrisseur. Nous assistions, ces jours derniers, à l'autopsie du cadavre d'un pauvre phthisique. Quelques mois avant, il avait subi la thoracocenthèse capillaire... avec succès ! Qu'avait-on fait pour relever ses forces? Nous l'ignorons. Toujours est-il qu'il avait eu pendant trois mois une diarrhée rebelle à tous les moyens... allopathiques : c'est-à-dire qu'on n'avait fait qu'entretenir le flux muqueux. C'est donc du côté de l'intestin que portèrent les investigations. On y découvrit un petit ulcère rond, preuve de son ancienneté, et borné à la muqueuse. C'était là le corps de délit; du moins on le déclara ainsi. Le foie était anémié, avec une couche de graisse sous-séreuse, mais sans désordres intérieurs. Si! au microscope il devait y en avoir. Le cœur était flasque et les poumons présentaient à la périphérie de nombreuses flaques phlogosiques. Au demeurant, il s'était agi, au début, d'une pleuropneumonie qui n'avait pas été jugulée.

M. le docteur Chavée — qui un des premiers a osé déployer le drapeau de la dosimétrie en Belgique — a commencé, dans la *Lancette belge*, un article intitulé : *La jugulation des maladies aiguës dans ses rapports avec la science actuelle, vis-à-vis de la profession médicale.* En voici le commencement, qui intéressera les lecteurs habituels du *Répertoire* :

« La jugulation des maladies aiguës, dans ses rapports avec la science actuelle vis-à-vis de la profession médicale, se résume en quelques propositions fort concises que nous avons formulées à titre de conclusions. Les voici :

» 1° La jugulation régulière des maladies aiguës n'est nullement impossible. Beaucoup plus réalisable qu'on ne l'a cru jusqu'ici, *elle doit être tentée dans tous les cas.*

» 2° Cette jugulation dépend d'un traitement évidemment actif, mais plus ou moins complexe, poussé résolûment *jusqu'à effet physiologique*, en dépit de la résistance morbide appelée *tolérance* ; traitement hardi qui semble parfaitement caractériser l'expression neuve de : *Dosimétrie thérapeutique.*

» 3° La thérapeutique dosimétrique du professeur de Gand, n'étant que la dosimétrie appliquée à la médicamentation, pourrait être considérée comme le moyen principal d'entre ceux que le médecin pourrait mettre en œuvre pour atteindre à cet immense progrès de la science moderne : consistant dans la *jugulation professionnelle des maladies aiguës.*

» 4° Cliniquement; il y a à prendre en sérieuse considération le *desideratum* exprimé dans cette phrase osée et courageuse : « Nous vou-
» drions que le principe de la jugulation des maladies aiguës eût force de
» loi, afin qu'il engageât la responsabilité du médecin. » (Burggraeve.)

» Mais avant d'entamer les commentaires que demandent ces propositions — nous voulons en avertir le lecteur — il ne s'agira guère ici que d'une question de fait, et conséquemment, puisque nous sommes en médecine, d'une constatation clinique. Nous éviterons soigneusement de nous engager dans les spéculations doctrinales. Nous tenons à laisser à cette petite élaboration, toute d'actualité, un cachet purement pratique.

» Nous ne demanderions pas mieux que de voir cet article soulever à notre adresse la contradiction d'une critique sérieuse, d'une critique, par conséquent, à la hauteur de certaines idées nouvelles qu'il est permis aujourd'hui de considérer comme acquises à la vraie science, depuis une dizaine d'années; d'une critique, en un mot, qui ne fût pas un ressassement — si nous pouvions dire ainsi — de vétustés démonstratives. Nous ne demanderions pas mieux, parce que nous aurions certainement à en profiter nous-même. Toutefois nous devons absolument rencontrer, au préalable une objection qui pourrait nous être posée tout de suite, savoir : Comment prétendre soumettre toutes les maladies aiguës à un traitement jugulateur, c'est-à-dire *à un même traitement*. Chaque maladie n'a-t-elle pas son traitement particulier? — Puisque nous nous sommes engagé à rester, autant que possible, sur le terrain du fait, nous nous contenterons de répondre par une double objection :

» 1° « Toutes les maladies aiguës se ressemblent dans leur phase primitive ou dynamique » (comme dit le *Répertoire* de Gand). Dans cette phase, qu'on pourrait appeler *essentielle*, ce sont les symptômes généraux qui dominent la scène morbide, lesquels symptômes perdent de leur importance au fur et à mesure que s'accentue et se développe la lésion organique ou matérielle. Dans cette phase initiale, l'état du malade se caractérise *holopathiquement*, par la phlogose, soit larvée ou algide, comme dans le choléra, soit franche ou pyrétique, comme dans la fièvre typhoïde. C'est contre cet état général qu'est surtout dirigé le traitement jugulateur de l'affection aiguë. De sorte que cet état ne variant pas dans ses éléments essentiels, s'accommode parfaitement d'un traitement uniforme : uniforme dans ce qu'il a d'essentiel aussi, sans cependant que le remède soit jamais complétement identique, vu qu'une même maladie ne se montre jamais identique dans son évolution.

» 2° La phase secondaire ou organique des maladies aiguës constitue justement le côté grave de l'affection, en ce sens que la médecine n'a contre elle que des moyens de curation fort douteux, toujours incertains au lit du patient ; la preuve en est que, à chaque instant, des malades nous sont enlevés dans cette période, en dépit de tous les efforts de la Faculté. Et c'est précisément cette phase du mal aigu, laquelle réclame pour chaque affection nominale un traitement différent ; c'est précisément cette phase critique que le traitement jugulateur de la phase dynamique s'attache à prévenir. Il y a là une distinction clinique de la plus haute importance qui a été faite depuis longtemps, mais qu'il ne faudra plus jamais perdre de vue. Elle pourrait se résumer en deux mots : « Dans le traitement des maladies aiguës la thérapeutique de l'acuité est *une*, comme l'acuité elle-même ; celle de sa lésion organique consécutive varie comme elle. » Cette double observation suffira, croyons-nous, pour montrer jusqu'à quel point il s'agit d'*un même traitement*, dans la jugulation des maladies aiguës. »

Le docteur Chavée parle d'or ; mais sera-t-il compris ? Pas plus cette fois que d'autres. Il y a un obstacle *officiel* : l'École, et nous devons attendre qu'elle le retire elle-même — ce qui ne peut manquer d'arriver, l'École enseignant aujourd'hui blanc, domain noir. Ainsi nous l'avons vue successivement Browniste et Broussaïste. Aujourd'hui elle semble faire un nouveau revirement. La doctrine de la jugulation des maladies aiguës aura son tour. Nous en voyons le présage dans ces propositions de M. le docteur Bouchut : « Au début, et lorsque le diagnostic promptement porté révèle l'inflammation pulmonaire, les saignées ou les sangsues font avorter le mal. — Chez les enfants, lorsqu'une convulsion initiale, suivie de fièvre, ou lorsqu'un violent état fébrile, avec point pleurétique, annonce l'invasion d'une pneumonie, et que l'auscultation signale le point menacé, il faut recourir aux émissions sanguines. La mode n'est plus à cette médication, à laquelle on a substitué les plus singulières fantaisies thérapeutiques ; mais qu'importe la mode ? La raison et l'observation doivent suffire au médecin. »

Nous ignorons de quelles fantaisies thérapeutiques parle le savant professeur et lui laissons la responsabilité de son assertion ; mais, pour notre part, nous n'avons jamais été opposé à la saignée dans le traitement de la pneumonie aiguë ; au contraire, nous lui devons de la reconnaissance, ayant été atteint, il y a quelques années, d'une bronchite profonde avec suppression, aux trois quarts, de la respiration, et ayant été sauvé grâce aux saignées coup sur coup. Mais la saignée est un moyen purement mécanique : « afin de donner de l'air au tonneau et de permettre au sang de circuler ». C'est l'expression dont nous nous sommes servi. Mais cela ne prouve nullement que les alcaloïdes ne fassent pas tomber la fièvre ; et, retournant la proposition de M. Bouchut, nous dirons : « Chez les enfants, lorsqu'une convulsion initiale, suivie de fièvre, ou lorsqu'un violent état fébrile, avec point pleurétique, annonce l'invasion de la pneumonie, il faut recourir aux alcaloïdes : strychnine, aconitine vératrine, digitaline, hyosciamine — selon l'état symptomatique — et quand l'auscultation signale le point menacé, il faut aussitôt recourir aux révulsifs locaux : ventouses (sèches ou scarifiées), embrocations mercurielles belladonées, teinture d'iode, collodion, et la compression méthodique du thorax (tout comme dans une entorse). » M. Bouchut sera content de nous ; comme nous serons content de lui s'il entre franchement dans la méthode dosimétrique : car, quoi qu'il dise, moins on fait subir de pertes matérielles à l'économie, mieux cela vaut pour la convalescence, c'est-à-dire le rétablissement des forces. Nous ajouterons avec M. le docteur Chavée : « La jugulation dynamique des maladies aiguës est possible ; ne pas la tenter c'est commettre un homicide par omission. »

Le fameux *primo non nocere* n'est pas de saison ici ; mais bien : *primo salvare*. Quand on jette une amarre à un naufragé, se demande-t-on si la corde ne le blessera pas ?

Nous le comprendrions des moyens incertains de l'allopathie ; et que beaucoup de médecins se soient faits expectants, voyant que quoi qu'on fît ou ne fît pas, le chiffre de la mortalité était à peu près le même ; mais avec les alcaloïdes où est le danger ? Nous ne devons plus demander : Où est le bénéfice ? la preuve en est faite.

Mais il y a un malentendu qu'il importe de ne pas laisser subsister : on confond la maladie première ou dynamique (*sine materia*) avec la maladie secondaire (*cum materia*) ; et les adversaires de la dosimétrie nous mettent en demeure de guérir ce que eux ils ont laissé s'établir. Mais c'est l'histoire de la poutre et de la paille. Il est évident qu'avec la jugulation à temps, il y aura moins de maladies aiguës confirmées, c'est-à-dire moins de lésions organiques. On s'obstine à voir la maladie dans ces dernières et on ne fait pas attention comment elles se préparent. Ainsi dans l'inflammation il y a surélévation de la chaleur animale avant la coction des humeurs. Qu'on nous passe ce vieux terme qui rend bien l'état pathologique puisqu'il y a coagulation des matériaux albuminoïdes. Qu'est-ce que la phlébo-thrombose? Une coagulation du plasma du sang. Et ici il ne faut pas seulement tenir compte du calorique intrinsèque, mais aussi de l'excitation vitale, qui agit à l'instar d'un courant électrique.

Dans les corps vivants, tout ne s'explique pas par les forces physiques; le corps n'est pas une marmite où l'on puisse faire la cuisine à sa façon. De la même manière, toute médication ne doit pas se borner à être physique; avant tout, elle doit être vitale. Ainsi la saignée dégage les vaisseaux, mais ne les calme pas. Voilà pourquoi la nature nous a donné de puissants fébrifuges dans les alcaloïdes. Et nous ne nous en servirions pas parce que ce sont des poisons! Mais ce serait de l'insanité.

Un thérapeute de nos jours, qui s'est donné pour mission de faire revivre la vieille pharmacie — ou du moins de l'empêcher de mourir — elle qui en a fait mourir tant d'autres — un thérapeute de nos jours prétend qu'il faut prendre les médicaments tels que la nature nous les donne. A ce compte on devrait manger des glands, et le brouet noir de Lacédémone serait un luxe superflu. Nous ne croyons pas que les malades soient de son avis; et ceux auxquels il offrira ses médecines repoussantes répondront : « Merci! gardez cela pour vous. »

XCIII

Encore la jugulation des maladies aiguës.

Peut-on juguler les maladies aiguës au début? Notre réponse à cette question sera péremptoire, telle que personne ne pourra la récuser. Quand sur les 786 médecins qui ont correspondu jusqu'ici avec le *Répertoire* il n'y en aurait que cent qui répondraient à notre appel, cela suffirait amplement, car il y aurait les 686 autres, empêchés par les devoirs de la profession, qui, au besoin, ratifieraient le témoignage de leurs représentants moraux — car il y a entre eux cette solidarité d'opinion qui fait la véritable religion.

Et puis les faits surabonderont.

Il y a quelques jours, un honorable confrère nous citait le cas d'une femme qui, dans le cours d'un accouchement laborieux, présentait des signes d'éclampsie; on sait que dans ces cas la mort de l'enfant est presque inévitable, étant déterminée par épuisement et par suffocation de la mère. Le confrère, sans attendre, eut recours à la strychnine (sulfate), à l'hyosciamine et à la digitaline : un granule de chaque tous les quarts d'heure, et, au bout de fort peu de temps, tout danger avait disparu; l'accouchement eut lieu sans encombre. Le confrère devait-il rester spectateur d'une lutte inégale? Il devait se hâter de terminer l'accouchement, dira-t-on? mais on sait combien les manœuvres dans ces cas sont difficiles et dangereuses. D'autres diront qu'il eût fallu saigner la femme : mais elle était épuisée.

Nous devons enregistrer ici un aveu important, fait par le professeur Spring, dans son livre : *Des Accidents morbides.* « L'examen *post mortem*, dit l'éminent symptomatologue, n'a donné que des résultats négatifs. Quand il y avait des lésions, elles appartenaient à la maladie et non au symptôme, et n'étaient en conséquence jamais en rapport avec l'intensité de ce dernier. Nous étendons cette remarque à l'altération légère des reins, qui se trouve notée dans la plupart des observations récentes. C'est l'analyse physiologique qui peut donc seule nous guider ; et à ce point de vue il n'y a pas de difficulté à affirmer, avec Niemeyer, que l'éclampsie dépend d'une surexcitation morbide des nerfs moteurs, jointe à un état de torpeur des nerfs sensitifs, et que la surexcitation des premiers a son point de départ dans la moelle allongée et dans les organes situés à la base de l'encéphale. La prédisposition présuppose un état d'éréthisme de la moelle allongée, semblable à celui qui existe dans l'épilepsie. Cet état est passager dans l'éclampsie, tandis qu'il est habituel dans l'épilepsie. L'attaque éclate quand, sous l'influence d'une cause occasionnelle quelconque, l'excitation dépasse le maximum de la tolérance ; la moelle allongée, opère alors des *décharges* vers la périphérie et les continue jusqu'à ce que son excitation tombe au-dessous des limites de la tolérance. L'attaque est donc une réaction de l'organisme, comme le frisson de la fièvre ; et s'il n'y avait pas de dangers secondaires, on pourrait l'appeler un effort salutaire de la nature.

» Les causes prochaines de l'éréthisme dans la moelle allongée, comme dans tous les autres foyers nerveux, dérivent, ou de la circulation locale, ou de l'innervation. La circulation locale le provoque et l'entretient, soit par des troubles de quantité, soit par des altérations de qualité. Pour ce qui regarde le premier, il paraît établi, surtout depuis les expériences de Kussmaul et Tenner, que l'anémie, l'hydroémie ou infiltration séreuse, produit le symptôme éclampsie plus souvent que l'hypérémie. Quant aux altérations du sang, il suffira de signaler la contamination ou intoxication par des virus, des poisons ou des produits morbides, du sang qui traverse les capillaires de la moelle allongée. »

On voit que c'est l'histoire de la femme en couches qui se trouve sous le coup de l'éclampsie ; et combien le confrère, dans le cas que nous venons de citer, a eu raison de recourir à la strychnine, à l'hyosciamine et à la digitaline. Ceci soulève la question de l'action élective des médicaments dosimétriques, dont nous nous sommes déjà occupé.

PHTHISIE.

Ce que la médecine doit faire ici, c'est tâcher de fortifier les constitutions, car il y aura moins de phthisies quand il y aura plus de sang et moins de chloro-anémies. La médecine dosimétrique, plus que toute autre méthode, est capable d'amener ce résultat, puisqu'elle s'adresse, à la fois, aux causes et aux effets.

Nous disons *aux causes*, parce que nous voulons écarter ainsi une cause unique ou spécifique, tel qu'un virus tuberculeux, comme on l'a cru d'après quelques faits et expériences. On ne saurait admettre de virus là où il n'y a pas inoculabilité (1). Le fait si souvent cité, de Laënnec, qui se serait inoculé la tuberculose dans une autopsie, est loin d'être péremptoire. D'ailleurs il aurait dû se produire bien des fois eu égard à la fréquence de ces sortes d'insertions. Quand nous étions à l'anatomie, vingt fois nous nous sommes blessé à des cadavres de phthisiques, sans autre suite que des boutons phlegmoneux quand nous n'avions eu soin de bien laisser saigner la plaie. Ces boutons ne pouvaient donc recéler le virus, comme le bouton variolique la variole. On dira que c'est que nous sommes réfractaires à la contagion ; mais cette fin de non-recevoir n'expliquerait rien ; en tout cas il ne faudrait pas s'y fier.

La question de la contagiosité de la phthisie tuberculeuse reste donc entière ; et nous ne pensons pas que le Congrès international de médecine dosimétrique veuille s'en occuper. D'ailleurs ce serait comme celle de la contagiosité de la syphilis constitutionnelle.

D'où viennent ces germes qui envahissent les économies mal nourries comme l'ivraie les champs mal amendés ? *That is the question.* Dans l'état actuel de la science on ne saurait émettre à cet égard que des hypothèses. Mais l'hypothèse est une chose possible, probable même ; et, sous ce rapport, l'opinion que nous avons émise plusieurs fois dans le *Répertoire de thérapeutique dosimétrique* : « que les granulations milliaires, origine des tubercules, ne seraient rien autres que des leucocythes ou globules blancs du sang qui, par un mouvement propre ou amyboïde, se seraient transportés dans le tissu interstitiel, attirés par une irritation quelconque » — cette opinion, disons-nous, mérite d'être examinée. En tout cas elle conduit à un traitement rationnel : celui de l'anémie, comme cause prochaine, et, comme causes éloi-

______

(1) Pas plus le virus de M. Vilmin, que les microbes du docteur Koch.

gnées, celui des diathèses : syphilitique, herpétique, cancéreuse même (car on sait que ces diverses affections ne s'excluent point l'une l'autre).

Mais cette *dominante* du traitement — et non de prétendus spécifiques, tel que le *symphitum officinale* — ne suffit point ; il faut en même temps la *variante*, c'est-à-dire calmer l'irritation des tissus envahis par la tuberculose, soutenir les forces générales du malade, ainsi que ses forces partielles, diminuer la consomption, etc. Or, si comme *dominante* nous avons les arséniates, les antimoniaux, les iodés, comme *variante* il y a l'iodoforme, la caféine, l'aconitine, la digitaline, l'ergotine, enfin tous les agents dosimétriques qui font tomber l'éréthisme nerveux et vasculaire.

Déjà des faits qui doivent encourager les médecins à entrer dans cette voie de salut se sont produits, et d'autres existent sans doute qui pourront être communiqués au Congrès par les médecins qui les auront recueillis. Nous ne pensons pas que parmi ces derniers il en est qui refuseront de venir éclairer leurs confrères. La médecine dosimétrique est une religion qui ne peut se propager que par la conviction. Or, pour vaincre l'incrédulité il faut des faits consciencieusement observés.

On voit, par ce que nous venons de dire, que s'il y a beaucoup à redouter de la tuberculose, il y a également beaucoup à espérer des progrès de l'art ; c'est ce qu'avait entrevu le grand clinicien dont quelques-uns de nos médecins dosimétristes s'honorent d'avoir été élèves — car ce sont ceux-là qui se sont ralliés franchement à la dosimétrie ; et nous sommes certain que Trousseau l'aurait également accueillie avec faveur, tandis que quelques membres actuels de l'École la repoussent avec dédain. — De quel côté est la supériorité ? — Nous disons donc que ce grand clinicien avait entrevu la possibilité de guérir la phthisie par le traitement arsenical, quand il dit : « Nos essais ont été faits sur des phthisiques et sur des malades atteints de catarrhes chroniques du larynx. Chez les premiers nous avons obtenu, non pas des guérisons, mais tout au moins une suspension des accidents, fort extraordinaire dans une maladie dont rien ne retarde la marche fatale. Nous avons vu la diarrhée se modérer, la fièvre hectique diminuer, la toux devenir moins fréquente, l'expectoration prendre un meilleur caractère, mais nous n'avons pas guéri. Toutefois les résultats que nous avons obtenus sont pour nous des motifs d'encouragement, et rien n'empêche d'espérer que dans les affections peu étendues nous obtiendrions une plus complète guérison. »

On sait que le traitement de Trousseau consistait uniquement dans l'usage de cigarettes d'arséniate de soude. Les anciens vantaient le *san-*

darake, ou sulfure rouge et jaune d'arsenic, en fumigations, projeté sur des charbons ardents et dont les malades aspiraient les vapeurs ; et même ils donnaient l'arsenic à l'intérieur, à en juger par ce passage de Dioscoride : « A l'intérieur on donne l'arsenic aux malades qui ont du pus dans la poitrine ; mêlé au miel, il rend la voix plus claire et on le donne aux asthmatiques en potion avec de la résine. Dans les toux invétérées on fait respirer aux malades, à l'aide d'un tube, la vapeur d'un mélange de résine et d'arsenic. »

Les arséniates ont repris faveur de nos jours ; et on sait que les docteurs Papillaud et Bouyer en ont fait la base de leur traitement de la phthisie. Le docteur Bouyer préconise surtout le lait arséniaté ; et il a eu l'idée d'organiser une étable où les vaches reçoivent dans leur nourriture de l'acide arsénieux ; c'est là une excellente idée qu'il appartient au Congrès d'hygiène de vulgariser. Mais ce n'est pas toujours aux choses pratiques que les congrès s'attachent, preuve tous les congrès que nous avons vus se succéder jusqu'ici et dont il est resté bien peu de choses. Nous avons la conviction qu'il n'en sera pas de même du Congrès de médecine dosimétrique.

XCIV

Marche de la médecine dosimétrique.

La dosimétrie va avoir l'attrait du fruit défendu, c'est-à-dire que plus l'École la proscrira, plus les médecins voudront l'expérimenter. Un journal néerlandais, *Pharmaceutisch weekblad,* après un long article sur les *Intérêts pharmaceutiques,* arrive à cette conclusion : « Les médicaments nommés dosimétriques doivent faire l'objet d'une instruction gouvernementale enjoignant à tous les pharmaciens — qui ont la responsabilité des médicaments qu'ils délivrent — à préparer les alcaloïdes sous la forme ordinaire, au lieu de préparations toutes faites. »

Nous avons à faire ici plusieurs réserves.

D'abord les alcaloïdes sont-ils usités en pharmacie et, à part quelques-uns, tels que la morphine, la quinine, voire même la strychnine, combien y a-t-il de médecins qui se servent d'aconitine, de vératrine, d'hyosciamine, de calabarine, de picrotoxine, de daturine, de cicutine, de caféine, de codéine, de cubébine, etc. ? Avant la dosimétrie c'étaient lettres mortes, dont on avait à peine entendu parler.

Maintenant qu'entend-on par la forme ordinaire? S'agit-il de potions? de pilules? Mais on sait qu'il n'y a pas de plus mauvaise forme que la potion, tant à cause de l'amertume extrême de la plupart des alcaloïdes, que de la rapidité avec laquelle l'eau et la lumière les décomposent. Quant aux pilules faites d'après les prescriptions du Codex : avec un excipient inerte, elles ont le grand inconvénient et même le danger de n'être pas solubles dans un temps déterminé ; et qu'ainsi elles s'accumulent dans l'estomac et l'intestin et peuvent donner lieu à des explosions formidables. Nous en avons eu la preuve avec des pilules d'extrait alcoolique de noix vomique du Codex. Nous avions prescrit ce médicament dans un cas de stupeur traumatique : pendant les premiers jours l'effet fut nul, mais vers la fin de la semaine, le malade reçut une secousse telle, qu'il fut jeté hors de son lit. Il est évident que cette décharge électrique eût pu le tuer, tout comme la décharge d'une bouteille de Leyde. Or, cela n'arrivera jamais avec les granules de strychnine Chanteaud, pour la raison qu'ils sont dissous dans l'estomac en moins de dix minutes et immédiatement absorbés. Quand on donne un deuxième granule, c'est que le premier a déjà passé dans le torrent circulatoire, où l'alcaloïde se détruit après avoir exercé son action *catalytique*. On sait que le mot *catalyse* appartient à Berzelius. L'illustre chimiste suédois nomme ainsi la faculté qu'ont certains corps d'éveiller, en quelque sorte, par leur présence et sans y participer chimiquement, des affinités qui, sans eux, resteraient inertes; ainsi certains oxydes chassent l'oxygène de l'eau oxygénée (acide hydrique), sans rien perdre ou acquérir de ce principe.

Les alcaloïdes agissent de la même façon, c'est-à-dire que par leur présence ils réveillent certaines actions physiologiques qui n'auraient pas lieu sans cela. C'est une action de contact, une pointe d'épingle, si on peut ainsi dire. On sait en effet qu'une simple piqûre à la peau détermine souvent instantanément une action correspondante sur un point du corps très-éloigné, également sous forme de piqûre. Les Hahnemanniens ont donc raison : ce n'est pas quantitativement mais qualitativement que les médicaments agissent; mais encore faut-il la *présence réelle*. C'est ce qu'ils ne parviendront jamais à démontrer dans leurs dilutions infinitésimales. Ils sont partis d'un principe sérieux pour aboutir à une conséquence purement mythique. La dosimétrie a donc rendu un immense service à l'art de guérir en permettant d'obtenir des effets certains avec de petites quantités chaque fois. C'est là-dessus que repose le grand principe de la jugulation des affections aiguës. En effet, le spasme des vaisseaux et ensuite leur paralysie sont dissipés par l'aconitine, la vératrine, la strychnine. C'est au médecin sagace à reconnaître quand il doit recourir à ces alcaloïdes. Ainsi il arrive que la sidération nerveuse est telle qu'il faut commencer par la strychnine, pour passer ensuite à l'aconitine ou à la vératrine : à mesure que le calorique animal monte (38, 39, 40, 41, 42 et même 43 degrés centigrades), comme on l'observe dans les maladies ataxo-adynamiques.

Or, pour produire ces effets il faut une posologie certaine, on pourrait dire mathématique, que la dosimétrie seule peut fournir.

Maintenant, que ce soient les granules Chanteaud ou d'autres, nous n'avons rien à y redire. Mais nous ferons remarquer que les médicaments provenant de l'Institut dosimétrique de Paris ne sont pas des produits de contrebande, comme il y en a tant dans le commerce de la droguerie; ce sont des produits dont on connaît la source, qui ont été préparés par un pharmacien diplômé et qui a intérêt à conserver sa réputation — ce qu'il ne peut faire qu'en donnant des substances parfaitement pures. D'ailleurs, le médecin lui-même peut faire le contrôle, en mâchant un granule, soit de quassine, soit de strychnine, d'aconitine, de vératrine, d'iodoforme, etc., puisque chacun de ces alcaloïdes ou métalloïdes a ses caractères subjectifs propres. On peut également en suivre l'action à travers l'économie : ainsi l'hyosciamine a une action presque immédiate sur les pupilles; la digitaline sur les reins; d'autres ont une action générale, soit sur le système nerveux, soit sur le système sanguin.

Et ici on nous permettra de répondre aux demandes qui nous ont été adressées par un honorable médecin, à Nieuw-Amstel, qui se propose de faire de la dosimétrie — car il ne faut pas croire qu'en Hollande — pas plus qu'ailleurs — les médecins entendent subir les chaînes bureaucratiques.

a. *Combien de granules peut-on administrer par jour?*

b. *Peut-on administrer différents granules à la fois ou bien l'un après l'autre?*

c. *Combien de temps peut-on continuer à les administrer, aussi bien dans les maladies chroniques que dans les maladies aiguës?*

d. *Doit-on les administrer dans un excipient ou bien avec de l'eau ou du sirop?*

e. *Doit-on se servir de granules seuls ou bien y joindre d'autres médicaments de la pharmacopée ordinaire?*

f. *Quel régime faut-il faire suivre aux malades?*

g. *Dans les maladies aiguës les doses sont certainement plus fortes et plus rapprochées que dans les maladies chroniques?*

Nous allons répondre à ces diverses demandes, afin que chaque médecin puisse expérimenter lui-même.

a. *Quel nombre de granules peut-on donner par jour?* — Cela dépend de la violence de la maladie et de l'impressionnabilité du malade. Ainsi dans les maladies aiguës, la résistance aux remèdes ou plutôt leur tolérance, est fort grande. On est quelquefois obligé d'aller jusqu'à quinze, vingt granules d'aconitine, de vératrine, de digitaline, pour abattre une fièvre aiguë; mais il n'y a aucun danger à le faire puisque, comme nous l'avons dit, il n'y a pas accumulation du médicament, mais dissolution et absorption immédiates, c'est-à-dire *catalyse*. Ce n'est souvent qu'au dernier granule que la fièvre tombe — comme la goutte d'eau qui fait déborder le verre. Ainsi dans des cas de rhumatisme aigu il nous est arrivé de devoir pousser la vératrine jusqu'à vingt granules, sans que jamais il y ait eu accident de ce chef. Il en a été de même dans des cas de pneumonie. Le grand point c'est d'aller jusqu'à effet thérapeutique, *sans désemparer*. C'est pour cela que les médecins qui ne sont pas encore familiarisés avec la méthode dosimétrique n'obtiennent pas les succès voulus : parce qu'ils s'arrêtent en chemin. C'est comme une ville forte qu'on assiége : les assauts meurtriers se succèdent et c'est par un dernier effort que la place tombe. En dosimétrie les coups ont une portée certaine; mais il faut aller jusqu'au bout. Ainsi dans les maladies aiguës on ne saurait préciser le nombre de granules qu'il faut donner par jour, puisque cela dépend de l'acuité de la maladie même. Quant aux maladies chroniques, nous répondrons à cette question plus loin.

b. *Peut-on administrer différents granules à la fois ou bien l'un après l'autre?* — Cela dépend encore des cas. Ainsi quand il y a des symptômes contradictoires, il faut les attaquer de front : par exemple le spasme et la paralysie. Le *Répertoire* a cité un cas d'intoxication saturnine où la constipation n'a pu être levée que par la strychnine et l'hyosciamine données ensemble. C'est ainsi encore que dans l'asthme nerveux on ne fait cesser l'accès que par ces deux moyens. Il en est de même de la dysurie, qui réclame quelquefois l'emploi simultané de la strychnine, de l'hyosciamine et de la cicutine. Le *Répertoire* en a donné également un cas remarquable. Un individu de 73 ans, d'une constitution hémorroïdaire, avait des hématuries quelquefois à trois ou quatre mois d'intervalle. Dans une dernière de ces sortes de menstrues, la vessie se remplit d'un caillot de sang, au point d'être presque comme un utérus gravide. L'organe se distendit jusqu'au nombril, et il fallut procéder à la ponction hypogastrique. Pendant plus de trois semaines on soulagea le malade par cette voie. Au bout de ce temps on rétablit la fonction par la strychnine, l'hyosciamine et la cicutine. Mais voici ce qui arriva : pendant les premières vingt-quatre le malade eut des douleurs ou poussées, comme dans le travail préparatoire de l'enfantement. On suspendit alors la strychnine, en attendant que l'hyosciamine et la cicutine eussent ouvert le col vésical, et tout rentra dans l'ordre. On continua à tenir le malade sous l'influence de l'hydro-ferro-cyanate de quinine, afin d'empêcher de nouvelles hémorrhagies.

On voit par là que non-seulement on peut donner plusieurs sortes de granules à la fois, mais que souvent c'est nécessaire pour l'effet à produire. On peut ainsi faire avec ces médicaments, ce que nous avons nommé la *pierre de touche*; c'est-à-dire interroger les organes, comme le physiologiste dans les expériences du laboratoire. Sans doute on ne pourrait faire cela avec les médicaments complexes de la pharmacopée galénique, où les effets s'embrouillent.

c. *Combien de temps peut-on continuer à administrer les granules dosimétriques, aussi bien dans les maladies aiguës que dans les maladies chroniques?* — Nous avons déjà répondu au premier chef de cette question : c'est-à-dire que dans les maladies aiguës il faut aller jusqu'à effet *sans discontinuer*, malgré le temps et le nombre de granules employés.

Dans les maladies chroniques il faut marcher lentement, puisque ce que le temps a fait il faut le temps pour le défaire. Ainsi dans une maladie organique du cœur on ne donnera pas plus de quatre à six granules de digitaline par jour, sauf une crise aiguë qui forcerait de donner l'alcaloïde toutes les demi-heures. Mais ici il est nécessaire de combiner la digitaline avec d'autres modificateurs : par exemple les arséniates : de soude, de fer, de strychnine, contre les symptômes d'anémie et de suffocation. Il en est de même dans les maladies chroniques de l'estomac, où l'on ne réussit, souvent, qu'en combinant la strychnine à la morphine, l'hyosciamine; quelquefois au sous-nitrate de bismuth.

On pourrait demander comment agissent la strychnine et l'hyosciamine dans ces cas? En dissipant la paralysie et le spasme, tout comme dans la dysurie.

Dans les diathèses, c'est-à-dire quand il existe une cause humorale ou autre, nous avons formulé la loi de la *dominante* et de la *variante* du traitement, la première s'adressant à la cause, la seconde aux effets ou symptômes. Ainsi dans la diathèse goutteuse il faut recourir aux alcalins : benzoate de soude ou de lithine, en même temps qu'on donnera la digitaline, la colchicine, pour favoriser la diurèse.

Dans certains cas de syphilis larvée on ne réussit que par les iodures mercuriels. Mais, nous le répétons, il ne faut jamais aller au delà de six à dix granules par jour. Il faut continuer ainsi tant que le mal n'a pas disparu. Quelquefois on est obligé de suspendre le traitement et de le varier, selon les circonstances.

d. *Doit-on administrer les granules dosimétriques dans un excipient ou bien avec de l'eau ou du sirop?* —Cela dépend du principe actif lui-même et de son action sur les premières voies. Règle générale, on se contente d'avaler les granules avec une gorgée d'eau. Pour les enfants on peut employer un sirop agréable. Quand le granule ne renferme aucun principe irritant, on peut faire mâcher aux malades un ou deux granules, afin d'activer l'action du médicament : ainsi pour l'iodoforme, par exemple, chez les phthisiques, afin de corriger la fétidité des crachats. La codéine, la cicutine, peuvent également être mâchées, et la salive est alors le meilleur excipient. Mais on ne pourrait en faire autant avec l'aconitine, l'atropine, la strychnine, à cause de leur énorme amertume et de la constriction qu'elles déterminent au gosier. Nous avons fait sur nous-même une série d'expériences qui sont consignées dans le *Guide de médecine dosimétrique,* d'où il résulte que l'aconitine, la vératrine, quand on les introduit directement dans l'estomac, n'ont qu'une action sédative générale sur le système nerveux vaso-moteur et font tomber la fièvre sans produire le resserrement de la gorge. Il en est de même de l'atropine, de la daturine, de l'hyosciamine. Tous ces médicaments peuvent donc être donnés en toute sécurité. Au contraire, ce sont les substances mères dont il faut se défier. Ainsi la belladone, la digitale, la jusquiame, administrées en poudre, en infusé ou en alcoolature peuvent donner lieu à des empoisonnements que le médecin ne saurait prévoir ni empêcher; tandis qu'il est toujours sûr de l'action de leurs alcaloïdes, laquelle se produit graduellement, de sorte qu'on peut toujours cesser à temps.

e. *Doit-on se servir de granules seuls ou bien y joindre d'autres médicaments de la pharmacie ordinaire ?* — Rien n'empêche de le faire, mais seulement comme auxiliaires. Ainsi dans les affections strumeuses, lymphatiques, où l'iode, le brome sont indiqués, rien n'empêche d'y joindre l'huile de foie de morue. De même on peut se servir des amers et, en général, de tous les excipients de la pharmacie. De même aussi peut-on recourir aux décoctions de quinquina conjointement avec la quinine. De même encore on peut donner des loochs, des mucilages, des sirops. Mais ce qu'on nomme la *bouteille,* ne doit pas être pour donner le change au malade et augmenter le chiffre de ses dépenses. Le médecin doit avant tout sauvegarder les intérêts de ses clients, et il serait indigne de lui de spéculer sur leur fortune. A plus forte raison s'il s'agit de malades peu aisés, pour qui la maladie est souvent une source de misère. En somme, nous laissons le médecin juge de sa conduite.

f. *Quel régime faut-il faire suivre aux malades?* — En général un régime analeptique, car tenir les malades à une diète trop absolue c'est éterniser le traitement. Nous renvoyons à ce que nous avons dit dans notre article : *Nécessité de nourrir les malades.* Avec les médicaments allopathiques, qui occupent l'estomac à eux seuls, on comprend que cela soit difficile ; mais il n'en est pas de même avec les granules dosimétriques ; au contraire, ces granules ont pour effet d'activer l'absorption et de faciliter la digestion. Au besoin on se servira à cet effet de granules de quassine.

Mais un point très-important, c'est le lavage du tube intestinal par le

Sedlitz Chanteaud au moindre signe de saburre. L'aphorisme d'Hippocrate : *Corpora impura plus nutrias plus lœdas*, s'applique à ce qu'on nomme : « une langue sale » ; il importe donc de la tenir constamment propre. Il importe surtout que l'exonération fécale soit régulière et complète. Voilà pourquoi le Sedlitz Chanteaud est aussi nécessaire dans l'état de maladie que dans l'état de santé.

g. *Dans les maladies aiguës les doses sont certainement plus fortes et plus rapprochées que dans les maladies chroniques?* — Nous avons déjà ép ondu à cette demande, mais nous y revenons ici à cause de son importance.

Nous avons formulé cette adaptation du remède au mal par cette règle de thérapeutique : « *Aux maladies aiguës un traitement aigu; aux maladies chroniques un traitement chronique.* » C'est-à-dire que la marche de la médication doit se régler sur celle de la maladie. Dans les maladies aiguës il faut que la médication soit d'autant plus rapprochée que la maladie marche plus vite. Cela est très important dans les pyrexies et les inflammations, où le médecin, en laissant passer vingt-quatre heures, perd souvent son malade. On doit calculer, montre en main, le temps qu'une maladie met à parcourir ses diverses périodes, afin d'empêcher ces dernières ; car c'est une erreur de croire que celles-ci sont inévitables et qu'on peut seulement enlever les complications, ainsi que le veut l'École expectante. De là, les progrès effrayants de l'anatomie pathologique.

On peut juguler une fièvre intermittente ; pourquoi ne jugulerait-on pas une fièvre rémittente, typhoïde ou autre? Notre conviction à cet égard est qu'on le peut, et nous nous appuyons sur de nombreux cas cliniques. Il faut donc le tenter avec énergie et persévérance, et non à la grâce de Dieu.

La médecine *expectante* a pu s'établir grâce aux excès de la polypharmacie — de même que l'homœopathie ; — mais avec la méthode dosimétrique elle n'a plus de raison d'être.

Une remarque que nous devons faire ici, c'est que les enfants supportent des doses élevées d'alcaloïdes tout autant et peut-être mieux que les grandes personnes, parce que la tolérance du médicament est en raison de la fièvre ; ou plutôt elle constitue la résistance au remède. Sous ce rapport il y a des différences individuelles, des idiosyncrasies dont il sera toujours possible de se rendre compte à temps, de manière à ne jamais dépasser la mesure.

En un mot, on peut appliquer aux médicaments dosimétriques le *Tuto, cito* et *jucunde*, de Celse.

Voilà, fond et forme, la méthode dosimétrique. Nous demanderons maintenant à nos confrères néerlandais quel motif il y aurait de la proscrire? Est-ce parce qu'elle n'a pas encore de sanction officielle? Mais on sait que cette sanction ne vint jamais qu'après coup. Si Benjamin Franklin avait attendu après la reconnaissance de son paratonnerre par la Société royale de Londres, il n'en aurait pas vu l'application de son vivant. Mais il a fait comme le philosophe ancien : « Pour prouver le mouvement il a marché. »

Nous en faisons autant pour la dosimétrie et on sait que nous ne nous épargnons aucune fatigue, puisqu'en trois ans nous avons parcouru l'Italie, la France, l'Espagne, le Portugal, le Danemark, la Suède et la Hollande. C'est sur ce dernier pays surtout que nous comptons pour la propagation de la dosimétrie. La Néérlande est un sol fécond où tout ce qui est progrès se propage facilement. Pour n'être point enthousiastes les médecins hollandais n'en sont que plus solides dans leur jugement, parce que la seule autorité qui prévaille chez eux c'est leur propre jugement. Nous ne redoutons donc nullement l'écrit comminatoire dont nous menace le *Pharmaceutisch weekblad voor apotheken en apotheekhandende geneeskundigen*; nous sommes persuadé qu'on lui répondra par ce mot si connu de Molière : « Vous étes orfèvre, monsieur Josse! »

XCV

Essai sur les maladies du foie et leur traitement dosimétrique.

Le docteur Loudon, ex-médecin en chef de l'hôpital autrichien de Jérusalem et actuellement médecin résident aux eaux de Carlsbad, nous a fait connaître l'étiologie et la symptomatologie des maladies de foie qui règnent en Orient. Nous allons reproduire les points principaux de son mémoire en y ajoutant la partie thérapeutique, que les organiciens négligent généralement.

« Le foie est de tous les organes du corps humain celui dont les altérations fonctionnelles et les modifications de texture subissent le plus directement l'influence de la chaleur atmosphérique. La statistique démontre que le nombre des maladies de cet important viscère croît suivant les latitudes, en raison directe de l'élévation de la chaleur.

Jusqu'à présent cette loi se déduit principalement des observations faites sur des Européens résidant dans les pays chauds ; mais elle est aussi confirmée par de nombreuses autopsies d'indigènes de l'Égypte et de la Syrie, autopsies dans lesquelles on a constaté que, chez ces derniers, le foie se trouvait rarement dans son état normal.

A la vérité, dans la zone torride, l'hépatite ne règne pas seulement dans la saison chaude, elle se montre aussi l'hiver ; mais cette déviation apparente de la loi citée plus haut tient seulement à ce que, pour toutes ces maladies, le moment où elles se déclarent ne détermine pas les prédispositions individuelles. Dans tous les cas, c'est l'été qui apporte le germe de l'affection hépatique et d'ordinaire en favorise le développement au point d'entraîner la mort.

On observe aussi beaucoup de lésions du foie dans les contrées septentrionales ; mais elles sont causées par des conditions accidentelles, agissant dans le même sens que les conditions naturelles des pays méridionaux : la chaleur des appartements, une vie sédentaire, les boissons alcooliques.

S'il est donc vrai que l'on constate déjà dans l'Europe méridionale une suractivité des fonctions du foie, qui entraîne des altérations pathologiques dans sa texture, j'ai eu moi-même occasion d'observer que cette suractivité est encore plus grande en Asie qu'en Afrique. Même à l'état normal le foie subit, pendant la digestion, un certain degré de congestion physiologique provoqué par l'accumulation des matériaux charriés par la veine porte. Cette congestion passagère se convertit facilement en hypérémie permanente si des repas copieux et trop rapprochés imposent au foie un surcroît de travail. Ces hypérémies, qui ont rarement des suites fâcheuses dans les pays froids, acquièrent dans la zone torride une grande importance. En effet, l'organe qu'elles intéressent est encombré de matériaux de combustion que les poumons et les muscles ne concourent pas autant que d'habitude à utiliser. De plus, son pouvoir sécréteur n'est plus assez actif pour séparer les éléments accumulés dans sa masse. On sait que la circulation des vaisseaux sanguins du foie et des conduits biliaires se fait sous une faible impulsion et qu'elle est accélérée par l'aspiration et la pression du ventre. Or, l'énergie de la respiration et spécialement des muscles qui concourent à l'accomplissement de cette fonction, est diminuée dans les pays chauds, et l'on ne connaît pas d'autre facteur qui favorise au même degré la circulation à l'intérieur du foie. Telle est la cause de cet état d'hypérémie dont la persistance trouble profondément la nutrition ; de sorte qu'une circonstance insignifiante suffit pour provoquer la formation d'exsudats inflammatoires et finalement d'abcès. Cette hypérémie par exagération du fonctionnement du foie, est très-commune en Syrie (Palestine) et en Égypte ; et elle constitue la principale cause prédisposante de l'inflammation et de la suppuration de son parenchyme, le point de départ du développement de ces deux maladies, qui y sont endémiques. L'hépatite purulente, consécutive à l'hypérémie, reconnaît souvent pour cause directe et spéciale l'abus des boissons alcooliques, les aliments fortement épicés. Tout le monde sait, en effet, que dans la zone tempérée et même dans les contrées froides de l'Europe, l'abus de l'alcool fait naître la cirrhose et une hépatite chronique interstitielle, comme, par exemple, le *Gin drinkers liver* des Anglais. On sait aussi qu'à cause de la rapidité avec laquelle les processus morbides font leur évolution sous l'influence des climats chauds, les exsudats qui se forment dans les lobules du foie — aussi bien dans le cours de l'hépatite chronique que dans celui de l'hépatite aiguë — n'ont pas le temps de s'organiser, mais se convertissent bientôt en pus et entraînent la destruction des lobules en contact avec eux. Les médecins de l'Europe n'ignorent pas non plus que l'on trouve souvent dans la veine porte, en Égypte et en Syrie, l'*Anchylostosmum duodenale* et le *Distoma hœmatobium;* et que ces deux entozoaires sont la cause d'un grand nombre de troubles pathologiques, particulièrement de la lithiase et de l'hématurie, endémiques à Alexandrie, au Caire, à Jérusalem, Jaffa, Hébron, etc. Je ne saurais affirmer si ces helminthes jouent un rôle dans l'étiologie de l'hépatite. A Jérusalem et à Jaffa, où la dyssenterie est endémique, j'ai vu souvent des abcès de foie se développer à la suite de cette maladie. Il est vraisemblable que dans ces cas le pus sécrété par les ulcérations du rectum avait été absorbé par les petites veines enflammées de cet intestin, et que ce pus joint à de petites parcelles de la muqueuse nécrosée et à des caillots sanguins, avait été entraîné dans les radicules de la veine porte, puis avait formé dans le foie des thrombus, source de l'inflammation et de la suppuration du foie.

En dehors de l'influence générale de la température, il y a dans les pays chauds d'autres conditions climatériques qui influencent le foie, à la suite de l'excitation que les fièvres intermittentes et pernicieuses impriment à la rate. La preuve de la relation étroite qui existe entre ces deux ordres d'affections réside dans ce fait, que des altérations importantes du foie peuvent se présenter avec les mêmes allures que les fièvres intermittentes, On remarque souvent que dans les contrées où la malaria est endémique, les affections hépatiques ne se présentent pas seulement comme des complications chroniques, lentes, difficiles à diagnostiquer pendant la vie, mais aussi comme des états idiopathiques.

Il est intéressant de le noter : c'est habituellement l'hépatite parenchymateuse qu'on observe dans les contrées où le miasme paludéen engendre beaucoup de fièvres intermittentes et pernicieuses. L'hépatite interstitielle chronique (cirrhose) s'y montre moins souvent, et l'on y voit plus rarement encore les affections offrant l'ensemble des symptômes attribués à l'atrophie jaune aiguë du foie. Alors que le docteur Loudon était médecin à l'hôpital de Jérusalem, où l'on a l'occasion d'observer les fièvres qui règnent endémiquement pendant l'été et vont même jusqu'à prendre un caractère épidémique, il a vu à Jaffa un cas d'atrophie jaune aiguë du foie, engendrée par une influence miasmatique. Ce fait est digne d'être publié, car il s'agit d'une maladie qui, malgré sa gravité, aurait peut-être eu une terminaison heureuse *si on lui avait appliqué, dès le début, les ressources de la thérapeutique.* « Le 16 juillet 1873, dit le docteur Loudon, je fus appelé, par télégraphe, de Jérusalem à Jaffa. Le soir même j'étais introduit auprès du nommé Ward, Irlandais de naissance, âgé de 45 ans, menuisier de l'école. Il était déjà sans connaissance, atteint pres-

que toutes les dix minutes d'accès de spasmes toniques et cloniques, et je
ne pus obtenir de son entourage que peu de renseignements sur les antécédents. Le malade ne devait habiter l'Orient que depuis un an ; il a toujours été bien portant en Europe et n'aurait fait usage d'eau-de-vie qu'avec
modération. Dès le mois qui a suivi son arrivée à Jaffa, il a été atteint
d'une fièvre tierce qui a duré trois semaines. Le 12 juillet 1873, en se
promenant en plein champ, il fut pris d'un frisson, suivi de chaleur, de
vomissements de matières jaunes verdâtres et amères, de céphalalgie,
d'élancements dans les deux hypochondres. Sa femme, sans consulter le
médecin, lui avait posé des sangsues aux régions du foie et de la rate,
avait fait des applications froides sur la tête et lui avait administré de
l'huile de ricin. — En Orient le vulgaire emploie volontiers cette huile
contre à peu près toutes les maladies. — Le malade l'avait vomie presque
immédiatement, ainsi qu'une drachme de poudre de quinquina que sa
femme lui avait fait prendre un quart d'heure après l'huile. Bien qu'il
fût survenu de la transpiration, la température du corps continua à s'élever ; les vomissements persistèrent, ainsi que les douleurs dans l'hypochondre droit. » Le 14 juillet, la famille s'était adressée au docteur Négri
qui diagnostiqua une fièvre pernicieuse et prescrivit une potion d'*acidum
muriaticum* et des lavements de quinine. Le 16 juillet un ictère intense et
des convulsions vinrent s'ajouter aux symptômes précédents. C'est alors
que le docteur Loudon fut appelé comme consultant. A son arrivée, le malade, qui était déjà dans le coma, lui parut de stature moyenne, à char-
pente osseuse assez grêle, à muscles flasques et amaigris, la chevelure
brune, le cou mince, la cage thoracique étroite. La peau était d'un jaune
foncé ainsi que les sclérotiques, les pupilles dilatées, la langue aride, fen-
dillée, fuligineuse, les muqueuses apparentes jaunes. A la percussion, en
avant, à droite du thorax, sur la ligne parasternale, sonorité jusqu'à l'arc
des côtes ; sur la ligne du mamelon, sonorité jusqu'à la sixième côte,
puis matité sur une largeur de deux travers de doigt ; au delà, son tympanique ; sur la ligne axillaire sonorité jusqu'à la sixième côte et matité
jusqu'à un travers de doigt en dehors de l'arc des côtes. A gauche, sonorité jusqu'à la troisième côte, et de là, matité de la troisième à la sixième.
— Sur la ligne axillaire sonorité jusqu'à la neuvième, puis matité jusqu'à
deux travers de doigt de l'arc des côtes. La matité du cœur s'étendait de
la ligne sternale à celle du mamelon. En arrière et sur les côtés, son
normal, seulement un peu de matité près de l'acromion à gauche. Aux
poumons, bruits vésiculaires rudes, aux deux sommets, en avant et en
arrière. A la base, bruit respiratoire peu net accompagné de râle crépi-
tant. — Rien d'anormal au cœur, à l'aorte et à l'artère pulmonaire ; ré-

traction du ventricule droit. Au foie, son tympanique sur la ligne para-sternale ; sur la ligne du mamelon, matité occupant la largeur d'un travers de doigt et sur la ligne axillaire, la sixième, à l'extrémité inférieure du thorax. — Râle ; matité entre la neuvième et la douzième côtes. — Hypochondre droit extrêmement sensible à la pression et faisant contracter les traits du visage. — Vue et ouïe entièrement abolies — Pupilles insensibles à la lumière — 109 pulsations ; 30 respirations, température 38° centigrades. Urines, obtenues par la sonde, safranées, acides ; poids spécifique 1018, donnant au réactif de Gmélin (mélange d'acide azotique, d'acide chlorhydrique et d'acide sulfurique) et par celui de Pettenkoffer (solution de sucre et d'acide sulfurique) de la bilifuscine et des acides biliaires ; au nitrate d'argent, diminution des chlorures ; au microscope, ni *leucine*, ni cristaux de tyrosine. — Tout cet ensemble de symptômes : convulsions, état comateux, ictère et surtout diminution frappante de la matité du foie, présentait dans sa rapide évolution les traits caractéristiques d'une atrophie jaune aiguë du foie, vraisemblablement survenue sous l'influence de la malaria épidémique qui s'était manifestée, dès le début, sous forme de fièvre pernicieuse et ayant atteint principalement le foie. Comme il était impossible, à cause de l'état comateux du malade, de rien introduire par la bouche, le docteur Loudon eut recours au camphre en lavement. A 10 heures du soir la percussion ne faisait reconnaître la présence du foie que dans la ligne axillaire. Dans la ligne du mamelon on constatait un son tympanique un peu assourdi, et dans la ligne présternale un son tout à fait clair. Puis le collapsus augmenta et vers minuit le malade mourut. Le préjugé qui règne encore en Syrie (surtout en Palestine) ne permit pas de faire une autopsie complète ; on put seulement constater, dans la cavité abdominale, le foie atrophié, d'une teinte jaune pâle, les acini gonflés, entourés de bandes de tissu cellulaire étroites, d'un rouge foncé ; les couches périphériques du lobe visqueuses et d'un rouge sombre ; tout le parenchyme parsemé de noyaux ronds, ictériques, d'une teinte foncée, dont la couleur et la consistance ne différaient point de celles du reste de l'organe ; la rate d'une couleur foncée, un peu hypertrophiée ; l'estomac pâle ; les deux reins volumineux, rouge foncé, d'une teinte ictérique ; dans la vessie une urine ictérique, foncée. Les bandes étroites et rouges de tissu cellulaire, autour des acini gonflés, prouvent une inflammation aiguë et diffuse du foie. Il serait difficile de déterminer si ce processus pathologique doit être considéré comme idiopathique ou seulement comme symptomatique d'une affection générale et grave (fièvre pernicieuse ou typhus). L'hypothèse d'une fièvre intermittente semble vraisemblable à cause de ce fait : que l'affection idiopathique *sui generis* connue sous le nom de *atrophie jaune aiguë du foie*, n'atteint guère que les femmes, particulièrement les nouvelles accouchées, tandis que le cas présent est celui d'un homme ayant vécu dans une contrée pleine de miasmes délétères, dans un foyer bien connu de malaria, où il avait déjà souffert de la fièvre intermittente et de la dysenterie. »

Nous allons maintenant faire quelques remarques sur cet important mémoire. D'abord quant à l'importance physiologique du foie.

Le foie est notre usine organique. C'est là, non-seulement que les globules rouges du sang se reforment, mais que la fibrine se reconstitue à la suite des modifications que subissent les matériaux de la veine porte. Faut-il s'étonner que beaucoup d'affections organiques du foie donnent lieu à l'albuminurie et à la glycosurie ? Faut-il s'étonner de l'état de consomption et d'atrophie des tissus quand, de toute nécessité, il faut la présence de matériaux sucrés pour le développement des cellules dans la plus grande partie de nos tissus, ainsi que l'a démontré le grand physiologiste Cl. Bernard ?

Quant à la bile elle-même, on sait que ses matériaux se trouvent dans le sang, et que c'est le foie qui les en sépare. A son défaut, ce sont les reins qui en sont chargés. C'est ce qui arrive dans les chaleurs tropicales; l'urine contient alors de la bilirubine et des acides biliaires. Or, ces matériaux produisent la décomposition du sang, et tous les symptômes prennent un caractère ataxo-adynamique des plus marqués.

Le docteur Loudon parle du *miasme palustre* comme pouvant donner lieu à ce résultat. Il a raison puisque ce miasme — dont la nature intime nous échappe — est appréciable par ses effets. Or, c'est le foie qui l'emmagasine, pour ainsi dire, et de là, le répand dans l'économie entière. Ainsi s'expliquent les fièvres pernicieuses ou algides. D'abord il s'opère une concentration de la chaleur au centre, avec refroidissement à la périphérie; puis le calorique amassé dans le système veineux abdominal se rejette à la surface du corps puisque les poumons n'ont pu rafraîchir le sang. Tous les organes brûlent ainsi à la fois. Les matériaux fibrineux tendent à se coaguler et à former des thrombus qui obstruent les veines et donnent lieu à des abcès métastatiques.

On voit par là combien il est important d'entretenir la fluidité du sang par le Sel Chanteaud et d'abaisser sa température par les alcaloïdes défervescents : aconitine, vératrine, etc., en même temps qu'on relève les forces vitales par l'acide phosphorique et la strychnine.

On voit encore combien les organiciens sont dans le faux en s'attachant uniquement aux lésions anatomo-pathologiques. Nous nous souvenons de l'épidémie de fièvre pernicieuse de 1826. A l'hôpital civil de Gand, où un grand nombre de fiévreux étaient amenés, il y avait alors deux chefs de service : l'un Broussaïste dans l'âme, ne voyant partout qu'inflammation; l'autre, éclectique et tenant compte de la nature des maladies et des forces des malades. Le premier traita tous ses fiévreux par les sangsues et l'eau de gomme (le mucilage lui paraissant trop irritant); le second avait autorisé ses internes (dont nous étions un) à donner la quinine dès la rémission. Il n'est pas nécessaire de dire de quel côté fut le succès. Mais comme il arrive toujours, le Broussaïste fit grand bruit de ses cas et composa un livre fondé sur plusieurs centaines d'autopsies. L'autre, presque confus de n'avoir rien à imprimer, puisque la plupart de ses malades avaient guéri, ne souffla mot. Mais nous savions à quoi nous en tenir; et cet enseignement nous a été depuis plus utile dans notre pratique que les plus savantes dissertations.

On a vu avec quelle précision le docteur Loudon mentionne les signes sthéthoscopiques et plessimétriques; avec quel soin l'analyse des urines a été faite. Nous ne prétendons pas que ce ne soit de la science — même la plus profonde — mais ce sont là, comme nous l'avons tant de fois dit, *des faits accomplis* et par conséquent à prévenir.

Toutefois sachons gré au docteur Loudon d'avoir appelé l'attention des médecins sur la gravité des maladies du foie dans les pays chauds — et même dans les pays froids : « *Hepate vitiato sanguificatio vitiatur* », a dit Galien; et il ajoutait : Quand le foie est chaud et humide, il produit la pléthore; quand il est froid et sec, les veines se resserrent et le sang diminue de quantité; humide et froid il en résulte des cachexies et des hydropisies; l'ictère jaune vient du foie; l'ictère noir de la rate. Il y a dans cet aphorisme quelque chose de vrai qu'est venue confirmer la science moderne. Mais c'est précisément parce qu'il est obligé de travailler outre mesure dans les pays chauds, que le foie finit par subir l'atrophie jaune aiguë, c'est-à-dire la cirrhose — et c'est alors que les éléments de la bile sont retenus dans le sang, d'où les reins sont insuffisants à les retirer; et eux-mêmes ils finissent par s'altérer dans leur texture.

L'existence d'une veine porte abdominale prouve combien le foie est important pour la sanguification. L'anatomie comparée nous fait voir que le développement du système biliaire, dans la série animale, se fait en raison inverse de celui du système pulmonaire ou branchial. Les oiseaux ont, en outre, un système porte rénal parce que chez eux les poumons font également office de réservoirs à air pour les besoins de la locomotion. Les anciens avaient donc raison quand ils disaient que les poumons rafraîchissent ou aèrent le sang, mais que c'est le foie qui le forme. De là la nécessité d'agir constamment sur cet organe par une bonne hygiène et au besoin par une thérapeutique appropriée, c'est-à-dire l'emploi régulier du Sel Chanteaud pour obtenir chaque jour la décharge du foie, de la quassine et de la strychnine pour que la bile coule librement dans le duodénum. On empêchera ainsi la lithiase hépatique ou la formation de calculs biliaires. Comme le fait observer l'éminent chimiste Dumas, la vie active, l'exercice musculaire sont un puissant moyen de débarrasser le sang de ses matériaux gras, et la cholestérine ne se forme pas alors en excès dans le foie.

Le docteur Loudon a eu raison de ne pas séparer le rôle de la rate de celui du foie. Cependant il faut voir dans ce premier organe un diverticulum de la circulation, plutôt qu'un élaborateur du sang. Indépendamment que la rate manque dans les organismes inférieurs, on peut l'extirper presque impunément chez les animaux élevés dans l'échelle animale, tel que le chien — et même dans ces derniers temps on a fait pareille opération chez l'homme. Ce n'est pas que nous approuvions ces hardiesses, mais elles prouvent que la rate n'est pas tout à fait indispensable à l'état fonctionnel général. Nous savons que le docteur Beau a voulu étendre la sphère d'action de la rate en lui donnant le triple rôle : 1° de favoriser l'assimilation des matériaux absorbés ; 2° de fournir un sang assimilable à la veine porte ; 3° d'aider à la circulation porte du foie. Quant au premier usage il est contredit par les extirpations de la rate sur les animaux. Le second ne s'explique guère mieux puisque le sang de la rate ressemble presque à de la boue ; et quant à aider à la circulation porte du foie, la nature y a pourvu par la capsule de Glisson de nature dartoïque, c'est-à-dire contractile.

La rate est donc, avant tout, le diverticulum de la circulation veineuse de l'estomac. Aussi a-t-on vu dans l'autopsie que le docteur Loudon a pu faire, l'estomac pâle, anémié, et la rate gorgée de sang.

Nous ne voyons pas non plus les rapports qui pourraient exister entre la rate et les ganglions lymphatiques quant à la production des globules blancs du sang. Le docteur Vidal cite le fait suivant : « Mme ..., âgée de 42 ans, s'est trouvée fréquemment exposée à la pluie et a couché dans des lieux humides. Elle est malade depuis trois ans et est entrée à l'Hôtel-Dieu de Paris pour se faire traiter. Son teint est terreux, ses téguments œdématiés ; au cou et sous les aisselles elle a des engorgements lymphatiques prononcés. De plus, il y a un vaste épanchement dans la plèvre droite. Une piqûre faite au doigt donne une gouttelette de sang peu coloré. A l'examen microscopique je constate un huitième de globules blancs et j'annonce une altération probable de la rate. La malade meurt brusquement cinq jours après son entrée. A l'autopsie on trouve une hypertrophie splénique, avec quatre ou cinq abcès volumineux. Plusieurs ganglions lymphatiques avaient également suppuré. » (*Gazette hebdomadaire.*) Quelle a été ici la cause de la mort subite? Probablement la paralysie du cœur ne recevant plus qu'un sang appauvri. Les abcès de la rate et des ganglions ne peuvent avoir déterminé cette fin inopinée. Pendant les cinq jours qui se sont passés entre l'entrée à l'Hôtel-Dieu de la malade et sa mort, qu'a-t-on fait comme traitement? Le docteur Vidal ne le dit point.

A ce fait nous pouvons opposer le suivant : « Une marchande au marché des fleurs, à Paris, qui avait également été exposée au froid et à la pluie, fut atteinte d'un engorgement du foie et de la rate qui détermina une polysarcie générale, presque comme chez les nouveau-nés. Le cœur était surtout gêné dans son action et ne donnait que de faibles battements qu'on entendait loin derrière le sternum. Elle était courte d'haleine, la face bleuâtre et dans une somnolence continuelle. Les jambes étaient énormes et dures. Craignant une terminaison funeste, nous fîmes prendre à la malade de l'arséniate de soude, de l'arséniate de strychnine et de l'arséniate de caféine : de chaque 12 granules par jour — 3 par 3, Sel Chanteaud tous les matins. Au bout de peu de temps l'engorgement du foie et de la rate avait diminué au point que la gêne de la respiration et de la circulation avait presque entièrement disparu. Y avait-il ici leucémie? A n'en pas douter; mais avant tout il y avait insuffisance vitale. Le résultat l'a fait voir. L'arséniate de soude a activé la fonction du foie, l'arséniate de strychnine a donné une nouvelle impulsion au cœur, et l'arséniate de caféine a tenu le cerveau en réveil. Quant au Sel Chanteaud il a institué une espèce de drainage général.

On ne saurait donc douter de l'action élective des médicaments dosimétriques. D'où vient maintenant l'opposition de quelques médecins à cette méthode? Évidemment de ce qu'ils ne l'ont ni étudiée ni expérimentée. C'est un procès de tendance qu'on nous fait croyant que nous voulons réformer la médecine, quand nous ne voulons, au contraire, que la rendre plus puissante, en lui donnant des armes de précision. Mais d'autres le comprennent mieux; et, à cet égard, nous croyons ne pouvoir mieux finir ces considérations qu'en reproduisant un passage de la lettre que nous avons reçue ces jours derniers d'un de nos anciens élèves. « Je suis heureux de voir que le succès commence à couronner les efforts généreux que vous ne cessez de faire depuis des années pour introduire dans la pratique médico-chirurgicale votre réforme thérapeutique. L'apostolat dont vous avez de gaieté de cœur assumé la charge accablante à un âge où tous les autres se reposent, sera l'éternel honneur de votre verte vieillesse, et cet honneur rejaillira sur notre pays tout entier, quand le temps aura adouci l'âpreté des disputes actuelles et que l'auréole seule du dévouement à l'humanité, de la vérité et de la justice illuminera votre œuvre. » Je suis loin de me plaindre : la lutte convient à mon caractère, et si quelque chose pouvait m'affliger, ce serait de la voir si sourde de la part de mes adversaires. Pourquoi cette guerre du silence? Les intérêts en jeu ne sont-ils pas assez considérables pour descendre dans l'arène en vaillants et loyaux chevaliers? Mais ils sont comme saint Paul, ils marchent dans l'erreur jusqu'à ce qu'ils soient illuminés sur le chemin de Damas. On nous pardonnera cette citation, c'est le docteur Loudon qui nous y a amené.

XCVI

Traitement dosimétrique du mal de mer.

Le mal de mer a défié jusqu'ici les ressources de l'art. Ce n'est pas que les inventeurs de spécifiques aient fait défaut; mais ici, comme dans toutes les maladies *sine materia*, il s'agit d'une modification survenue dans la sensibilité et la contractilité de l'estomac poussée au point d'être une véritable souffrance et un état d'abattement qui va jusqu'à exclure l'instinct de conservation. Les théories, non plus, n'ont pas fait défaut. Le plus simple est de s'en tenir aux symptômes et de les combattre par les moyens appropriés.

Le 5 du mois de novembre dernier (1878) devant être à Londres pour affaires de famille, nous eûmes une traversée très-pénible — comme il arrive d'ordinaire à cette époque de l'année. Ma femme, qui m'accompagnait, fut prise, presque dès le départ d'Ostende, de vomissements qui allèrent en augmentant au point d'amener du sang. Je n'avais alors aucune idée arrêtée quant au traitement, mais voyant l'analogie qui existe entre ce mal et la gastralgie, j'eus recours à l'hyosciamine et à la strychnine. Je commençai par donner deux granules de chaque. Les vomissements furent calmés comme par enchantement. Au bout d'une demi-heure, le malaise étant revenu, je donnai deux nouveaux granules de chaque. Le résultat fut le même. La malade s'endormit pour le restant de la nuit. A son réveil, elle accusait comme un bandeau au front, et les pupilles étaient fortement dilatées. Elle put déjeuner comme d'ordinaire, et même plus que d'ordinaire, car la strychnine avait donné à l'estomac comme un coup de fouet.

Sans être décisive l'épreuve était assez encourageante pour être continuée. Notre retour de Londres s'effectua le 13 novembre. L'avant-veille il avait fait un orage épouvantable dont les journaux ont parlé, et la mer n'avait pas repris son calme. Tant que nous fûmes dans la Tamise les choses allèrent assez bien, mais une fois en mer, le vent d'ouest souffla en tempête. Par moment le navire était couché sur le flanc, et faisait éprouver ainsi un double mouvement de tangage et de roulis. Impossible de se tenir sur le pont et le timonier eut de la peine à rester sur son banc. Il est remarquable que l'idée du danger ne nous vint pas : c'est que nous étions tous sous l'influence du mal de mer. |Renfermée dans la cabine, ma femme fut rudement éprouvée. Cette fois encore je lui vins en aide avec l'hyosciamine et l'arséniate de strychnine, dont je lui fis prendre deux granules (de chaque) de dix minutes en dix minutes. A la troisième prise, les vomissements cessèrent et elle eût dormi, sans le roulis qui la forçait à se cramponner au sofa. Enfin « tout est bien qui finit bien » et nous arrivâmes sans encombre à Ostende vers minuit. La femme faisant le service de la cabine des dames et sa fille, âgée de 14 ans, furent également malades et je restai auprès d'elles pour leur donner des soins. Chaque fois que les vomissements venaient, je leur faisais prendre, comme à ma femme, deux granules d'arséniate de strychnine et deux granules d'hyosciamine, ce qui les calmait aussitôt.

Voici donc le traitement que je crois pouvoir proposer contre le mal de mer :

1° Avant de s'embarquer prendre un bon repas, avec un verre de vin de Bordeaux ou d'Oporto, afin que l'estomac soit lesté.

2° En s'embarquant, prendre deux granules arséniate de strychnine et deux granules hyosciamine afin de tonifier et calmer l'estomac.

3° Au moindre malaise reprendre les granules, deux par deux.

4° En cas de vomissements, et dans l'intervalle, prendre toutes les dix minutes ou tous les quarts d'heure (selon la violence du mal) les granules (deux par deux) jusqu'à sédation.

5° Le mal de mer ayant cessé, prendre une demi-tasse de café noir afin de dissiper la lourdeur de tête.

6° Prendre un bon repas quand l'estomac est tout à fait remis.

7° Le lendemain matin, pour se rafraîchir, prendre une cuillerée à café de sel de Sedlitz Chanteaud *modo ordinario*, c'est-à-dire dans un verre d'eau.

Nous nous bornerons à ce simple exposé, persuadé qu'il suffit quant au but à atteindre : calmer. Nous croyons donc toute explication théorique superflue ; et en cela nous suivons le précepte d'Hippocrate : « Agir d'après les symptômes. »

Et à cet égard nous rappellerons les belles paroles du docteur Spring, dans la préface de son magnifique ouvrage : *Symptomatologie ou traité des accidents morbides* : « Une sorte de défaveur pèse depuis trop long-temps sur la symptomatologie ; si elle ne se justifie pas, elle s'explique du moins par la tendance même qui est propre à la médecine du XIXe siècle. En effet, à force de concentrer l'attention sur les lésions anatomiques, on s'est habitué peu à peu à regarder les troubles des fonctions comme des reflets insignifiants, variables et incertains. Puis, comme c'était précisé-ment contre la médecine dite symptomatique qu'on avait à lutter, il était naturel que l'étude des symptômes fût enveloppée avec elle dans une commune réprobation. Et pourtant quelque sincère que soit l'admiration qu'on professe pour les succès réalisés à l'aide des travaux anatomiques, microscopiques et chimiques ; quelque convaincu qu'on soit de l'insuffi-sance d'un diagnostic et d'une thérapeutique purement symptomatiques, il n'en est pas moins vrai que les troubles fonctionnels demeurent le sujet principal de la préoccupation du médecin comme du malade. Hélas! il est si rare de guérir, tandis qu'il est toujours urgent de soulager. »

Ces paroles résument le traitement que nous proposons contre le mal de mer. Qu'importe que ce mal soit direct ou réflexe ; il faut le faire cesser le plus tôt possible. Or, quels moyens plus énergiques pourrait-on employer que la strychnine et l'hyosciamine? Dans la gastralgie on peut dire que ces moyens réussissent toujours. En vain dira-t-on qu'il y a là antagonisme thérapeutique. Qu'importe, puisqu'on guérit? La preuve c'est que si on donne l'hyosciamine seule on ne guérit pas, tandis que combinée à la strychnine, elle est toujours efficace.

Aussi ces deux médicaments doivent-ils être le cheval de bataille du médecin, puisque, comme l'a dit Spring, « s'il est si rare de guérir, il est toujours urgent de soulager ».

En médecine le septicisme tue la foi dans les médicaments, c'est-à-dire qu'il annule le médecin et en fait un spectateur d'autant plus inopportun qu'on s'attend à quelque chose d'efficace de sa part. S'il ne veut pas agir qu'il s'en aille, sa place n'est pas auprès du malade. S'il ne le sait pas, qu'il l'apprenne ; mais qu'il ne se fasse pas systématiquement adversaire du progrès. Son manque de foi ne se légitimerait que pour autant qu'il eût tout expérimenté en vain. Mais tant qu'il reste un moyen, son devoir est de le mettre en usage.

Une épouvantable épidémie de fièvre jaune ou vomito negro sévit encore, en ce moment, dans l'Amérique du Sud et ses îles ; dira-t-on qu'il n'y ait pas quelque analogie entre lui et le mal de mer (il est vrai avec l'élément miasmatique en plus)? Eh bien! qu'on essaye les deux moyens que nous venons de proposer, qu'on y ajoute la quinine (arséniate, hydro-ferro-cyanate), et peut-être obtiendra-t-on des résultats autres que les déplorables défaites que les moyens ordinaires font subir à notre art. Qu'on abandonne l'allopathie puisqu'elle est non-seulement impuissante, mais nuisible. Qu'on se rallie franchement à la dosimétrie, cette déesse bienfaisante qui conduit le médecin par la main vers la guérison de son malade.

Qu'importe le comment, le pourquoi, si le but est atteint?

A ces médecins raisonneurs nous dirons encore avec Spring : « La douleur, le spasme, la paralysie, toutes les maladies des nerfs, sont-elles connues, même de la médecine rigoureusement scientifique, autrement que comme des accidents fonctionnels? Même dans les maladies chroniques — incurables la plupart — que reste-t-il à faire, *même au médecin le plus savant*, sinon à rechercher et à remplir les indications symptomatiques? »

Mais pour arriver là il faut des moyens autres que les pavés grossiers de l'allopathie. Il faut des agents quintescenciés tels que la nature nous les donne, et non tels qu'une soi-disant pharmacie les amalgame.

XCVII

De l'état actuel de la dosimétrie.

DISCOURS PRONONCÉ A LA SOCIÉTÉ DOSIMÉTRIQUE DE PARIS,
DANS SA SÉANCE DU 5 DÉCEMBRE 1878.

Messieurs et très-honorés confrères,

Voici bientôt sept années que la dosimétrie a fait son apparition sur la scène du monde médical. On avait pensé qu'il s'agissait d'une simple réforme pharmaceutique, de granules, et on a dit qu'il n'y avait là rien de nouveau.

Rien de nouveau? Plût au ciel! Les malades n'auraient pas souffert jusque-là de ce qu'on a nommé l'Allopathie, médecine aussi noire que ses mixtures; on aurait vu clair dans ce chaos et notre science n'eût pas été livrée à de vaines spéculations.

Mais avec la dosimétrie se présente le terrible problème du *faire* et du *rien faire*; le *Be or not to be* de Shakspeare (problème d'autant plus en place que l'immortel dramaturge le posait devant une tombe remuée).

Tous, vous l'avez compris, il s'agit de la jugulation des maladies aiguës, question qui engage la responsabilité morale du médecin.

Permettez-moi d'y insister un instant, quoique, pour vous, ce soit enfoncer une porte ouverte.

Si on demandait à un malade quelconque — et même à un individu qui ne l'est pas — ce qu'il préfère : ou d'être débarrassé de son mal tout de suite ou bien de languir, pendant tout un temps, au profit de ce que le docteur A. Latour a nommé « une inutile histoire naturelle », il serait tenté de voir dans celui qui lui poserait pareille question un fou ou un éhonté spéculateur.

C'est ce qui arrive cependant chaque jour ; et ce qui attire à la dosimétrie des appréciations opposées. Pour les uns, il n'y aura plus de malades ; pour les autres, plus de maladies.

Qu'on se rassure ; il y aura toujours des uns et des autres, car l'ignorance et la négligence des hommes sont et seront de tout temps. C'est contre ces deux faiblesses qu'il faut réagir, parce que c'est là un obstacle à tout progrès. Craignons plutôt qu'on dise : « Il n'y aura plus de malades parce qu'on cessera d'en faire. »

En effet, Messieurs, qu'est-ce que la maladie ? Une altération d'organes. Mais les lésions organiques n'existent point d'emblée : faut-il attendre pour agir qu'elles se soient établies ?

La faim n'est pas une maladie ; cependant si on l'abandonne à elle-même, si on ne la fait cesser par les aliments, elle dégénère en lésion organique. Le maniaque qui refuse de manger est pris de sphacèle des poumons ; les marins qui sont à bout de provisions périssent de ramollissement et d'ulcération de l'estomac ; le nouveau-né qui s'acharne sur un sein tari meurt d'entérite.

Il en est de même des malades à qui on ne donne point de médicaments ; non des médicaments grossiers, mais des remèdes quintescenciés.

Voyez un pauvre typhisé : il est là gisant sur le dos, comme une masse inerte ; tous ses organes sont comme paralysés sous l'action délétère du miasme ; ses poumons ne respirent plus ; son cerveau n'a plus que de vagues intuitions : il délire ; ses muscles n'ont plus la force de contractions régulières : ils tremblottent ; à voir les mains cripées du malade on dirait un moribond s'accrochant à son linceul. Et c'est à ce moment que le médecin laisse tomber de sa bouche ces terribles paroles qui ont déjà un retentissement dans l'éternité : « Il faut attendre ! » — Mais la mort attend-elle ?

Pardonnez-moi, Messieurs, ces lugubres réflexions, qui me sont dictées par la médecine *expectante*. Mais, dira-t-on, la médecine *agissante* n'est pas plus heureuse ? Qu'importe alors qu'on fasse ou ne fasse point ?

S'il en était ainsi nous devrions cesser de nous dire médecins, et abandonner les malades à la nature. Mais qu'est-ce que la nature ?

A entendre quelques-uns ce serait la providence universelle. Mais il y a aussi la mort, qui vient s'asseoir à notre berceau, et que nous retrouvons au bord de notre tombe, attendant sa proie (1).

C'est cette mort que le médecin a reçu la sainte mission de combattre

______

(1) Bichat a dit : « La vie est la résistance à la mort. » Cela prouve qu'il y a deux puissances : la destruction et la génération. Ces deux forces se font équilibre dans la nature. Celle-ci ne protège donc point exclusivement les individus, mais plutôt l'espèce.

— comme les demi-dieux de la mythologie les monstres qui infestaient la terre. Ce sont ces fièvres pernicieuses, typhoïdes, pestilentielles, qui s'attaquent au sang, c'est-à-dire à la vie — car la vie est dans le sang avant d'être dans les organes.

Dira-t-on que le médecin doit se faire expectant parce qu'il n'a pu encore poser de diagnostic? Mais quand il aura formulé ce jugement — si souvent trompeur — il sera peut-être trop tard d'agir.

Prenons les maladies des enfants — parce que ce sont celles qui sont les plus promptes à naître. Au début de ces affections n'y a-t-il pas toujours une grande prostration, et la fièvre qui suit n'est-elle pas en raison directe de la faiblesse? Que le thermomètre marque 40°, 41° c., ne faut-il pas prévoir une inflammation maligne, qui se localisera sur tel ou tel organe noble si on ne se hâte de faire tomber cette chaleur et ce pouls morbides? Et pour ce faire le médecin a un guide sûr : le thermomètre.

« Admirable chose (s'écrie le docteur Liégard, de Caen) que le thermomètre appliqué à l'étude des maladies! Plus je marche dans cette voie, plus ma conviction s'affermit. Chaque jour vient ajouter à la somme de mes observations. — Je donnais ces jours-ci mes soins à une jolie petite fille de trois ans, qui me présentait — à moi qui ai publié un travail sur la fièvre cérébrale — tous les symptômes de cette redoutable maladie à son début : fièvre intense, forte chaleur à la tête, rougeur et pâleur alternatives, tressaillements brusques et fréquents, délire, cris, agitation, surtout pendant la nuit. Il me semblait cependant qu'il y avait des redoublements, une maladie générale plutôt qu'une inflammation locale. Ce n'était qu'un soupçon, mais fondé peut-être. Je fis l'application du thermomètre : il monte et s'arrête seulement à 40°5. Plus de doute. Je rassure la mère effrayée et je donne, deux jours de suite, 30 centigrammes de sulfate de quinine. Aujourd'hui 5 mai, la nuit a été calme, le pouls a perdu beaucoup de sa fréquence, le thermomètre ne marque plus que 40° c. C'est encore une température excessive et nous devrons continuer pendant un ou deux jours le précieux antipériodique. Sans le thermomètre je ne l'aurais pas employé, et la pauvre petite fille se fût trouvée dans le plus grand danger par la succession des accès. » (*Tribune médicale*.)

Le docteur Liégard a raison : s'il n'avait combattu, de prime abord, la maladie dynamique, il eût eu affaire à une maladie organique : une encéphalite, où l'art est le plus souvent impuissant.

Et voyez, Messieurs, la fatalité (ou plutôt l'ignorance) : comme tous ceux qui ont un bandeau sur les yeux, ils croient que les maladies tombent du ciel. Passe pour les cailles — mais les maladies, c'est bien à nous que nous les devons, c'est-à-dire à nos retards d'agir.

Je vous rappellerai la terrible épidémie de fièvres pernicieuses qui sévit en 1826. Tous les malades qui ne furent pas traités par la quinine périrent de méningite. Aujourd'hui on ne donne plus ces fortes doses; quelques granules d'hydro-ferro-cyanate ou d'arséniate de quinine suffisent. Ce n'est pas la quantité, mais le mode d'administration. « Peu, très-peu (a dit Hufeland), dans les maladies des enfants, produit de grands effets. »

C'est ce précepte que la dosimétrie applique avec tant de succès — et que les homœopathes — avec leurs mythes — ont outrepassé, — « Peu, très-peu, » c'est-à-dire un demi-milligramme à des intervalles rapprochés jusqu'à cessation des symptômes.

En médecine il faut être sobre de théories; mais nous pouvons nous rendre compte de la manière dont agissent les médicaments : non matériellement, comme dans les laboratoires, mais par catalyse, comme dans la nature en général, ce vaste creuset où se produisent tous les mouvements intimes de la matière. La vie est due à ce mouvement incessant, que nous devons chercher à provoquer et entretenir.

Ainsi un milligramme d'arséniate de quinine et un demi-milligramme d'arséniate de strychnine, tous les quarts d'heure, pendant l'apyrexie, suffisent pour empêcher l'accès subséquent; ou, s'il se déclare, il sera facile d'en avoir raison par quelques granules d'aconitine et de vératrine. Il en est de même des fièvres continues. Notre honorable secrétaire général, M. le docteur Filleau, l'a fait voir par les observations recueillies dans la clientèle de M. le docteur Péan.

Pourquoi en serait-il autrement? La fièvre n'est pas une lésion; et celle-ci, quelqu'en soit la gravité, peut exister sans fièvre.

C'est ce que nous voyons chaque jour en chirurgie.

Permettez-moi, Messieurs, de vous citer ici le cas d'un opéré, arraché trois fois à la mort par le traitement dosimétrique.

Dans le courant de cette année (1878), un individu âgé de 56 ans, fut renvoyé de la clinique universitaire dans notre service, pour une tumeur blanche suppurée du genou. Il avait eu des accès de fièvre qui furent arrêtés par l'arséniate de strychnine et l'arséniate de quinine. Cependant la lésion étant incurable, il fallut procéder à l'amputation de la cuisse au tiers inférieur. Les arséniates avaient eu pour résultat de permettre cette opération sans exposer les jours du malade. On continua à lui en faire prendre 10 granules par jour, de sorte de l'appétit et les forces étaient revenues, quand se déclara une ostéo-myélite, avec hépatite et pneumonie métastatiques (1). La fièvre fut combattue énergiquement par l'aconitine et la vératrine, puis, par l'hydro-ferro-cyanate de quinine. Le malade fut arraché ainsi une deuxième fois à la mort. L'ostéo-myélite se limita, mais le bout de l'os nécrosé perça les chairs. Quand nous jugeâmes le moment favorable, notre adjoint, M. Biebuyck, procéda à la résection de l'os. La nécrose s'étendait beaucoup plus haut que nous ne l'avions pensé, et il fallut en retrancher tout le tiers moyen. Cette opération fut beaucoup plus grave que la première à cause de la canalisation des veines, dont on dut lier plusieurs. Par la section de l'os on put voir que la membrane médullaire était malade dans ce point et il fallut réséquer jusqu'à l'endroit où la membrane pyoémique formait cul-de-sac — comme dans la phlébite interne. Malgré l'hémostase, l'hémorrhagie en nappe rendit l'opéré presque exsangue. Grâce aux arséniates la fièvre traumatique fut modérée et tomba dès le deuxième jour ; nous pouvons donc considérer notre opéré comme ayant été sauvé une troisième fois par la méthode dosimétrique. Si la nécrose s'étend encore, nous ne nous tiendrions pas pour battus et nous opérerions une quatrième fois, dussions-nous faire l'extraction de tout le fémur.

Il y a à laisser périr les malades, quand on peut leur porter secours, lâcheté de la part du médecin comme du chirurgien. La mort, c'est le doute; la vie, c'est l'espoir ; il n'y a donc pas à balancer. Ne donnons pas à la chirurgie plus de pouvoir qu'elle n'en a en réalité : elle ne vaut que par la médecine.

Certes il importe beaucoup d'une opération bien faite ; et beaucoup d'amputations, autrefois, tournaient mal parce qu'on ne conservait pas assez de chairs pour la réunion immédiate et parce qu'on n'avait point les pansements désinfectants ; la pyoémie et la septicoémie jouaient donc un grand rôle ; mais les inflammations secondaires étaient le résultat de la fièvre qu'on ne savait pas abattre. Aujourd'hui il n'en est plus de même grâce aux alcaloïdes et aux arséniates, mais surtout à leur mode d'administration que la méthode dosimétrique nous a fait connaître. Il faut donc employer ces modificateurs avec énergie, même jusqu'à témérité. D'ailleurs, quand a-t-on vu des accidents? Depuis plus de dix ans que nous en faisons usage, nous sommes encore à attendre le premier empoisonnement.

Arrière donc tous ces prétendus prudents qui voudraient restreindre la puissance de notre art! La victoire est à celui qui ose et non à celui qui désespère.

____

(1) Nous conservons le mot *métastatique* qui est ici synonyme de *retentir*.

XCVIII

La dosimétrie dans le service de santé militaire.

Nous avons reçu de M. le Ministre de la Guerre de France une lettre qui est d'un bon augure pour l'introduction de la méthode dosimétrique dans le service de santé militaire de ce grand pays. Puisque cette méthode est favorablement appréciée dans l'armée, elle ne saurait tarder d'y être admise, et les médecins ne seront pas arrêtés par le manque de médicaments dosimétriques dans les pharmacies actuelles. Pour notre part, nous en serons heureux, notre but étant de laisser expérimenter par d'autres ce que nous appliquons depuis dix ans avec un succès qui ne s'est pas démenti jusqu'ici. Le proverbe : « *Si vis pacem, para bellum* », pour nous, médecins, veut dire : « De bons médicaments et surtout la manière de s'en servir. » Les hommes de guerre disent des armes perfectionnées et leur maniement. — A chacun son métier ; le nôtre, pour être plus modeste, n'en est que plus méritoire. Le fait est que ce ne sont pas les batailles qui tuent le plus de soldats, mais les maladies On n'a qu'à voir les armées en campagne ; presque aussitôt la santé du soldat se dérange ; bientôt les maladies abondent. En Crimée, il y eut un moment où près du tiers de l'effectif était hors d'état de servir. Les hôpitaux étaient encombrés et le typhus y sévissait d'une manière cruelle. Les médecins, Baudens en tête, criaient : « De l'air ! De l'air ! » Mais évidemment cela était insuffisant, car les typhisés mouraient même en pleine campagne. Il y avait donc quelque chose de défectueux dans le traitement, c'est-à-dire qu'on manquait de moyens à la fois sûrs, rapides et commodes : *Tuto, cito et jucunde*, comme disait Celse. Or, il est en médecine comme en chirurgie : si on n'empêche la fièvre, le moindre dérangement peut devenir mortel. C'était le cas pour chacun de ces hommes jeunes, remplis de vigueur, qu'on voyait tout à coup s'affaisser, comme si un poison avait pénétré dans leurs veines. Ce poison existait en effet : celui que Baudens caractérisait du nom de *miasme humain*. Ce miasme, c'est le principe animal à sa plus haute puissance; un virus qu'on ne saurait définir — pas plus que tout virus — et cependant non moins réel. D'ordinaire le mal débutait par une grande prostration, l'insomnie, le manque d'appétit, la soif; la peau devenait mordicante, une céphalalgie sus-orbitaire se déclarait, le pouls s'accélérait, tout en devenant de plus en plus faible, et, à mesure, la chaleur montait : 40, 41 et même 42° c. C'était l'apogée de la crise; bientôt des symptômes de putridité se montraient, la langue et les lèvres devenaient fuligineuses, le ventre se serrait, les fosses iliaques gargouillaient, des selles fétides répandaient la contagion au loin. C'était le typhus des camps si admirablement décrit par l'auteur du beau livre : *La guerre de Crimée*.

On nous permettra d'en reproduire le passage suivant : « Le typhus éclate plus ou moins vite selon l'intensité de l'infection et la résistance de l'organisme. Chaque malade dégage des émanations dangereuses. Quand les salles sont pleines, quand le nombre des cas de typhus, primitif ou contracté, augmente, le foyer épidémique acquiert une plus grande énergie et ses manifestations irradient sur tout le personnel hospitalier. C'est ainsi que les sœurs, les aumôniers, les médecins, les infirmiers ont été si cruellement frappés pendant la guerre d'Orient. Nous avons vu quelques médecins, moins prédisposés, doués d'une plus grande force de réaction ou d'élimination du miasme absorbé, subir l'influence épidémique d'une façon peu marquée, mais réelle. Chaque fois que le foyer d'infection avait augmenté dans l'hôpital par l'accroissement du chiffre des typhisés, ils étaient pris de céphalalgie, d'insomnie; la langue se desséchait, la physionomie prenait un aspect typhoïde. Ces accidents duraient deux à trois jours, puis le voile typhique se déchirait. Ils revenaient à l'état de santé; quelquefois aussi l'état morbide persistait et presque toujours alors l'issue était fatale (1). »

Que peut-on conclure de ce passage? Qu'il faut *augmenter la force d'éli-*

(1) Cela prouve que le typhus ne doit pas parcourir fatalement ses périodes, ainsi que l'enseigne l'École. Souvent il avorte, s'arrête ou reprend ensuite son bond si l'on n'a rien fait pour l'arrêter. La doctrine des septenaires a fait et fait encore chaque jour énormément de victimes. Il faut espérer que cela cessera à mesure que la dosimétrie se répandra davantage; aussi avons-nous salué comme d'un bon augure la lettre de M. le Ministre de la Guerre, en France. En Belgique il y a encore bien des préjugés, mais que le temps atténuera également. Le Ministre de la Guerre actuel est tout disposé à autoriser l'expérimentation des médicaments dosimétriques dans les hôpitaux militaires, et bientôt, nous l'espérons, on en verra les bons résultats. Nous entendons déjà ces paroles d'étonnement : « Qui l'aurait cru? » C'est l'histoire de toutes les choses nouvelles, allant se heurter à la routine ou à la mauvaise foi.

mination du miasme absorbé et augmenter la force de résistance vitale.
Or, c'est ce qu'on fait dans la méthode dosimétrique, fondée sur l'emploi
des sels neutres et des alcaloïdes. Quant aux premiers (les sels neutres)
la préparation la plus commode c'est le Sel Chanteaud, parce qu'il
agit sous un petit volume. Dans la dernière guerre d'Orient, ce sel
fut introduit dans l'État-major russe par un Belge qui, soumission-
nant pour le service de l'armée, s'était fourni de quelques flacons de Sel
Chanteaud à son départ de Paris. Bientôt il en fut dégarni, car chacun
en voulait. Ce sel étant à la fois évacuant et rafraîchissant, on en comprend l'utilité quand chaque soldat peut devenir un foyer d'infection.
D'ordinaire le typhus est précédé de retards de garde-robe, et n'a
souvent pas d'autre source. C'est le ferment auquel Baudens donnait le
nom de *miasme humain*, qu'il s'agit d'éliminer fait à fait de sa production, ou plutôt d'empêcher de se produire. Le second point, tout aussi
important, c'est d'augmenter la résistance vitale, c'est-à-dire donner plus
de ton aux tissus et empêcher leur paralysie, surtout des vaisseaux.
On connaît aujourd'hui l'action des nerfs vaso-moteurs et la source du
calorique morbide dans les affections ataxo-adynamiques. C'est donc aux
alcaloïdes qu'il faut avoir recours : d'abord à l'arséniate de strychnine,
puis à l'aconitine, la vératrine, la digitaline, la quinine, à mesure que
la fièvre monte ou descend.

Ces idées sont trop familières aux lecteurs du *Répertoire* pour qu'il
soit nécessaire d'y insister davantage. Notre seul but a été de faire voir
que l'introduction des médicaments dosimétriques dans le service de
santé militaire sera un immense bienfait, et que c'est au Ministre de la
Guerre actuel, en France, qu'en reviendra l'honneur.

XCIX

**De l'emploi de l'hyosciamine et du chlorhydrate de morphine
contre le vomissement.**

COMMUNIQUÉ A LA SOCIÉTÉ DE MÉDECINE DOSIMÉTRIQUE DE PARIS,
PAR M. LE DOCTEUR A. FONTAINE, DE BAR-SUR-SEINE.

Vous savez, Messieurs, qu'on a depuis longtemps distingué le vomissement, en vomissement idiopathique, nerveux ou essentiel, et vomissement symptomatique.

Dans le premier cas, le vomissement nerveux idiopathique ou essentiel tient uniquement à une modification survenue dans l'innervation de l'estomac.

Dans le second, il est lié à une lésion materielle du viscère, ou bien il dépend de la souffrance d'un autre organe, comme le cerveau, le péritoine, l'utérus, les reins, etc., et alors on dit encore qu'il est *symptomatique*.

Est-il toujours possible de distinger les vomissements nerveux de ceux qui sont purement sympathiques et de ceux qui se lient à une lésion organique ou à une hernie de l'estomac ou des intestins? Tout en explorant avec soin les divers organes et en interrogeant toutes les fonctions, il arrive parfois que le médecin est perplexe et que le diagnostic est fort obscur. Après avoir porté son attention sur le cerveau, sur les parois biliaires, sur les organes de sécrétion et d'excrétion urinaires, sur le péritoine, sur les régions épigastrique et ombilicale, sur les ouvertures de l'abdomen par lesquelles une anse d'intestin peut s'échapper, sur l'utérus et ses annexes, il peut hésiter encore. Doit-il dans ce cas temporiser, rester les bras croisés? Je le crois d'autant moins que je n'hésite pas à dire, après expérience, que le médecin a dans l'administration simultanée de la morphine et de l'hyosciamine un moyen capable d'arrêter définitivement, s'il s'agit d'un vomissement nerveux, et au moins temporairement (car on ne saurait faire plus), s'il y a lésion d'organe, toute espèce de vomissement.

Depuis six ans, je n'ai plus trouvé de vomissements incoercibles.

Si j'appelle, Messieurs, votre attention sur ce point, c'est qu'il y a trois semaines environ, j'étais appelé à Fouchère, auprès d'une jeune femme de 22 ans qui, depuis cinq jours, était tourmentée par des vomissements que son médecin, qui est d'ailleurs fort habile et fort expérimenté, était tenté d'appeler incoercibles parce qu'ils avaient résisté à tout l'arsenal thérapeutique usité en allopathie. Je découvris une certaine hypertrophie du lobe gauche du foie, une sensibilité à la pression dans cette région, une teinte ictérique de la peau du ventre et des cuisses. Me réservant de venir le lendemain avec le médecin ordinaire de la malade, qui n'avait pu être prévenu, pour arrêter un traitement curatif, je crus qu'il serait inhumain de ne pas chercher à faire cesser les vomissements qui fatiguaient et énervaient la malade, et la mettaient, elle et ses parents, dans un état d'anxiété facile à comprendre.

Je donnai vingt granules d'hyosciamine et vingt granules de chlorhydrate de morphine, avec indication d'en faire prendre simultanément un granule de chaque tous les quarts d'heure pendant la première heure, puis toutes les demi-heures jusqu'à cessation des vomissements.

Le lendemain, à la visite que je fis avec le docteur Picardat, de Saint-Parnes, la malade nous dit que le vomissement avait disparu à la sixième prise et qu'elle avait passé une excellente nuit.

Dans le courant de septembre, je passais à Esseyer, où je m'étais fait préparer un relais pour aller à un village plus éloigné, Fensette. L'aubergiste, une femme de 82 ans, était depuis treize jours sur son lit, en proie à des vomissements, que les potions antivomitives, les vésicatoires, la glace, les pilules antispasmodiques n'avaient pu entraver.—S'agissait-il d'un vomissement nerveux? Tout ce que je pus constater c'est que cette femme était depuis de longues années atteinte d'un prolapsus utérin. Je donnai hyosciamine et chlorhydrate de morphine, avec les mêmes indications que plus haut, et lorsque je repassai le soir, j'eus la satisfaction d'entendre la malade m'appeler son sauveur, etc.

Dans le courant d'octobre, à Landreville, une jeune femme d'une trentaine d'années, qui depuis deux mois n'avait pas eu ses règles, était depuis onze jours atteinte de vomissements, accompagnés de douleurs vives dans le bas-ventre. Elle se tordait sur son lit, poussant des gémissements.

Des bains de siége, du laudanum, etc., avaient échoué. — Je tirai de ma petite pharmacie de poche hyosciamine, chlorhydrate de morphine, et le lendemain j'avais le plaisir d'apprendre que huit granules de chaque avaient suffi pour mettre un terme au désolant spectacle que j'avais vu la veille.

Je pourrais multiplier les observations; chacun de vous se rappelle l'observation de hernie étranglée, suivie de kélotomie, que j'ai communiquée à la Société au mois d'avril; en la relisant vous pourrez voir que temporairement les vomissements ont cessé sous l'influence de l'administration simultanée de l'hyosciamine et du chlorhydrate de morphine.

Dans deux cas de péritonite généralisée, dont une puerpérale, et dont j'ai déjà entretenu la Société, les vomissements, chaque fois qu'ils paraissaient, étaient promptement maîtrisés par l'emploi du moyen que je signale.

Dans la colique néphrétique, le cancer de l'estomac ou des intestins, dans l'obstruction intestinale, j'ai également réussi.

Ainsi, Messieurs, sans préjudice du traitement ultérieur qui devra être nécessairement approprié à la maladie s'il y en a une, toutes les fois que vous êtes en présence d'un vomissement, administrez l'hyosciamine et la morphine et vous entraverez ce pénible phénomène.

Dr A. FONTAINE.

RÉFLEXIONS. — Qu'on ne vienne donc pas dire que dans la dosimétrie il n'y a rien de neuf. C'est l'accommodation du remède au mal et souvent la pierre de touche du médecin, qui, sans cela, marche en tâtonnant, comme l'aveugle, frappant autour de lui avec son bâton (c'est-à-dire l'allopathie), au risque d'attraper les passants. (Barthez.)

C

La symptomatologie oculaire dans ses rapports avec la médecine dosimétrique.

Les oculistes foisonnent de nos jours, comme les dentistes et les aureculistes. C'est que les uns, comme les autres, s'ils guérissent des maux d'yeux, de dents ou d'oreilles, en donnent plus souvent, parce que leurs traitements sont trop mécaniques et pas assez médicaux.

L'œil est le miroir du corps, dans ce sens qu'il reflète une foule d'affections internes qui y entretiennent des ophthalmies et même peuvent devenir cause de cécité. Ainsi des diathèses goutteuses, rhumatismales, syphilitiques, albuminuriques, diabétiques; en un mot, la plupart des causes humorales. D'autres troubles de la vision sont purement nerveux, et peuvent dépendre de certaines irritations suspensives, telle que l'helminthiase. On comprend que ces affections sont du ressort de la médecine et que moins on touchera à l'œil malade mieux cela vaudra. On ne saurait que blâmer l'abus de l'ophthalmoscope dans ce cas, parce que la projection d'une vive lumière sur le champ irrité de la rétine peut donner lieu à des accidents nerveux formidables, comme nous en avons vu des exemples.

Dans le présent article nous nous proposons de passer en revue certains états symptomatiques des yeux dans leurs rapports avec la médecine dosimétrique. Nous nous guiderons dans cette étude d'après le beau livre de Spring, livre que le médecin devrait toujours avoir sur son bureau : *Symptomatologie ou Traité des accidents morbides*.

Parmi ces symptômes se placent en première ligne l'insensibilité (anesthésie) et la sensibilité exagérée de l'œil (ophthalmodynie), parce que ces deux états peuvent avoir les mêmes conséquences, c'est-à-dire la destruction de l'organe visuel, et que le traitement, quoique s'adressant à deux états différents, doit souvent être le même.

En effet, dans l'anesthésie oculaire, l'œil privé de ses moyens de protection et de lubréfaction, s'enflamme, et il en est comme après la section de la portion cervicale du grand sympathique. Les vaisseaux capillaires de la conjonctive, de l'iris, de la choroïde s'injectent, se dilatent, et perdent complétement leur ton. La source de cette névro-paralysie réside ordinairement dans la chaîne des ganglions ophthalmiques. Quelquefois elle dépend d'une lésion traumatique, d'une commotion des nerfs sus et sous-orbitaires ; mais alors elle est partielle ou circonscrite. Il faut recourir à l'acide phosphorique et au sulfate de strychnine : jusqu'à vingt granules par jour, en augmentant progressivement. On fera également des frictions avec la vératrine, l'atropine, l'hyosciamine, surtout si des douleurs accompagnent la perte de la sensibilité tactile, qu'il ne faut pas confondre avec celle du sensorium commun.

Dans l'ophthalmodynie il y a toujours photophobie ou photalgie ; en outre, il y a les douleurs propres à chacun des tissus de l'œil engagés. Ainsi, dans la conjonctivite, la douleur est externe et diurne, picotante, prurigineuse et cuisante ; le malade croit avoir des grains de sable dans l'œil et il est tenté de se frotter pour les en dégager. La nuit, ces douleurs cessent ou du moins sont insuffisantes pour empêcher le sommeil.

Dans l'ophthalmie catarrhale les douleurs sont gravatives, occupant transversalement le front et se faisant sentir surtout le matin. Ce sont les sinus frontaux qui en sont le siége et il y a en même temps coryza.

Dans l'ophthalmie scrofuleuse la photophobie est intense et les yeux sont affectés d'une démangeaison ou picotements insupportables. L'inflammation s'étend à la sclérotique et les douleurs orbitaires deviennent nocturnes.

Il en est de même dans l'iritis, mais les douleurs sont ici plutôt susorbitaires, se déclarant le soir, croissant jusqu'à minuit et s'apaisant vers le jour.

Dans l'ophthalmie rhumatismale les douleurs occupent la profondeur de l'orbite, la joue, les côtés du nez, les tempes. C'est donc le périoste qui est atteint. La chaleur aggrave la douleur et la transpiration la soulage.

Dans la choroïdite aiguë la douleur est intense, lancinante, siégeant dans le globe de l'œil et dans la moitié correspondante de la tête ; elle revient par accès et s'accroît beaucoup la nuit.

Dans tous ces cas, il survient une grande faiblesse de l'œil qui fait traîner la maladie en longueur. Il faut encore recourir à l'acide phosphorique et au sulfate de strychnine, qui sont les excito-moteurs par excellence ; à l'aconitine, la vératrine contre l'état aigu ; à l'hydro-ferro-cyanate ou l'arséniate de quinine contre les accès ; à l'hyosciamine ou l'atropine contre la photophobie, et dès que l'état inflammatoire est tombé administrer les antidiathésiques, tels que l'arséniate d'antimoine (dans le rhumatisme), les iodures mercuriels (dans la syphilis). On fera sur l'œil une friction à la glycérine et on le couvrira d'une couche d'ouate soutenue par une légère compression, afin d'immobiliser l'organe. Si l'ophthalmie est suppurative de sa nature et l'exsudation âcre, de mauvaise nature, on recourra au nitrate d'argent ou à une solution, au centième, de chlorure de zinc.

Pendant toute la durée du traitement, on aura soin de tenir le canal intestinal libre au moyen du Sel Chanteaud.

Quant aux déplétions sanguines, elles devront être dérivatives, c'est-à-dire aux narines et aux tempes ; quelquefois même aux pieds.

La conclusion de cet article c'est que dans les affections pyrexiques de l'œil le traitement doit être général plutôt que local, plutôt médical que chirurgical, et qu'on ne saurait assez tenir compte des causes diathésiques.

L'*Organon* donnera une symptomatologie complète avec les traitements dosimétriques appropriés.

---

(1) Le plus grand éloge que les médecins puissent faire de la méthode dosimétrique c'est de se l'appliquer à eux-mêmes. Un confrère cacochyme et allopathe se vantait devant nous de n'avoir jamais pris de médicaments. Nous lui répondîmes : Pourquoi en donnez-vous à vos malades ? Mais il faut croire que ceux-ci ne s'en trouvaient guère mieux puisque lui-même jugeait inutile d'en prendre.

CI

L'apostolat en médecine dosimétrique.

DISCOURS LU A LA SÉANCE DU 5 FÉVRIER 1879 DE LA SOCIÉTÉ DE MÉDECINE
DOSIMÉTRIQUE DE PARIS.

Messieurs et très-honorés confrères,

Le Dictionnaire de l'Académie française définit les apôtres de deux
manières :

1° Ceux qui prêchent une foi ou une doctrine nouvelle ;

2° Ceux qui par paroles, écrits ou exemple, se font les propagateurs
de cette foi ou de cette doctrine.

Ç'a été le cas pour la dosimétrie : dès que son *Credo* a été connu une
foule d'adeptes se sont présentés qui, par leur exemple, leur parole, leurs
écrits, s'en sont fait les propagateurs.

Il y avait à le faire un certain courage ; et s'il n'y avait eu chez eux
une conviction profonde, sans doute ils ne « seraient pas allés dans cette
galère ».

Je me rappelle que, tout au commencement de la dosimétrie, un professeur de l'École de Paris, M. Lasègue, me disait : « Je partage entièrement votre opinion quant à la réforme thérapeutique que vous voulez
introduire, mais je doute que d'ici à longtemps vous réussissiez à la faire
adopter officiellement. »

Je lui répondis que tel était aussi mon avis, mais cependant que cela
ne me détournerait pas de la voie que je croyais être celle de la vérité.
J'avais pris, au reste, mes mesures de sûreté : d'abord par mon éméritat
à l'Université de Gand, ce qui me donnait mes coudées franches, ensuite

en m'associant un homme de talent et d'expérience pour la partie matérielle de l'œuvre ; car tout était à créer : les médicaments et la manière
de s'en servir. L'Institut dosimétrique fut fondé et bientôt à même de
répondre à toutes les demandes. Celles-ci ne tardèrent pas à affluer, et, de
tous côtés, les médecins consciencieux se mirent à expérimenter les médicaments simples.

De mon côté je les expérimentai sur moi-même avant d'en faire l'essai
sur mes malades. En agir autrement eût été contraire à l'humanité, qui
repousse et défend l'expérimentation *in anima vili*.

Je voulus d'abord connaître les effets locaux des alcaloïdes, puis leurs
effets généraux. Le *Guide* et le *Répertoire de médecine dosimétrique*
ont rendu compte de ces expériences. Ainsi il me fut démontré que les
effets locaux appartiennent au système nerveux cérébro-spinal et les effets
généraux au grand sympathique ou système nerveux vaso-moteur.

C'est dans ces conditions que je commençai mes essais à l'hôpital, et les
résultats dépassèrent mon attente. C'était surtout la fièvre des blessés qu'il
s'agissait de prévenir, afin de les empêcher de « devenir des malades ».
La doctrine organicienne disait : « C'est impossible » ; mais parce qu'elle
n'avait rien fait pour cela. Cependant la quinine coupe la fièvre intermittente ; pourquoi d'autres alcaloïdes, plus puissants, ne couperaient-ils
point les fièvres continues ? Je constatai bientôt qu'en effet l'aconitine, la
vératrine, font tomber le pouls et la chaleur morbides, et que la strychnine empêche la paralysie des vaisseaux. C'était, comme on voit, de la
physiologie expérimentale ; et bientôt je n'eus plus aucune crainte de pratiquer quelque opération que ce fût, persuadé qu'elles ne sont dangereuses que par rapport à la fièvre. Il est vrai que les pansements antiseptiques y sont pour beaucoup ; mais ils ne suffiraient point seuls. Dès ce
moment, la pharmacie galénique reçut son congé dans mon service ; on n'y
vit plus, ni potions, ni pilules fabriquées d'une manière grossière (*secun-
dum artem* comme on disait), mais les granules Chanteaud, parfaitement solubles et mathématiquement dosés. Dans cette campagne contre
une pharmacie surannée, je fus parfaitement secondé par mon adjoint,
M. le docteur Biebuyck. Comme beaucoup d'autres il ne croyait pas, au
commencement, à la vertu des médicaments dosimétriques ; mais en
voyant leurs effets, qu'on pourrait dire mathématiques, il a dû se rendre à
l'évidence des faits et aujourd'hui c'est un médecin dosimétriste convaincu.
Il en sera de même de tous ceux qui voudront voir par eux-mêmes au lieu
de s'en rapporter à de vaines clabauderies de gens intéressés au maintien
des Codex officiels.

Depuis quatre ans que le système dosimétrique est employé exclusivement dans mon service, la mortalité y est à peu près supprimée, grâce aux médicaments dosimétriques (car je n'appelle pas médicaments ces potions, ces décoctions, qui n'ont d'autre effet que d'empêcher les blessés de manger et en font des malades). Le service y gagne également en promptitude et en sécurité, car les méprises ne sont pas à craindre. Quant à l'économie de temps et d'argent, on peut dire qu'elle est du tout au tout ; de sorte que les administrations hospitalières feraient, à la fois, chose sage et économique en invitant les chefs de service à faire emploi de médicaments simples au lieu de médicaments composés. En vain dira-t-on que ce serait contraire à la liberté du médecin ; comme en toute chose, la liberté individuelle doit être subordonnée à l'utilité générale.

Un grand pas avait donc été fait : la dosimétrie avait pris rang dans un service public, et cela avec des résultats tels, que je défie tout autre traitement de produire sa statistique à côté de la mienne. Cet exemple fut bientôt suivi par plusieurs confrères dans leur clientèle privée ; d'abord d'une manière timide, ensuite avec la décision qu'exige tout traitement actif. Ils ne craignirent point d'administrer les alcaloïdes défervescents dans les cas aigus : pyrexies et inflammations, et non-seulement n'eurent point à le regretter, mais ils eurent à s'en féliciter pour eux et leurs malades, car en même temps que leur réputation alla grandissant, la confiance des malades grandit dans la même proportion, et ils n'eurent plus le chagrin d'être appelés trop tard.

De cette manière se forma une vaste propagande, qui passa bientôt les mers — car c'est dans les pays transatlantiques que la dosimétrie prit le plus d'extension. C'est là aussi que se rencontrent ces terribles fièvres qui ne permettent point l'expectation, dans laquelle les médecins s'étaient réfugiés jusqu'alors, préférant laisser courir aux malades la chance de leur fièvre, que de les exposer au danger d'une médication perturbatrice. De vives polémiques surgirent alors dans ces pays lointains ; il se trouva même un faux Messie, prétendant posséder seul le secret de la médecine dosimétrique, c'est-à-dire guérissant tous les maux. Mais le public ne fut pas dupe de ce charlatanisme.

La jugulation des maladies aiguës est donc le catéchisme de la médecine nouvelle ; en vain les récalcitrants ferment-ils les yeux à la lumière, le public a des yeux pour eux, et distingue parfaitement le médecin qui guérit bien et vite, de celui qui traîne la maladie en longueur. Les organiciens veulent savoir, avant d'agir, à quelle maladie ils ont affaire ; mais la prostration vitale, le pouls à 130, la chaleur à 40° c., symptôme auxquels s'ajoutent nécessairement des troubles du côté de la tête, de la poitrine, de l'abdomen, ne sont-ce pas des motifs suffisants de recourir

aux alcaloïdes, au lieu de dire : Nous verrons demain? En vain prétendent-ils que cette fièvre est la conséquence de la lésion organique, cette
lésion n'existe pas encore, ou du moins n'est pas assez grande pour
déterminer un trouble aussi général. Sans cela verrait-on des opérés sans
fièvre? Qu'importe la gravité de l'opération, ce n'est pas de celle-là que
l'opéré meurt, mais parce qu'on a laissé la fièvre marcher. Il en est de
même des maladies internes, qui n'ont de gravité que par rapport à la
fièvre. Ainsi une pneumonie n'est jamais fatale d'emblée ; elle commence
comme tout incendie, par un point ; mais il est évident que si on la laisse
s'étendre, elle gagnera le poumon tout entier, et même, par sympathie,
le poumon opposé. Le moyen de la circonscrire ce sont donc les alcaloïdes défervescents. Non qu'il ne faille les autres moyens, mais seulement
comme auxiliaires. Ainsi les saignées coup sur coup, de Bouillaud, ne
jugulaient pas la fièvre, puisqu'elles augmentaient au contraire la couenne
du sang, à cause de l'augmentation de fibrine. D'ailleurs la faiblesse du
malade exagérait encore son impressionnabilité morbide. Voilà ce que
tous les médecins qui se sont donné la peine d'étudier la dosimétrie ont
compris, et pourquoi ils commencent toujours leurs traitements antiphlogistiques par les alcaloïdes : strychnine, aconitine, vératrine, digitaline, etc.

On comprend que ce *modus faciendi* a dû leur attirer les critiques de
ceux de leurs confrères qui pratiquent encore « selon l'École » ; mais les
véritables intéressés, c'est-à-dire les malades ou la famille, leur ont
donné raison, car il n'y a rien qui s'impose plus que le bon sens.

Qu'il nous soit permis de raconter le fait suivant : Il y a six ans (c'est-à-
dire au début de la dosimétrie) une épidémie de rougeole sévissait à
Tournai et dans ses environs, et produisait une énorme mortalité parmi
les enfants. M. Duroy, un de nos agronomes les plus distingués, qui a
son château à Blicquy, voulut soustraire ses quatre enfants à la contagion
C'était au fort de l'épidémie et au milieu des jours brumeux de novembre;
cependant il n'hésita pas et conduisit ses enfants à Gand, auprès de leur
grand'mère, Mme la douairière Vanden Hecke Soenens. (Je cite les
noms afin qu'on puisse vérifier mon récit au besoin.) Comme j'étais médecin de la maison, je fus aussitôt averti. Aucun des enfants n'avait encore
de fièvre, mais il y avait ce larmoiement qui en est le précurseur. En effet
le lendemain, l'aînée, une fillette de dix ans, se plaignit de mal de tête,
avec toux catarrhale, et la chaleur monta rapidement à 40° c. Il n'y avait
pas de doute que ce ne fût la rougeole, avec un caractère de malignité
prononcé. Je dus donc avertir le père, qui me demanda s'il n'y avait pas
moyen d'abattre cette fièvre par ma méthode. — (J'ouvre ici une paren-

thèse pour dire que, antérieurement, M. Duroy avait pu expérimenter la méthode dosimétrique sur un jeune cheval atteint de palpitations violentes du cœur, au moyen de la digitaline — et sur un taurillon, dans une surexcitation sexuelle, au moyen du camphre bromé, et qui avait réussi dans les deux cas à calmer les accidents nerveux.) — Je répondis à M. Duroy que rien n'empêchait d'appliquer la méthode défervescente, s'il voulait me couvrir vis-à-vis de la famille; ce qu'il me dit de faire. Le traitement dosimétrique fut donc commencé aussitôt. Je fis choix de la vératrine à cause de son action contro-stimulante. La température étant à 40° c., je dis à la garde-malade de donner un granule tous les quarts d'heure, de constater la température toutes les demi-heures au moyen du thermomètre que je lui remis, et de diminuer le médicament à mesure que la température baisserait, c'est-à-dire de demi-heure en demi-heure ou d'heure en heure. Il était alors dix heures du matin. A cinq heures du soir, je retournai auprès de la petite malade : la fièvre n'avait pas baissé et l'agitation nerveuse était très-grande, avec somnolence, yeux injectés, etc. J'oubliais de dire qu'avant l'administration de la vératrine il avait été donné une cuillerée à café de Sel Chanteaud. Je n'avais donc encore obtenu aucune amélioration; la maladie avait même été s'aggravant. D'autres auraient dit qu'elle suivant son « cours normal ». Je ne m'arrêtai pas à cette quiétude et fis continuer la vératrine. Le lendemain matin, je revis la petite malade vers les neuf heures; à ma grande satisfaction il n'y avait presque pas de fièvre. Je demandai à la sœur à quelle heure elle avait cessé; elle répondit, vers les dix heures, un peu après le trente-sixième granule (18 milligrammes). « Jamais, me dit-elle, je n'ai vu chose semblable; on eût dit la fièvre coupée net. » Elle l'était en effet, car dans la nuit l'éruption se fit de la manière la plus bénigne et la plus discrète : quelques taches rubéoliques à la face, à la poitrine et aux bras; la toux avait également diminué et était devenue grasse.

Ce fait démontre — ce que, du reste j'ai écrit plus d'une fois — que pour les alcaloïdes il y a un point culminant jusqu'où il faut aller pour obtenir l'effet voulu. Avec les doses maxima cela n'est pas possible, car on est toujours arrêté par la crainte de l'empoisonnement. Pourquoi cet accident n'a-t-il jamais lieu avec les granules Chanteaud, convenablement distancés dans leur administration? C'est qu'ils sont solubles en totalité, et que par conséquent il n'y a pas accumulation. Une fois absorbés, la catalyse a lieu, c'est-à-dire l'action physiologico-dynamique, et l'alcaloïde est éliminé. Il faudrait donc pousser jusqu'à intoxication pour que l'analyse chimique parvînt à le constater. Dans le fameux empoisonnement exercé sur son beau-frère par le comte de Bocarmé, la nicotine avait été ingurgitée plein un verre à cognac, de sorte qu'il ne fut pas difficile d'en constater la présence sur la muqueuse digestive ; mais pour la retrouver dans le sang et dans le foie, il fallut toute la science et toute la patience d'un chimiste aussi expert que le professeur Stas.

Voilà donc ce que les apôtres de la dosimétrie doivent s'appliquer à faire comprendre aux malades et à la famille : c'est-à-dire qu'avec les médicaments dosimétriques donnés comme la méthode l'enseigne, il n'y a jamais danger ; mais aussi qu'il faut aller jusqu'à effet physiologique, c'est-à-dire jusqu'à cessation des symptômes ou de l'état morbide.

Les médecins qui ne se sont pas bien pénétrés de l'esprit de la méthode s'arrêtent au moment où l'effet va se produire, disant : « Je n'en ai rien obtenu. » C'est que vous n'en avez pas donné assez. — « Mais j'ai été jusqu'à vingt granules et ma matière médicale dit qu'on ne peut dépasser les 4 milligrammes par jour. » — « Votre matière médicale ne sait rien de la chose puisqu'elle ne l'a pas expérimentée. »—« Mais l'auteur est un homme fort savant. » — « D'accord, pour ce qu'il sait, mais non pour ce qu'il ne sait pas. »

Et remarquons que c'est ainsi que le scepticisme s'introduit en médecine. — Nous ferons une comparaison : avec les armes perfectionnées on n'arrive au but que pour autant que la charge soit assez forte. Quelques grains de trop, elle va au delà ou l'on risque de voir l'arme éclater. Mais en dosimétrie on procède graduellement. Voilà pourquoi il n'y a jamais danger.

Les médecins allopathes, avec leurs prescriptions complexes, ne savent, ni ce qu'ils donnent, ni combien ils donnent — ni même s'ils donnent quelque chose. Nous ne dirons rien des homœopathes parce qu'ils nagent dans le pur éther des mythes. C'est la médecine des femmes vaporeuses. L'une d'elles — une femme charmante, car les disciples d'Hahnemann savent choisir leurs sujets — comme les magnétiseurs — me disait que son docteur homœopathe lui faisait prendre l'aconit, mais pas au delà de la 6ᵉ dilution. Je lui demandai ce qu'elle éprouvait : « Rien », me répondait-elle. Cette réponse me suffit. — Évidemment les médecins homœopathes ne font pas plus que les médecins expectants ; ce sont même ces derniers qui grossissent les rangs de la cohorte si homogène des disciples d'Hahnemann. Ils ont vu qu'avec les préparations grossières du galénisme ils n'obtenaient que des effets contraires... à ceux qu'ils en attendaient, et que souvent les malades avaient recours à un médecin moins allopathe ; ils se sont donc dit qu'avant tout il fallait conserver la clientèle et se sont mis à faire de l'homœopathie. En effet, cette médecine — si médecine il y a — flatte le goût du malade ; et comme, dans l'ensemble, allopathes et homœopathes ont une moyenne de mortalité à peu près identique (de 15 à 19 p. c.), il s'ensuit, tout naturellement, que les malades restent fidèles au docteur qui les dégoûte le moins. Reste à savoir si ces médecins peuvent se rencontrer sans rire.

Nous disons cela parce que, au commencement, les allopathes ont répandu partout que la dosimétrie c'était de l'homœopathie déguisée, et que les homœopathes eux-mêmes ont prétendu que nous leur empruntons leurs globules. Pour ce qui s'y trouve l'emprunt n'est pas grand, et il nous serait facile, à nous autres dosimétristes, de leur rendre ce que nous leur aurions pris ; mais en vérité, cela ne vaudrait pas la peine. En tout cas il est facile de trancher la question en mâchant alternativement et comparativement un globule aconitum, par exemple, et un granule aconitine. J'en fis un jour la proposition à un homœopathe, mais il eut l'air de ne pas comprendre. Je le soupçonne d'être dosimétriste ; et, en effet, dans beaucoup de pharmacies homœopathiques on trouve maintenant les granulés Chanteaud, pour la raison fort simple que seuls ils sont actifs.

Pour en revenir aux apôtres de la dosimétrie, nous dirons qu'ils ne doivent pas craindre d'affirmer leur foi. Toute faiblesse ou défaillance tournerait contre eux-mêmes.

CII

Un conseil aux médecins qui ne se sont pas encore convertis à la dosimétrie.

Depuis que j'ai rouvert mon cabinet de consultation (1), je m'aperçois combien la médecine dosimétrique a fait de progrès dans le public. Il n'y a pas de jour que je ne reçoive des malades qui ont essayé de l'allopathie et de l'homœopathie sans aucun soulagement. Il n'est donc pas étonnant qu'ils viennent demander secours à la dosimétrie. Je constate également combien cette méthode est sûre et commode, parce que, alors même que le diagnostic ne peut être porté de prime abord, et en attendant que la cause du mal soit connue, elle soulage les malades sans rien préjuger de la guérison. Les médicaments dosimétriques sont surtout dans ce cas, parce qu'ils servent souvent de pierre de touche c'est-à-dire qu'ils font reconnaître la nature du mal. Ainsi, un jour, c'est un malade chloro-anémique qui a pu se croire poitrinaire, et pour lequel l'allopathie et l'homœopathie ont été impuissantes : la strychnine relève ses forces ; l'aconitine, la digitaline font cesser les mouvements désordonnés du cœur et lui rendent le repos de la nuit, en attendant que les arséniates d'antimoine, de soude, de fer, etc., aient rétabli les fonctions nutritives dans leur état physiologique. — Un autre jour, c'est un asthmatique ; on l'a saigné parce qu'il est congestionné, mais son oppression a été croissant : l'hyosciamine, la strychnine, les arséniates ne tardent point à amener une amélioration notable dans son état et à lui rendre l'espoir de la santé. — Parlerai-je des cas aigus? de ces

(1) Quand j'ai commencé la dosimétrie mon intention était de renoncer à la clientèle privée, voulant laisser mes confrères seuls juges de ma méthode ; mais voyant qu'un grand nombre la repoussaient avec un dédain immérité, j'ai voulu faire le public juge entre eux et moi. Les résultats n'ont pas tardé à montrer de quel côté est le vrai ; car le public, qui juge d'après les faits, ne se laisse point entraîner par de spécieux arguments ou de basses calomnies.

inflammations que l'aconitine, la vératrine abattent comme par enchantement? de ces fièvres éruptives que les alcaloïdes défervescents font évoluer de la manière la plus bénigne? C'est que, avec la dosimétrie, il n'y a plus d'expectation, plus de tâtonnement : on voit le but et on va droit à lui.

Mon service d'hôpital parle plus haut que tout le reste. Là, les choses se passent au vu et au su de tout le monde. Il n'y a pas moyen de rien cacher ou de donner le change sur des insuccès. Or, les registres de l'établissement sont là pour constater que dans le quartier de chirurgie (hommes) il n'y a presque plus de mortalités (de celles s'entend qui peuvent être prévenues par un bon traitement). A cela qu'y a-t-il à répondre? Rien ; il faut s'incliner devant les faits.

Il nous arrive d'être appelé dans les cas désespérés, et là encore de prouver les ressources infinies de la dosimétrie même; — indépendamment que cette désespérance est souvent le fait de l'impuissance de l'art. — S'agit-il d'une dégénérescence hypertrophique du cœur, avec infiltration générale, par suite de l'affaiblissement de l'économie? Les arséniates de strychnine, de soude, de fer ont souvent permis à des malades condamnés à une mort prochaine, de vivre des semaines et des mois et de pouvoir ainsi mettre ordre à leurs affaires. Or, le public qui sait cela — parce que ces faits se passent sous ses yeux — n'ignore pas que c'est à la dosimétrie qu'ils sont dus, car l'allopathie a souvent tort de trop se presser dans ses jugements. Beaucoup de personnes ont des vertiges *sur place* ou ce que Trousseau nommait *vertigo a stomacho læso ;* la crainte d'une apoplexie faisait qu'on les saignait et les mettait à la diète, et ainsi on augmentait les vertiges. Ces malades finissaient par s'infiltrer et succombaient à des attaques sérieuses. Quoi d'étonnant puisqu'on n'avait rien fait pour relever les forces digestives et activer ainsi la circulation (car c'était l'hypostase ou la stagnation du sang qui causait leurs vertiges)? La quassine, quelquefois la strychnine, l'hyosciamine (s'il y a spasme), font disparaître ces prétendues congestions. — D'autres fois il arrive qu'un malade est urémique et se trouve dans un état d'excitation nerveuse indicible, ou bien dans une grande hébétude : somnolent, comateux; la vue est troublée, il y a amblyopie, quelquefois cécité complète; des tintements d'oreilles, des mouvements irréguliers, des vacillations ou tournoiements, des douleurs dans les membres et les articulations, etc. Ici encore on pourrait croire à un état congestif aigu, et on serait tenté de saigner — ce qui serait une erreur complète (nous ne disons pas qu'on ne le fasse quelquefois) — ou bien d'administrer le salicylate de soude à haute dose, sous prétexte de rhumatisme, au risque d'augmenter les symptômes urémiques. Et remarquons que ce sont souvent des médecins qui commettent cette erreur sur eux-mêmes. Dernièrement un brave confrère de la campagne nous disait qu'il avait failli être victime du spécifique vanté par M. Germain Sée. Il prenait, pour des douleurs dans les membres, du salicylate de soude à la dose de 5 grammes par jour, quand, un beau matin, en faisant sa tournée, il lui sembla qu'un vent violent s'élevait et que son cabriolet se renversait. C'était lui qui était pris de vertiges *salicyliques* (le mot mérite de rester, plutôt que le vertige stomachique de Trousseau).

Parlerons-nous des affections des voies urinaires, surtout chez des personnes d'âge? Combien de fois n'arrive-t-il point que des rétentions d'urines qu'on croit matérielles, mécaniques, cèdent à la strychnine, l'hyosciamine l'hydro-ferro-cyanate de quinine? Le *Répertoire* en a cité trop d'exemples pour qu'il soit nécessaire de les rappeler ici.

Il n'y a pas jusqu'à l'opération de la hernie qui ne puisse souvent être évitée grâce aux médicaments dosimétriques.

En médecine, il ne s'agit pas tant de raisonner que d'agir; ainsi, le beau livre du professeur Spring, *Symptomatologie ou traité des accidents morbides*, est incomplet parce que, après avoir passé en revue toutes les opinions des auteurs, il n'arrive à aucune conclusion pratique, et que le nom de thérapie n'y est pas même prononcé. C'est donc, comme l'a dit le docteur Amédée Latour : « une inutile histoire naturelle ». En veut-on la preuve? nous la trouvons immédiatement dans les diverses doctrines de l'urémie : ainsi, là où pour les uns il s'agit d'un empoisonnement du sang par l'urée — ou toxiémie rénale, comme l'a dit Routh — pour les autres, l'urée est un principe tout à fait inoffensif puisqu'on a pu l'injecter dans les veines d'un animal, en très-grande quantité, sans produire aucun symptôme urémique — ce qui est loin d'être concluant, car il ne faut pas confondre l'état pathologique avec ces sortes de pseudo-pathogénies dont l'état physiologique a toujours raison. Et c'est ainsi que lorsqu'on parvient à relever les forces vitales, l'urémie — même due à une hypérémie granuleuse des reins — est moins à craindre que lorsqu'on laisse le malade se débiliter en ne faisant rien et en le condamnant à des privations forcées. Là, en effet, est toute la question : c'est une place de guerre attaquée qu'il s'agit de ravitailler et non de dégarnir de munitions et de vivres. L'urémie peut être due à une insuffisance rénale; mais elle peut également venir de plus haut, c'est-à-dire d'un manque de combustion nutritive. Il faut donc, en tout cas, *fouetter* l'économie par la strychnine et combattre les accidents nerveux par l'hyosciamine, l'aconitine, la digitaline, etc.

On sait que l'urée, par la chaleur humide, se décompose en acide carbonique et en ammoniaque ; or, comme Frerichs l'a fort bien fait observer, il peut se former ainsi un carbonate d'ammoniaque dans le sang, donnant lieu à un état adynamique ou typhoïde. M. Pasteur a fait voir qu'il se forme alors des mycrophytes ou microzoaires, *aérobies* ou *anaérobies.* Sans doute ces infiniment petits existent — et il serait étonnant qu'ils n'existassent point en présence de cette dépression vitale — mais sont-ils cause ou effet? *That is the question.* Mais, dira M. Jaccoud, vous ne comptez pour rien la *créatinémie?* ou bien, selon M. Gubler, l'*urinémie?* Dans les conditions normales, les reins ne fabriquent rien ; ils se contentent d'éliminer les produits inassimilables ou *déchets organiques.* Il n'y a que chez les oiseaux et les reptiles que cela a lieu, parce que les reins ont un système porte, et peuvent ainsi suppléer le foie. D'ailleurs, tous ces principes extractifs qu'on rapporte à l'urine, tels que la *créatine,* la *leucine* l'*eurochrome,* auxquels on a attribué l'urémie, se constatent également dans le sang et les tissus normaux ; ce qui n'est nullement étonnant, puisqu'ils ne sont que des modifications ou dérivés de l'urée.

Enfin on a parlé de l'hydrémie, théorie si magistralement développée par Traube, et qui expliquerait beaucoup de congestions ou épanchements séreux ; mais encore faut-il relever la vitalité par les alcaloïdes et les arséniates. Or, c'est encore ici que triomphe la dosimétrie. En vain les allopathes diront qu'ils font le nécessaire ; on leur objectera qu'ils font le superflu en débilitant leurs malades par des potions qui n'ont de valeur que pour le pharmacien. Dans les hôpitaux on donne énormément de *bouteilles ;* on dirait une course au clocher à qui prescrira le plus *magistralement.* Le fait est que le *magister* est ici le malade, qui répugne à toutes ces drogues plus ou moins nauséabondes et les introduit autre part que dans son estomac. — D'ailleurs, en gorgeant les malades de tisanes et de potions on ne fait qu'augmenter l'hydrémie, qui souvent dégénère en anémie aiguë.

Nous pensons que ces considérations suffiront pour faire voir aux médecins qui se traînent encore dans l'ornière de l'allopathie, combien il est urgent, pour leurs malades comme pour eux-mêmes, de se rallier à la dosimétrie. Il ne s'agit plus des mythes de l'homœopathie, mais d'une thérapeutique où tout le monde voit clair parce qu'elle se manifeste par ses effets.

Pendant quelque temps encore les vieux médecins pourront agir sur leurs jeunes confrères par une sorte de terrorisme, et les forcer de quitter leurs localités (ainsi que cela s'est vu), mais le public fera justice de ces iniquités qui tournent, après tout, à son désavantage, puisque les clients restent en face de l'ancienne médecine.

Enfin, pendant quelque temps encore on pourra tenir la dosimétrie dehors de l'École et des Académies; mais elle ne fera pas la bévue de frapper à leurs portes. Elle a, Dieu merci! une assez vaste clientèle pour se passer de toute sanction officielle. Les lecteurs du *Répertoire* ont pu lire dans le numéro du 15 février de cette année, l'étrange campagne pour empêcher la dosimétrie d'être expérimentée dans les hôpitaux militaires, en France. Si le Ministre de la Guerre avait la faiblesse d'obtempérer à ce *veto* extra-officiel, à qui nuirait-il si ce n'est à sa propre administration. Agent responsable, il a sous lui des conseils irresponsables; son devoir est de leur demander des avis basés sur des faits et non sur le caprice de tel ou tel bureaucrate. Ce que nous ne disons ici n'est pas pour la dosimétrie, car — encore une fois — elle peut se passer de toute consécration officielle, mais dans l'intérêt même de l'armée. Au reste, beaucoup d'officiers de santé nous ont déclaré qu'ils ne demandaient pas mieux que de traiter par la méthode nouvelle, qui leur donnerait toute sécurité, tandis qu'avec la méthode ancienne ils ne savent jamais où ils en sont.

Nous terminons donc cet article en donnant le conseil à tous les médecins qui ont l'avenir devant eux, de se rallier à la dosimétrie et de mépriser les clabauderies qui tendent à les en dégoûter, et même, au besoin, d'en appeler franchement au public contre ceux qui voudraient leur nuire dans leur intérêt et leur réputation.

Nous ne savons jusqu'à quel point ils ne pourraient recourir aux tribunaux. Si la malveillance s'est introduite dans le corps médical, c'est par suite de la faiblesse de ceux qui en sont victimes.

CIII

De la curabilité de la phthisie pulmonaire.

Nous recevons de M. le docteur Lescalmel (de Marseille) une brochure : *La phthisie pulmonaire et la médication arsénico-phosphorée comparée avec les divers traitements connus,* avec cette suscription : « A Monsieur le professeur Burggraeve, l'immortel fondateur de la dosimétrie, faible témoignage de l'admiration de l'auteur(!). » C'est peut-être pour cela que, dans son travail, la dosimétrie n'est pas citée une seule fois — l'auteur la croyant sans doute déjà de l'autre monde. — Cependant il y a dans le *Répertoire de médecine dosimétrique* tels articles de fond, telles observations qui auraient mérité de figurer dans un travail qui compare un traitement *nouveau à tous les traitements connus.* Pour notre part, nous avons toujours admis et écrit qu'il n'y a pas de traitement spécial ou spécifique de la phthisie, mais une méthode ; et c'est en cela que la dosimétrie diffère de *tous les traitements connus,* qui ne sont, à tout prendre, que de l'empirisme. La phthisiose, ai-je dit, est un appauvrissement du sang et partant un épuisement de la vitalité ; et c'est de la même façon que l'a jugée le médecin anglais Bennett dans ses *Recherches sur le traitement de la tuberculose,* quand il dit : « La phthisie n'est qu'un symptôme, le vrai mal c'est la vitalité épuisée et affaiblie ; ainsi quand dans une forêt un arbre est attaqué par des insectes, ou des parasites de toute espèce, ce n'est qu'en apparence qu'ils sont cause de la maladie et de la mort : un arbre jeune et vigoureux résiste à leurs attaques par sa vitalité même ; étant plein de vie et de sève, il ne craint pas de tels ennemis ; s'ils se saisissent de son compagnon, c'est qu'il est déjà malade et épuisé ; le vrai remède n'est pas de gratter et détruire les parasites, car d'autres leur succéderaient, mais d'éloigner toutes les causes de mauvaise santé et de

33

maladie; il faut donc remonter la vitalité organique de l'arbre, en renouvelant, en arrosant et fumant la terre autour des racines; le protéger, en un mot, contre toute influence pernicieuse. Ce n'est qu'ainsi qu'on peut espérer d'arrêter la marche du mal et rendre l'arbre à la vie et à la santé. Si le succès couronne nos efforts, l'arbre se débarrassera peu à peu de se ennemis et regagnera sa vigueur et sa beauté d'autrefois. »

Voilà ce que le médecin anglais écrivait en 1874. Or, le *Répertoire* de 1872-1873 contient un article (p. 21-26) intitulé : « De l'emploi dosimétrique de l'acide arsénieux et de ses sels », relatif aux principales préparations arsenicales, leurs indications, leurs doses. « C'est, disions-nous, une gamme thérapeutique à laquelle le médecin doit avoir constamment recours, tant pour relever la vitalité que pour empêcher les altérations du sang. » Des tracés sphygmographiques *font voir* les effets du médicament; il ne saurait donc y avoir doute à cet égard et les plus sceptiques doivent se rendre à l'évidence.

Dans un autre article (même année, p. 149) : « Emploi des médicaments régularisateurs du pouls : digitaline, acide phosphorique, sulfate de strychnine », nous démontrons que les saignées répétées accélèrent la circulation et augmentent ainsi le calorique morbide, tandis que les alcaloïdes le font tomber.

Toujours la même année (1872), dans un article : « De la chloro-anémie et de son traitement par l'ergotine, la cicutine et l'arséniate de fer, » nous faisons voir que la chloro-anémie, en tant qu'insuffisance des globules rouges du sang, a des sources diverses, et qu'il ne s'agit pas tant de donner du fer que de réveiller les organes de leur torpeur (p. 165-167).

Dans une communication faite, cette même année, par M. le docteur Du Cazal (Oran), intitulée : « Faits cliniques : 1° Tuberculose pulmonaire au troisième degré; emploi de l'arséniate de soude, de la digitaline et de la codéine; 2° Broncho-pneumonie chronique; emploi de l'arséniate de soude et de la narcéine », nous touchons la question de la transformation des globules blancs en granulations miliaires, question si importante puisque sa solution peut seule nous amener à un traitement rationnel, en laissant de côté toutes les vues abstraites de la genèse fortuite des tubercules (373-380).

Dans un article : « Emploi dosimétrique de l'arséniate de caféine dans le travail de la dénutrition », nous faisons voir que le café est un aliment compensateur, c'est-à-dire qu'il permet de prendre une quantité de matières azotées moindre que l'exige le travail ordinaire de la nutrition; qu'il supplée ainsi à l'insuffisance alimentaire, surtout dans la classe ouvrière; partant, que la caféine arrête ou diminue le mouvement de décomposition dans les maladies fébriles, telle que la tuberculose pulmonaire (p. 517-521).

Dans le *Répertoire* de 1874, on lit un article : « Essai sur la nutrition.— Emploi dosimétrique de l'acide phosphorique, du sulfate de strychnine, dans les maladies de consomption », article dans lequel nous examinons le rôle de l'acide phosphorique dans l'économie et faisons voir qu'il existe à l'état de phosphate acalin et alcalino-terreux dans toutes les parties du corps, notamment dans les os, où la plus grande partie est immobilisée ou soustraite aux échanges moléculaires ; qu'il faut donc constamment l'introduire par voie d'alimentation ou de médicamentation ; qu'ainsi le cerveau a besoin d'acide cérébrique et oléo-phosphorique ; le sang de phosphate de soude ; les muscles de phosphate de potasse, et que, dans la phthisie pulmonaire, le phosphate de chaux peut arrêter les productions tuberculeuses en les crétifiant (p. 81-85).

Dans un article : « Maladies proliférantes et leur traitement dosimétrique », nous revenons sur la prolifération de certaines maladies, telle que la tuberculose, que nous faisons remonter aux globules blancs du sang, proliférant une fois qu'ils rencontrent un terrain propre, comme l'ivraie dans les champs ; doctrine qui a cela de bon qu'elle est d'accord avec le traitement qui réussit le mieux dans la phthisie, c'est-à-dire par les arséniates, tandis que l'empirisme conduit à des médications abandonnées bientôt pour des panacées nouvelles (p. 358-360).

La même année, dans un article : « De la contagionabilité de la tuberculose », nous reprenons la question soulevée, au Congrès de Lille, en 1874, par M. Chauveau (de Lyon), et faisons voir que les expériences auxquelles il s'est livré ne sont pas assez concluantes, parce qu'il n'a pas procédé par inoculation directe. Ainsi il n'est pas plus étonnant de voir de jeunes animaux devenir phthisiques pour avoir mangé des viandes gâtées par des tubercules, que de jeunes enfants par suite d'une nourriture frelatée. Cette question, qui s'est reproduite dernièrement à l'Académie de médecine de Paris, c'est-à-dire *l'emploi des viandes provenant d'animaux tuberculeux*, est de la plus haute importance (p. 28-31).

Un peu plus loin, dans un article : « Phthisiose sèche, résorption de tubercules », par M. le docteur Dejumné (Ostende), il s'agit d'un cas qui, si d'autres viennent le confirmer, permettra d'espérer d'arrêter la tuberculose à son début. Il est vrai que l'état de marasme de l'individu s'est présenté à un âge (45 ans) où d'ordinaire la phthisie ne s'évolue plus. Il faut y voir la phthisie sèche des auteurs. L'important, c'est que le marasme s'est arrêté par l'administration de granules d'arséniate de soude de potasse, de digitaline, de codéine, d'hydro-ferro-cyanate de quinine (p. 37-38).

Dans un article subséquent : « Sur la nature de la phthisie pulmonaire et son traitement dosimétrique », nous revenons sur l'origine des tubercules, c'est-à-dire les globules blancs ou leucocythes. Cette opinion vient d'être également soutenue par deux médecins anglais, MM. Williams père et fils, dans un travail traduit de l'anglais par M. le docteur Duranty (de Marseille). De jour en jour la doctrine de la spécificité tombe pour rentrer dans les lois de la physiologie. Cet article a une grande importance au point de vue du traitement de la phthisie par les arséniates (p. 56-57).

Un article subséquent relate les expériences de M. le docteur L. Bouyer (de la Creuse) sur l'emploi du lait arséniaté. M. Bouyer soumet des vaches à l'acide arsénieux dans les fourrages et il obtient ainsi un lait *antiphthisique* dont il a constaté les bons effets. La notoriété qu'il s'est acquise dans son pays prouve les succès qu'il obtient. Nous avons insisté pour que de pareilles étables soient établies dans les grands centres de population. Ce serait peut-être le moyen d'arrêter la phthisie à son origine (p. 143-144).

Dans un article : « Inoculation de la tuberculose pulmonaire », nous revenons sur la question de savoir si le virus tuberculeux est contagieux et partant inoculable. C'est, comme nous l'avons dit, M. Chauveau qui a soutenu cette opinion au Congrès de Lille, et, après lui, M. Vilemin s'en est fait l'écho en France ; mais en Angleterre la fausseté de cette proposition a été démontrée, et, en 1874, un modeste médecin de Montbazon, M. le docteur Metzguer, est venu déclarer à l'Académie de médecine de Paris que ce que ce docte corps avait admis sur la foi de M. Vilemin, est le contraire de ce que l'expérimentation fait voir. L'Académie — qui est prête à tout entendre — a opiné, cette fois encore, du bonnet. *E sempre bene !* Mais en admettant qu'il s'agisse d'un virus, encore faut-il un antidote, comme le mercure dans la syphilis. Cet antidote ce sont les arséniates, comme l'ont fait voir MM. les docteurs Papillaud et Bouyer (p. 70-71.)

En 1875, dans un article : « Le sang considéré comme source des homœomorphies et hétéromorphies », nous exposons la doctrine de Cohnheim, d'après laquelle les globules blancs du sang ou leucocythes émigrent des vaisseaux capillaires. Déjà, en 1838, M. le professeur Gluge, de Bruxelles, signalait le déplacement de ces globules sur la surface extérieure des vaisseaux de la membrane natatoire de la grenouille et leur progression à l'intérieur des tissus, et Kœlliker a fait voir au microscope, la conversion de ces globules en corpuscules purulents.

Des discussions se sont élevées sur l'origine des cellules émigratrices, que des histologues veulent faire provenir de l'endothélium. Cela pourrait être vrai pour quelques productions morbides, par exemple, l'épithélioma et le cancer, mais cela ne change rien au fond de la question. « Les globules blancs sont des espèces d'organites monocellulaires; ils se nourrissent, ils incorporent des particules ténues et peuvent devenir le point de départ de la formation de certains éléments définitifs, tels que ceux du tissu conjonctif et même du tissu épithélial (sans compter le rôle qui leur revient dans la production des hématies ou globules rouges). Les leucocythes peuvent ainsi être rapprochés des cellules blastodermiques; de même que celles-ci constituent le point de départ de divers tissus. Les globules blancs, que l'émigration jette incessamment dans la circulation interstitielle, assurent l'entretien des éléments histologiques, lorsqu'ils se trouvent développés. » De qui sont ces paroles? D'un honorable professeur de l'Université de Gand, y professant l'histologie normale et pathologique, membre titulaire de l'Académie royale de médecine de Belgique, et qui a fait le rapport sur la question du concours de 1877 : « Des rapports existants entre l'émigration des globules du sang et de l'inflammation. » Tout cela n'est qu'une curieuse mais « inutile histoire naturelle » si à côté ne se trouve le traitement. C'est de quoi l'École se préoccupe fort peu — on pourrait même demander en quoi l'histologie peut être utile au traitement puisqu'on attend que la lésion matérielle ou anatomo-pathologique existe. Tous les troubles vitaux sont traités de moulins à vent; mais les organiciens sont loin d'avoir la bravoure du héros de Cervantes; ils attendent que le moulin se soit arrêté, c'est-à-dire la mort du malade. Hippocrate n'a pas eu besoin d'être histologue pour savoir que tout est dans le sang et que c'est la virtualité de ce dernier qu'il faut entretenir, au lieu de le soumettre à des déperditions inutiles et nuisibles; mais, au contraire, apporter constamment de la force à l'organisme. Les congestions elles-mêmes sont plutôt passives qu'actives, car le sang artériel rafraîchit les tissus, tandis que le sang veineux les échauffe. Il serait bien malheureux que la nature eût entendu autrement l'équilibre fonctionnel, et que nos organes fussent constamment compromis par leur mouvement; ce serait une machine mal agencée. La nature est trop habile ouvrier pour cela. Mais il n'en est pas de même quand le sang est appauvri et que la transformation des leucocythes en globules rouges ne se fait pas régulièrement; les tissus s'infiltrent de lymphe et les globules blancs ne tardent point à y immigrer, comme dans un milieu convenable à leur développement; ce sont les irritations qui les y appellent; ils se portent vers ces points, y prolifèrent et donnent lieu, tantôt à des abcès, tantôt à des granulations qui s'entourent de cellules caséeuses et produisent ainsi les tubercules. La phthisie à son origine est donc une chloro-anémie. La conséquence de ce que nous venons de dire est : qu'il faut, avant tout, reconstituer le sang, et on comprend l'importance du traitement arsénico-phosphoré dans ces cas, en y joignant toutefois les autres arséniates, principalement l'arséniate de strychnine ou, mieux encore, l'hypophosphite de strychnine.

A ces articles nous pourrions ajouter les cas, nous n'osons dire de guérison, mais d'amélioration, du docteur Gressot, insérés dans le *Répertoire* de 1878.

Sans doute on ne saurait dire que la phthisie pulmonaire confirmée est guérissable, mais on peut du moins retarder sa marche.

Nous ne pouvons mieux terminer cet article qu'en reproduisant ici la première observation de M. Lescalmel :

17 mai 1870. — M. L..., 19 ans, employé de commerce, grand, élancé, tempérament lymphatique — le père mort à 40 ans d'une diathèse rhumatique cardiaque — le grand-père goutteux — la grand'mère faible de poitrine.

État du malade. — Épistaxis très-abondants chaque jour, sans céphalalgie ni symptômes aigus quelconques — faiblesse — anémie — toux fréquente — oppression légère à la moindre fatigue — pas d'expectoration — au sommet, en arrière, craquements secs étendus, très-perceptibles — expiration prolongée — matité — creux sus-claviculaire très-prononcé — au poumon droit rien de saillant.

Diagnostic. — Phthisie pulmonaire au début, d'origine arthritique.

Traitement. — Séjour à la campagne. Exercices corporels, nourriture tonique, sirop d'hypophosphite arsénié, 30 grammes par jour, en deux fois, une demi-heure avant le repas.

11 juin. — Moins d'épistaxis — fièvre tous les soirs — toux plus intense — expectoration le matin, au réveil. — Traitement : augmentation du sirop — sulfate de quinine, 30 centigrammes en deux pilules, avant la fièvre, pendant plusieurs jours.

16 octobre. — La fièvre a cédé ; les épistaxis ont cessé ; les forces sont revenues ; plus de toux, d'oppression. — *Paraît guéri.*

Aux premiers froids l'affection se renouvelle : fièvre tous les soirs — toux fréquente le jour, quinteuse la nuit — expectoration assez abondante — amaigrissement — faiblesse — perte d'appétit — au sommet gauche, en arrière, craquements humides, mêlés de secs, à droite et à gauche, respiration rude. — Traitement : sirop d'hypophosphite arsénié, 45 grammes par jour — vésicatoire au sommet droit, laisser suppurer quelques jours — sulfate de quinine, 30 centigrammes avant la fièvre — alimentation riche — vin généreux.

23 octobre. — Fièvre a cédé — respiration plus facile, toux moins fréquente — appétit bon — même traitement et régime.

31 octobre. — Mieux continue. — Le malade cesse le traitement arsenical malgré l'avis du médecin.

8 novembre. — Accès de fièvre très-intense — aggravation de tous les symptômes d'auscultation : craquements humides au sommet gauche en arrière, secs à droite, aux fosses sus et sous-épineuses, murmure respiratoire obscur partout, aspiration prolongée : sulfate de quinine, 50 centigrammes en trois pilules.

9 novembre. — Pas d'accès — même dose de quinine.

13 novembre. — Fièvre continue, sueurs abondantes : tartre stibié 15 centigrammes, sirop diacode 30 grammes, eau de laurier-cerise 2 grammes, eau 120 grammes, par cuillerées toutes les heures, à partir du matin — éviter les vomissements par la glace, la position horizontale le repos absolu ; pas d'aliments dans la matinée.

14 novembre. — Les vomissements, après quelques cuillerées de la potion, ne cessent pas. — Suspend la potion pour la reprendre le lendemain — le malade est très-fatigué, anéanti.

15 novembre. — La tolérance ne s'établit pas, face décolorée, pouls faible et très-fréquent, sudation froide abondante — renonce au tartre stibié. — Prescris pour le lendemain : ipéca concassé, 2 grammes dans une décoction d'un litre, à prendre par demi-tasses toutes les heures.

16 novembre. — Pas de vomissement — le litre a été absorbé — bouillon froid, le soir soupe légère et vin de Malaga. — Demain matin même dose d'ipéca et régime.

18 novembre. — Fièvre a cédé — suspend la médication — alimentation et vin généreux.

20 novembre. — Plus de fièvre — hier soir quinte de toux très-intense : chloral 2 grammes avec sirop d'oranges ; reviens au sirop d'hypophosphite arsénié, 15 grammes par jour en trois fois, une demi-heure avant les repas.

27 novembre. — Le malade s'est levé trois heures — appétit bon : 60 grammes de sirop.

6 décembre. — Amélioration progressive — le malade sort en voiture — 15 grammes de sirop — toux très-fréquente — expectoration modérée.

15 décembre. — Mieux — plus de fièvre ni de sueurs nocturnes — toux s'améliore — signes d'ausculation s'éloignent.

25 décembre. — Convalescence complète — accidents généraux ont cessé — état local amélioré. Le malade se croit guéri. Invité à persévérer dans la médication arsénico-phosphorée en diminuant la dose de sirop peu à peu.

14 avril 1871. — Hiver passé sans accidents — toux assez fréquente avec expectoration — respiration un peu rude avec aspiration prolongée, craquements secs disséminés au sommet, à gauche en arrière.

10 août. — Toux quinteuse, fatigante, oppression — part pour la campagne — reprendre le sirop d'hypophosphite arsénié.

20 novembre. — Toutes les apparences de la santé; suspend tout traitement.

12 mai 1872. — Passé tout l'hiver sans garder la chambre — repris ses occupations — déclaré bon pour le service par le Conseil de révision. A l'auscultation même état qu'au début, c'est-à-dire que les craquements persistent.

Depuis trois ans revois le malade, dont la santé se soutient. — Espoir de guérison.

Nous dirons, avec l'auteur, que ce n'est qu'un espoir. *Hæret lethalis arundo.*

Quant au traitement, on ne saurait contester qu'il n'ait été méthodique; mais le traitement dosimétrique eût été moins fatigant pour le malade et plus efficace, puisqu'il eût permis d'amener une résolution complète de la pneumonie, et par conséquent la marche régressive des tubercules, si tant est qu'ils existent — ce que l'observation microscopique n'a pas permis de constater. En effet, il n'y a certitude absolue que pour autant qu'on trouve dans les crachats des fibres élastiques des alvéoles pulmonaires. Nous ferons, du reste, observer qu'il n'y a pas eu, à proprement parler, fièvre hectique, tandis que dans le cas relaté par le docteur Gressot tous ces signes de la phthisie confirmée ont existé. Ce ne sont pas tant les tubercules qui tuent les phthisiques que les inflammations leucythémiques. Pendant tant d'années que nous avons passées à l'amphithéâtre, ayant eu à ouvrir de centaines de cadavres de phthisiques, nous avons rarement constaté de vrais tubercules ou plutôt de granulations grises où l'on pût reconnaître les éléments histologiques de la maladie, mais presque toujours des suites d'inflammations caséeuses : pleurésies, pneumonies, entérites, péritonites, etc. De sorte que nous nous demandons si la phthisie granuleuse est aussi fréquente qu'on le prétend. C'est dans la conjonctivite que nous avons constaté surtout les granulations, parce qu'ici les désordres peuvent être reconnus du vivant même.

Il y a donc à considérer dans les maladies de poitrine : d'abord la prédisposition, qui est une leucythémie qu'il faut combattre par les arséniates ; ensuite la cause occasionnelle : un rhume, une bronchite, une pleurésie, une pneumonie, etc. ; la marche de la maladie, tantôt aiguë, tantôt chronique d'emblée, et nécessitant les défervescents : aconitine, vératrine, ou les altérants : arséniates iodés ; les désordres organiques : infiltrations caséeuses, suppurations et la fièvre de consomption à laquelle il faut opposer la quinine, la caféine ; tandis que la toux doit être calmée par l'iodoforme, la codéine, etc.

Dans cette période le traitement aura pour résultat de retarder la marche du mal, mais, en aucun état de choses, d'amener une guérison radicale. Quelque vif que soit le désir d'obtenir ce résultat, il ne faut pas aller jusqu'à se faire illusion au détriment de l'art lui-même et de la confiance qu'il doit inspirer au public.

Nous terminons ici nos remarques, espérant que lorsque notre confrère de Marseille donnera une deuxième édition de son travail, il n'y oubliera pas la dosimétrie.

CIV

Fusion de la médecine homœopathique dans la médecine dosimétrique.

La Société médicale homœopathique de Northern New-York, dans son dernier meeting annuel, a adopté la résolution suivante :

« Attendu que la théorie de la dynamisation annoncée dans l'Organon a donné lieu à une méthode de préparation *extravagante* et *discutable*; que cinquante années d'expérience ont assez démontré son manque d'efficacité pratique, qu'aucune raison suffisante n'appuie ce principe *fantaisiste,*

» Nous décidons que si cette théorie peut être occasionnellement appliquée au point de vue *psychologique* (1), elle est encore si obscure, si incertaine et différente du principe *Similia*; elle n'est pas digne d'être acceptée dans la profession homœopathique. »

Voilà donc un grand pas de fait! Ainsi tombera cette médecine de *mythes* qui faisait que les homœopathes ne pouvaient se rencontrer sans rire.

La dignité de la médecine y gagnera, car il n'y a rien qui déshonore une profession comme ces sortes d'appâts jetés à la crédulité publique.

Que les homœopathes gardent leur principe *Similia similibus*; ils en sont parfaitement maîtres; et cela importe peu puisqu'ils vont se servir de médicaments *réels*. C'est ce que la plupart d'eux faisaient déjà, ayant adopté les médicaments dosimétriques.

Que feront maintenant les allopathes? Persévèreront-ils dans leur pharmaco-galénisme? Mais le public ne veut plus de médecines noires; et d'ailleurs beaucoup de médecins en faisant de l'expectation ont fait

(1) C'est-à-dire imaginaire,

voir combien est faible leur confiance dans les médicaments composés.

La lettre suivante, que nous avons reçue ces jours derniers d'un honorable confrère, fera connaître la véritable situation des médecins à cet égard.

Hensy, le 28 février 1878.

Monsieur le professeur Burggraeve,

J'avais à peine lu les premiers énoncés de votre bienfaisante doctrine, que je vis en elle le signe d'une ère nouvelle pour la médecine (c'est-à-dire pour l'humanité), et je me promis bien de ne pas attendre la fin de l'année pour offrir au *Répertoire* le témoignage des succès que je tâcherais d'obtenir au moyen des instruments que vous mettez à la disposition de tout le monde.

Trop brillante illusion! Les choses ne vont pas aussi vite.

D'abord il ne s'agit pas, sous prétexte d'apporter ma pierre à l'édifice, de vous expédier une nouvelle édition du *pavé de l'ours*; et, d'un autre côté, le champ de ma clientèle est bien restreint, car il y a dix ans que j'étais résolu à me retirer tout à fait de la pratique, et ce n'est que grâce au séjour à la campagne et à un exercice actif du système musculaire que j'ai recouvré assez d'énergie pour oser reprendre le travail intellectuel. Il est donc assez rare pour moi de rencontrer des cas présentant un certain intérêt, surtout d'avoir des affections aiguës à juguler — car ils sont rares les campagnards qui appellent le médecin avant d'avoir épuisé les moyens empiriques.

Enfin, autre raison, faut-il l'avouer? — Lorsqu'on a fait pendant cinquante ans de la médecine allopathique; remué, par conséquent, des centigrammes et des grammes, en plus ou moins grand nombre, de substances pourtant bien actives, on se trouve ahuri — tant est grand le préjugé — à l'idée qu'on va administrer, coup sur coup, un alcaloïde qui, même sous un bien petit volume, pourrait causer la mort; et on ne se représente pas assez qu'à la dose d'un milligramme ou d'un demi-milligramme les poisons réputés les plus violents ont perdu leur propriété nuisible.

Lorsque j'employais, il y a quarante ans, en frictions, soit sur les membres atrophiés d'enfants rachitiques, soit pour rappeler l'innervation dans les muscles paralysés par suite de compression des filets nerveux, soit pour conjurer l'imminence de ramollissements musculaires, la

strychnine — que j'aime à vous entendre appeler votre *cheval de bataille*
et que je me sens tenté de nommer le *grand redresseur* — j'aurais
frémi à l'idée d'employer cet agent à l'intérieur (tant je me sentais menacé
d'anathème), oubliant combien ses sels sont solubles et partant divi-
sibles.

Ce n'est que longtemps après que je me suis enhardi peu à peu
— mais dans de rares occasions — à administrer intérieurement cet
alcaloïde à des doses presque allopathiques.

Mais c'est vous, très-honoré professeur, qui m'avez fait comprendre
combien fréquemment on peut avec fruit, recourir à son usage.

J'ai eu l'honneur de vous dire pourquoi je n'ai pas apporté jusqu'ici
ma pierre à l'édifice que vous élevez avec tant de persévérance ; ce n'est
pas cependant que je manque entièrement de matériaux, mais je voudrais pouvoir apporter des faits à l'interprétation desquels on ne pût pas
venir opposer les mots : Erreur de diagnostic ? Illusion ! Fausse alerte ! et
autres objections aussi faciles à élever.

Je me borne donc, pour aujourd'hui, Monsieur le Professeur, à vous
dire que je ne sais quoi le plus admirer : de votre clairvoyance ou de
votre énergie, et à vous féliciter sur la nouvelle étape atteinte par
votre apostolat, c'est-à-dire sur la réalisation de votre prédiction faite
le 5 décembre dernier à la séance de la Société dosimétrique de
Paris, non-seulement en voyant la Presse médicale mise en demeure
de s'expliquer, mais encore en entendant ce qui se dit entre confrères.

Dr LEMARCHAND.

Telle est en effet la situation d'esprit du plus grand nombre des
médecins qui n'ont pas secoué le joug de l'École, ou plutôt l'espèce
d'horreur qu'elle leur a inspiré des alcaloïdes en général et de la strychnine en particulier.

C'est qu'ici encore l'École est allopathe, c'est-à-dire qu'elle a fait de
ces substances si délicates, si quintescenciées, le *pavé de l'ours.*

Pour le prouver il suffit d'ouvrir le *Manuel de matière médicale de
thérapeutique comparée et de pharmacie,* de Bouchardat, qui est encore
classique et que tout médecin allopathe consulte. Nous lisons, à l'article
strychnine :

« Sur un homme sain, 1 centigramme de strychnine a des effets très-
prononcés ; 2 ou 3 centigrammes suffisent pour tuer un chien de forte
taille en produisant des accès de tétanos qui, en se prolongeant, s'opposent
à la respiration jusqu'au point de produire l'asphyxie complète et la mort. »

M. Bouchardat prescrit les formules suivantes :

N° 1. *Pilules de strychnine.* — Strychnine pure 1 décigramme, conserve de cynorrhodon 2 grammes ; mêlez exactement et faites 24 pilules égales et argentées, afin qu'elles ne se collent pas les unes aux autres.

N° 2. *Poudre de strychnine et d'oxyde de fer.* — Strychnine 1 décigramme, oxyde noir de fer 5 grammes, poudre de sucre et de gomme *ana* 5 grammes ; mêlez et divisez en 10 paquets. Un paquet chaque jour.

Le danger de ces préparations c'est d'être insolubles ; elles s'accumulent donc dans le tube intestinal et, un beau jour, on a une explosion formidable. C'est ce qui nous est arrivé chez un malade auquel nous donnions l'extrait alcoolique de noix vomique, pour une commotion de la moelle épinière avec paraplégie. Un matin le malade fut lancé hors de son lit et aurait pu être tué du coup. Ainsi une ou deux pilules ou un paquet de strychnine par jour, d'après la prescription de Bouchardat, peuvent présenter un danger réel.

Prenons l'*aconitine.* On sait que cet alcaloïde ralentit la respiration, la circulation, au point de produire cet état particulier qu'on nomme *aconitisme,* et qui fait presque passer l'individu à l'état d'animal à sang froid ; c'est donc une arme puissante dans les affections aiguës ; mais dans les maladies chroniques, surtout du cœur, il peut y avoir danger à l'employer si elle n'est pas exactement dosée et en granules presque instantanément solubles. Or voici la prescription de Bouchardat :

Pilules d'aconitine. — Aconitine 5 centigrammes, poudre de réglisse 1 gramme, sirop ordinaire q. s. ; faites s. a. 16 pilules. A prendre 1 toutes les heures.

Ici, même observation que pour la strychnine : l'aconitine préparée ainsi n'étant pas soluble s'amasse dans le tractus intestinal et fait l'effet du *pavé de l'ours.*

Pour la vératrine Bouchardat donne la même prescription ; la même observation y est donc applicable. Les lecteurs du *Répertoire* connaissent la méthode défervescente du professeur Liebermeister, de Tubingue. Dans la fièvre typhoïde il donne des pilules de vératrine contenant chacune 5 milligrammes de vératrine, toutes les heures une, jusqu'à ce qu'il survienne un état nauséeux prononcé ou des vomissements. « Généralement, dit-il, quatre à six pilules suffisent ; le collapsus qui, à cause de l'abaissement rapide de la température, succède facilement aux vomissements, n'est pas dangereux, même pour des individus atteints de typhus. » Nous ne voudrions pas en prendre la responsabilité. M. Liebermeister donne les pilules à une heure d'intervalle, mais comme elles ne sont pas absorbées, étant préparées au pilulier, avec des substances inertes, elles s'accumulent dans le canal intestinal et ainsi produisent des effets toxiques. Tandis que les granules dosimétriques, qui sont parfaitement solubles, peuvent être donnés à des intervalles rapprochés (dix à quinze minutes) sans donner jamais lieu à aucun accident.

Voilà pourquoi nous avons réclamé énergiquement contre un contre-facteur des granules Chanteaud, parce que ses pilules, faites au pilulier, présentent un danger réel. Or, quand il s'agit de substances aussi actives que les alcaloïdes, on ne saurait prendre assez de précautions.

Pour en revenir à la déclaration de la Société médicale homœopathique de Northern New-York quant à l'action *psychologique* des doses infini-tésimales, nous dirons que l'hahnemannisme, en entrant dans le giron de la dosimétrie, aura bien mérité de la médecine.

Déjà en sapant l'édifice monstrueux du galénisme et en faisant entrer la thérapeutique dans la voie de la pharmacodynamie, elle a bien mérité des malades et de l'humanité en général, en restreignant le cadre de la médecine organique; « de cette inutile histoire naturelle », comme l'a nommée le docteur Amédée Latour. Que leurs doses *psychologiques* leur soient légères! elles n'ont fait de mal à personne — pas plus que l'ex-pectation (1). Mais il est temps que la médecine soit une science positive et non une momerie d'augures. La chimie pharmaceutique a mis à sa disposition des armes réelles; il faut qu'elle sache s'en servir.

Tel est le but de la dosimétrie et tels sont ses moyens. Il n'y a donc plus aucun motif pour tout médecin qui tient à guérir ses malades sûre-ment et commodément à ne pas entrer dans cette voie. Ne pas le faire ce serait encourir un reproche grave et prouver qu'au-dessus de l'humanité il met ses préjugés d'École.

La dosimétrie ne supprime pas la médecine d'Hippocrate, elle la rend possible; elle met à sa disposition les ressources de la science moderne. Laissons là les récalcitrants; ils formeront la queue, qui n'empêchera pas le corps d'armée d'avancer vers sa conquête, c'est-à-dire le salut de l'hu-manité. *Vox Dei, vox populi,* car le public étant averti s'en mêlera inévitablement.

La dosimétrie est comme toutes les révolutions nécessaires : elle est invincible. A quoi aboutiront les intransigeants? A se faire moquer d'eux.

(1) Bien entendu quand il n'y a pas de péril en la demeure; c'est-à-dire dans les maladies passagères

CV

Du sommeil et de ses moyens dosimétriques.

Les anciens considéraient le sommeil comme le plus grand bienfait
des dieux ; on connaît « l'Invocation au sommeil » de la *Muette de Portici*,
l'une des plus poétiques images de Scribe et des plus belles inspirations
d'Auber. On peut définir le sommeil le repos du cerveau. C'est comme
l'animal qui se couche ; c'est-à-dire que ce n'est qu'après avoir trouvé sa
position qu'on s'endort. D'ordinaire on commence par se mettre sur le
flanc gauche, puis à un moment donné, comme par la détente d'un ressort, on se trouve sur le flanc droit et on s'assoupit. — Qu'est-ce que cet
assoupissement ? Est-ce une hypostase sanguine ? Nullement, car alors
ce serait le coma, ou tout au moins le cauchemar, comme il arrive quand
on se couche après un repas copieux, ou quand la veine porte ne peut
se dégorger complétement par suite d'obstructions. — Il arrive, au
matin, qu'on est comme rivé au lit, et on a des rêves qui ont toutes les
horreurs de la réalité. On est comme étouffé, étranglé. D'où vient cet
état ? Ici c'est une véritable hypostase : le sang veineux reflue dans les
sinus de la moelle épinière et, de proche en proche, jusque dans le cerveau. — Au contraire, quand après une soirée agréablement passée, on
se couche l'esprit riant, les rêves sont de même. Ce sont ceux qui, comme
disaient les anciens, passent par la porte d'ivoire. On éprouve quelque
chose de léger, d'éthéré ; c'est que le cerveau n'est pas congestionné.
Pour arriver à cet état, il faut d'abord un bon régime hygiénique : ne
pas s'occuper trop tard d'études sérieuses, se livrer à une lecture agréable
ou à une conversation entre gens amusants, éviter toute discussion irritante, surtout ne pas manger trop tard, ou boire trop copieusement.

L'habitude de prendre de la bière en trop grande quantité est mauvaise parce qu'elle produit la dyspepsie acide.

Mais on ne saurait toujours forcer le cerveau à s'endormir; la pensée qui est son mode de fonctionnement — comme pour l'estomac digérer — continue souvent à être active après que l'heure du repos a sonné, et si cet état d'activité cérébrale se prolonge, il y a insomnie. D'autres fois il y a souffrance morale ou maladie physique. Que faut-il faire dans ces cas? Faut-il recourir à l'opium? Mais, comme l'a dit Hufeland, le suc concret du pavot est une arme à deux tranchants : il assoupit la douleur, mais ne fait pas dormir, sinon lourdement, parce qu'il congestionne. La morphine a les mêmes inconvénients, quoique à un degré moins prononcé; en outre, elle arrête la digestion; aussi le lendemain on a la tête lourde, la langue pâteuse, mauvaise, comme si on avait fait un excès la veille. La codéine, la narcéine, sont moins actives, mais par cela même ne remplissent pas le but. L'hyosciamine donne des rêves vagues, mais produit la mydriase. D'ailleurs aucun de ces moyens ne produit la sédation vasculaire; or, tant que celle-ci n'a pas lieu, on ne s'endort point. D'ordinaire, par suite des fatigues de la journée, la température du corps augmente de neuf à dix heures du soir; cette augmentation est d'un cinquième de degré centigrade et constitue une espèce de fièvre qui se calme vers minuit. C'est là ce qui fait que beaucoup de personnes ont de la peine à s'endormir avant cette heure. Il faut donc y parer par un repos absolu et des boissons rafraîchissantes. C'est là-dessus que se trouve basé l'usage du thé en Angleterre et en Hollande, suivi d'un verre de vin de Bordeaux à mesure que la nuit avance, car les délayants seuls auraient pour effet d'empêcher le sommeil. Il va sans dire qu'il faut éviter de souper copieusement, à moins de faire, comme on dit, grasse matinée, ce qui est encore une mauvaise habitude, puisqu'elle empêche de jouir de l'air vivifiant du matin.

Voilà pour l'hygiène; mais qui très-souvent ne suffit point chez les individus très-impressionnables et qui se livrent à des travaux de tête. C'est un état maladif, qui exige des moyens médicaux ou thérapeutiques. Or, nous avons déjà dit que les opiacés ne conviennent point; il faut donc d'autres modificateurs, et ceux-ci ne sauraient être empruntés qu'aux sédatifs du système vasculaire : la strychnine, l'aconitine et la digitaline.

Nous parlons d'expérience personnelle : depuis longtemps nous étions tourmenté d'insomnie et avions vainement fait usage de morphine; le matin, nous nous levions fatigué et sans avoir refait nos forces. Cela exerçait une influence fâcheuse sur notre moral, qui était devenu fort irritable. En fin de compte nous eûmes recours à la strychnine, l'aconitine et la digitaline, qui nous procurèrent le calme de la nuit auquel nous aspirions — car il faut avoir subi l'insomnie pour en connaître les rigueurs. Il semblerait que tous les pensers vous débordent à la fois et qu'on se trouve entraîné dans un tourbillon ; on a beau se tourner et se retourner : le sabbat recommence, bourdonne aux oreilles, avec des battements d'artères, comme des coups de bélier. Cela seul prouve que c'est dans ces pulsations exagérées que consiste l'insomnie. Aussi, peu de temps après avoir pris l'aconitine et la digitaline (trois à quatre granules de chaque une demi-heure avant de se coucher), on sent le calme renaître ; et si on observe avec le thermomètre, ce calme coïncide avec un abaissement de la température, d'un quart de degré. Les pulsations artérielles descendent quelquefois à 70 et même 69. C'est le moment le plus favorable de se mettre au lit, et on ne tarde point à trouver un sommeil paisible, pourvu que l'esprit ne soit point préoccupé — car il faut faire la part des impressions morales ou psychologiques.

Dans un mémoire soumis à l'Académie royale de médecine de Belgique par le docteur Cazenave, de la Roche, « sur l'insomnie », et qui a obtenu l'honneur... du dépôt aux archives, cet auteur admet que le sommeil coïncide avec une anémie cérébrale, et l'insomnie avec une congestion de cet organe ; il n'y a, ainsi que nous venons de l'établir, de vrai que cette dernière proposition. Il est si peu exact que ce soit une anémie, que cette dernière, au contraire, empêche de dormir, comme on le voit chez les personnes chloro-anémiques.

Quant aux rêves, l'auteur adopte l'opinion de Jouffroy, c'est-à-dire que c'est l'âme qui veille pendant que le corps repose.

Mais ce repos absolu n'existe point pour le cerveau, qui est à la pensée ce que la rétine est à la lumière, c'est-à-dire que les impressions psychiques persistent et réapparaissent au moindre ébranlement, comme les phosphènes dans l'œil. Seulement, ces impressions sont vagues, et l'esprit a de la peine à les ressaisir au réveil.

L'auteur rapporte l'insomnie à deux groupes de causes : les directes, telles qu'une imagination trop ardente, des passions de l'âme, l'exaltation religieuse, les travaux de tête exagérés, les maladies cérébrales, notamment celles qui sont accompagnées de fièvres ; les indirectes ou symptomatiques, telles que l'ictère, la dyspepsie, la chlorose, la syphilis, la suppression d'hémorrhagies habituelles, le traumatisme, l'alcoolisme. Quant à ces dernières, il faut les calmer par l'aconitine et la digitaline. Ainsi, dans le délire des buveurs, il y a longtemps que nous recourons à ces deux alcaloïdes ; ce qui confirme la théorie de l'insomnie que nous avons exposée plus haut. On calme le cerveau par le cœur. C'est ainsi que se confirme cet aphorisme de Cullen : que la digitale est l'opium du cœur. C'est là ce que nous avons eu en vue en rédigeant le présent article. Il prouvera que la dosimétrie n'est jamais en défaut, tandis qu'avec l'allopathie tout est confusion et empirisme.

CVI

Action extemporanée des remèdes dosimétriques.

Une de ces nuits dernières, vers minuit, je fus réveillé par de violents
efforts de vomissements que faisait ma femme. Elle s'était couchée vers
onze heures, bien portante, mais s'était fatiguée dans un travail de
broderie au métier. Elle avait commencé par sentir une douleur lancinante contournant la côte gauche de la zone épigastrique, et, presque
aussitôt, avait été prise de vomissements de matières blanches, spumeuses,
à petites bulles, preuve qu'il se faisait un grand remous dans l'estomac.
Je crus d'abord qu'en appliquant des compresses d'eau sédative cela se
serait passé ; mais les vomissements continuèrent et rendirent les douleurs
insoutenables ; la peau se couvrit d'une sueur froide, le pouls tomba au-
dessous de la normale, la face se grippa. Le danger devenait donc
pressant. J'eus recours aussitôt à ma boîte de médicaments dosimétriques
et fis prendre à la malade trois granules hyosciamine et trois granules
quassine, afin de calmer et de tonifier l'estomac. Au bout de dix minutes
la malade vomit les granules, disant que c'était fort amer (à cause de la
quassine). Je donnai, derechef, trois granules hyosciamine avec trois
granules iodhydrate de morphine. Il y eut une accalmie d'une demi-
heure, au bout de laquelle les vomissements et les douleurs lancinantes
reprirent de plus belle. Je donnai alors trois granules hyosciamine, trois
granules iodhydrate de morphine et trois granules bromhydrate de
cicutine. Cette fois, la détente se fit, de grosses bulles de gaz sortirent
avec bruit, et la malade s'endormit jusqu'au jour.

Ce que nous voulons faire voir en publiant ce cas, c'est : 1° la merveil-
leuse promptitude avec laquelle les symptômes obéissent aux médicaments
dosimétriques ; 2° la rapidité du secours dans les cas urgents, au milieu
de la nuit. MM. les pharmaciens auront beau se prévaloir de ce

qu'ils nomment leur droit ; il n'y a pas de droit plus impérieux que le salut des malades.

On sait les embarras, le tumulte qu'occasionnent les cas nocturnes : le médecin est sonné au beau milieu de son sommeil ; c'est à peine s'il se donne le temps de s'habiller et il accourt tout essoufflé. L'examen de son malade fait, il écrit sa prescription. Il faut aller réveiller à son tour le pharmacien, qui n'y met pas toujours la même hâte que le médecin : il faut d'abord qu'on s'arrange (lui ou son disciple); puis le remède doit être préparé — souvent en tâtonnant, au risque d'erreurs. Enfin la *bouteille* arrive ! si on n'a perdu qu'un heure c'est peu, mais entretemps le malade a continué à souffrir. On voit que d'inconvénients à déranger MM. les pharmaciens de leur sommeil, et combien il serait plus humain que le médecin eût toujours sa boîte de médicaments sur lui, pour les cas urgents.

Dans le cas que nous venons de rapporter, il s'est agi d'une gastralgie avec coliques violentes; il n'y a pas de doute que de graves accidents en eussent pu être la conséquence. L'hyosciamine et la quassine n'ont pu enrayer de prime abord les vomissements; indépendamment de l'élément *spasme,* il a fallu attaquer l'élément *douleur* au moyen de l'iodhydrate de morphine et du bromhydrate de cicutine. En effet, les douleurs étaient lancinantes, provenant de la moelle épinière ou du moins y irradiant. Or on sait que la cicutine agit spécialement sur les cordons médullaires. Les éthers, qu'on donne ordinairement dans ces cas, indépendamment qu'ils n'auraient pas été supportés, auraient augmenté la torpeur générale. En effet, il ne faut pas perdre de vue que ce sont des anesthésiques, qui empêchent l'hématose. L'abus de ces médicaments a produit et produit encore chaque jour de nombreux inconvénients, surtout d'augmenter l'hystérisme chez les femmes nerveuses. C'est le cas de dire qu'on fait des malades de personnes relativement bien portantes.

Pour nous résumer, le médecin est comme le soldat en campagne, c'est-à-dire qu'il doit être constamment armé. Dans les cas urgents aucune loi ne saurait lui défendre de donner lui-même les médicaments dosimétriques, parce que : *Salus œgroti suprema lex.*

CVII

De l'état puerpéral et des soins qu'il nécessite.

L'Académie royale de médecine de Belgique, siégeant à Bruxelles,
dans quelques-unes de ses séances déjà, s'occupe de l'extension à donner
aux attributions des sages-femmes, en leur permettant — dans les cas
urgents — d'appliquer les instruments : forceps, levier, brisé-crâne, etc.
Nous doutons que ce soit leur rendre service, car quelle que soit leur
habileté, si le cas tourne mal on le leur imputera, sans tenir compte de
la situation.

Mais ce qui importe — dans les campagnes surtout — c'est que les
sages-femmes aient des connaissances de physiologie, afin de régler
le régime de leurs clientes et de ne pas commettre de ces erreurs qui ont
une influence désastreuse pour les suites de l'accouchement. En un mot,
d'éviter les maladies puerpérales. C'est pourquoi nous avons écrit le
présent article.

On sait que le célèbre Hufeland (qui n'était point accoucheur) a écrit
la phrase suivante : « Toute femme enceinte doit être regardée comme
un être à double vie, produisant plus de sang qu'à l'ordinaire; privée,
en même temps, d'une hémorrhagie qui lui était habituelle, et par conséquent plus enclin à la pléthore, à la sthénie qu'à la faiblesse. »

Cette doctrine a eu assez longtemps cours dans la science pour qu'il
en soit résulté une débilitation portant sur la génération entière, parce
qu'elle a été frappée à sa source.

Que la saignée ait ses indications, pas de doute; mais il ne faut pas
l'ériger en système.

Dans un précédent article relatif aux vomissements incoercibles, survenus dans le cours du cinquième mois de la grossesse, nous avons déjà

eu occasion de dire combien le sang de la femme enceinte s'appauvrit à mesure qu'elle approche de son terme ; appauvrissement caractérisé par une diminution considérable des globules rouges et de l'albumine, en même temps que le chiffre de la fibrine s'élève, ainsi que la matière phosphorée et la proportion d'eau.

Cette augmentation d'eau prédispose la femme enceinte aux hydropisies aiguës, du péricarde surtout, de même que la quantité plus grande de fibrine peut donner lieu aux embolies et produire une mort foudroyante. Les syncopes, toujours si dangereuses dans ces cas, sont dues à l'anémie des centres nerveux.

Voilà ce que les sages-femmes doivent bien savoir afin de ne pas soumettre leurs clientes à un régime affaiblissant, par crainte de l'inflammation. Par contre, toute fièvre doit être combattue par l'aconitine, la vératrine, et tout accident nerveux par l'hyosciamine et, au besoin, la strychnine.

Il y a quatre ans, nous visitions la Maternité de Rouen, et M. le docteur Hélot fils, qui nous en faisait les honneurs, nous fit remarquer que les affections puerpérales y étaient l'exception, au point que les registres de l'établissement ne les mentionnaient même pas. Je lui demandai à quoi il attribuait cette heureuse circonstance ; il me répondit : A l'emploi de l'alcoolature d'aconit que feu mon père avait introduit, et auquel on soumet les femmes avant l'accouchement quand on prévoit qu'il doit être laborieux. — Cette pratique est excellente, car on sait que l'aconit a pour effet d'empêcher la fièvre en maintenant la circulation et la calorification dans l'état physiologique.

Mais l'aconit est un remède fort inconstant parce que, tantôt, on emploie les feuilles, tantôt, les racines, et que, d'ailleurs, on ne sait pas si la plante est sauvage ou cultivée, ce qui influe sur son activité. Il est donc préférable d'employer l'*aconitine*, ou l'alcaloïde de la plante, dosée au demi-milligramme, comme dans les granules Chanteaud.

Il en est de même de la vératrine, qui fait également tomber le pouls et la chaleur, sans faire subir à la femme de perte matérielle, car c'est surtout le sang qu'il faut ménager. Les accidents nerveux seront combattus par l'hyosciamine, la codéine, la narcéine, la morphine et, au besoin, par la strychnine.

Chaque fois que le travail a de la peine à s'établir, il faut recourir au sulfate de strychnine et à l'hyosciamine, d'après cette considération, que si d'une part il y a spasme du col utérin, il y a en même temps inertie ou subparalysie du corps de la matrice, de la même manière qu'on l'observe dans la rétention d'urine. Il ne faut donc pas se hâter de recourir aux instruments, la difficulté pouvant être levée vitalement.

Quant au danger que peuvent présenter ces alcaloïdes ils sont nuls, parce qu'on les administre graduellement et qu'on peut ainsi en observer les effets. On ne fait que suivre, pas à pas, les symptômes. C'est pour cela que la dosimétrie est une *méthode* et non un *système*.

Ainsi, nous nommons un système que de donner le seigle ergoté sans raisonner les circonstances qui peuvent en nécessiter l'emploi ou le contre-indiquer.

Nous ferons observer, en outre, que l'ergot de seigle est un produit cryptogamique, un champignon fort dangereux, du moins son *micelium*, résultant de saisons humides, et pouvant produire la gangrène, comme il en existe des exemples. Il est donc préférable d'employer l'ergotine, combinée à la strychnine et l'hyosciamine, dans les cas de pertes utérines, parce que de cette manière on provoque le resserrement du tissu utérin sans fermer sa cavité et, par conséquent, incarcérer le sang. Nous ne saurions assez insister sur ce traitement, qui est tout à fait nouveau dans la pratique des accouchements.

Ainsi, on peut donner, toutes les dix minutes ou tous les quarts d'heure, un granule de ces trois substances (ensemble), jusqu'à ce que toute perte ait cessé.

Une autre précaution que nous croyons devoir rappeler ici, c'est d'empêcher la fermentation des lochies, au moyen de lotions et d'injections au chloral et au sous-borate de soude, dont l'effet est, à la fois, désinfectant et anesthésiant, c'est-à-dire qu'il prévient la fièvre typhoïde des accouchées ou métro-péritonite. On prend communément, pour les lotions, dix parties de chloral, cinq parties de borax et cent parties d'eau. Le pharmacien en chef de l'Hôtel-Dieu de Paris. M. le docteur Hébert, dans une des séances de la Société dosimétrique de Paris, a beaucoup insisté sur l'efficacité de ces lotions et injections en faisant observer que depuis qu'on les emploie à l'Hôtel-Dieu les infections puerpérales ont presque entièrement disparu. On peut encore faire usage d'eau phéniquée, mais son odeur pénétrante fait que les nouvelles accouchées la supportent difficilement.

Ici nous devons faire remarquer combien la sage-femme doit être sévère sur les soins de propreté, surtout passant d'un accouchement à un autre. On a remarqué dans les Maternités que ce sont souvent les internes qui transmettent la contagion. C'est à tel point qu'un professeur d'accouchement a défendu à ses élèves de pratiquer des autopsies, lesquelles, à part des cas extraordinaires, sont tout à fait superflues dans l'état actuel de la science, car ce n'est pas de ce que montre le cadavre, que la femme est morte, mais de l'état d'épuisement vital qui a précédé les lésions organiques. C'est pourquoi on ne saurait assez recommander les incitants vitaux et les toniques en général, pourvu qu'ils n'irritent pas. Ainsi nous insistons fortement sur l'emploi des arséniates de strychnine et de fer, seuls ou combinés, selon l'état des forces ; car il ne faut pas perdre de vue que dans l'état puerpéral il y a toujours de l'anémie. Ces moyens prépareront l'établissement du lait, qu'il ne faut pas confondre avec la fièvre qui précède souvent cette sécrétion et l'empêche de s'établir. Quand cette fièvre est violente, c'est-à-dire que le thermomètre appliqué sous l'aisselle indique 40° c., il faut aussitôt revenir à l'aconitine, à la vératrine et même à la digitaline, qui est le grand calmant du cœur. On donnera un granule, soit séparément, soit ensemble, tous les quarts d'heure, jusqu'à ce que la fièvre tombe.

Aujourd'hui, la thérapeutique des maladies aiguës est basée sur la thermométrie. Il faut se rappeler que la température du corps s'élève d'autant plus rapidement (40, 41, 42° c.) que l'adynamie est plus forte. Or, c'est cet état qu'il s'agit de modérer par les alcaloïdes que nous venons de nommer, et non en restant spectateur du mal.

Avant, il était très-difficile et même dangereux d'agir parce qu'on n'avait que des remèdes grossiers et tout à fait incertains ; mais aujourd'hui, avec les médicaments dosimétriques, la médecine est devenue un art de précision et, ce qui plus est, d'un emploi rapide, sûr et agréable pour le malade, puisqu'elle le dispense de prendre les drogues nauséabondes de la vieille pharmacie. L'expectation dans laquelle se tenaient les médecins, ne saurait donc plus se légitimer aujourd'hui.

Nous pensons que les considérations dans lesquelles nous venons d'entrer trouveront leur utilité pratique, surtout pour les sages-femmes de la campagne, souvent abandonnées à leurs propres ressources. La médecine est, avant tout, une question d'opportunité : perdre des moments précieux c'est souvent perdre son malade. Il faut agir d'une manière rapide, mais sûre, et pour cela avoir le coup d'œil du médecin qui s'acquiert par la pratique, mais qui doit être dirigé par une science sérieuse et non par l'empirisme : c'est-à-dire savoir ce qu'on fait et pourquoi. La vie de la femme qui vient de donner un nouveau membre à la société, est trop précieuse pour l'abandonner à l'ignorance d'une matrone ; voilà pourquoi les sages-femmes doivent bien se pénétrer de leur mission et savoir mériter leur nom, qui leur a été donné afin de les exciter à l'étude : le savoir, c'est-à-dire la sagesse ; et non, comme on dit aux enfants, d'être sages. La loi en leur accordant des prérogatives leur impose également des devoirs, d'autant plus sacrés qu'elles disposent, à la fois, de deux existences. Si elles ont des professeurs distingués, c'est pour profiter de leurs leçons et non pour s'en tenir à des pratiques purement routinières. Si elles ne peuvent employer les instruments dans les accouchements laborieux sans appeler un médecin ou chirurgien anciennement reçu (loi du 19 ventôse an XI) qu'elles ne se plaignent point de cette restriction qui est plutôt une garantie, une sécurité pour leur réputation et la vie de leurs clientes.

CVIII

Maladies aiguës et maladies chroniques.

Nous recevons d'un honorable confrère la lettre suivante, que nous reproduisons ici parce qu'elle touche au fond même de la dosimétrie.

« Monsieur et très-honoré confrère,

» Votre œuvre sera immortelle — comme votre nom — dans les annales de la médecine, mais elle est incomplète. Il vous sera facile de l'achever : votre expérience doit vous donner à cet égard toute facilité.

» Vous avez bien indiqué le traitement des diverses maladies n'ayant pas dépassé la période dynamique ; vous devriez faire un manuel indiquant le traitement le meilleur de toutes les maladies qui n'ont pas été jugulées dès le début — et c'est le cas le plus fréquent dans les campagnes, où le médecin n'est appelé que tardivement. Vous devriez faire aussi un manuel de petite chirurgie ou médecine manuelle.

» Un moyen très-facile de propager votre œuvre serait de faire faire par MM. Landrin et Morice un manuel des maladies du cheval. Tous les médecins, surtout ceux de la campagne, qui n'ont pas de vétérinaire à proximité pour faire soigner leur gagne-pain, achèteraient ce manuel, et le vétérinaire serait le propagateur de votre doctrine médicale humaine. »   Dr X...

Nous tâcherons de satisfaire à la demande de l'honorable confrère ; cependant nous faisons des vœux pour que tout médecin comprenne bien la doctrine de la jugulation des affections aiguës pour lesquelles ils sont généralement appelés à temps, puisque ce sont des cas pressants où l'École se tient dans une stérile expectation, faisant ce que le docteur

Amédée Latour a nommé avec autant de justice que de raison « une inutile histoire naturelle ».

A quoi bon, en effet, laisser s'étendre le cadre nosologique, si ce n'est à faire voir l'impuissance de l'art? Mais, comme le dit l'honorable confrère, le médecin — à la campagne surtout — n'est pas toujours appelé dès le début, mais lorsque la maladie a déjà dépassé sa période dynamique et est entrée dans sa phase organique. C'est donc dans cette dernière forme qu'il a, le plus souvent, à la combattre.

Nous supposerons une pneumonie — inflammation à marche rapide — bien qu'il soit rare qu'elle débute d'emblée, à moins d'être traumatique — et encore, dans ce cas, y a-t-il des prodromes qui laissent au médecin une certaine latitude pour agir.

Dans le premier degré il y a congestion du ou des poumons; mais déjà les râles humides sont assez prononcés pour que le médecin, à l'oreille attentive et exercée, ne puisse s'y tromper; l'inspiration et l'expiration vont diminuant, et les crachats rouillés ne laissent plus de doute. La fièvre est forte et a été précédée d'un frisson violent, indiquant une grande prostration vitale.

Dans le deuxième degré — dont il est quelquefois difficile de fixer les limites exactes, le passage de l'un à l'autre se faisant d'une manière insensible — les symptômes pneumoniques s'aggravent, en même temps que la fièvre, puisque le thermomètre permet de constater 40, 41, 42° c., surtout si la pneumonie est de nature ataxique.

Dans le troisième degré, la fièvre change de caractère et devient erratique; ce qui indique des hépatisations, des infiltrations purulentes et même des abcès ou vomiques.

Il résulte de ce que nous venons de dire que c'est toujours la fièvre qui constitue le danger. Niemeyer a fait voir des pneumonies sans fièvre, comme on peut avoir une lésion chirurgicale sans traumatisme. Nous avons en ce moment, dans notre service, un individu avec des fractures de côtes : il y a eu des crachats rouillés, des râles crépitants et sous-crépitants, de la bronchophonie, de la dyspnée, en un mot tous les symptômes de la pneumonie; cependant, grâce à la strychnine, à l'aconitine, à la vératrine, à l'arséniate de quinine, à la scillitine, notre individu a été arraché au danger, la fièvre ayant pu être maintenue dans les bornes compatibles avec la vie.

On dira qu'il n'y a pas eu lésion de tissus : mais les fractures, les râles crépitants et sous-crépitants, la bronchophonie, les crachats rouillés puis muco-purulents, n'auraient-ils plus leur signification alors qu'il s'agit de dosimétrie ? Le motif pour lequel les allopathes regimbent contre cette méthode c'est qu'avec leur système la mortalité est telle, qu'ils cherchent à la mettre sur le compte de la maladie. Et remarquons qu'il ne s'agit point de vulgaires praticiens : il résulte d'un relevé de Louis, que sur 123 pneumonies traitées dans le service de Chomel, à la Charité, la mortalité a été de 40 — ou d'un tiers.

Voici quelques autres relevés que nous empruntons à la *Clinique médicale* de Bouillaud : Sur 99 pneumoniques reçus dans le service de Guéneau de Mussy, 38 — ou les trois cinquièmes — succombèrent. La mortalité fut d'un quart chez les malades traités par Bertin et Cayol.

En réunissant ces divers relevés, on trouve une moyenne de mortalité d'un tiers. Au dire de Laënnec, il ne perdait presque aucun malade quand il pouvait administrer à temps l'émétique à doses élevées : cependant Bouillaud s'est convaincu, par un relevé exact de tous les malades traités dans le service de Laënnec, que celui-ci en perdait les deux cinquièmes. Sur 78 péripneumoniques cités par Louis (*Recherches sur les effets de la saignée*), il y a eu 28 morts, c'est-à-dire *un sur deux à trois*, ou deux onze quatorzièmes. La mortalité chez les malades traités par les saignées coup sur coup a été de *un* sur *huit*, ou huit quatre neuvièmes.

Laissons les allopathes — comme les fossoyeurs de Hamlet — discourir sur leurs morts, qui prouvent l'insuffisance ou plutôt l'impuissance de leurs traitements. Depuis, n'avons-nous pas vu se former le camp des *nihilistes* ou des *expectants?* Rallions-nous à la dosimétrie, à cette méthode qui attaque la maladie dans ses éléments vitaux ou dynamiques, persuadés que les lésions organiques ne sont plus alors qu'une question de temps — à moins que le temps ne fasse défaut, c'est-à-dire qu'on ait laissé la fièvre marcher.

Pour revenir au confrère, nous lui dirons que nous nous occuperons prochainement du Manuel qu'il demande. Quant à ce qu'il nomme le *gagne-pain* du médecin, c'est-à-dire son cheval, il trouvera des indications suffisantes dans la *Revue de médecine vétérinaire dosimétrique, d'hygiène et d'économie rurale*. En se rapprochant du fermier, le médecin de campagne augmentera son influence.

CIX

Traitement dosimétrique intra-utérin.

Dans un mémoire inséré dans le *British med. Journ.*, le docteur
Mac-Clintock examine la question de savoir s'il est possible, par une
médication appropriée, d'obtenir des enfants vivants, à terme, chez les
femmes accouchant d'habitude prématurément.

C'est un fait bien connu que certaines maladies : la syphilis, la rougeole, la petite vérole, la scarlatine, etc., contractées par la mère dans
le cours de la grossesse, peuvent être communiquées au fœtus. Des
observations ont démontré que divers médicaments administrés à la première ont été retrouvés dans le sang et les sécrétions du second. D'une
autre part, des recherches chimiques ont prouvé que certains médicaments
pouvaient agir sur le fœtus s'ils étaient donnés à la mère un certain
temps avant le terme de la grossesse. M. Mac-Clintock rapporte des cas
de femmes qui accouchaient prématurément ou qui donnaient naissance
à des enfants mort-nés et où l'administration journalière et longtemps
continuée de chlorate de potasse et de perchlorure de fer a permis d'obtenir des enfants à terme et vivants.

Dans le cas de vomissements soi-disant *incoercibles* — car il n'est
plus permis de les regarder comme tels — relaté dans le *Répertoire* du
15 avril 1879, l'arséniate de strychnine et l'arséniate de fer donnés à la
mère ont excité les mouvements de l'enfant qui, jusque-là, ne donnait pas
signe de vie, au grand chagrin de la mère (et il serait possible que ces deux
causes, physique et morale, aient amené les vomissements). C'est donc
un fait acquis qu'on peut agir, à la fois, sur la mère et sur l'enfant par les
médications les plus énergiques, pourvu que ce ne soit pas par la masse,
comme en allopathie. On peut mitiger une maladie aiguë telle que la
variole, la rougeole, la scarlatine, et détruire une maladie virulente

telle que la syphilis. Cela étant, il en sera de même des maladies diathésiques. Les arséniates : de soude, d'antimoine, de fer devront donc être donnés à la mère chaque fois qu'il y a crainte de phthisie ou tuberculose pulmonaire; et non-seulement on sauvera ainsi l'enfant, mais il y aura chance de guérir la mère. Nous avons été consulté dernièrement pour une femme, jeune encore, mère de quatre enfants, qu'elle a nourris de son lait. Ces enfants sont lymphatiques et la pauvre mère est condamnée par la science. Si les idées que nous venons d'émettre se généralisent, on voit combien seront grandes les ressources de l'art, puisque la grossesse sera une source de guérison. Nous appelons sur ce fait la sérieuse attention de nos confrères. Il ne sert de rien au médecin d'être un « inutile naturaliste » et de dire : « Il n'y a rien à faire. » Le *primo non nocere* d'Hippocrate disparaît, puisque, avec les médicaments dosimétriques, on peut agir : *tuto, cito et jucunde.*

Au lieu de faire à la méthode nouvelle une opposition déraisonnable, que les médecins l'expérimentent; du moins ils pourront alors la juger en connaissance de cause; et nous leur prédisons une chose : c'est qu'ils en seront enthousiastes autant qu'ils en sont les adversaires partiaux aujourd'hui. Il y a là un devoir d'humanité et un intérêt de science, car rien ne sert de vouloir se mettre en travers. Les hommes passent, les idées restent. Connaît-on aujourd'hui les noms des juges de Galilée? En scrutant l'histoire on pourrait les retrouver, mais il vaut mieux pour eux qu'on les oublie.

CX

De l'éclampsie chez les femmes enceintes et de son traitement dosimétrique.

En faisant le recensement de nos brochures (nous en avons plus de trois mille sur toute espèce de sujets), nous avons mis la main sur un travail publié, en 1854, par M. Ed. Robin et sur lequel nous croyons devoir revenir à cause de son importance au point de vue dosimétrique.

D'après des faits bien établis, la grossesse avancée (voir notre article sur l'état puerpéral), la primiparité, la distension excessive de l'utérus, l'albuminurie, l'infiltration, le rachitisme, le tempérament lymphatique, l'habitation dans les grandes villes, les vêtements trop serrés, l'abus des liqueurs fortes, le défaut d'exercice, voilà autant de causes prédisposantes de l'épilepsie puerpérale ou éclampsie des femmes enceintes. Mais pourquoi des causes en apparence si différentes concourent-elles néanmoins à des résultats communs : la fluidification du sang, l'œdème, l'albuminurie et enfin l'éclampsie? M. Robin trouve la réponse à cette question dans une diminution considérable de combustion opérée dans le sang, et ainsi la fluidification de ce liquide, le relâchement des tissus.

Nous disons que cette conclusion est fort importante au point de vue dosimétrique, puisqu'elle indique le régime et le traitement des femmes enceintes qui se trouvent dans les conditions invoquées par M. Robin.

De ces conditions quelques-unes peuvent être évitées par une bonne hygiène (quoique rien ne soit plus rare). Ainsi on peut conseiller aux femmes grosses, surtout aux primipares, d'éviter les vêtements trop serrés, de faire de l'exercice dans un bon air, la promenade, soit à pied, soit en voiture, d'éviter le grand monde, de s'abstenir de tout excès ou écart de régime ; mais on ne peut, malheureusement, refaire les constitutions, les tempéraments ; tout au plus peut-on les modifier par un traitement convenable.

C'est surtout ici que vient se placer la dosimétrie avec ses granules si commodes, si faciles à supporter, même par les femmes les plus impressionnables.

Dans le numéro du *Répertoire* du 15 avril 1879 nous avons fait voir comment les vomissements dits incoercibles cèdent à la quassine, à l'hyosciamine, à la strychnine ; et dans le numéro du 15 mai nous avons traité des moyens d'empêcher la fièvre puerpérale. Ces moyens — avons-nous dit — ne consistent point dans l'affaiblissement du sang, mais plutôt dans son renforcement par un régime albuminoïde et l'emploi de l'arséniate de strychnine, l'arséniate de fer, et, avant et après l'accouchement, de l'aconitine.

Pendant toute la durée de la grossesse on fera prendre à la femme, régulièrement chaque matin, une cuillerée à café de Sel Chanteaud, non-seulement pour laver la surface intestinale, mais afin de provoquer une espèce de pluie qui débarrasse le sang d'un excès d'eau et, par conséquent, d'empêcher les infiltrations et la distension trop forte de la matrice par les eaux amniotiques.

Ce régime salin aura en outre pour effet d'augmenter la densité du sang, de le rendre plus apte à s'oxygéner et donnera aux tissus la fermeté voulue pour résister aux sollicitations nerveuses exagérées.

« Les maladies nerveuses, dit M. E. Robin — si remarquables par un état normal de la fluidité du sang — naissent avec cet état, se dissipent avec lui, comme si elles résultaient d'une pénétration plus abondante, plus profonde de la substance nerveuse par un sang oxygéné et partant propre à entretenir la vitalité, à exciter les contractions. »

Ici nous ne pouvons nous ranger de l'avis de M. E. Robin ; c'est-à-dire qu'il faut un sang désoxygéné ou carbonisé pour empêcher les maladies éclamptiformes. Il argue de ce que l'éclampsie diminue à mesure que le sang passe à l'état veineux, ainsi que de l'emploi des anesthésiques qui ont le même effet.

Mais alors nous demanderons à M. Robin pourquoi un air chargé d'acide carbonique, les boissons alcooliques, de même que les causes mécaniques qui embarrassent la circulation de retour (le rachitisme, par conséquent), prédisposent la femme enceinte à l'éclampsie ? Quand on part de prémisses fausses on arrive à des conséquences erronées. Ainsi M. Robin va jusqu'à prétendre que la ligature d'une ou deux carotides fait cesser les convulsions ; et il en cite des cas, mais qui n'ont rien de commun avec l'éclampsie : par exemple l'épilepsie.

Le fait suivant mérite d'être rappelé ; il prouve jusqu'où va la témérité des chirurgiens américains.

Il s'agit d'un soldat d'une constitution athlétique, âgé de 25 ans, sujet depuis cinq ans à de violents accès d'épilepsie, qui ont lieu régulièrement tous les quatre jours, adonné aux liqueurs fortes (mais pas autant, ajoute le narrateur, que ses camarades). La saignée n'a produit aucun bon résultat. Le chirurgien de l'hôpital, M. Preston, ayant remarqué dans un des accès une forte congestion cérébrale, pensa que ce pouvait être le caractère essentiel de la maladie, et qu'il fallait l'empêcher pour guérir celle-ci ; il espéra y parvenir en liant une carotide ou les deux, s'il était nécessaire. Il n'en lia qu'une. L'opération eut pour résultat de suspendre les accès. C'est ce qu'on a également observé à la suite de plaies ou brûlures. On ne saurait donc rien conclure de ce fait. Par contre, on sait que l'anémie cérébrale produit des convulsions épileptiformes, comme nous l'avons observé chez un individu atteint d'un anévrisme de la crosse de l'aorte. Chez les femmes anémiées par de fortes hémorrhagies, pendant et après l'accouchement, on s'est bien trouvé de l'application momentanée de la bande d'Esmarch aux deux jambes, afin de porter le sang à la tête. L'épilepsie, comme l'éclampsie des accouchées, est une affection essentiellement nerveuse, un spasme intra-rachidien. Ce qui explique les succès qu'on a obtenus du bromure de potassium, comme relâchant de la fibre nerveuse. Mais ce moyen finit par hébéter en ramollissant la substance cérébrale. Nous avons quelquefois obtenu de bons effet de la digitaline, de l'hyosciamine, de la strychnine, là où il y a eu excès de boissons fortes, et rien n'empêcherait d'employer ces alcaloïdes dans l'éclampsie, avant, pendant et après les accès, d'autant plus qu'il y a toujours congestion veineuse, qui emporte souvent la femme, soit par asphyxie, soit par suffusion ou épanchement séreux.

Les moyens qu'on a mis jusqu'ici en usage contre cette terrible complication sont purement empiriques — comme, au reste, l'allopathie entière — ce sont les composés de zinc, de bismuth, de mercure, d'antimoine, d'arsenic, de cuivre, le sesquichlorure de fer, l'azotate de potasse et les sels neutres alcalins, le sucre, la créosote, le camphre, la valériane, les éthers et les composés analogues, la fumée de papier nitré, etc. Parmi ces moyens il y en a de bons ; ce sont les doses élevées auxquelles on les prescrit qui sont dangereuses. Au reste, quelle que soit la médication employée, il y aura toujours l'incertitude du résultat. Mais ce qui n'est pas douteux c'est qu'en préparant la femme enceinte, surtout la primipare, pendant la durée de la grossesse, surtout dans la seconde moitié, par l'arséniate de fer et l'arséniate de strychnine, aidé d'un bon régime hygiénique quant aux aliments, à l'air, aux vêtements, aux exercices, etc., on lui donnera plus de chances d'échapper à cette terrible maladie. Voici les moyens qu'on pourrait tenter pendant l'accès : placer la femme la tête en bas; appliquer des bandes élastiques aux jambes et aux bras; faire des lotions et appliquer des compresses avec de l'eau sédative sur le front et l'occiput; faire des pressions alternatives sur le thorax; placer la femme dans de bonnes conditions d'aération, et enfin, quand la déglutition pourra se faire, donner tous les quarts d'heure un granule d'arséniate de strychnine, d'aconitine et de digitaline (ensemble).

CXI

Pharmacodynamie. — Emploi de la pilocarpine dans l'éclampsie.

On sait que Double disait, à propos de certains médicaments nouveaux : « Hâtez-vous de vous en servir pendant qu'ils guérissent encore. » En sera-t-il de même de la *pilocarpine ?* Nous n'oserions le dire : toujours est-il qu'en ce moment il est beaucoup question de ce médicament. On le considère comme un stimulant énergique du système nerveux vaso-moteur. Peut-être est-ce un sédatif ou anesthésique du grand sympathique, de sorte qu'il arriverait dans son emploi ce que Cl. Bernard a fait voir dans la section des nerfs ganglionnaires, c'est-à-dire que les parties auxquelles ces nerfs se distribuent s'injectent et prennent une teinte blafarde, avec augmentation de chaleur, et même, quand on pousse l'expérience trop loin, fonte des tissus.

La pilocarpine serait donc indiquée chaque fois qu'il y a tension extraordinaire du système nerveux ganglionnaire, avec action suspensive sur les nerfs pneumogastriques ; c'est ce qui arrive dans l'éclampsie ou épilepsie des femmes en couches. Le cœur va à la débandade et bientôt se paralyse ; c'est pour ce motif que dans un précédent article sur l'état puerpéral et les moyens de prévenir les accidents que cet état détermine (*Répertoire* du 1er mai), nous avons proposé, non un spécifique, mais une méthode de traitement consistant dans l'emploi de l'arséniate de strychnine, arséniate de fer, aconitine et vératrine. Nous laisserons les accoucheurs juges entre les deux.

Le docteur Bidder, dans le *Journal central de Gynécologie*, fait remarquer que la pilocarpine abaissant la tension artérielle doit servir aux mêmes usages thérapeutiques que les saignées, les narcotiques, les drastiques ; et à l'appui de cette assertion il rapporte deux faits dans lesquels les attaques d'éclampsie, avant et après l'accouchement, ont

cédé à une ou deux injections, chacune de 2 centigrammes de pilocarpine. Dans ces deux cas le docteur Bidder avait employé concurremment
avec la pilocarpine, des lavements de chloral hydraté, à la dose de 2 à
4 grammes chacun, de sorte qu'on ne sait auquel des deux il faut attribuer le résultat. C'est donc un point à éclaircir.

La pilocarpine manquait à la pharmacie dosimétrique. M. Chanteaud
a rempli cette lacune en préparant cette substance sous forme de granules.

CXII

Les allopathes au cœur léger.

Le *Répertoire* de 1876 a rendu compte d'une discussion de la Société
de médecine de Paris (ne pas confondre avec l'Académie du même nom)
sur les dangers de la digitale. Divers membres y sont venus faire leur
confession; et il s'en est peu fallu qu'on ne criât : « *Haro sur le baudet!* »
Il paraît que cette leçon n'a guéri personne, puisque nous lisons dans
le Bulletin de l'Académie de médecine — qu'il ne faut pas non plus
confondre avec la Société du même nom, mais où se rencontre encore le
nom de M. le docteur Duroziez, qui aura eu le mérite d'appeler l'attention de tous les médecins sur cette grave question de vie ou de mort (*Be
or not to be*), la note suivante :

« M. le docteur Duroziez a donné à l'Académie de médecine de Paris
lecture d'un mémoire sur les préparations *alcooliques de la digitale*. L'auteur a exposé de la manière suivante les conditions qui doivent présider
à l'emploi de ce médicament. Sous toutes les formes, la digitale doit être
employée aux plus faibles doses recommandées par les auteurs, *comme
si l'on avait affaire à des préparations très-bien faites*. Elle doit être
surveillée nuit et jour; *c'est la nuit qu'elle détermine le plus d'accidents*.
L'auteur a choisi les préparations alcooliques parce qu'elles sont les plus
dangereuses : elles contiennent la digitaline cristallisée qu'on ne peut
prescrire que par quarts de milligramme. La digitale doit être donnée
avec autant de réserve que la belladone. Une erreur a peut-être été
cause de la *prodigalité* qu'on montre aujourd'hui pour la digitale. On a
fait croire à Trousseau que Dickinson employait la poudre de digitale
à la dose de quarante-cinq (45!!) grammes par jour; il consentit à en
donner quinze (15!), que le malade vomit immédiatement.

» Les livres de thérapeutique les plus répandus ont répété ce fait. Or, dans l'article de Dickinson il s'agit de 45 grammes de l'infusion anglaise et non de la poudre.

» Ceux qui ont donné un gramme se sont alors trouvés très-modérés.

» Il y avait autrefois les granules d'Homolle et Quévenne, contenant *un* milligramme d'une *certaine digitaline*. M. Homolle, au moyen du chloroforme, a doublé la force de la digitaline ; les granules sont deux fois plus forts, conservant cependant la même appellation d'*Homolle et Quévenne*. Le Codex a adopté cette dernière digitaline — jusqu'à révision — nous l'espérons.

» Le Codex devra modifier son sirop de digitale, *qui est beaucoup trop fort*.

» Le vin de Trousseau devrait être appelé *vin trop digitalique de Trousseau*. Beaucoup de médecins ne savent pas qu'il contient des quantités dangereuses de digitale. Dans le *Traité thérapeutique* de Pidoux et Trousseau, il est placé à l'article *Scille* et manque à l'article *Digitale*.

» La formule a été changée par Trousseau et M. Regnauld : le vin est plus fort ; à la dose de 30 grammes par jour, *il détermine des accidents*.

» Nous le voyons recommandé dans les livres classiques à la dose de 50 à 150 grammes par jour (!).

» La teinture alcoolique de digitale donne 60 gouttes au gramme. Beaucoup de médecins prescrivent 10 gouttes ; quelques autres 3 grammes (180 gouttes). Dans le *delirium tremens* il n'y a plus de doses : c'est un délire.

» L'extrait alcoolique est très-énergique : à 10 centigrammes il fait vomir ; à 40 il fait délirer.

» La poudre, à la dose de 10 centigrammes, peut produire des accidents. »

En vérité, quand on lit de pareilles choses, les bras vous tombent !

Si les préparations de digitale du Codex ne produisent pas plus de morts d'hommes que celles signalées de temps à autre, c'est que rien n'est plus variable que leur composition. Mais en admettant que la digitale employée soit sauvage, c'est-à-dire vireuse, c'est incontestablement la forme la plus dangereuse : infusé, poudre, extrait, alcoolature. La digitaline amorphe vient en deuxième ligne ; puis la digitaline cristallisée. C'est ce qui a été démontré par les expériences comparatives de l'Académie royale de médecine de Belgique, dont le rapporteur, M. Thiernesse, directeur de l'École vétérinaire où ces expériences ont été faites, a rendu compte.

La note qu'on vient de lire est peu révérencieuse pour la mémoire de Trousseau ; ne dirait-on une sorte de mandarin auquel on faisait accroire tout ce qu'on voulait? « On lui a fait croire — dit la note — que Dickinson donnait la poudre de digitale à la dose de 45 grammes par jour; il consentit à en donner 15 grammes que le malade vomit immédiatement. » Mais admettons que cette dose n'eût point été rejetée, il en eût donné une deuxième, et ensuite d'autres jusqu'à concurrence de 45 grammes ; il y a cent à parier contre un que le malade eût succombé.

Or, voilà qu'il ne s'agit plus de 45 grammes de poudre de digitale, dans l'article de Dickinson, mais de 45 grammes de l'infusion anglaise.

M. Duroziez dit que sous toutes les formes la digitale en substance doit être employée aux plus faibles doses recommandées par les auteurs, comme si on avait affaire à des préparations très-bien faites. C'est-à-dire qu'il y en a qui le sont très-mal ; la preuve c'est que pour l'alcoolature il y a des médecins qui donnent 10 gouttes, d'autres 3 grammes ou 180 gouttes, probablement parce qu'ils n'en ont pas eu d'effet; c'est-à-dire qu'il s'agit d'un médicament falsifié ou éventé. Mais qui en jugera *a priori?* C'est le pauvre malade qui est victime de l'erreur. Il en est de même pour l'extrait alcoolique qui à 10 centigrammes fait vomir, et à 40 fait délirer ; de la poudre qui à 10 centigrammes peut produire des accidents — la mort, pourrait-on dire, car on en a vu des exemples.

Tous ces dangers disparaissent avec les granules Chanteaud. Il est vrai qu'on les a taxés d'être des mythes, mais l'honorable médecin qui a porté cette accusation dans la presse, s'est trompé ou a parlé sans examen préalable. C'est ce qui a été prouvé par un fait dont le *Répertoire* a entretenu ses lecteurs et qui s'est passé à Toulon, c'est-à-dire trop loin de nous pour qu'on puisse nous accuser de compérage. Le médecin en chef de l'hôpital de cette ville, M. le docteur Calvi, avait ordonné des granules de digitaline dans une maladie organique du cœur : quatre granules par jour. La sœur chargée de les administrer ayant mal compris, donna quatre granules à la fois, se préparant à donner une nouvelle dose, quand l'interne fut averti. Celui-ci tout effrayé et craignant un empoisonnement, fit arrêter la médication et appliqua le sphygmographe afin de constater l'effet du médicament sur le système artériel. Cet effet était sensible, mais pas tel qu'il y eût danger. Cela prouve qu'en dehors d'une action toxique les médicaments ont une action physiologique qu'il est possible de mesurer graphiquement au moyen du sphygmographe. *Experto crede Roberto,* c'est-à-dire qu'on peut croire, à notre expérience, puisque depuis plus de six ans nous prenons tous les soirs *trois* granules d'arséniate de strychnine, *trois* granules d'aconitine et *trois* granules de digitaline, et que, grâce au ciel (et à la dosimétrie), nous sommes malgré nos soixante-dix-sept ans, prêt à rompre une lance avec tout adversaire de la dosimétrie se présentant à visage découvert et non sous le voile de l'anonyme.

Dans les excitations nerveuses, tel que le *delirium tremens*, nous donnons la digitaline, à l'exclusion de l'opium et de ses sels; rarement nous sommes obligé de dépasser vingt granules dans les vingt-quatre heures. Or, voici ce qui est arrivé à notre adjoint M. le docteur Biebuyck. Étant médecin du chemin de fer de l'État, il avait été demandé pour un garde pris de délire des buveurs, et à cause de la grande distance de chez lui à la demeure du malade, il avait remis à la femme de ce dernier quatre tubes Chanteaud de digitaline, c'est-à-dire quatre-vingts granules. Avait-elle mal compris ou fût-ce le désir d'en finir plus vite? le fait est qu'elle donna les quatre tubes en un jour, au lieu de deux granules de demi-heure en demi-heure. Le surlendemain, le docteur Biebuyck trouva son malade sur pied. Il avait donc pris 40 milligrammes de digitaline en douze heures, sans aucun accident. La chose se conçoit. Les granules Chanteaud sont très-solubles, en totalité, en moins de dix à vingt minutes; il n'y a donc pas d'accumulation dans l'estomac ou l'intestin, comme avec la digitale en poudre, ni absorption par les veines assez prompte pour occasionner l'empoisonnement, comme avec le soluté ou l'alcoolature. D'une autre part, la digitaline est un glycoside qui se décompose rapidement, après avoir exercé son action de catalyse sur le système circulatoire et uro-poïétique. De ce côté il n'y a donc rien à craindre.

Il paraît que M. Homolle — que la digitaline de M. Nativelle empêche de dormir — pour rendre ses granules de digitaline amorphe plus forts, y ajoute du chloroforme. À notre avis c'est un danger, puisqu'on risque de dépasser l'action voulue sur le cœur, c'est-à-dire de paralyser ce dernier. Le médecin peut être ainsi induit en erreur, car ces granules sont deux fois plus forts quoique conservant la dénomination de *granules d'Homolle et Quévenne*; c'est : *Granules de digitaline au chloroforme*, qu'il faudrait les nommer.

Nous voulons qu'on n'apporte la moindre modification aux granules Chanteaud; c'est pourquoi nous exigeons qu'ils soient préparés dans la même officine, pour la possibilité du contrôle. Libre aux médecins de faire confectionner ceux qu'ils ordonnent où et de la manière qu'ils l'entendent, mais quant à nous, nous n'avons confiance que dans les granules dont nous connaissons l'origine et le mode de préparation. Nous en faisons une question de sécurité et non de *bon marché*.

Il circule en ce moment des prix-courants de granules à bon marché, ayant la même forme, le même papier, le même caractère et la même classification que le prix-courant de M. Chanteaud. C'est là une tromperie manifeste à laquelle les médecins feront bien de ne pas se laisser prendre. Nous avons expérimenté ces granules sur nous-même et avons constaté que quelques-uns ont une virosité très-grande, parce qu'ils ont été faits avec des liqueurs concentrées et des matières insolubles, de sorte qu'ils agissent comme rubéfiants. Ainsi en mâchant un granule d'aconitine *contre fait,* nous avons eu la bouche et le gosier brûlés. D'honorables confrères ont fait de semblables expériences et remarques.

Nous avons livré nos doctrines à nos confrères, mais non nos médicaments à la contrefaçon de pharmaciens malhonnêtes, qui croient que tout ce qui est gain est licite. Après cela, nous laissons à chaque médecin le devoir de contrôler les granules qu'ils prescrit; mais nous garantissons ceux préparés par M. Chanteaud, et non d'autres sur lesquels nous n'avons aucun contrôle. Non que nous prétendions contester la bonne foi des pharmaciens honnêtes, ne se servant pas du trompe-l'œil dont nous parlions tantôt; mais parce que eux-mêmes ne savent pas, le plus souvent, quelles sont les matières premières que le commerce de la droguerie leur vend. Les alcaloïdes, par leur prix élevé, valent la peine qu'on les falsifie : ainsi, quant à la digitaline, en 1852 MM. Homolle et Quévenne constatèrent qu'il avait été livré par le commerce des granules de digitaline sans aucune trace d'alcaloïde.

Les digitalines du commerce ne présentent point le même degré de solubilité; il y la digitaline dite *allemande* ou digitaline amorphe et soluble dans l'eau, et la digitaline *française* également amorphe mais insoluble dans l'eau. Il est probable que c'est de cette dernière que se servent les contrefacteurs, dans de l'alcool concentré. Mieux vaudrait sans doute se servir de digitaline cristallisée, mais celle-ci est encore d'un prix trop élevé pour l'usage courant.

Nous pourrions insister sur la falsification de la plupart des alcaloïdes : ainsi il y a quelques années, tout au début de la dosimétrie nous nous sommes rendu à Darmstadt, dans l'usine des frères Merck, pour nous assurer par nous-même du mode de fabrication et du prix de leurs alcaloïdes; nous fûmes frappé du prix élevé de l'hyosciamine (20 francs le gramme) comparativement à ce qu'on la vend dans le commerce (8 francs). Ces messieurs nous firent voir que ce n'était pas de l'hyosciamine, mais un produit frelaté.

Vers la même époque, dans une visite à feu le professeur Gubler, pour l'entretenir des médicaments dosimétriques, comme nous lui faisions voir des granules de quassine, ce savant pharmacologue en fut étonné, disant qu'il n'y avait pas de *quassine* à trouver dans tout Paris. Il dut cependant bien se convaincre au goût, que c'était bien le principe du quassia que contiennent les granules Chanteaud. Or, quelque temps après, un de nos anciens élèves, M. le professeur Deneffe, nous donna connaissance d'un fait qui prouve combien certains pharmaciens sont peu consciencieux ou plutôt ont le *cœur léger*. Il avait prescrit à un de ses clients affecté de dyspepsie stomacale, les granules de quassine Chanteaud. — Il faut dire que les *bonnes âmes* faisaient courir le bruit que les médicaments dosimétriques, c'était purement de l'homœopathie déguisée. — Quelques jours après le docteur Deneffe revit son malade, qu'il trouva fort mécontent, disant que c'était mal à lui, médecin, de donner des médicaments sans nul effet; qu'en attendant il avait souffert, etc. Le docteur Deneffe se fit présenter les granules. C'étaient des pilules assez grossièrement fabriquées avec un extrait inerte. Nous ne disons pas que cela se passe toujours ainsi; mais il suffit que la chose ait eu lieu une fois pour que nous ayons dû prendre nos précautions. Aussi depuis plus de dix ans que la dosimétrie s'est répandue dans l'usage journalier, les médecins qui se servent des médicaments de M. Chanteaud sont unanimes pour en reconnaître les excellents effets. Il n'y a que ceux qui ne les ont pas expérimentés qui en parlent en mal — comme l'aveugle des couleurs.

Nous nous résumons. Pour les plantes vireuses, il est dangereux de les prescrire en substance : poudre, extrait, vins, alcoolatures, etc. Il faut employer le principe immédiat (alcaloïde, glycoside) et être bien certain de la provenance de ce dernier. Il faut en outre que ces granules soient parfaitement solubles, afin qu'il n'y ait point d'accumulation. Ce sont ces qualités que présentent les granules Chanteaud. Que ceux fabriqués par d'autres pharmaciens présentent les mêmes avantages, nous n'en savons rien et ne sommes pas en état de nous en assurer. Voilà pourquoi nous ne nous servons que des granules Chanteaud et les recommandons à nos confrères. Il nous importe peu qu'on dise que c'est de la réclame; nous n'avons en vue que l'intérêt des malades et laissons chacun maître d'agir comme il l'entend. Mais qu'on ne vienne pas ensuite se plaindre si les granules n'ont pas fait les effets qu'on en attend, effets qui sont constants avec les granules Chanteaud, dans la mesure de l'impressionnabilité ou idiosyncrasie des malades, car sous ce rapport il y a de grandes différences individuelles.

CXIII

Traitement dosimétrique du tremblement et du délire alcooliques.

Ces jours derniers on amena dans notre service, à l'hôpital civil de
Gand, un individu qui, dans une dispute domestique, avait reçu un coup
violent à l'arcade orbitaire gauche. Il en était resté étourdi; puis, revenu
à lui, il fut pris d'un violent délire. Cet homme, adonné aux liqueurs
spiritueuses, présentait le tremblement alcoolique au plus haut degré. Le
soir de son entrée, il fallut lui mettre la camisole de force, tant l'agitation était grande. Il vociférait et se croyait encore aux prises avec sa
femme. Quand on l'interrogeait il répondait avec justesse. Il était évident
que tous les torts n'étaient point de son côté.

Il fallut aller au plus pressé, c'est-à-dire faire tomber l'excitation
nerveuse et sanguine et fixer les mouvements désordonnés. Le pouls était
dur, à 120 par minute; la face injectée; les yeux brillants, avec cette
expression menaçante propre aux alcoolisateurs.

Nous lui fîmes administrer des granules d'arséniate de strychnine,
d'aconitine et de digitaline, deux de chaque à la fois, de demi-heure en
demi-heure. Cette médication fut continuée dans la soirée et la nuit, de
sorte que le lendemain matin vingt-quatre granules de chacun de ces
alcaloïdes, ou douze milligrammes d'arséniate de strychnine et d'aconitine et vingt-quatre milligrammes de digitaline avaient été consommés.
Une abondante diurèse avait eu lieu et le pouls était tombé au-dessous
de 100. Le malade était calme; à sa prière nous lui fîmes donner un
petit verre de genièvre ou eau-de-vie de grain. Le surlendemain tout
délire avait disparu et il n'y avait plus de tremblements musculaires.

Avant la dosimétrie nous eussions donné de fortes doses de laudanum
et augmenté ainsi l'hébétude. Aujourd'hui grâce à la strychnine, à l'aco-

nitine et à la digitaline, le traitement du tremblement et du délire alcooliques n'est plus qu'un jeu.

Nos confrères anglais (1) comprendront l'importance de cette observation, eux qui ont si souvent affaire à des ivrognes. Une autre habitude vicieuse tend à se répandre en Angleterre. A notre dernier voyage à Londres nous avons parcouru les environs des Docks, pour nous assurer par nous-même des *fumeurs d'opium*; et tout ce que les journaux en ont dit est malheureusement une triste réalité. Les Chinois sont bien vengés des Anglais! Ce sont les mêmes faces blêmes, décharnées, aux pommettes, saillantes, ayant à peine un aspect humain; de temps en temps un hoquet convulsif révèle la vie. Ils ont à côté d'eux une lampe où ils font chauffer la pâte d'opium au bout d'un fil de fer, et qu'ils déposent dans la cheminée d'une petite pipe et inhalent de leurs lèvres bestiales.

Cette habitude, qui est déjà devenue une fureur, provient des hauts droits dont le Gouvernement a chargé les spiritueux, pensant en restreindre l'usage. Hélas! il n'a fait que tomber de Charybde en Scylla. A ces natures abruties il faut des jouissances abrutissantes! Puisqu'on ne peut supprimer l'alcoolisme, surtout en Angleterre, on peut du moins en corriger les effets par les moyens que nous venons d'indiquer, c'est-à-dire l'arséniate de strychnine, l'aconitine et la digitaline. Il faut calmer le cerveau par le cœur. On ne gagne rien à narcotiser le premier organe, sinon d'augmenter l'hébétude. Il faut, au contraire, relever le ton général et diminuer ainsi la débilité nerveuse et la tendance aux infiltrations. Voyez les alcoolisateurs : malgré des apparences souvent herculéennes leurs mouvements sont indécis, leurs mains tremblent, leurs yeux sont injectés et larmoyants leur face bouffie, quoique rouge; ils ont toujours soif et l'appétit est presque nul. Au moindre accident, une chute, une contusion, une plaie, qui les mette hors d'état de satisfaire leur triste habitude, le délire s'empare d'eux et l'alcoolisme prend une forme aiguë. Qu'on s'abstienne de les saigner, car on précipiterait la crise fatale. Donnez-leur, au contraire, de l'arséniate de strychnine, de l'aconitine, de la digitaline, et le calme ne tardera pas à se rétablir. Une fois revenus à leur état normal, ils éprouveront le besoin et le plaisir de manger et laisseront ainsi leur triste habitude — car c'est surtout faute de repas réguliers qu'ils sont devenus buveurs. Un moyen puissant d'extirper l'ivrognerie serait des restaurants populaires à bon marché. On reproche au peuple ses vices, mais tient-on compte de ses privations? Il est facile à nos prêtres, comme aux ministres protestants, de prêcher la tempérance

---

(1) Cet article a paru dans le journal du docteur Phepson, à Londres.

après un bon dîner; mais le malheureux qui n'a rien à mettre sous la dent, il faut bien qu'il se soutienne. Il oublie ses maux en les noyant. L'alcool, le tabac, l'opium peuvent donc être de tristes nécessités. On ne peut exiger du peuple la vertu sans lui offrir le correctif de ses vices. En attendant qu'on puisse lui procurer ces compensations, c'est-à-dire le bien-être matériel, il faut lui donner des palliatifs, et c'est ici que le médecin doit intervenir au moyen de la strychnine, de l'aconitine et de la digitaline.

Tel est le but du présent article. Nous avons la conviction que nos confrères anglais en comprendront toute la portée.

CXIV

Des évacuants intestinaux dosimétriques.

Il y a quelques jours, à propos d'un malade atteint de fracture de cuisse le forçant à garder la position horizontale, notre interne nous dit qu'il n'y avait pas eu de garde-robe chez cet individu depuis son entrée à l'hôpital, c'est-à-dire depuis huit jours, et que tous les purgatifs avaient été employés inutilement, notamment le podophyllin. Je voulus lui faire voir comment agissent les évacuants intestinaux et combien sont mal nommés les prétendus purgatifs, puisque la plupart constipent. Je lui fis remarquer qu'à proprement parler il n'y avait pas dans le cas présent de plénitude abdominale, puisqu'il n'existait nul ballonnement et que le malade n'était pas incommodé, mais que vu la position qu'il était forcé de garder et en l'absence de tout mouvement, l'intestin était endormi ; que par conséquent il fallait le réveiller par la strychnine et le détendre par l'hyosciamine. Le fait suivit de près le précepte, car j'ordonnai de donner à notre individu réfractaire aux purgatifs, l'arséniate de strychnine et l'hyosciamine, de chaque trois granules dans une cuillerée à bouche d'huile de ricin, et au bout de trois quarts d'heure la débâcle avait lieu. Mon interne en fut tout ébahi, ayant entendu dire par un de ses professeurs que ces prétendues inventions c'était de la c..... en bouteille — car il paraît que cet honorable *professant* se pique d'atticisme).

Les faits de ce genre ne sont pas uniques ; et si les adversaires systématiques de la dosimétrie se donnaient la peine de les suivre, ils s'épargneraient des démentis presque journaliers. Les lecteurs du *Répertoire* se souviendront sans doute de cet individu atteint d'intoxication saturnine, auquel nous avions pratiqué l'opération de hernie étranglée sur la ligne blanche abdominale et auquel nous avions fait administrer des granules d'hyosciamine dans une cuillerée d'huile de ricin. Le lendemain matin, la garde-robe n'ayant pas eu lieu, nous ordonnâmes de joindre à l'hyosciamine le sulfate de strychnine, à la dose de trois granules de chaque, et la débâcle ne tarda pas à se produire.

Nous comprenons que ces faits gênent furieusement l'École, elle qui enseigne l'antagonisme des médicaments ou leur action neutralisante, comme si le corps humain était une cornue. Elle ne sait pas, l'École! ou feint de l'ignorer, qu'il y a en nous une force vitale qui empêche ou retarde l'action chimique, et que lorsque cette dernière a lieu, c'est aux confins de l'économie, en vue de l'élimination. On peut donc parfaitement donner à la fois deux médicaments soi-disant antagonistes, tels que la strychnine et l'hyosciamine, sans que pour cela ils se neutralisent mutuellement. Les faits que nous venons de citer sont sans réplique.

Ainsi, en thérapeutique, il faut faire la médecine des symptômes, n'importe la maladie et son siége; car c'est le malade qu'il faut soulager, c'est-à-dire ramener l'état physiologique et faire cesser le trouble des fonctions.

En vain dira-t-on qu'il n'est pas de symptômes sans lésions d'organes, il y a des lésions fort graves par elles-mêmes et même qui finissent par être mortelles, et qui, par intervalles quelquefois assez longs, laissent les malades parfaitement tranquilles. Nous avons traité un individu pour un ulcère rond de l'estomac (non cancéreux) et qui, quelquefois huit ou dix jours de suite, digérait parfaitement, vaquant à ses occupations, et qui au bout de ce temps était pris de crises gastralgiques que nous ne parvenions à faire cesser qu'à force de strychnine, d'hyosciamine et de morphine. A plus forte raison doit-il en être de même dans la gastralgie simple *sine materia*, même sans altération des fluides.

Que tous ces raisonneurs *ex cathedrâ* fassent donc comme tout médecin honnête doit faire, c'est-à-dire qu'ils soulagent leurs malades au lieu de raisonner sur la maladie. Il y a assez longtemps que l'humanité a été victime des pédants.

CXV

Des méthodes de vitesse en thérapeutique.

LU A LA SOCIÉTÉ DE MÉDECINE DOSIMÉTRIQUE DE PARIS,
DANS SA SÉANCE DU 5 AOUT 1879.

Habemus fatentem reum.

« Il peut arriver telle circonstance en thérapeutique, qu'il ne s'agisse pas seulement de faire bien, mais surtout d'aller vite en besogne. Peu importe, en effet, l'énergie d'un traitement si on n'arrive pas à temps pour l'appliquer, ou si l'occasion d'y avoir recours vient à manquer.

Bien souvent une phase nouvelle ne se montre dans une maladie que parce qu'on n'a pas su se rendre maître de la phase antérieure, qui l'a rendue possible. On peut poser en principe que la richesse symptomatique d'un mal, et partant les risques auxquels il expose, sont en raison inverse de notre puissance curative.

Guérissez et surtout guérissez vite; dès lors vous supprimez ou du moins vous amoindrissez la séméiologie, science dont nous sommes trop fiers; car si elle prouve notre habileté d'observateurs, elle démontre d'une façon irrécusable *que nous sommes d'autre part de pauvres guérisseurs.*

A quoi bon (par exemple) s'appesantir sur la deuxième période de la pustule maligne? Nous ne l'eussions pas connue, cette période redoutable, si nous avions su conjurer le mal dans sa première manifestation.

On n'est exposé aux hémorrhagies intestinales et aux perforations dans la fièvre typhoïde, que parce qu'on laisse la maladie suivre — presque toujours — les diverses phases de son évolution.

On n'observe tant d'affections chroniques, dans la pratique courante, que parce qu'on a négligé, sans doute, l'occasion d'arrêter le mal à son début.

Les lésions d'orifice du côté du cœur sont bien fréquentes, mais le rhumatisme, si commun lui-même, n'est-il pas souvent abandonné à sa marche naturelle par *l'insuffisance des moyens qu'on lui oppose ?* On lui permet de prendre librement ses ébats, jusques et y compris la phase cardiaque, *devenue inévitable*.

Enfin cette phthisie pulmonaire n'est-elle pas l'aboutissant fatal de tant de cas divers et comme le *caput mortuum* de l'officine vitale ?

Et ainsi de toutes les dégénérescences organiques : on laisse le stade *névrosique* devenir le stade *vasculaire*, et celui-ci se transformer, à son tour, en stade *trophique*. Alors tout est perdu.

Est-il un témoignage plus accablant de notre imprévoyance ou de notre incapacité ?

L'idée d'aller vite en thérapeutique a dû nécessairement frapper beaucoup de bons esprits, quand ce ne serait que pour répondre à l'impatience si légitime des malades. N'est-ce pas, du reste, l'*occasio præceps* de notre maître à tous ?

Certaines méthodes de traitement sont qualifiées d'*abortives*; d'autres fois on procède par voie de *jugulation*. On fait, dit-on, avorter une fièvre typhoïde par un éméto-cathartique, par un simple purgatif donné à propos, etc.; on jugule la pneumonie par des saignées coup sur coup, d'après la méthode de Bouillaud, etc.; mais qu'on ait jamais examiné la question dans son ensemble et d'une façon vraiment consciente, nous croyons avoir le droit de le contester.

Nous allons le prouver par des développements que nous donnerons au sujet et en montrant comment il se prête à un exposé dogmatique par la richesse et la concordance des détails.

La méthode de vitesse s'impose dans les conditions suivantes :

1° Arrêter dans sa source un mal dont les suites ne pourraient être que funestes.

2° Conjurer les dangers dérivant, à titres différents, du mal lui-même.

3° Empêcher les conséquences tardives d'une affection ayant déjà accompli ses premières périodes.

Puis, comme corollaires :

1° La mesure de l'efficacité d'une médication est donnée par sa rapidité même.

2° La richesse séméiologique d'une maladie est en raison inverse de la vitesse de sa guérison.

3° La vitesse d'une médication diminue les risques à courir dans toute maladie évoluant.

4° Les moyens de vitesse en thérapeutique doivent être calculés en vue d'une extrême efficacité et d'une non moindre opportunité.

Nous allons successivement reprendre chacun des aspects de la question.

1° *Arrêter dans sa source un mal dont les suites ne peuvent être que funestes.*

C'est un précepte élémentaire que de s'attaquer à un mal dès son origine. « *Principiis obsta* », surtout lorsqu'on a lieu d'en craindre les suites ; mais cela se fait avec plus ou moins de sûreté suivant le mode d'impression morbide : d'où résultent les différentes formes de la méthode abortive.

Pour ce qui est du *traumatisme simple*, nous n'avons à nous occuper que des cas où il y a effraction du tégument. Par cette porte ouverte tout est possible ; et les diverses infections d'origine extérieure n'ont pas d'autre point de départ : *érysipèle, angioleucite, phlébite, adénite,* etc., telles sont les conséquences ordinaires de la plus légère érosion de la surface cutanée et muqueuse. L'indication *abortive* fondamentale, c'est l'*occlusion*. Et encore n'est-il que *préventif;* il serait vraiment abortif dans le cas où la contamination aurait eu lieu déjà, soit par le fait de l'instrument vulnérant, soit par l'infection ultérieure de la plaie. Mais cela nous reporte au traumatisme compliqué d'un virus ou poison.

Le traumatisme chirurgical comporte les mêmes inconvénients, évités de nos jours par les précautions excessives de certaines opérations, dont la méthode de Lister présente le type le plus complet.

Indépendamment de la contamination d'une plaie primitivement simple, il existe un grand nombre d'affections morbides qui débutent par un accident local. Le plus souvent le traumatisme ou une très-légère effraction a rendu possible l'insertion du principe morbide ; et même, dans certains cas — comme dans la vaccination — la main de l'opérateur y a concouru. Mais ce qui se rapporte à la petite plaie, bientôt cicatrisée, disparaît devant les modifications accomplies *in situ.* Pour exemples indiquons : la *vaccine,* le *chancre syphilitique,* le *charbon,* la *piqûre anatomique,* le *tubercule scrofuleux,* le *cancroïde,* etc., etc.

Tout porte à croire que le mal reste d'abord et pour un temps plus ou moins long, vraiment local. On observe bien, au point touché, une sorte de travail de *pullulation,* mais on peut avoir la prétention d'éteindre d'un seul coup toute activité menaçante, par voie de *neutralisation directe, action caustique, action spécifique,* etc. On enlève la cause du mal, de même que s'il s'agissait d'un corps étranger, d'une épine dans les chairs.

A beaucoup de points de vue, la cavité utérine, après la délivrance est une surface vouée aveuglément à toutes les absorptions. C'est alors qu'on doit se hâter pour faciliter les expulsions et fermer les veines béantes. L'ergot de seigle donné préventivement suffit souvent pour remplir ces indications d'urgence ; mais il ne faudrait pas craindre d'aller, par un *lavage direct,* dissiper les dernières mauvaises chances qu'un accouchement entraîne avec lui.

Ainsi *occlusion* et *neutralisation* tels sont les moyens dont l'art dispose pour arrêter à sa source même tout mal dérivant d'un traumatisme avec contamination. Mais il n'est pas moins curieux de rechercher comment, les choses étant abandonnées à elles-mêmes, la nature s'y prend pour s'opposer à l'invasion d'un principe morbide introduit de cette façon.

Le premier obstacle à la diffusion réside dans *une zone d'induration* promptement développée autour du corps irritant. C'est l'équivalent des adhérences séreuses dans les cavités viscérales, destinées à prévenir les épanchements. Cette atmosphère plastique et plus ou moins impénétrable, est surtout remarquable dans le *furoncle,* dans l'*anthrax,* dans le *chancre induré,* etc. Nous la voyons aussi se développer au plus haut degré dans nos injections sous-cutanées irritantes de nitrate d'argent, de chlorure de zinc, etc., et par elles nos petites opérations sont exemptes de tout danger de diffusion, encore bien qu'on s'en soit préoccupé sans raison.

Au delà, on voit s'opposer le premier groupe de ganglions correspondants à la région infectée. Le mal peut encore s'en tenir là. Il faut respecter, dans la pratique, ces barrières naturelles, et ne pas aller, par des débridements trop largement faits, comme au-devant du mal qu'on redoute. Ces indurations ne sont, du reste, que des moyens provisoires de protection ; la sauvegarde définitive repose sur la *suppuration éliminatrice,* sur la *gangrène* ou sur l'*enkystement* du corps étranger, dont la présence n'éveille plus dès lors aucune révolte.

Parmi ces impressions morbides topiques, il faut distinguer certains *catarrhes spécifiques,* qui ne sont pas moins virulents que telle ou telle inoculation circonscrite, et qui ont une malheureuse tendance à se diffuser sur place. Citons, par exemple, la *blennorrhagie vénérienne, l'ophthalmie catarrhale contagieuse, la coqueluche,* etc., qui réclament instamment une prompte et directe neutralisation.

Une troisième catégorie comprend les *infections d'emblée,* telles sont : la *variole,* la *scarlatine,* la *rougeole,* etc. Ou bien si, comme dans la *rage,* on observe une voie d'introduction manifeste, on peut se demander combien il se passe de temps avant la généralisation du mal. C'est ici surtout qu'il faut lutter de vitesse, lorsque quelques minutes de perdues suffisent pour rendre le malheur irréparable. Dans quelques-unes de ces maladies il existe une période d'*incubation* dont la thérapeutique n'a pas encore su tirer parti pour s'opposer à l'explosion des accidents attendus. La plupart de ces affections ont un caractère spécifique bien tranché et leur évolution est en quelque sorte forcée. Cependant il y a lieu à distinguer entre les maladies vraiment *sui generis* et les affections franchement inflammatoires : entre la *fièvre typhoïde*, par exemple, et la *pneumonie franche : a frigore*; tant que l'on se trouve encore dans ce qu'on appelle la phase étiologique de la maladie, on est en droit de procéder par avortement ou *jugulation*. Mais la situation est bien précaire : combien de soi-disant fièvres typhoïdes a-t-on fait *avorter* par un simple éméto-cathartique, alors qu'il s'agissait d'un typhus à tendances abortives? Et comment peut-on prétendre avoir *jugulé* une pneumonie par les saignées coup sur coup, lorsqu'on sait que cette maladie, dans sa forme la plus classique, tend naturellement vers la guérison? Ce n'est, le plus souvent, qu'une question de quelques heures gagnées au prix d'un lourd sacrifice. D'ailleurs dès que le mal est confirmé, on quitte le terrain étiologique pour entrer dans la phase suivante de l'évolution. -

---

Messieurs, les considérations dont vous venez d'entendre la lecture ne sont pas de nous, mais d'un médecin justement renommé, de M. le docteur Luton, de Reims. Avant de le suivre sur le terrain de la jugulation des maladies aiguës, qu'il nous soit permis de le féliciter d'être entré dans la voie préventive où vous-mêmes avez obtenu et obtenez chaque jour de si beaux succès. Il va sans dire qu'il s'agit de la méthode dosimétrique dont depuis près de dix ans nous agitons le drapeau, comme pour dire à nos confrères allopathiques : « Suivez-nous, la victoire est là. »

Oui, notre confrère de Reims a raison de dire : « *Guérissez et surtout guérissez vite*; le moment presse : *occasio præceps*. Il faut empêcher que la maladie de son stade *névrosique* n'entre dans son stade *vasculaire* et que celui-ci à son tour ne devienne *trophique*. »

Ce sont là les lois fondamentales de la médecine dosimétrique; et nous voyons avec un vrai bonheur que le docteur Luton se joigne à nous pour les proclamer. Seulement nous entrevoyons déjà de sa part un certain scepticisme : « Combien de soi-disant fièvres typhoïdes a-t-on fait avorter par un simple éméto-cathartique alors qu'il s'agissait d'un typhus à tendances abortives ou d'un embarras gastrique des plus ordinaires? » On pourrait rétorquer l'argument et dire : Combien de soi-disant embarras gastriques n'a-t-on pas laisser dégénérer en fièvre typhoïde en ne faisant rien ou le contraire de ce qu'on eût dû faire? Il en est de même de la pneumonie, quand M. Luton dit : « Et comment peut-on prétendre avoir jugulé une pneumonie par les saignées coup sur coup lorsqu'on sait que cette maladie dans sa forme la plus classique tend *naturellement* vers la guérison? On peut lui répondre que beaucoup de pneumonies deviennent anatomo-pathologiques précisément parce qu'on les a laissées marcher.

Mais voyons M. Luton à l'œuvre, nous le jugerons après.

CXVI

Du traitement par les saignées et alcaloïdes défervescents.

Sans aucun doute, on abuse de la saignée générale, en médecine vétérinaire surtout ; mais on aurait tort de vouloir proscrire ce moyen, car
ce serait un autre danger. Pourquoi saigne-t-on ? Parce qu'il y a trop de
sang ou un sang trop riche ou pléthore ; ou parce qu'il y a congestion
sur un point ; ou bien enfin pour combattre l'inflammation.

Dans les deux premiers cas il n'y a point d'inconvénient ; et même, à
ne pas saigner, il peut y avoir du danger, au point de vue des désordres
physiques, telles que des déchirures de vaisseaux et extravasations ; et
puis, il n'y a rien qui se répare plus vite que le sang chez l'homme ou
l'animal sain.

Dans les inflammations franches, la saignée est encore indiquée, à
leur première période, pour les mêmes motifs que dans les deux
cas précédents. Ainsi, dans la pneumonie franche, il y aurait péril à ne
pas saigner et même, au besoin, à ne pas répéter la saignée : encore une
fois, parce que les forces vitales ne sont pas affaiblies ; mais, immédiatement après, il convient de donner les alcaloïdes excito-moteurs : la
strychnine, l'aconitine, la vératrine, afin de resserrer le tissu pulmonaire
et d'empêcher le sang de s'y engouffrer.

Ces réflexions nous ont été suggérées par un cas récent de pneumonie
traumatique, dans notre service à l'hôpital civil de Gand : pouls petit,
peau froide par suite de la commotion — l'accident s'était fait entre deux
wagons de chemin de fer — respiration lente, avec rejet d'un sang spumeux et noirâtre ; il y avait évidemment rupture de cellules pulmonaires.
Nous fîmes pratiquer une petite saignée, afin de relever le pouls, quitte
à y revenir, et prescrivîmes des granules de sulfate de strychnine, deux

toutes les demi-heures ; et, à mesure que la réaction se fit, l'aconitine et la vératrine, également deux par deux toutes les demi-heures, en maintenant la strychnine ; de sorte que dans la journée de l'accident et la nuit qui la suivit, le malade prit vingt-quatre granules de chacun de ces alcaloïdes. Le lendemain son état était aussi satisfaisant que possible, et il suffit de quelques expectorants pour dégager complétement la poitrine.

On voit qu'en combinant la saignée avec les alcaloïdes défervescents on se dispense de revenir sur la première ; ce qui est un grand avantage au point de vue de la convalescence.

Mais il n'en est pas de même dans les inflammations ataxiques, parce que là la saignée augmente la fibrine ou couenne du sang, et diminue par contre l'albumine. Il se fait alors une énorme prolifération de globules blancs ou leucocytose, avec tendance aux embolies, ainsi que Virchow l'a fait voir par ses belles expériences ; à tel point, que le sang peut paraître comme purulent ; c'est ce qui a pu tromper ceux qui, dans la pyoémie, croient à la présence du pus dans le sang.

Le docteur Bauer, dans une étude consignée dans le *Zeitschrift für Biologie*, étude que le *Répertoire* de 1875 a reproduite : « *De l'influence des soustractions sanguines sur les animaux* », signale surtout la décomposition plus active du liquide albumineux qui entoure les cellules (blastème), c'est-à-dire l'élimination des produits de cette décomposition l'azote). « L'organisme subit ainsi une grave déperdition, car la vie cellulaire, qui n'est pas possible sans la présence d'une grande quantité de principes albuminoïdes, se trouve par là considérablement entravée. Elle l'est d'autant plus, qu'en même temps que l'absorption de l'oxygène et l'élimination de l'acide carbonique sont diminuées (Zeït), une combustion moindre de graisse et un accroissement des dépôts de celle-ci dans l'économie, sont la conséquence de ce dernier trouble. Ce sont ces modifications survenues dans l'organisme, qui nous expliquent l'accumulation sensible de graisse après les saignées. Elles nous rendent également compte de cette dégénérescence graisseuse, si nuisible, des fibres organiques, dont elles favorisent la production dans le cours des maladies aiguës.

» Les données qui précèdent nous rendent parfaitement compte comment il se fait — ce qui est d'observation générale — que les individus anémiques sont d'ordinaire assez gras ; que les saignées habituelles produisent l'engraissement, mais ruinent la santé (hydrémie) ; que des soustractions sanguines fréquentes, mais peu abondantes, favorisent l'embonpoint. »

Les expériences du docteur Bauer — qui se trouvent, du reste, confirmées par d'autres recherches — réduisent à un minimum les avantages de la saignée. Il en résulte que dans le plus grand nombre de cas les soustractions sanguines sont plus nuisibles qu'utiles. Ces conclusions, doivent faire réfléchir ceux qui croient posséder dans la saignée un moyen de thérapeutique indispensable dans le traitement de toute maladie.

On voit que le présent article vient à point au moment où nous venons de finir le docteur Sangrado de Lesage ; et tout le monde sera unanime à reconnaître dans cet intrépide saigneur bien des originaux de nos jours, qui croyaient qu'en dehors de ce moyen il n'y a pas de médecine possible.

Nous pensons avoir déterminé les cas où la saignée est nécessaire et même urgente, c'est-à-dire quand il s'agit de prévenir des désordres mécaniques et que la constitution du malade n'est pas affaiblie, par conséquent, dans les cas traumatiques. Mais nous sommes opposé aux *bonnes* saignées, c'est-à-dire à la soustraction de plusieurs kilogrammes de sang en une fois, comme cela se pratique souvent en vétérinaire ; les petites saignées — répétées au besoin — suffisent pour rétablir la circulation — ou comme on dit — pour donner de l'air au tonneau. Mais même dans ces cas, on ne peut se dispenser de donner les alcaloïdes excito-moteurs, afin de favoriser le retour des vaisseaux sur eux-mêmes. Ce qui a trompé Broussais et ses disciples, c'est l'injection des vaisseaux : plus on saigne, plus cette injection augmente, et le sang prend une teinte de plus en plus foncée. Cela provient de ce que — comme l'a dit si justement le docteur Bauer, l'absorption de l'oxygène et l'élimination de l'acide carbonique sont diminuées, en même temps qu'il y a augmentaton de la fibrine et de l'eau du sang. Après des saignées coup sur coup, le caillot se resserre en boule au milieu d'une abondante sérosité. C'est tout au plus s'il y a une partie cruorique. Par contre, les leucocytes ont augmenté dans une énorme proportion. C'est cette leucocytose que favorisent les inflammations exsudatives et suppuratives. « Toutes les fois, dit Virchow, que l'augmentation de la fibrine est sensible, on remarque simultanément l'augmentation des globules blancs. Ainsi, nous retrouvons dans le sang les deux éléments constitutifs de la lymphe. Dans chaque cas d'hypérinose on peut compter sur une augmentation de globules blancs. Toute irritation locale d'un organe riche en lymphatiques et lié à de nombreux ganglions, provoque l'apport d'une plus grande quantité de globules blancs (corpuscules lymphatiques) dans le sang….

» A l'autopsie, l'augmentation des globules blancs semble plus frappante encore qu'elle ne l'est réellement : cela vient de la viscosité de ces globules qui s'amassent lorsque le courant sanguin se ralentit. Voilà pourquoi, sur le cadavre, on les trouve en grande quantité dans le cœur droit. Un jour, avant mon départ de Berlin pour Würzburg, j'ouvris le ventricule droit d'un leucémique. Le médecin qui avait traité le sujet, s'écria étonné : « Ah! c'est un abcès! » tant le sang ressemblait a du pus. Cette apparence ne se retrouve pas dans tous les points du système circulatoire; tout le sang ne ressemble pas à du pus parce que ce liquide contient encore un très-grand nombre de globules rouges; cependant, même pendant la vie, on voit le sang qui s'échappe de la veine présenter des stries blanchâtres. Bien plus, si l'on filtre le liquide et si on enlève ainsi la fibrine et qu'on laisse reposer le résidu, on voit les globules rouges et blancs se précipiter; deux couches se forment au fond du vase : la plus inférieure, formée de globules rouges, la supérieure blanchâtre, comme puriforme, formée de globules blancs. La différence des poids spécifiques de deux sortes de globules et la différence du moment où ils se précipitent, expliquent cette disposition. Ce moyen permet ainsi de distinguer le sang leucémique du sang chyleux (lipiémie), dans lequel le sérum est blanchâtre par suite de son mélange avec une certaine quantité de graisse. Si l'on défibrine le sang chyleux, il ne se forme pas un sédiment blanchâtre, mais une couche crémeuse à la surface. Jusqu'à présent il n'existe, dans tous les cas connus de leucémie, qu'une seule observation où le malade, après un traitement médical, put quitter l'hôpital avec un mieux sensible. Dans tous les autres cas, la maladie se termina par la mort. Je ne veux pas pour cela conclure que cette maladie est absolument incurable, j'espère, au contraire, qu'on finira par lui opposer un remède certain (1); mais il est remarquable de noter qu'ici, comme dans l'atrophie musculaire progressive, nous avons affaire à une affection qui, livrée à elle-même, empire nécessairement et se termine presque forcément par la mort. Enfin cette maladie présente ceci de particulier qu'elle aboutit à une diathèse hémorrhagique; il survient des hémorrhagies, et surtout des épistaxis épuisantes; quelquefois ce sont d'énormes apoplexies du cerveau ou des intestins (sous forme de mélœna). »

L'hyperinose ou excès de fibrine dans le sang, et la leucocytose ou excès de globules blancs, constituent donc un affaiblissement de ce liquide dû surtout à l'abus de la saignée, et les Sangrado de nos jours peuvent se mettre sur la conscience une bonne part de cette anatomo-pathologie

____

(1) Cet espoir du célèbre histologue vient corroborer la nécessité d'une réforme de la thérapeutique par la généralisation de la dosimétrie.

qu'ils se sont donné mission de combattre. Nous aurons encore occasion de revenir sur ce point.

Nous nous résumons en disant que les saignées ne sont que le moyen et non la fin du traitement, et qu'il faut d'autant plus ménager le sang que la constitution est plus affaiblie, soit par des maladies antérieures, soit par l'intensité même de la maladie actuelle ; mais qu'on peut la remplacer dans le plus grand nombre des cas par les alcaloïdes défervescents, notamment la strychnine, la vératrine, l'aconitine, et par les arséniates. Nous avons actuellement dans notre service un individu avec une arthrite fongueuse du coude ; il faudra probablement en arriver à la résection des extrémités malades, mais comme la fièvre était intense, nous avons commencé par l'abattre au moyen des alcaloïdes, et nous reconstituons le sang moyennant les arséniates de fer et de soude, en attendant l'opération. Il est vrai que celle-ci n'est qu'un moyen ; et opérer trop tôt c'est s'exposer souvent à une récidive. Voilà pourquoi les opérés ne peuvent être soumis à un régime débilitant. Dans notre service on ne connaît point la diète ; à moins d'un dérangement des voies digestives, les malades sont nourris comme des personnes saines. C'est à cela, ainsi qu'au traitement défervescent et reconstituant, que nous attribuons notre faible mortalité. Il est vrai que nos blessés prennent chaque jour du Sedlitz Chanteaud afin de pouvoir bien manger ; et au besoin nous stimulons l'estomac au moyen de la quassine. Il n'est donc plus question de diète ; et quant à la saignée, elle est tellement rare que nos internes n'ont même pas d'étui à lancettes. Où est le temps où le médecin ne marchait pas sans cela, et où, dans les hôpitaux, des palettes de sang se rencontraient presque à chaque lit. C'est contre cet abus que s'est élevé Lesage, mais il est pénible que la sanction ait eu lieu en dehors du corps médical et qu'elle n'ait pu se faire qu'au détriment de la dignité de ce dernier. L'autorité en médecine a toujours conduit à l'abus et à la résistance à tout progrès.

ÉPILOGUE

Dans la préface des *Études sur Hippocrate au point de vue de la médecine dosimétrique*, j'ai dit : « Ceci est un livre de combat. »

Dans l'épilogue du présent livre qui fait pendant au précédent, je dis : « Ceci est un livre de repos ou de halte. »

Pourquoi continuer la lutte avec des adversaires qui se dérobent? A poursuivre sans cesse on se fatigue plus qu'à combattre; et notre âge exige que nous nous arrêtions.

On nous demandera : « Pourquoi reproduisez-vous des articles que nous avons tous lus? » Là est précisément la question : car tous ne les ont pas lus; et ceux à qui leur position imposait le devoir de les lire et de les réfuter au besoin, les ont jetés au panier. Ils trouveront donc bon que nous les leur représentions sous forme d'un gros volume.

Il est permis à un homme qui a été tant jugé — souvent à tort et à travers — de résumer ses moyens de défense. Peut-être trouvera-t-on dans ces articles réunis ce qu'on n'a pas voulu y voir séparés. Nous n'avons pas l'outrecuidance de croire qu'on les lira tous, mais du moins il sera plus difficile de les jeter au rebut, ne fût-ce qu'à cause de la valeur matérielle, car un gros livre a toujours une valeur quelconque.

On dira que pour nous livrer à tant de dépenses nous devons, au moins, avoir la foi — et en fait de doctrine c'est la foi qui sauve — sans cela, on n'est qu'un imposteur.

Nous espérons donc que le présent livre sera également un livre d'apaisement, et que si nous avons été souvent agressif, on nous le pardonnera à cause de l'intention, qui a été d'être utile aux malades.

Nous pensons que nous l'aurons été également aux médecins, en faisant cesser le schisme homœopathique qui leur a été si préjudiciable en les faisant passer pour des augures.

Avec la dosimétrie la médecine est rentrée dans son domaine, d'où on ne pourra plus l'expulser, puisque son but est vital. Seulement, elle laissera à la porte du sanctuaire ce lourd bagage qu'on nomme « anatomie pathologique » — comme s'il était entré dans les vues de la nature de voir une anatomie morbide à côté d'une anatomie saine. Tous nos articles poursuivent le même objectif : c'est-à-dire la prédominance du vitalisme sur l'organicisme. Tous également font voir que la thérapeutique doit être physiologique, et que le règne des spécifiques est passé. A ce dernier point de vue, ceux qui ont le plus médit de la dosimétrie devront la bénir, puisque leur intérêt de boutique s'en trouvera bien. — Nous sommes bien obligé de le leur rappeler, puisqu'ils nous ont jeté tant de fois ce mot à la tête.

Les pharmaciens (déraisonnables) prétendent que nous les annulons. Nous ne voyons pas en quoi. Y a-t-il tant de mérite à faire une potion — dans la supposition qu'elle soit bien faite? Nous comprenons les apothicaires d'autrefois, puisqu'ils faisaient eux-mêmes leurs produits chimiques, tels que la morphine, la quinine; mais aujourd'hui ces produits se font en grand dans des établissements industriels. On voit par là que les pharmaciens n'ont plus la même importance qu'autrefois et qu'il serait déraisonnable de vouloir leur subordonner les progrès de la médecine. Leur règne est passé — comme celui des drogues composées — et ni l'un, ni l'autre ne reviendra plus.

Dr BURGGRAEVE.

Janvier 1883.

TABLE ANALYTIQUE

IV

V

VI

VII

VIII

IX

X

XVIII

Cet article fait voir comment il faut décomposer les symptômes, afin de les attaquer simultanément.

XIX

Cette observation et la précédente prouvent qu'il faut tenir compte des symptômes et non de la maladie en tant qu'entité morbide. Les mots « œsophagisme, dysphagie » ne s'appliquent qu'aux effets dont il faut déterminer les causes si on veut réussir dans le traitement.

XX

Même observation que pour les cas précédents, c'est-à-dire qu'en thérapeutique il faut décomposer les symptômes pour les attaquer un à un.

XXI

   1° Chloro-anémie suite d'une tumeur de l'abdomen ;
   2° Migraine intense guérie par la caféine ;
   3° Spasme intestinal levé par l'atropine ;
   4° Douleurs cancéreuses calmées par la cicutine.
Ces observations font voir la précision, la sûreté et la commodité des médicaments dosimétriques.

Cette observation prise sur nous-même fait voir que le flux hémorrhoïdal cède aux calmants quand il est dû à une simple irritation intestinale. Passé à l'état de dysenterie, il faut avoir recours aux styptiques, tel que le perchlorure de fer neutre.

XXII

Le but de cet article est de faire voir que la fièvre typhoïde en tant que fièvre

rémittente peut être jugulée, mais non en tant que lésion organique; or, c'est là
où elle aboutit fatalement, si on ne fait rien pour l'arrêter dans son cours et qu'on
lui laisse suivre ses périodes. Il faut donc recourir aux anti-pyrétiques et aux antithermiques.

XXIII

Cet article fait voir que le traitement de l'infection purulente doit consister dans les
anti-fermentatifs, notamment l'acide phénique et les défervescents ou alcaloïdes.
L'hydro-ferro-cyanate de quinine doit jouer ici un grand rôle.

XXIV

Cet article fait voir comment il faut traiter les dyspepsies : selon leur siége et leurs
causes.

XXV

Dans ce traitement il faut avoir égard à l'irritation de la muqueuse et à l'état acide
des urines qui entretiennent cette irritation. Voilà pourquoi les alcalins sont
nécessaires. On tiendra également compte du spasme périnéo-uréthral qui exige
l'usage de la cicutine, de l'hyosciamine et souvent de la strychnine.

XXVI

La dosimétrie a été une des premières à se servir du camphre mono-bromé comme
sédatif de la moelle épinière et de ses nerfs. C'est un anesthésique qui se rapproche
beaucoup de l'iodoforme.

XXVII

Cette observation fait voir que dans l'asthme nerveux convulsif, il faut associer la
strychnine et l'hyosciasmine, afin de lever à la fois le spasme des bronches et la
paralysie pulmonaire.

XXVIII

Cette étude a pour objet de faire voir comment la température du corps se comporte dans les fièvres graves, c'est-à-dire par des oscillations nocturnes et diurnes, auxquelles le médecin doit opposer les alcaloïdes défervescents.

XXIX

Emploi de la quassine, de la caféine, de la vératrine, de l'aconitine, de l'arséniate et de l'hydro-ferro-cyanate de quinine, de l'hyosciasmine, de l'atropine, de la strychnine, de l'acide phosphorique, de l'hypophosphite de chaux. — Cet article fait voir que dans la cholémie il y a un empoisonnement du sang, le plus souvent par des miasmes palustres, et qu'il faut soutenir la vitalité, afin que la nature puisse expulser l'élément toxique.

XXX

Cet article a trait aux microbes dont dépendent les fièvres cycliques ou zymotiques. — C'est encore une question de panspermisme. — Les alcaloïdes défervescents doivent jouer le principal rôle dans le traitement des fièvres.

XXXI

Le but de cet article est de faire voir l'analogie qui existe entre les systèmes rénal et cutané, puisque le principe colorant du premier peut être sécrété par le second. — Le médecin doit se tenir en garde contre les fraudes des malades.

XXXII

Traitement de la pneumonie par la méthode dosimétrique. — Cet article suit la pneumonie dans ses diverses phases, afin de faire voir qu'elle peut être arrêtée dans son cours.

XXXIII

Cet article passe en revue les diverses causes de l'albuminurie et les traitements qu'il faut y opposer.

XXXIV

Même observation que pour l'article précédent.

XXXV

Cet article fait voir comment procède la nature dans les changements qu'elle fait
éprouver aux matériaux de la nutrition. C'est une chimie bien supérieure à celle
de nos laboratoires et avec des appareils bien autrement délicats que ceux dont
nous nous servons.

XXXVI

Ce traitement fait voir que dans la syphilis ancienne, il faut revenir aux iodures
mercuriels, afin d'éteindre le virus — c'est souvent une question *sine quâ non* de
réussite.

XXXVII

Le délire nerveux est dû le plus souvent à un ramollissement de la pulpe cérébrale,
il faut donc y opposer l'acide phosphorique, l'arséniate de strychnine et un régime
salin.

XXXVIII

Le mal est souvent héréditaire et exige les antispasmodiques métalliques, surtout le
cyanure de zinc.

XXXIX

Cet article fait voir que quoique s'annonçant brusquement, l'aconitisme n'est jamais
mortel, parce que c'est une simple dépression de la vitalité. Dans les maladies
aiguës, on est souvent obligé d'aller jusque-là, afin d'avoir raison de la fièvre.

XL

Cet article fait voir qu'en dehors de la circulation générale, il y a la circulation
particulière à chaque organe qui complète son idiosyncrasie propre.

XLI

Cet article fait voir comment se comportent les mouvements du cœur dans l'état scorbutique ou de ramollissement de cet organe. Il faut donc le tonifier par la strychnine, l'acide phosphorique, les arséniates. — Nous nous sommes particulièrement appuyé sur des observations sphygmographiques.

XLII

Cet article fait voir comment le médecin dosimètre peut toujours revenir sur ses pas, n'ayant pas, comme on dit, brûlé ses vaisseaux. — La médecine allopathique ne saurait en faire autant, étant comme l'aveugle de Barthez, c'est-à-dire sans savoir où il va. Voilà pourquoi feu le professeur Forget dit que les médicaments composés sont des décharges à mitraille, pouvant parfois atteindre la maladie, mais frappant le plus souvent le malade.

XLIII

Cet article fait voir qu'en même temps que la sécrétion biliaire, celle de l'urine est arrêtée, et qu'il faut donc agir sur l'une et sur l'autre.

XLIV

Cet article fait voir qu'il ne faut pas confondre la diététique avec la thérapeutique. Hippocrate faisait peu de thérapeutique, à cause de l'insuffisance de la matière médicale d'alors. Par contre, c'était un observateur qui avait souvent le chagrin de voir périr ses malades. Les médecins expectants de nos jours sont dans le même cas, sans avoir la même excuse.

XLV

Cet article fait voir combien l'action des médicaments dosimétriques est précise, pour ne pas dire mathématique.

XLVI

Cet article a été écrit en vue d'imperfections du service de santé des armées en campagne. Malheureusement les progrès sont difficiles à introduire en administration. « Leur siége est fait »; on dit que « le mieux est l'ennemi du bien »;

l'excuse serait valable si ce qui existe était bon. Mais c'est plutôt « détestable »
qu'il faudrait dire.

XLVII

Cet article fait voir que rien ne saurait remplacer les alcaloïdes défervescents dans
le traitement des maladies aiguës et des pyrexies. Jusqu'à la dosimétrie, la médecine en était réduite aux débilitants ou à l'expectation dont les malades étaient
également victimes, tandis qu'aujourd'hui, grâce à la méthode nouvelle, on peut
dire : Il n'y a plus de maladies aiguës, mais de simples accidents dont le médecin
dosimètre est toujours maitre quand il est appelé à temps.

XLVIII

Le but de cet article est de faire voir que les arséniates sont les véritables modificateurs du sang et qu'on donne en même temps du souffle. Ce sont donc des moyens
de longévité, c'est-à-dire qui empêchent l'âge de se faire sentir. *Experto crede
Roberto.*

XLIX

Le but de cet article est de faire voir que toutes les maladies virulentes sont dues à
la fermentation du sang, donnant lieu ainsi à la production de microbes ou germes
contagieux. Les alcaloïdes tuent donc les uns et les autres.

L

Cet article a été écrit en vue du système défervescent du docteur Giovanni Polli, de
Milan. Malheureusement, ce médecin n'a pu s'appliquer son système à lui-même,
car il a succombé à une maladie infectieuse, suite de ses travaux. — A diverses
reprises nous avons cherché à le convertir à la dosimétrie, mais pour lui aussi
« son siége était fait ».

LI

Cet article a pour but de faire voir que dans le traitement des maladies aiguës par les
alcaloïdes, il faut pousser ces derniers jusqu'à effet utile, c'est-à-dire jusqu'à ce que
la fièvre tombe. On a prétendu que c'était arrêter la maladie dans sa marche naturelle, mais il n'y a que des organes qui souffrent et qu'il faut soulager. L'expectation
est donc anti-humanitaire autant qu'anti-médicale, c'est-à-dire qu'il faut avant tout
calmer la douleur.

C'est toujours de la même officine que sortent ces formules qui ont la prétention de lier le médecin. Heureusement que la dosimétrie est venue lui rendre son indépendance.

LVIII

Dans cet article nous faisons voir qu'il y a deux sortes de médicaments : ceux qui s'assimilent à nos tissus et qui à ce titre constituent des aliments ou, comme on dit en agriculture, des « assolements » et ceux qui ont une action de pure catalyse. Ce sont les médicaments proprement dits, les premiers rentrant dans la catégorie des agents diététiques. C'est à la dosimétrie qu'on doit cette distinction qui est fondamentale. Ainsi le fer, l'arsenic sont des aliments. — Les alcaloïdes sont des médicaments, parce qu'ils ne restent point dans l'économie et ne font que la traverser. De là l'erreur des allopathes de donner des médicaments indigestes qui troublent les fonctions au lieu de les régulariser.

LIX

Le but de cet article est de faire voir qu'il existe une différence entre le typhus et la fièvre typhoïde ; leur traitement est le même, c'est-à-dire qu'il faut rafraichir le corps et venir en aide à la vitalité par les alcaloïdes défervescents. Le reste n'est plus alors qu'une affaire de régime.

LX

Cet article fait voir que dans les maladies de la peau il faut tenir compte de la vitalité du tissu, et au lieu de l'encrasser, comme on le fait habituellement, la tenir, au contraire, constamment libre. Une grande partie de ces affections proviennent d'une sensibilité exagérée qui réclame l'emploi de la cicutine, de la vératrine ; telles sont surtout les affections prurigineuses.

LXI

Mêmes observations que pour l'article précédent.

LXII

La goutte, comme l'a dit Hufeland, est une dyscrasie particulière des humeurs. Il faut donc, avant tout, activer les forces organiques, afin de brûler complétement les matières azotées. C'est le résultat qu'on obtient par les alcaloïdes defervescents.

LXIII

Le médecin ne doit pas avoir peur de ses armes ; mais pour cela il doit les expérimenter. Crier au poison ne veut rien dire ; guérir est tout, car le médecin n'est
pas là exclusivement pour ses honoraires. Il faut qu'il les ait mérités. Dans cet
article nous rappelons les belles expériences de M. Martin Damourette, qui eût été
le réformateur de la thérapeutique sans ses attachements à l'École.

LXIV

Jusqu'ici on a pu dire que la médecine errait dans les limbes de la polypharmacie.
Grâce à la dosimétrie, elle pourra enfin en franchir le seuil. Voilà ce que montre le
présent article. Nous nous sommes particulièrement appuyé sur l'action excito-
motrice de la quinine dans les métrorrhagies.

LXV

La versatilité de la médecine, qu'on a observée à diverses époques, est due surtout
aux constitutions médicales, mais c'est au médecin à dominer ces dernières par un
traitement énergique. On coupe les fièvres d'accès ; pourquoi n'en serait-il pas de
même des fièvres continues ? La découverte des alcaloïdes a été une transformation
de la médecine. D'où vient que tant de médecins y soient encore contraires ? Évidemment, de l'enseignement de l'École.

LXVI

Cet article a pour but de faire voir les rapports qui existent entre l'électricité physique et l'électricité vitale, l'une et l'autre ayant pour effet de provoquer la réaction
organique. Nous rappelons l'usage que nous avons fait de l'électricité dans la
période algide du choléra indien.

LXVII

Nous faisons voir dans cet article qu'entre l'allopathie et l'homœopathie il n'y a d'autre
différence que celle résultant de la polypharmacie. On est tombé d'un excès dans
un autre. La dosimétrie s'appuie sur les lois de la nature dont elle suit tous les
agissements. C'est la médecine d'Hippocrate avec les ressources de la science

moderne ; et le père de la médecine, revenant au monde, ne trouverait rien à y changer — à la dosimétrie s'entend, car quant aux allopathes et aux homœopathes, il leur dirait : *« Nescio vos. »*

LVIII

Nous rappelons dans cet article les Commentaires de Gubler pour faire voir combien ses idées sur l'antagonisme des médicaments étaient fausses. Nous y rappelons aussi l'action auxiliaire de la strychnine et de l'hyosciamine en prenant pour exemple les affections striduleuses.

LXIX

Nous combattons dans cet article cette assertion de l'École que la fièvre est la conséquence inévitable de la lésion et qu'il faut, ou la laisser s'éteindre d'elle-même, ou l'épuiser par des débilitants, théorie qui a fait tant de victimes et à laquelle la dosimétrie donne des démentis journaliers.

LXX

Dans cet article nous passons en revue les effets du tabac, tels que asthme, apepsie, congestions cérébrales, amblyopies, et nous faisons voir que l'usage journalier de la caféine remédie à ces accidents.

LXXI

Nous faisons voir dans cet article que cette fièvre est en raison directe de la débilitation de l'économie et que, par conséquent, plus on débilite les opérés, plus leur danger est grand. Nous citons la guerre de Crimée où Anglais et Français se sont trouvés côte à côte, les premiers avec leur service sanitaire à la discrétion des officiers de santé, les seconds, au contraire, à la discrétion de l'Intendance. A la guerre l'argent n'est rien, le salut du soldat est tout, puisqu'il donne à son pays son sang et sa vie.

LXXII

Ce programme comprend toutes les grandes questions médicales, telles que la thermométrie physiologique et pathologique, celle des assolements dans les maladies dyscrasiques, les métamorphoses régressives : urémie, cholurie, etc.

LXXIII

Cet article a pour but de faire voir qu'en dosimétrie il n'y a pas de posologie absolue, ni maxima ni minima, puisqu'il faut aller jusqu'à effet. C'est la résistance aux remèdes qui détermine leur quantité. Au reste, on ne risque pas de dépasser le but, comme en allopathie, qui est le pavé de l'ours. Cet article fait voir également ment qu'en combinant les alcaloïdes entre eux, on en augmente les effets sans devoir augmenter la dose.

LXXIV

Cet article fait voir que la plupart des maladies de l'enfant sont dues à une combustion incomplète des matériaux de la nutrition et, par conséquent, le danger d'un régime saccharin et, au contraire, la nécessité d'un régime salin.

LXXV

Cet article fait voir que chez la femme enceinte l'*ultimum moriens*, c'est la matrice, et que, par conséquent, on peut encore provoquer l'accouchement après la mort, tant que la chaleur subsiste. Le même article fait voir la nécessité de l'entrainement puerpéral par la strychnine.

LXXVI

Cet article traite de l'emploi de la digitaline au début des maladies aiguës du cœur, conjointement avec la strychnine et la cicutine.

LXXVII

Cet article fait voir que les alcaloïdes font *sortir* l'éruption, comme une pluie printanière fait lever la semence dans un terrain aride.

LXXVIII

Cet article touche à la grande question des micro-organismes et de leur destruction par les alcaloïdes, c'est-à-dire des maladies miasmatiques en général.

LXXIX

Cet article traite des forces intrinsèques et de leur entretien par les alcaloïdes, notamment la strychnine.

LXXX

Cet article a été écrit à l'occasion de la mort de Mme George Sand et fait voir l'erreur des médecins allopathes quant à l'emploi des purgatifs drastiques.

LXXXI

Cet article a trait à une assertion de Cl. Bernard. Un mot tombé du haut de la chaire éteint la foi, comme il peut également la réveiller. Si l'École est coupable de l'un, elle est incapable de l'autre. C'est le cas de répéter avec le grand poëte : « Ceci tuera cela. »

LXXXII

Cet article fait voir que la fièvre est un acte purement vital qu'il faut combattre par les alcaloïdes et non par les saignées.

LXXXIII

Ce discours prononcé à l'Institut dosimétrique de Paris est le corollaire du précédent article, c'est-à-dire qu'il ne faut pas débiliter les malades pour avoir raison de leur maladie.

LXXXIV

Cet article passe en revue les diverses indications de la fièvre typhoïde.

LXXXV

Le but de cette conférence est de faire voir l'importance de la dosimétrie pour la médecine navale.

LXXXVI

Cette conférence a eu pour but de faire voir qu'en dehors de la vitalité le médecin ne peut rien et que c'est à tort que la médecine organicienne se base sur l'anatomie pathologique ou ce que feu le docteur Amédée Latour a nommé « une inutile histoire naturelle ».

LXXXVII

Dans cet article nous exposons notre système de longévité basé sur les lois de la physiologie.

LXXXVIII

Dans cet article nous examinons la source de l'hystéricisme qui est plutôt dans la moelle épinière que dans le système utérin.

LXXXIX

Cet article fait voir que dans tout traitement actif il y a un point culminant qu'il faut atteindre si on veut avoir les bons effets qu'on en attend. En allopathie on commence par brûler ses vaisseaux; voilà pourquoi on en est réduit ensuite à l'expectation.

XC

Cet article passe en revue les points fondamentaux qui doivent constituer l'unité de la médecine, unité prêchée par Hippocrate et dont on s'est départi par esprit de système, chacun voulant avoir sa médecine à soi. La dosimétrie qui n'a pas de système, mais qui agit selon les circonstances, est appelée à unifier la médecine que l'allopathie et l'homœopathie avaient divisée.

XCI

Dans cet article nous faisons voir les dangers d'une diète prolongée, l'économie se consumant elle-même. — Nous mettons en regard le régime alimentaire des Français et des Anglais.

XCII

Cet article a pour but de prouver que la jugulation des maladies aiguës s'impose au médecin et n'est possible que par la méthode dosimétrique.

XCIII

Cet article fait voir que même dans les maladies nerveuses, telle que l'éclampsie, cette jugulation est possible par les moyens de la dosimétrie. — Le même article traite de la curabilité de la phthisie pulmonaire.

XCIV

Cet article a été écrit en réponse à un médecin hollandais qui désirait s'éclairer sur le mode d'administration et d'action des médicaments dosimétriques.

XCV

Cet article a surtout trait aux affections miasmatiques qui s'attaquent au foie comme dans tout empoisonnement.

XCVI

Cet article fait voir que le mal de mer, en tant que la gastralgie, doit être traité par la strychnine et l'hyosciamine.

XCVII

Ce discours a pour but de faire voir que la jugulation des maladies à leur début est autant dans l'intérêt du médecin que des malades.

XCVIII

Nous faisons voir dans cet article combien l'état actuel de ce service est défectueux et avec quels avantages on le remplacerait par les médicaments dosimétriques.

CXIX

Cette note fait voir qu'avec la strychnine et l'hyosciamine la plupart des vomissements dits incoercibles peuvent être arrêtés.

C

Cet article fait voir que l'œil est le miroir de la pathologie, c'est-à-dire qu'il permet de constater *de visu* les maladies d'après leurs causes.

CI

Cet article montre comment se fait la propagande scientifique, c'est-à-dire en parlant à leur raison. En médecine l'apostolat est une foi et un devoir.

CII

Cet article fait voir qu'en dosimétrie tout est précision et que le véritable intérêt du médecin et du malade est là.

CIII

Cet article répond à ceux qui condamnent les phthisiques ou rien faire en thérapeutique.

CIV

Cet article fait voir le schisme qui existe parmi les homœopathes et que par conséquent ils ont tant intérêt à se rallier à la dosimétrie.

CV

Dans cet article nous établissons la théorie du sommeil d'après l'état physiologique du cerveau.

CVI

Cet article fait voir que le médecin doit toujours avoir sur lui une pharmacie de poche pour les cas urgents.

CVII

Cet article démontre que la plupart des maladies dites puerpérales peuvent être conjurées par la dosimétrie.

CVIII

Le but de cet article est de faire voir que les maladies chroniques, comme les maladies aiguës, empruntent leur gravité à la fièvre et, par conséquent, que c'est à juguler cette dernière que doivent tendre les efforts du médecin.

CIX

Cet article fait voir que la dosimétrie peut réveiller la vie de l'enfant dans le sein de la mère, et l'amener ainsi à terme.

. CX

Cet article passe en revue les diverses causes de l'éclampsie et les moyens d'y parer.

CXI

Cet article fait voir que la pilocarpine abaisse la tension artérielle et prévient ainsi le spasme nerveux.

CXII

Cet article démontre combien les allopathes finissent par devenir insensibles, même à leurs insuccès.

CXIII

Cet article fait voir que la strychnine et l'hyosciamine calment le système nerveux en le tonifiant.

CXIV

Cet article montre qu'en fait de purgatifs il n'y a rien d'absolu et qu'il faut avant tout lever la cause.

CXV

Cet article est le développement de l'adage : *Tuto, cito, jucunde* en thérapeutique.

CXVI

Cet article fait voir que les déplétions sanguines ont une action physique et les alcaloïdes une action vitale.

ÉPILOGUE